AF562016

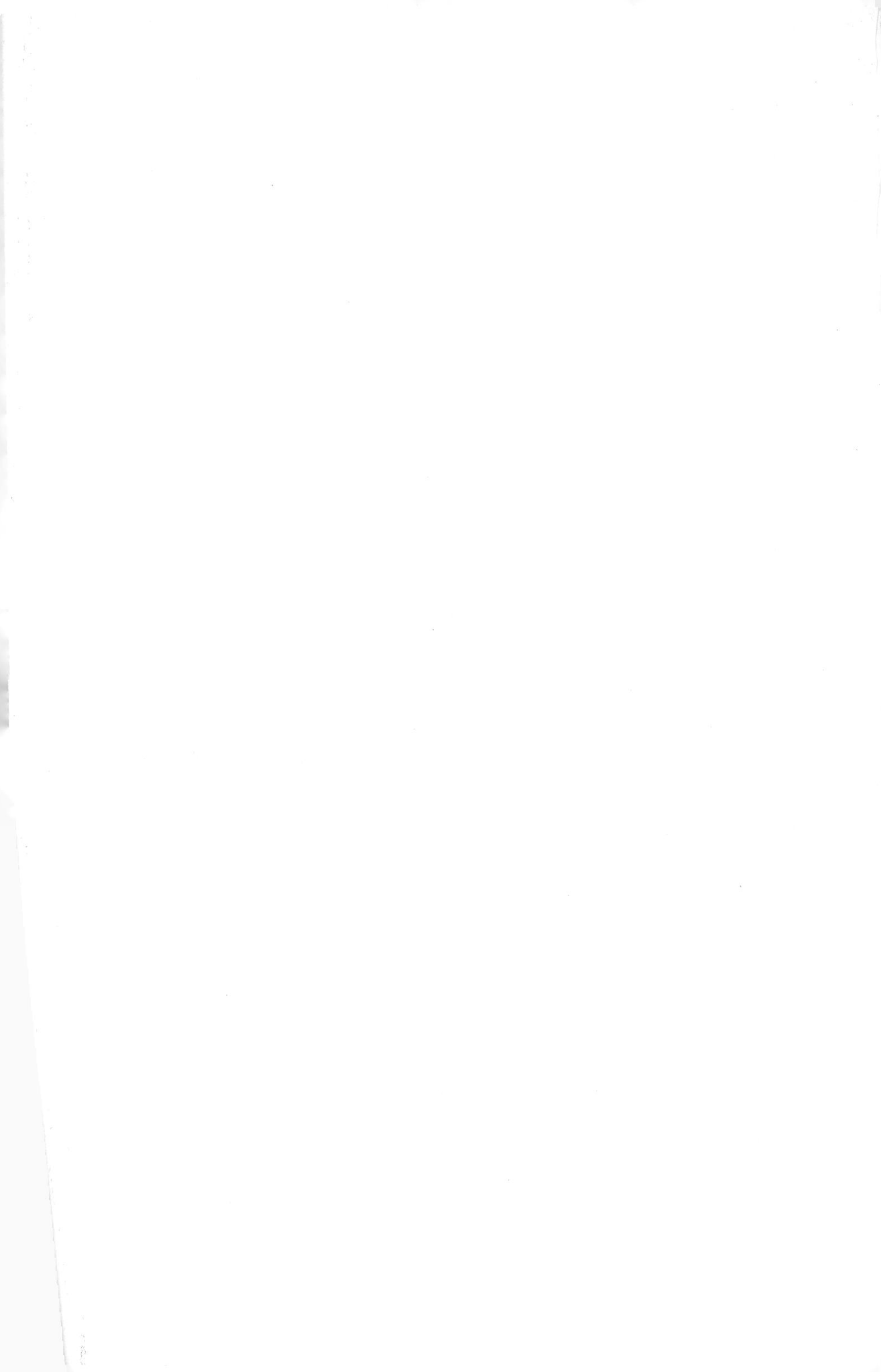

Sonnenschmidt, Rosina

Miasmen und Kultur

Dr. Rosina Sonnenschmidt

Miasmen und Kultur

Krankheit und Heilung aus homöopathischer und kulturhistorischer Sicht

Bibliografische Information der Deutschen Bibliothek
Die Deutsche Bibliothek verzeichnet diese Publikation in der Deutschen Nationalbibliografie; detaillierte bibliografische Daten sind im Internet über http://dnb.ddb.de abrufbar.

Verlagsadresse: Liebigstraße 36, 10247 Berlin, Tel. 030 / 85103920, Fax: 85103930

Wichtige Hinweise

Haftungsausschluss: Medizin als Wissenschaft ist ständig im Fluss. Forschung und klinische Erfahrung erweitern unsere Erkenntnisse, insbesondere was Behandlung und medikamentöse Therapie anbelangt. Soweit in diesem Werk eine Dosierung oder eine Applikation erwähnt wird, darf der Leser zwar darauf vertrauen, dass Autoren, Herausgeber und Verlag große Sorgfalt darauf verwandt haben, dass diese Angabe dem Wissensstand bei Fertigung des Werkes entspricht. Dennoch ist jeder Benutzer aufgefordert, die Beipackzettel der verwendeten Präparate zu prüfen, um in eigener Verantwortung festzustellen, ob die dort gegebene Empfehlung für Dosierungen oder die Beachtung von Kontraindikationen gegenüber der Angabe in diesem Buch abweicht. Das gilt nicht nur bei selten verwendeten oder neu auf den Markt gebrachten Präparaten, sondern auch bei denjenigen, die vom Bundesgesundheitsamt (BGA) oder Paul-Ehrlich-Institut (PEI) in ihrer Anwendbarkeit eingeschränkt worden sind. Für jegliche Angaben über die Anwendung von Arzneimitteln kann daher vom Verlag keine Haftung oder Gewähr übernommen werden. Derartige Angaben sind vom Anwender eigenverantwortlich zu überprüfen.
Warennamen: Geschützte Warennamen (Warenzeichen) werden nicht besonders kenntlich gemacht. Aus dem Fehlen eines solchen Hinweises kann also nicht geschlossen werden, dass es sich um einen freien Warennamen handele.
Anonymisierung: Namen und Orte in diesem Buch sind gemäß der therapeutischen Schweigepflicht verändert. Etwaige Ähnlichkeiten mit gleichnamigen Personen sind unbeabsichtigt und rein zufällig.

Umschlaggestaltung: Verlag Homöopathie + Symbol
(mit Bildmotiven aus dem Inhalt, vgl. Abb.verzeichnis: Nr. 20, 24, 25 und 30)
Gesamtherstellung: Westermann Druck Zwickau GmbH
Printed in Germany 2015

ISBN: 978-3-937095-27-1

Eins und Alles

Im Grenzenlosen sich zu finden,
Wird gern der einzelne verschwinden,
Da löst sich aller Überdruss;
Statt heißem Wünschen, wildem Wollen,
Statt läst'gem Fordern, strengem Sollen,
Sich aufzugeben ist Genuss.

Weltseele, komm, uns zu durchdringen!
Dann mit dem Weltgeist selbst zu ringen,
Wird unsrer Kräfte Hochberuf.
Teilnehmend führen gute Geister,
Gelinde leitend höchste Meister
Zu dem, der alles schafft und schuf.

Und umzuschaffen das Geschaffne,
Damit sich's nicht zum Starren waffne,
Wirkt ewiges, lebendiges Tun.
Und was nicht war, nun will es werden
Zu reinen Sonnen, farbigen Erden;
In keinem Falle darf es ruhn.

Es soll sich regen, schaffend handeln,
Erst sich gestalten, dann verwandeln;
Nur scheinbar steht's Momente still.
Das Ew'ge regt sich fort in allen:
Denn alles muss in Nichts zerfallen,
Wenn es im Sein beharren will.

Johann Wolfgang von Goethe

Inhalt

Teil A
Die Miasmen aus kulturhistorischer Sicht

Teil B
Die homöopathische Sicht der Miasmen

Anhang

Hinweis zum Musik-Download

Die Musikstücke, auf die in den einzelnen Kapiteln von Teil A Bezug genommen wird, können Sie als MP3-Dateien hier kostenlos herunterladen:

http://www.homsym.de/miasmen_musik

Wir empfehlen Ihnen, sich die Stücke beim Lesen des jeweiligen Kapitels anzuhören. Sie sind im Buch wie folgt gekennzeichnet:

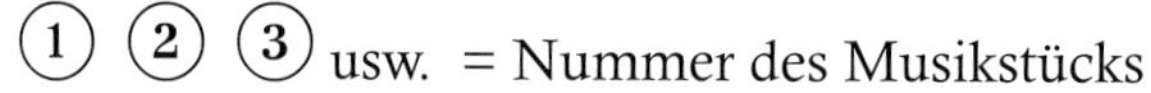

Widmung und Dank

An diesem Buch – ich möchte es mein »Lebenswerk« nennen – habe ich nunmehr elf Jahre geschrieben. Ich widme es von ganzem Herzen meinen Inspiratoren Peter Gienow und Dr. Mohinder Singh Jus.

Meine miasmatische Arbeit wurde durch die Erkenntnisse von Peter Gienow sowohl nachhaltig bestätigt als auch in der täglichen Praxis immer wieder befruchtet. Durch seine Neupositionierung der Miasmen (die ich später noch genauer ausführen werde), schlossen sich wesentliche Lücken in meiner Arbeit. Seine spirituelle Betrachtung der Miasmen, auch aus hermetischer und kabbalistischer Sicht, gibt meinem eigenen Verständnis der Miasmen neue Impulse, weil sich daraus ein ganzheitliches Menschen- und Weltbild formt. Diese Betrachtungsweise verlässt die Grenzen der Praxis auf den Flügeln des Freigeistes, damit der einzelne Patient und seine Krankheit in einem größeren Zusammenhang gesehen werden können.

Dr. Mohinder Singh Jus verdanke ich den Blick für die miasmatische Durchdringung der homöopathischen Arzneien und für den selbstverständlichen Umgang mit den Miasmen. Aus seinen Live-Anamnesen und aus dem Werdegang seiner miasmatisch behandelten Patienten schöpfte ich den Mut, auch selbst so zu therapieren. Er gab mir von Anfang an die Zuversicht, dass bei schweren chronischen Krankheiten eine miasmatische Behandlung der beste Weg ist. Als Spross einer Künstlerfamilie, als Maler und als ein Arzt, der große Künstler in Indien behandelte, ist er meiner eigenen Künstlerseele sehr nahe. Es beflügelte mich zusätzlich, meine Beobachtungen und Erfahrungen hinsichtlich der Miasmen aus kulturhistorischer Sicht zu ordnen und niederzuschreiben.

Ein herzlicher Dank geht an die Homöopathin Kathrin Guenin, die ihre Diplomarbeit über die Pockennosoden schrieb und damit in jüngerer Zeit einen wertvollen Beitrag für das Verständnis von Impfung und miasmatischer Belastung leistete.

Dafür, dass diese Buchidee verwirklicht werden konnte, bedanke mich herzlich bei meinem Verleger Martin Bomhardt, der stets mit Rat und Lektor-Tat zur Seite stand und dem Werk die gelungene Struktur und Gestalt verlieh. Auch meinem Lektor Hans-Wulf von Uslar gilt mein herzlicher Dank für die Feinarbeit am Text.

Ich ehre alle Meister der Vergangenheit, die unsere homöopathische Heilkunst entstehen und wachsen ließen und mich inspirierten, meinen kleinen Beitrag zu liefern.

Ich danke allen Vögeln, bei denen ich die ersten sicheren Schritte in der Miasmatik gehen lernte.

Geleitwort
von Peter Gienow

Nicht oft werden Menschen von Visionen getragen, die größer sind als sie selbst. Einer dieser Menschen war Jean Gebser. Er hatte die Vision, dass die Entwicklung des menschlichen Bewusstseins nicht linear verläuft, sondern in Mutationen – Bewusstseinsmutationen. In gewisser Weise könnte man ihn als den Quantenmechaniker des Bewusstseins bezeichnen.

Jeder dieser Bewusstseinssprünge sei mit einem Dimensionszuwachs behaftet gewesen, behauptete Jean Gebser. Aus der Einbindung in eine archaische Welt traten wir hinaus, erst in einen dualen, dann in einen drei-dimensionalen Raum. Der drei-dimensionale Raum, der auch für das Miasma Syphilinie so bedeutend war, das nicht nur Probleme mit der Raum-Struktur selbst hat, sondern auch durch Eroberungszüge des Raumes in unser Bewusstsein trat. Ich lernte Jean Gebsers Buch »Ursprung und Gegenwart« zur Zeit meines Abiturs kennen. Ich las es und vergaß es.

In meiner syphilitischsten Zeit, während meiner Zivildienstzeit in der Pathologie, lernte ich Jean Gebser erneut kennen. Ich eröffnete Körperräume, während Jean Gebser mir Bewusstseinsräume erschloss. Ich sah die Landschaften der Zellen und Zellorganellen und wurde dabei durch einen Oberarzt betreut, dessen messerscharfer Verstand nicht nur leblose Körper sezieren konnte, sondern auch die lebenden Assistenzärzte. Wer ihm nicht gewachsen war, ging ihm besser aus dem Weg. Der scharfe Verstand dieses Oberarztes und jene Zeit lehrten mich, an allen Grundfesten zu rütteln, die ich besaß, auch an den Grundfesten der Medizin. Es zerbrach mit fast, als ich erkennen musste, dass die Medizin, wie wir sie betreiben, auf falschen Prämissen aufgebaut ist. Ich lebte plötzlich in einem luftleeren Raum. Meine sozialen Gefüge waren zerrissen, meine Ideale zerstört und nur zwei Dinge hielten mich in dieser Zeit aufrecht.

Während mein Weltbild allmählich von jenem ehemals rückentuberkulosekranken Oberarzt, der sich nicht beugen konnte, weil seine Wirbelsäule versteift worden war und der in seinem Porsche Targa mit mir zusammen in atemberaubender Geschwindigkeit zu den Obduktionen raste, rückhaltlos seziert wurde, konnte ich Halt bei Jean Gebser und William Boericke finden, die immer zur Stelle waren, wenn ich sie am nötigsten brauchte.

William Boericke rettete meinen Glauben an die Medizin. Jean Gebser rettete meine Seele, indem er eine Zeit einläutete, die damals noch nicht in mein Bewusstsein gedrungen war – das Zeitalter des integrierenden Denkens. In Jean Gebsers Vorstellung galt das Problem des Raumes als überwunden. So sollten wir nun das Problem unserer Generation lösen – die Zeit.

Damit dies für uns in den Bereich des Möglichen rückt, müssen wir zunächst all das, was der Mensch je entdeckte, noch einmal Revue passieren lassen, um den Sprung in eine neue Bewusstheit vorzubereiten.

Um seine Theorie des Ursprungs und der Gegenwart zu untermauern, hat Jean Gebser in der Architektur, Kunst, Musik, Literatur, den Naturwissenschaften usw. die Kulturgeschichte aller Zeiten untersucht und überall die gleichen Strukturen entdeckt. Er benötigte etwa 20 Jahre, bis ihm die Untermauerung seiner Theorie gelungen war.

Damals hätte ich jede Wette abgeschlossen, dass niemand auf der Welt noch einmal solch eine Wahnsinnstat vollziehen würde, doch ich hätte die Wette verloren. Damals wusste ich nicht, dass Rosina Sonnenschmidt den Erdenplan bereits betreten hatte. Hätte ich das gewusst, wäre ich mit meiner Wette etwas vorsichtiger gewesen.

Mit ihrem neuen Buch, einem Monumentalwerk der Heilkunst, erweist sich Rosina Sonnenschmidt als Nachfolgerin Jean Gebsers mehr als würdig. Sie hat nicht nur viele fehlende Puzzlesteinchen zusammengesetzt, sondern allem auch ihre persönlichen Akzente geschenkt.

Mit Büchern wie diesem braucht die Menschheit keine Sorge zu haben, dass uns der Sprung ins integrative Denken nicht gelingen wird. Bei einigen Menschen, wie Rosina Sonnenschmidt, ist der Sprung bereits vollzogen.

Man kann diesem fleißigen Werk nur von ganzem Herzen wünschen, die ihm zustehende Verbreitung zu finden. Auf diese Weise ist der Bewusstseinssprung in eine neue Dimension des Da-Seins ein Klacks.

Peter Gienow

Bargfeld, September 2006

Geleitwort
von Dr. Reinhard Knop

Selbsterfahren, kenntnisreich, mutig und beispielhaft führst Du (Rosina) uns (die Leserinnen und Leser) durch die göttliche Werkstatt der Epochen und lässt uns die Miasmen als formende Werkzeuge mit der gestaltenden Kraft der Naturgesetze erfahren. Die Wertung der Phänomene tritt hinter dem vorurteilslosen Schauen und Begreifen zurück. Wertung ist bei Dir das Darstellen des ethischen Prinzips von Evolution, d.h. der Entwicklung von vorrationalem Bewusstsein über das Rationale hin zum Transpersonalen.

Wir sind hinausgeworfen aus dem »Paradies« der Symbiose in die Einsamkeit des Ich, um das Du (M. Buber) zu erleben – um uns im Du zu erleben. Diesen Individuationsprozess musste ein König Gilgamesch von Uruk durchleben, diesen Prozess muss heute noch jeder Einzelmensch durch- und erleben, ebenso das Kollektiv. Du zeigst kulturhistorisch den tausendfach gewundenen Pfad auf, den Mensch(heit) vom »Dunkel« zum »Licht« zu gehen hat, den Pfad der Bewusstwerdung.

Der tausendfache Spiegel reflektiert

Des Menschen Lachen, Weinen, seinen Zorn
Ein laut Gelächter erfüllt den Raum
Die tausendfache Träne quillt
Ein tausendfacher Zorn erschrickt sein Herz
Und tausendfaches Leid beugt seinen Stolz
So geh ich lächelnd den gewundenen Pfad
Und tausend Lächeln blühn am Wegrand auf
Wo meine Träne quillt, der Quell entspringt
Mein Zorn jedoch wie Donner in der Klamm
Die Welt erzittern lässt
Bis an der Quell, der ICH entsprang, ich dann erwach
Durchschau das Spiel der steten Reflexion
Nicht mehr gefesselt durch der Emotionen Band
Und schreit voran, den tausendfach gewundenen Pfad
Geradeaus
Zu
IHM

Du denkst und handelst holistisch. Wort, Bild, Ton in Deinem Buch folgen diesem Prinzip. Du zeigst die Formprozesse auf, die der Materie und der Psyche zugrunde liegen, der Form, die Muster impliziert und Bilder sowie Analogien und Ästhetisches einschließt.

Teilhard de Chardin teilte einst mit: »Konkret gibt es nicht Materie und Geist, vielmehr existiert nur die Geist werdende Materie; der Stoff des Universums ist Geistmaterie.«

Pater Willigis Jäger sagt heute: »Gott möchte sich in uns und der Welt ausformen.«

Die Miasmen und ihre willigen Helfer gestalten in diesem Entwicklungsprozess des Menschen Seele, Geist, Gemüt und Körper und seine zwischenmenschlichen Beziehungen, sowie sein Verhältnis zur Umwelt.

Dein großes Verdienst ist es, die Geschichte der Menschen und des in ihnen wirkenden Eros als kulturelle Entwicklung in Bezug zu ihrer Ethik, zu ihrem individuellen und kollektiven Leiden zu setzen und Leiden wie Krankheit als Lebensphänomene darzustellen, die Sinn stiftend wirken.

Du schreibst aus der Fülle Deines Lebens heraus und lässt uns an der Philosophia perennis teilnehmen. In den ausgesuchten Bildwerken dieser Zeiten, den Tondichtungen, der Literatur, den Sitten und Gebräuchen, eben dem Zeitgeist, weist Du auf das im Verborgenen wirkende miasmatische Prinzip hin.

Du zeigst, dass die gesamte phänomenale Welt Schwingung ist: Des Menschen Schwingungen in Gedanken, Worten und Taten wirken auf ihn selbst ein und auf seine Umgebung. Musik, Kunst und Literatur sind Ausdruck dieses Schwingens ebenso wie Krankheit, Hartherzigkeit, Mangel an Mitgefühl, Gier usw. Die Schwingung ist eben erst in ihren beiden Extremen vollkommen, in ihren Gegensätzen. Schwingt der Mensch im Miasmenpendel vollständig, findet er Gott in der Schöpfung, in sich selbst und gedeiht. Da in Gott kein Gegensatz ist, bleibt *Er* verborgen.

Und wie in der Zen-Geschichte, in der der Lehrer, mit seinem Zeigefinger auf den Mond zeigend, den Schüler eindringlich ermahnt, nicht auf den Finger zu schauen, sondern allein auf den Himmelskörper, so mahnst Du, uns nicht in den Bildern, den Liedern, den Kompositionen oder den in uns ausgelösten Gefühlen und Bewertungen zu verlieren, sondern das unsichtbar wirkende Kräftemuster zu entdecken und auch in unserem

Leben und dem unserer Patienten und Klienten zu entziffern.

Danke für dieses homöopathische Kleinod, das gleichzeitig ein epochales Werk ist und uns homöopathisch denkenden Menschen die Fülle der Lebensphänomene vor Augen und Ohren führt, die Himmel und Hölle im Menschenleben beinhalten.

Dr. Reinhard Knop

Lahr, Juni 2006

Einführung

Warum erkunde ich einen zeitlich gigantischen Maßstab von 2000 Jahren, um drei oder vier Miasmen zu verstehen, die vor nicht einmal 200 Jahren von Hahnemann postuliert wurden? Warum lade ich Sie als Leser ein, unsere europäische Kulturgeschichte, die von Millionen Menschen erschaffen wurde, mit allen Sinnen zu durchstreifen, um einen einzelnen Patienten in seinem Leiden zu verstehen?

Dieses Buch versucht Antworten zu geben, was Miasmen in ihrem Wesen eigentlich ausmacht und wie sie entstehen. Es soll einen Beitrag leisten zum tieferen Verständnis der Miasmen. Indem ich über den Text, die Bilder und die Musik alle Sinne des Lesers anzusprechen versuche, möge es ihm dazu verhelfen, sich auf das einzulassen, was vor mir schon viele Miasmatiker erwogen, erkannt und erforscht haben: Miasmen sind nichts anderes als Bewusstseinszustände, die sich auf bestimmte Art und Weise sowohl individuell als auch kollektiv manifestieren. Sie sind unmittelbarer Ausdruck unseres Menschseins und der Licht- und vor allem der Schattenseiten irdischer Manifestationen. So gesehen, gehen sie *jeden* von uns etwas an und fordern, über unser Alltagsbewusstsein der Gegenwart hinaus in größeren Maßstäben zu denken. Miasmen als Bewusstseinszustände »rufen die passende Seuche«, um mit Peter Gienow zu sprechen – oder die passende Krankheit beim einzelnen Patienten. Meine Erkenntnis ist: Sie bergen in sich auch die passende Lösung, denn sie haben niemals nur Schattenseiten. Wir erkennen in ihnen eine komprimierte Form des kollektiven Bewusstseins einer Epoche oder des individuellen Bewusstseins einer Lebensbiographie. Die Zeichen manifestieren sich an einem »Volkskörper« ebenso wie am individuellen menschlichen Körper. Wie im Großen, so im Kleinen.

Miasmen äußern sich durch eine physisch-psychisch-mentale Dynamik, ein Spiel der Kräfte, gleich einem Spiralnebel mit zentripetalen und zentrifugalen Kräften. Als kollektives Geschehen spiegeln sie einen Zeitgeist wider und dieser ist das Produkt einer über Jahre und Jahrzehnte, bisweilen sogar Jahrhunderte hinweg genährten Raum-Zeit-Struktur eines raumzeitlichen Kollektivs (beispielsweise eines bestimmten Volkes während einer bestimmten Epoche)

Gedanken, in die in einem Zeitraum viel Energie eingegeben wird, bilden allmählich eine Struktur. Wir sprechen deshalb von »Gedankenformen«. Da die Gedanken vom Menschen ausgehen, kommt es zu einer Rückkopplung, denn er bindet die Energien an sich und nährt sie gleichzeitig. Die Raum-Zeit-Struktur füllt schließlich einen so genannten Potenzialraum aus, denn die Gedankenenergien enthalten potenzielle Möglichkeiten ihrer Verwirklichung im Außen. Dieser Potenzialraum verhält sich wie eine Art riesiger Organismus, der sich entweder in Richtung Krankheit oder in Richtung Heilung entwickelt. Dies ist im Prinzip nicht anders als beim einzelnen Patienten, der als Mensch ein Abbild dieser kosmischen Gesetzmäßigkeiten ist.

In der Betrachtung solcher Bewusstseinsentwicklungen gibt es nie nur zwei Seiten – die Schattenseite oder die Lichtseite. Zwar sind beide Kräfte als Sinnbild der Dualität an allen Entwicklungen beteiligt, doch gibt es stets eine dritte Kraft, die die moderne Physik ebenso wie die moderne Miasmenlehre die »Ausgleichskraft« nennen. Unsere Welt und unser Leben sind somit *trinär* ausgerichtet und alles Lebendige basiert auf diesem Gesetz der Wahlmöglichkeit über ein lediglich »Ja« oder »Nein« hinaus. In der Natur existiert immer auch die Variante, die Ausnahme von der Regel sowie der spontane schöpferische Impuls ohne Planung und Vorbereitung.

Wenn wir die Begrenzung der behandlerischen Praxis verlassen, leiten uns die Miasmen sehr bald zu spirituellen Betrachtungsweisen und zu einer ganzheitlicheren Sicht der Geschehnisse und Phänomene. Es obliegt jedem Interessierten, seinen eigenen Weg der Erkenntnis zu beschreiten und hier und da zu anderen oder auch ähnlichen Ergebnissen zu kommen. Der gemeinsame Treffpunkt ist die Natur, deren Geschöpfe wir sind und deren Gesetze es zu erkennen gilt.

Der Versuch dieses Buches, die Miasmen aus kulturhistorischer Sicht zu betrachten, scheint auf den ersten Blick nicht spiritueller Natur zu sein, da ich mich immer wieder auf historische Fakten berufe, die durch Zitate, Bilder und Musik nachweisbar sind. Doch wäre ich erst gar nicht auf die Idee zu diesem Thema gekommen, läge ihm nicht mein Uranliegen zugrunde, mehr vom Sinn des Menschseins, des Krankwerdens und Heilwerdens allgemein und grundsätzlich zu erfahren und wenigstens ansatzweise zu begreifen. Die kulturhistorische Erforschung der Miasmen führt, wie wir sehen werden, bemerkenswerterweise zu ganz ähnlichen und oft gleichen Erkenntnissen wie bei anderen Forschern, die ein spirituell erweitertes Menschen- und Weltbild in sich tragen.

Da mir schon sehr lange klar war, dass ein kollektives Bewusstsein sowohl einen Familienorganismus als auch einen individuellen Körper mit formt, achtete ich auch viel mehr auf äußere Zeichen – Physiognomie, Körperstatik, Farbe, Haltung, Gebaren oder Sprache – kurzum auf alles, was man mit den physischen Sinnen wahrnehmen kann. Eine gute Menschenkenntnis, ohne jegliches Beurteilen und Kategorisieren, halte ich für eine wichtige Basis, um die Dynamik der Miasmen zu verstehen. Leider wird in den homöopathischen Ausbildungen Menschenkenntnis und gute Beobachtungsgabe viel zu wenig geschult – Ausnahmen wie die Samuel-Hahnemann-Schule in Berlin bestätigen die Regel. In manchen Schulungen besteht sogar die Wahnidee, der Homöopath solle den Patienten am besten gar nicht anschauen, damit er neutral bleibe. Ich denke, darin liegt ein großes Missverständnis der Forderung nach »Neutralität« des Behandlers und die daraus erwachsene Hybris zeigt, wie dringend wir in der Homöopathie eine Spiritualisierung, also eine *wirklich* ganzheitliche Sicht dieser Heilkunst brauchen, in der wir uns als Teil des Ganzen der Natur wieder entdecken. So gesehen bedeutet für mich die Erforschung der Miasmen – einerlei, von welchem Startpunkt aus – auch eine Hinführung zu den Kernfragen des Lebens: Wer bin ich? Was ist der Sinn meines Lebens? Was sind Leben und Tod?

Dieses Buch wurde nicht mit dem Ziel oder der Absicht verfasst, vorausgegangene Miasmatiker zu korrigieren, Irrtümer aufzudecken oder bestehende Modelle zu revidieren und an ihre Stelle meine »Perlen der Erkenntnis« zu streuen: »So hat das Verständnis der Miasmen zu sein.« Es wird sich vielmehr zeigen, dass Samuel Hahnemann mit seinem Drei-Miasmen-Modell genauso recht hatte wie John Henry Allen mit seinem Vier-Miasmen-Modell oder Peter Gienow mit dem sechsteiligen Beziehungsgeflecht der Miasmen und seiner Erkenntnis des »neuen« Miasmas Karzinogenie. Wie meine Vorläufer und Zeitgenossen der miasmatischen Forschung bemühe ich mich, das kleine Weltbild der Praxis zu verlassen und die Miasmen in einem größeren Zusammenhang zu betrachten. Die Zeit für ein über den Patienten hinausgehendes Verständnis der Miasmen scheint reif zu sein. Die miasmatische Homöopathie – lange Zeit für viele Homöopathen schwer zugänglich und umsetzbar – wird auch dank der neuen Erkenntnisse von Peter Gienow und Harry van der Zee wieder aktueller und handhabbarer, vor allem aber weil wir dadurch den immer destruktiver werdenden Krankheiten tatsächlich besser begegnen können. Zu dieser Entwicklung beizutragen, ist die Absicht dieses Buches.

Ziele des Buches

Es wird Zeit, dass wir in der Homöopathie nicht nur von ganzheitlicher Heilkunst sprechen, sondern auch ein ganzheitliches Menschen- und Weltbild entwickeln. Dazu bedarf es einer Sichtweise von Leben und Sterben, die einem zirkulär und zyklisch wahrnehmenden Bewusstsein entspringt – nicht einem linearen und statischen. Dies bedeutet, sich voller Vertrauen auf die Kreisläufe der Natur einzulassen, um in größeren Maßstäben denken zu können. Es bedeutet auch, innerhalb der Homöopathie selbst den ersten Schritt in die Versöhnung zu tun, indem die unseligen Mauern zwischen verschiedenen Schulen und Dogmen als überflüssig und kontraproduktiv erkannt werden. Solange wir unsere Energie noch in die Ausgrenzung und Ablehnung des anders Denkenden und anders Therapierenden stecken, nähren wir nur die destruktiven Energien (und damit die Syphilinie, wie wir sehen werden). Die Homöopathie braucht freie Geister, keine Buchstabensklaven, keine Rechthaber und keine Angsthasen. Dies setzt einen fruchtbaren Nährboden voraus, für die Gabe der Inspiration und für die Tugend der Toleranz.

Viele frühere Homöopathen waren Ärzte *und* Philosophen, sei es, dass sie sich, wie Dr. Rudolf Flury, mit der Mystik des Aristoteles und der Lehre des Hippokrates befassten, sei es, dass sie sich eigene kreative und metaphysische Zugänge zum Wesen der Homöopathie verschafften wie Herbert Fritsche, um nur zwei herausragende Persönlichkeiten zu nennen. Was unsere Homöopathie-Ahnen auszeichnet, war ihr geistiger Halt, aus dessen Quelle heraus ihre schöpferische Kraft und ihr Mut flossen, auch mit schweren Krankheiten furchtlos umzugehen. Darin und in der unerschrockenen Art, die Miasmen zu ergründen, sind sie mir Vorbild.

Die folgende Grafik soll verdeutlichen, woran sich meine Betrachtung der Miasmen orientiert und wie die verschiedenen Betrachtungsebenen miteinander in Verbindung stehen:

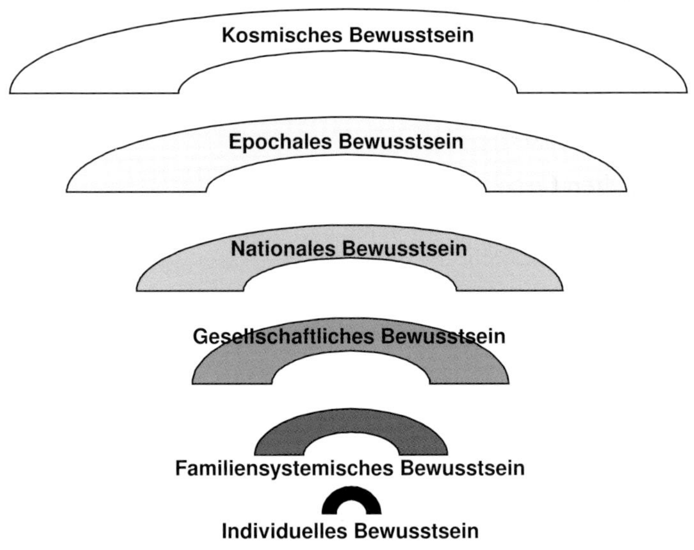

Abb. 1 Die Betrachtungsebenen der Miasmen

»Wie im Kleinen, so im Großen«, so lautet die alte Weisheit, die dieses Buch trägt. Einerlei, welchem Miasmen-Modell wir in der Praxis folgen, es muss sich auf *jeder* Betrachtungsebene beweisen können. Seit Samuel Hahnemann haben die Miasmatiker den Zusammenhang zwischen dem individuellen Patienten, seinem familiären Umfeld, kollektiven Geschehnissen (wie Seuchen) und den naturgegebenen Lebensgesetzen zuerst erahnt, dann klar erkannt und schließlich darauf ihre Therapie aufgebaut. Schon früh wurde klar, dass Miasmen etwas mit dem kollektiven Bewusstsein zu tun haben. Die schon seit Hahnemann offenkundigen Übernahmen miasmatischer Krankheiten in Familien traten dank der verdienstvollen Arbeit der Systemischen Familienaufstellung (wie von Dr. Bert Hellinger) noch mehr in den Vordergrund. Die Aufstellungsforschung hat uns zur rechten Zeit wieder einen »Ahnenkult« beschert und den Blick in größere Zusammenhänge geöffnet. Schließlich durchbrach die hermetische, kosmische und kabbalistische Sicht der Miasmen durch Dr. Peter Gienow alle bisherigen Barrieren und wies erstmalig auf überzeugende Weise darauf hin, dass die Miasmen nicht nur Krankheit, sondern etwas zutiefst Menschliches und Natürliches sind und sich dabei die großen kosmischen Gesetze im Mikrokosmos Mensch widerspiegeln. Aber auch schon jeder ernsthafte Miasmenforscher zuvor hatte die »kleine« Welt seiner Praxis verlassen und versucht, größere Zusammenhänge zu erforschen, ahnend, dass Miasmen etwas viel Umfassenderes sind als eine reine Seuchenkrankheit: Die Seuche ist das Symptom, das Miasma die Ur-Sache.

Die hermetischen Gesetze, die über Jahrtausende mündlich tradiert wurden, sind essentielle Erkenntnisse, die unsere Schöpfung, unser Menschsein und unsere Naturgesetze betreffen und von Menschen durchschaut wurden. Der Begriff der Hermetik geht auf die mythische Gestalt des Hermes Trismegistos zurück, der allgemein gültige kosmische Gesetze postulierte und ein ganzheitliches Weltbild vermittelte: »Wie oben, so unten, wie innen so außen. Alles Sein ist Wandlung.«

Die hermetischen Gesetze waren in allen alten Kulturen des Orients und Okzidents bekannt; im Abendland prägten sie insbesondere die Kunst der Alchemie.

Diese Gesetze sind in meinem Menschen- und Weltbild von oberster Priorität. Wenn ein Miasma aktiv ist und wir dies bei einem individuellen Patienten erkennen, sind auch alle anderen Ebenen aktiviert. Am deutlichsten zeigt sich dies im familiensystemischen Umfeld. Betrachten wir die Probleme des Patienten darüber hinaus aus sozialer Sicht und schauen, in welcher Gesellschaft (Stadt, Dorf, Bundesland) er aufgewachsen ist, sehen wir auch hier Zusammenhänge. Gehen wir noch eine »Etage« höher und erkennen, zu welchem nationalen Selbstverständnis ein Patient gehört, zeigen sich noch größere Zusammenhänge. Auch der Blick auf »die Zeit, in der wir leben«, also die momentane Epoche offenbart große Zusammenhänge, bis wir schließlich über diese Ebenen die essentiellen Grundgesetze der Natur verstehen. Sie sind es letztendlich, die uns erkennen lassen, warum dieser Mensch auf eine bestimmte Art und Weise krank geworden ist.

Bislang hat noch niemand den Versuch unternommen, die Miasmen aus kulturhistorischer Sicht zu betrachten. Ein Grund dafür mag sein, dass man dazu eigene Erfahrungen mit den Zeitgeist-Unterschieden verschiedener Epochen gemacht haben muss – und zwar nicht nur theoretisch, sondern vor allem praktisch. Diese praktische Erfahrung war mir vergönnt, lange bevor ich etwas mit Homöopathie oder gar Miasmen zu tun hatte. 20 Jahre lang war ich in der »Alten Musik« zu Hause, die musikalische Werke vom frühen Mittelalter bis zum 19. Jahrhundert erarbeitet. Dabei musste ich mich nicht nur mit dem jeweiligen Musikrepertoire befassen, sondern Wege suchen, den jeweiligen Zeitgeist mit allen Sinnen, ja, mit meinem ganzen Sein zu erfassen. Dies wirkte sich weit bis in mein privates Leben und meinen Alltag hinein aus. Nur so konnte ich und konnten wir als Berufsmusiker überzeugende Interpretationen erschaffen. Bild- und Textdokumente der Epochen, Nachbauten alter Instrumente, Archivforschung und mein eigenes Erleben bei der praktischen Ausführung der Musik früherer Epochen schufen den Nährboden für mein heutiges Verständnis der Miasmen. Ich tauchte damals mit allen Sinnen in die jeweilige Epoche ein, wobei mir Bilder, Klänge und Gefühle halfen, zu ihrer Essenz vorzudringen. Die Musik selbst war für mich aus naheliegenden Gründen der einfachste Weg, in die Dynamik und Energie einer Epoche zu gelangen, doch nicht nur, weil ich mich dem Zeitgeist als Musikerin näherte, sondern weil die Musik selbst in unserem Organismus bestimmte Schwingungsmuster erzeugt. Diese Schwingungen finden vor allem in den wässrigen Teilen (Blut, Lymphe, Rückenmark, Gehirnwasser) statt, jedoch auch in den festen Anteilen (Knochen, Muskeln, Gewebe), wie jeder schon an sich beobachten konnte, der einmal die Vibrationen eines Basses oder einer Trommel verspürt hat. Zu diesen subjektiven Empfindungen und Eindrücken gesellen sich noch Verhaltensweisen (Sprache, Emotionalität, Körperausdruck usw.), die sich nach außen manifestieren und auf andere wirken. Sie bilden den Dialog zwischen dem Ich und dem Du. Mein »Du« war für viele Jahre unser Publikum – ein unglaublich sicherer Spiegel der Wahrhaftigkeit für Echtes oder Unechtes. Ein Publikum ist ein kollektiver Organismus mit untrüglichen Instinkten. Man kann ihm nicht wirklich etwas vormachen. Es durchschaut jeden, der vorne oder oben steht.

An dieser Stelle bietet es sich an zu erklären, warum diesem Buch eine CD beigefügt ist, warum also bei der kulturhistorischen Betrachtung der Miasmen, neben Wort und Bild, auch der auditive Sinn angesprochen werden soll. Mein eigener musikalischer Weg zum tieferen Verständnis der Licht- und Schattenkräfte der Miasmen und ihrer individuellen Dynamik erscheint mir so sinnvoll, dass ich ihn besonders auch Nichtmusikern zugänglich machen möchte. Die CD zu diesem Buch enthält Musikbeispiele. Musik als flüchtigste Kunst hat die stärkste Kraft, Gefühle und

Bilder zu erzeugen. Durch die Musikbeispiele einer Epoche und eines miasmatischen Zeitgeistes kann sich der Interessierte auf seine persönlichen Empfindungen einlassen und wird die Worte und Bilder hernach viel leichter verstehen. Außerdem wird dem Leser durch die Musikbeispiele noch einmal deutlicher und erfahrbarer, was als eine Essenz meiner Miasmenbetrachtung zutage treten wird:

Selbst das Hässlichste und Destruktivste einer Epoche, selbst der schwerste Schlagschatten menschlichen Bewusstseins, erfuhr zu allen Zeiten Heilung durch Werte höherer Ordnung. Sie wurde oft vermittelt durch die Kunst, durch das Schöne und Schöngeistige, weil Kunst von höchster Ordnung ist. Das zutiefst Heilsame darin kann genauso durch ein einfaches Lied zum Ausdruck kommen wie durch eine große Sinfonie, durch das in den Sand gemalte Mandala ebenso wie durch ein geniales Bild von Rembrandt. Die universale Schöpferkraft kann sich in unendlich vielen Graden und Varietäten manifestieren und dient dem Gesunden wie dem Kranken als Seelennahrung. Darum ermuntere ich besonders die chronisch Kranken gleich zu Beginn einer miasmatischen Behandlung, ihre eigene Schöpferkraft sprechen zu lassen, sei es in Tönen, Farben oder Worten.

Mein musikalischer Weg zur Miasmatik

Ob als Forscherin in verschiedenen Geisteswissenschaften (wie Musikethnologie und Indologie), als Sängerin oder Therapeutin – immer interessierte mich eine ganzheitliche Sicht der Dinge und ein solides Fundament, von dem aus ich mich aufmachen konnte, Zusammenhänge zu erkunden. Dabei stand der Mensch mit seinen schöpferischen Möglichkeiten – positiven wie negativen – für mich im Zentrum meiner bisweilen geradezu leidenschaftlichen Forschung. Ich darf ohne Übertreibung sagen, dass ich von unserer Spezies Mensch sehr begeistert bin und trotz aller Abirrungen, die das menschliche Bewusstsein hervorbringen kann, eine tiefe Liebe zu uns als Menschen empfinde. Schon während der Schulzeit befasste ich mich intensiv mit Psychologie, Physiognomie und Graphologie und übte mich in der Beobachtung menschlichen Verhaltens. Dabei diente mir die Temperamentenlehre der alten Griechen (Melancholiker, Sanguiniker, Phlegmatiker, Choleriker) ebenso als Grundlage wie die Kretschmerschen Konstitutionstypen (asthenischer, pyknischer oder athletischer Körperbau). Meine Vorliebe und Neigung, menschliches Verhalten zu studieren kam mir zugute, als ich parallel zum Universitätsstudium bei dem bekannten Prager Pantomimen Milan Sladek Unterricht nahm und vier Jahre lang in seinem »Kefka-Theater« mitwirkte. Milan Sladek verdanke ich die wertfreie Beobachtung von Menschen und das Training, feinste Nuancen wahrzunehmen und die Wahrnehmungen auf das Wesentliche zu konzentrieren. Indem ich als Pantomimin agierte und mir so das Hilfsmittel des verbalen Ausdrucks nicht zur Verfügung stand, musste ich mich ganz in das innerste Wesen von menschlichem Verhalten einfühlen. Dies war eine gute Schule für meine spätere Arbeit in der Homöopathie, um mich in die verschiedensten Gemütszustände hinein versetzen und den Mensch mit allen Sinnen erfassen zu können. Da ich primär auditiv veranlagt bin, beginnt bei mir die Anamnese schon beim ersten Telefonkontakt. Durch die visuelle Wahrnehmung feinster Nuancen in der Erscheinung, Bewegung, Sprache und im Verhalten eines Patienten wird sie bereichert.

In meinem Lebenslauf nahm die Musik den bislang größten Platz ein. Sie eröffnete mir noch weitere Betrachtungsebenen, die mich heute auch zum Thema dieses Buches führten: das Wesen der Miasmen im epochalen Bewusstsein zu verstehen.

Die Musik zwischen Mittelalter und Belle Époque

Nachdem mir klar geworden war, dass eine Universitätslaufbahn meine schöpferische Kraft austrocknen würde und ich in den Geisteswissenschaften viel Hass, Neid, Ausgrenzung, Schmalspurdenken und eine antiweibliche Haltw2ung erlebt hatte, wandte ich mich wieder dem zu, was ich zuerst studiert hatte und was von Anbeginn mein Lebenselixier war: der Musik. Von 1979 bis 1998 war ich als Konzertsängerin im Sephira-Ensemble tätig. Mein Forschergeist fand dort neue Nahrung, denn wir standen mit unserem Kammerensemble mitten in der lebhaften und spannenden Szene der »Historischen Aufführungspraxis«. Ob in der Musik des Mittelalters, der Renaissance, des italienischen Frühbarocks, des Rokoko, der Romantik und der Belle Époque – jeder Interpret, der etwas auf sich hielt, befasste sich nicht nur mit der Musik, sondern auch mit dem Zeitgeist der jeweiligen Epoche und zog daraus seine Ideen für die Interpretation. Ein triftiger Grund dafür war die ungenaue Notation und die dürftige Überlieferung, wie in der jeweiligen Epoche eigentlich musiziert wurde. In den siebziger und achtziger Jahren erlebte die Musikwelt eine beispiellose Begeisterung für die unzähligen bis dahin unbekannten Meister und Stilrichtungen jenseits des großen Klassikstromes bekannter Komponisten. Man entdeckte einen riesigen Musikreichtum und spezialisierte sich auf bestimmte Strömungen und Stilrichtungen innerhalb einer Epoche, ja sogar auf die einzelnen Stile in einer Nation oder einer Stadt. So wurde nicht einfach Mittelaltermusik erarbeitet, sondern die tausend Jahre europäisches Mittelalter wurden in viele charakteristische kleine Kulturlandschaften und Stile differenziert. Damit entstand auch erstmalig ein nationales Interesse an der eigenen »Alten Musik«.

Unser Ensemble »Sephira« war für spezielle Nischen in der Musikgeschichte bekannt. So wurden wir im Laufe der 20 Jahre Spezialisten für spanische Renaissance, italienischen Frühbarock, Rokoko und schwäbische Romantik.

Die Anforderungen der »klassischen Musik« eines Haydns, Mozarts und Beethovens sind ganz anders. Hier kann der Musiker eine optimale Niederschrift der Kompositionen erwarten, nachdem im Zeitalter der Aufklärung die Schrifttradition noch einmal einen bedeutenden Impuls erhielt, so genau wie möglich zu sein. So finden wir in den originalen Schriften der klassischen und später romantischen Komponisten jede Verzierung ausgewiesen und die Harmonien des Tonsatzes sowie die Tempo- und agogischen Anweisungen sind genau vermerkt. Was wir landläufig »Klassik« nennen, bedeutet im Grunde die Vereinheitlichung aller Musikstile durch die Ausführung mit einem standardisierten Instrumentarium, in einem einheitlichen Klangideal und einem klar umrissenen Standard der Interpretation.

Dies war in der so genannten »Alten Musik« anders. Sie umfasst die gesamte Musikgeschichte *vor* dem 19. Jahrhundert, verbunden mit dem Anspruch auf Authentizität und historischer Aufführungspraxis. Dabei ist man mit dem Problem konfrontiert, dass umso weniger Details auf dem Notenblatt stehen, je weiter man in die Geschichte zurückgeht. Der Grund ist, dass zu jenen Zeiten noch mündliche Tradierung vorherrschte und nicht etwa – wie ein bekannter Musikwissenschaftler meinte – unsere Ahnen zu dumm gewesen seien, genauer zu notieren. In Mittelalter und Renaissance kommt hinzu, dass je nach Land verschieden notiert wurde und die Notation nur als grober Anhaltspunkt diente, in welcher musika-

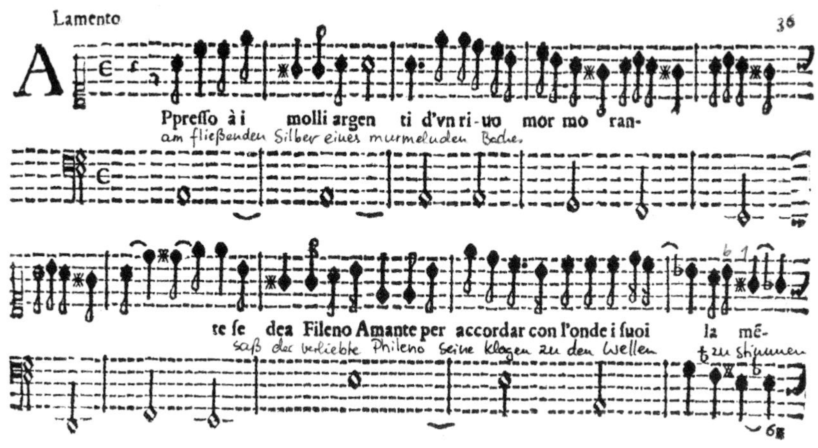

Abb. 2 Notenbild einer Generalbass-Kantate von Barbara Strozzi

lischen Lage ungefähr welche zeitlichen Proportionen gelten. Diese so genannte »Mensuralnotation« gibt dem Berufsmusiker keinen Hinweis, *wie* zu interpretieren sei.

Im Frühbarock, als die Oper geboren wurde, war das Notenbild auf eine Ober- (Melodie) und Unterstimme (Bass) reduziert (Abb. 2). Deshalb wird diese Phase auch als Generalbasszeitalter bezeichnet. Unter der Basslinie finden sich mitunter noch Ziffern, die passende Akkorde empfehlen (mehr darüber und über die Auswirkungen in den jeweiligen Kapiteln).

Wie wurde solch ungenau tradierte Musik nun zum Leben erweckt? Zunächst begaben wir uns als Musiker in ein spezielles Training, um die verschiedenen Notationen überhaupt erst einmal flüssig lesen zu können. Dann lag es nahe, sich nach alten Vorlagen Instrumente bauen zu lassen. Damit erwachte die Kunst des historischen Instrumentenbaus zu unerwartet neuer Blüte. Die vielen verschiedenen Stimmungen der Instrumente waren für »klassische« Musiker, die an einen festen Kammerton von 440 Hz gewohnt waren, eine besondere Herausforderung an ihr Gehör. Für die Sänger war es darüber hinaus entscheidend, sich mit den Texten der Vokalkompositionen zu befassen und die verschiedenen Gesangsstile zu trainieren. Der bis dahin allgemein gültige Belacanto der Klassik – laut, stark, metallisch – war nicht mehr gefragt und viel zu grob für die fein ziselierten Verzierungen mittelalterlicher Melismen und Verzierungen frühbarocker Werke.

Die intensive Beschäftigung der Musiker alleine hätte jedoch einen solch grandiosen Aufschwung der »Alten Musik« vor 30 Jahren nicht lebensfähig gemacht. Es war das Publikum, das sich dafür begeistern konnte. Was zog denn die Menschen in diese ungewöhnlichen Konzerte? Was gab es da Besonderes zu erleben? Es war der Zeitgeist selbst, der die Menschen berührte. Um ein klassikverwöhntes Publikum zwei Stunden lang mit der doch recht artifiziell anmutenden Musik eines Guillaume de Machault aus dem 14. Jahrhundert oder mit Kantaten des 17. Jahrhunderts zu faszinieren, musste der Musiker etwas von dem Geist der Epoche selbst herüberwehen lassen und wollte dies auch – anders wäre eine authentische Interpretation auch nicht möglich gewesen.

Wir nahmen die Interpretation der »Alten Musik« sehr genau und vertieften uns auch deshalb in die Kultur- und Sittengeschichte, um das Spezifische der Zeit erfühlen und erkennen zu können und um es dann in unsere Kunst zu transformieren. Aus eigener Erfahrung kann ich bestätigen, dass ich in jeder Epoche, die wir professionell erarbeiteten, ein Schlüsselerlebnis hatte. Bei den Aufführungen fühlten wir uns in eine andere Zeit versetzt und das Publikum folgte uns wie in einem Traum, wie auf einer Zeitreise in die Vergangenheit. So kam es, dass ein konzertverwöhntes Publikum bereitwillig in eiskalten Kirchen stand oder auf unbequemen Holzstühlen saß und zwei Stunden hingebungsvoll der Musik vorklassischer Epochen lauschte.

Womit kann man sich befassen, um einen Zeitgeist kennen zu lernen? Vor der heutigen Zeit, mit ihren Musikkonserven, Fotos und Filmen, gab es als Informationsquellen »nur« die Geschichtsschreibung, die Poesie und Belletristik und die Kleidungsmode. Diese Quellen, für mich insbesondere die Sittengeschichte, übten eine ungeheure Faszination auf uns Künstler aus. Studien in Archiven, die Beschaffung von Originalwerken oder Faksimile-Drucken, das Lesen von zeitgenössischen Darstellungen über Sitte, Moral, Mode, Heilkunde, Hygiene und Erfindungen waren für mich und meine Kollegen an der Tagesordnung, um möglichst tief in den Zeitgeist der jeweiligen Epoche einzudringen. Es war, als ob man den Geist eines Komponisten zu sich hereinbat, um zu spüren, *wie* er etwas ausgedrückt hätte. Auf diese Weise offenbarten sich mir erste Zusammenhänge zwischen Zeitgeist, Moral und Seuchen, denen man in den alten Zeiten zwangsläufig begegnete. Durch die Musik offenbarte sich mir zum ersten Mal ein tieferes Verständnis für das, das eine Seuche ruft.

Noch etwas anderes, beinahe unheimlich Anmutendes, begegnete mir während meiner Musikerlaufbahn und wurde mir in Bezug auf Miasmen als Lebensdynamik und Zeitgeist erst später verständlich: Im Rahmen unserer internationalen Konzerttätigkeit traf ich viele Kollegen, die ebenso wie wir »Alte Musik« aufführten. Dabei fiel mir etwas äußerst Seltsames auf: Vermehrt tauchten bestimmte Krankheiten bei ihnen auf, an denen sie dann oft schon in jungen Jahren starben. Krebs stand dabei an erster Stelle, gefolgt von AIDS bei den homosexuellen Kollegen. Sehr gehäuft waren auch Psychosen und schwere Depressionen sowie allgemeine Lebensuntüchtigkeit und enorme Schwäche. Das war insofern auffällig, als solche Krankheiten bei den Kammer- und Orchestermusikern, die in herkömmlicher Weise klassische Musik spielten, nur selten auftraten. Auf den Punkt gebracht: Die Vertreter der »Alten Musik«, die sich auf den Zeitgeist einer Epoche ganz einließen und aus ihm heraus musizierten, waren deutlich krankheitsanfälliger und kränker als die Musiker, die sich um ein Zeitgeisterleben nicht bemühen mussten. Kaum ein professionelles Ensemble für Mittelalter-, Renaissance- oder Barockmusik hatte keinen schwer kranken Kollegen zu beklagen! Da dies so deutlich war, erwogen wir schon damals einen Zusammenhang zwischen der Interpretation Alter Musik und ihrem »lebendig gewordenen« Zeitgeist, der eben nicht nur seine Lichtseiten zeitigte, sondern »im Schlepptau« auch die gesamte Schattenwelt aktivierte. Das machte uns nachdenklich und sensibel für ein Phänomen, das in den Kreisen ganzheitlicher Physik und Heilkunst längst bekannt war: das morphogenetische Feld. Es wird in dem Moment aktiviert, in dem wir es betreten – je intensiver, umso tiefgreifender in den Wirkungen. Über zwanzig Jahre lang konnte ich die Umstände beobachten, unter denen MusikerkollegInnen trotz erfüllter Konzerttätigkeit schwer erkrankten, auffällig fatalistisch wurden oder sich in anderer Weise psychisch sehr stark veränderten. Es war geradezu so, als kämen sie aus der Rolle nicht mehr heraus, die sie auf der Bühne spielten – der Barde des Mittelalters, der aufgeputzte »Gockel« der Renaissance, der kühne Kastrat des Rokoko, der naiv-schwülstige Romantiker. Das Phänomen, auch im privaten Alltag eine bestimmte Rolle weiter zu spielen und dadurch seelisch krank zu werden, ist aus dem Schauspieler-, Tänzer und Opernsängerdasein schon allgemein bekannt. Doch in den Reihen der Alten Musik nahmen die Krankheiten Formen und Gestalten an, die oft an die Elendsbilder der jeweiligen Epoche erinnerten. Manchmal hatte ich den Eindruck, eine Kollegin oder ein Kollege verwandelte sich an seinem Instrument zu einer der Gestalten, die ich auf Gemälden oder Stichen gesehen hatte. Hier spürte ich erstmals deutlich, was ich heute benennen kann: den Unterschied zwischen der Dynamik eines Miasmas und dem, was ich als individuelle Krankheit kannte. Die miasmatische Dynamik führte zu einer wurzeltiefen Erkrankung, die sich in der Geisteshaltung, Körperhaltung und im ganzen Ausdruck des Menschen widerspiegelte. Ich konnte es damals nur ahnen, doch noch nicht greifen und einordnen.

Die Aktivierung miasmatischer Aspekte eines Zeitgeistes bekam ich – mit Licht und Schatten – auch am eigenen Leib zu spüren. Ich erinnere mich an die Zeit der Konzerte mit Mittelalter- und auch jene mit Romantikmusik. Diese Musik ist geprägt von der syphilitischen Dynamik ihrer jeweiligen Zeit, als unerreichbar hohe Ideale auf einer abgrundtiefen Todessehnsucht aufbauten (wir befassen uns damit genauer in den Kapiteln A1 und A7). Diese Konzertphase war eine Zeit, in der ich mich intensiv mit den Sterbephasen befasste und nie richtig fröhlich war. Meine eigenen hohen Ideale waren aktiviert und trieben mich in die arsenische Gruppendynamik strenger Zenschulung. »Ich singe, bis ich umfalle« war meine Haltung, wenn sich in feuchtkalter Zeit eine leichte Rhinitis anbahnte, und tatsächlich sang ich mit »Todesverachtung« bei Schallplattenaufnahmen acht Stunden lang fast nonstop.

Während meiner Barockmusik-Phase kam hingegen mein sykotisches Naturell ganz auf seine Kosten. Ein mögliches Indisponiertsein, mit dem jeder professionelle Sänger umzugehen lernen muss, nahm im Bewusstsein gar nicht erst Platz. Es war interessanterweise auch die einzige Zeit in meinem ganzen Leben, in der ich überhaupt chemische Arzneimittel in Erwägung zog, um eine Erkältung gleich zu unterdrücken. Gleichzeitig wuchsen aber auch mein Mut und mein Vertrauen, dass Singen das Gesündeste für den Körper und das Heilsamste für die Seele ist. Der Schatten zeigte sich darin, dass ich – ähnlich der äußerst anspruchsvollen Notenliteratur – die Wahnidee hatte, auch selbst immer stark sein zu müssen. Mein Verhalten war jahrelang völlig »verrückt«, indem ich immer im Dezember – der konzertfreien Zeit – alle Tränen zu weinen hatte, die ich das restliche Jahr über nicht weinen konnte. Denn in der Tat kann man entweder nur singen oder weinen. Das Gesetz der Bühne verlangt, den Zuhörer die eigenen Tränen weinen zu lassen und nicht selbst zu weinen.

Schließlich lernte ich auch noch hautnah die tuberkuline Zeit der Belle Époque (Ende des 19. Jh./Anfang des 20. Jh.) kennen. Während dieser Phase wurde ich tollkühn und sang in Konzerten die unglaublichsten Koloraturarien, stets bereit, von den höchsten Oktaven in die Tiefe zu stürzen – koste es, was es wolle. Angst und Vorsicht kamen mir völlig abhanden, so dass mir heute noch schwindelig wird, wenn ich die – glücklicherweise gelungenen – Aufnahmen höre. Eine Haltung ergriff mich, wie das »Phosphornaturell« sprungbereit am Abgrund zu stehen und mit Virtuosität durch die Werke zu rasen. In dieser Zeit wurde ich so zu einer sportiven Akrobat-Sängerin, leistungsorientiert, sehr abwechslungsbedürftig und völlig unruhig. Ich vermeinte sogar, Schlaf sei überflüssig. Bahnte sich eine leichte Erkältung an, war meine Devise: »Egal, was passiert, ich singe!« Ich spürte zwar, dass ich wie im Rausch war und Mühe hatte, Boden unter die Füße zu bekommen, doch dieser Rausch war faszinierend. Es war die einzige Zeit in meinem Leben, in der ich nicht geerdet war, sondern wie ein Vogel immer irgendwo im »Pfeifregister« (Fachjargon für Töne ab der 3. Oktave) herumzwitscherte, ganz gegen mein eigentlich bodenständiges Jungfrau-Naturell.

So kann ich aus eigener Erfahrung bestätigen, dass das intensive Leben »in« einer Kulturepoche und die Einladung ihres Zeitgeistes in das Bewusstsein auf allen Seinsebenen Wirkungen und Spuren hinterlässt – sowohl körperlich als auch emotional, mental und spirituell. Es wurden Ahnen und Geister gerufen und fremde Realitäten wurden wach. Musik erfasst das ganze Energiesystem eines Menschen und jede Musikepoche hat ihre ganz eigenen Schwingungen und Proportionen, die einen Menschen bis in die Physis hinein verwandeln können.

Für jeden Homöopathen dürfte dies gut nachvollziehbar sein, denn so ähnlich ergeht es uns auch bei einer Arzneimittelprüfung oder -verreibung – nur ist der Zeitrahmen kürzer. Außenstehende können beobachten, dass wir oft schon lange, bevor wir es selbst merken, zu dem Mittel werden, das wir prüfen möchten und oft schon, bevor wir es überhaupt erstmals genommen haben. Auch aus der familiensystemischen Aufstellung kennen wir ein ähnliches Phänomen: Wer als Stellvertreter das morphogenetische

Energiefeld einer Familie betritt, wird zu der Person und weiß plötzlich Dinge, die er eigentlich nicht wissen kann.

Ich möchte bei diesen Vorgängen besonders betonen und hervorheben, dass wir bei solchen Begegnungen nicht nur die Lichtseiten erwecken, sondern auch die Schatten. Damit wir nicht hilflos werden wie der Zauberlehrling, der die Geister ruft, müssen wir lernen, mit ihnen umzugehen und ihre Energien zu erkennen. Dies gilt übrigens auch für die archaischen Heilkünste, die in unserer Kultur ausgerottet wurden, wie beispielsweise Schamanismus oder Animismus (Glaube an die beseelten Naturgeschöpfe). Wer sie als moderner Kulturmensch erwecken möchte, sollte auch lernen, mit ihren Dämonen umzugehen. Immer wieder begegne ich in meiner Praxis Kollegen, die sich mit schamanischen Riten und Praktiken befassen und daran erkranken – geistig und körperlich. Das ist im Prinzip nicht anders als bei den Lichtsuchern und »Lichtessern« der seichten Esoterikszene. Sie möchten nur die eine Seite haben, die leichte und lichtvolle. Ich habe durchaus Verständnis für die Suche nach unseren archaischen Wurzeln und für die Anbindung an eine animistische Weltsicht. Wie wir in der kulturhistorischen Betrachtung sehen werden, ist unsere gewaltsame Abschneidung von diesen Wurzeln auch eine der Ursachen für jahrhundertelanges Unheil. Aber es muss auch klar sein, dass man mit unfundiertem Schamanismus Kräfte aktiviert, die unserem modernen Bewusstsein fremd sind und die Verunsicherung, Angst und Wahn auslösen können. Sich auf andere Zeiten und Lebensstrukturen einzulassen, ist eben kein rein intellektueller Prozess, sondern ergreift uns ganz.

Quellen

Abschließend noch ein Wort zu den Quellen, die ich für dieses Buch benutzt habe, um die kulturgeschichtliche Betrachtung der Miasmen so plastisch wie möglich zu gestalten.

Im Hinblick auf die Kulturepoche und das kulturelle Verständnis von Miasmen steht für mich die Sittengeschichte absolut im Vordergrund. Ethik, Moral und der jeweilige Umgang mit Sexualität und Weiblichkeit spielen für unsere abendländische Kultur und den vorherrschenden Zeitgeist die größte Rolle. Sexualität als unsere zentrale Lebensenergie und die Frage, ob sie frei leben kann oder unterdrückt wird, ist entscheidend für Gesundheit und Krankheit. Die umfassendste und beste Darstellung der europäischen Sittengeschichte verdanken wir dem Genie Eduard Fuchs, der 1909 erstmals seine sechs Bände der »Illustrierten Sittengeschichte« veröffentlichte. Der überwiegende Teil der Abbildungen in diesem Buch stammt aus seinem Werk. Eduard Fuchs – auch ein hervorragender Spezialist für Karikaturen – untersuchte mit Humor und Feinsinn, in welcher Epoche wie mit dem Thema Sexualität umgegangen wurde. Er war bekannt als Kulturhistoriker, wissenschaftlicher Forscher, Schriftsteller, Sammler, Buchtechniker und »Arbeitstier«, wie er sich selbst bezeichnete.

Er schrieb einleitend zu seinem Lebenswerk:

Die Geschichte der geschlechtlichen Sittlichkeit umfasst die wichtigsten Gebiete des gesellschaftlichen Seins der Menschen, also die Gesamtgeschichte der legitimen und der illegitimen Liebe (Ehe, eheliche Treue, Keuschheit, Ehebruch, Prostitution), der unerschöpflichen Arten des gegenseitigen Werbens im Dienste und Interesse der Geschlechtsbetätigung, der Sitten und Gebräuche, zu denen sich dieses verdichtet hat, der Begriffe über Schönheit, Freude und Genuss, der Ausdrucksformen im Geistigen (Sprache, Philosophie, Anschauung, Recht usw.) und nicht zuletzt der ideologischen Verklärungen durch alle Künste, zu denen der Geschlechtstrieb immer von neuem hinführt.

Weil die Geschichte des sinnlichen Gebarens der Hauptbestandteil der gesamten Menschheitsgeschichte ist, darum ist auch der Reichtum an Dokumenten, die in jedem Lande von ihm künden, nicht nur unerschöpflich, sondern es sammelt sich in ihnen auch das Größte und Bedeutsamste, das Raffinierteste und Ungeheuerlichste, aber auch das Blödeste und Trivialste, was der Menschengeist ausgesonnen und geschaffen hat. Die Resultate seines kühnsten Denkens, seiner göttlichsten Inspirationen und seiner peinlichsten Verirrungen vereinigen sich hier.

E. Fuchs: Illustrierte Sittengeschichte, Bd. 1, S. V

Weitere Quellen bieten medizinhistorische Werke, allen voran das Buch des Epidemiologen Stefan Winkle sowie weitere detaillierte Schriften über chronische und Geschlechtskrankheiten. Besonders hilfreich war mir auch das 1927 erschienene Werk des Arztes, Sängers, Gesangsphysiologen und Musikers Franz Haböck: »Die Kastraten und ihre Gesangskunst – eine gesangsphysiologische, kultur- und musikhistorische Studie«. Das Kastratentum, das die abendländische Kulturgeschichte zwischen 1490 und 1856 neben den Hexenprozessen meines Erachtens wie kein zweites Phänomen prägte, ist nie aufgearbeitet worden und hat mehr Spuren hinterlassen als wir ahnen. Franz Haböck forschte 22 Jahre lang und starb leider, bevor er seine Studien beenden konnte. Schließlich nutze ich noch Quellen antiquarischer Werke, die ich anlässlich meiner Forschungen zum Thema »Prostitution, Zuhälterschaft und Transvestitentum« im Laufe von Jahrzehnten gesammelt habe.

Eine Quelle zum Verständnis des Zusammenhangs zwischen Miasmen und Sittengeschichte sind darüber hinaus meine eigenen Erfahrungen als Forscherin auf dem Gebiet der Prostitution und des Transvestitentums anlässlich meiner Habilitationsschrift (unveröffentlicht). Selbst einmal, sozusagen »mit Haut und Haaren«, in den Sumpf des menschlichen Elends hinabzusteigen und hineinzufühlen in diese mir zuvor völlig fremde, kalte und »schmutzige« Welt des Lasters, war ein emotionales Überlebenstraining, das mich nicht nur Dankbarkeit lehrte für den Platz, an den ich gestellt bin, sondern auch meinen Qualitätssinn für das Wesentliche und Echte schärfte. Angesichts des beispiellosen Leids, das ich dort sah, drängte sich mir die Frage auf, warum es immer noch Prostitution und Zuhälterschaft gibt und warum Frauen trotz der bekannten Missstände nicht irgendeine andere Beschäftigung suchen, sondern ihren Leib verkaufen.

Warum brauchen Männer immer noch den »Puff«? Warum koexistieren Slum, geistiger Schlamm und Gewalt? Ich wollte diese Menschen verstehen und einen Funken Licht in die Düsternis des jämmerlichen Daseins werfen – einerlei, ob es sich um Kurtisanentum oder niedrigste Prostitution handelte. Das Resümee meiner endlosen Fragen und Forschungen war: Egal, welche Fassade menschlicher Gesellschaftsformen, Sitten und Gebräuche, Religionen und Moralvorstellungen aufgebaut wird, was zählt ist allein das Menschliche, das Menschsein an sich. Auch jene Forschungsarbeit in der indischen Sub-Kultur mündete in meine heutige Erkenntnis, dass kein Leid so groß sein kann, als dass nicht künstlerisches Schaffen – und wenn nur mit primitivsten Mitteln – es zumindest etwas mildern und erträglicher machen kann. Ohne diese persönlichen Erfahrungen in der Feldforschung hätte ich nie den Mut gefunden, das Thema dieses Buches und seine manchmal heiklen Inhalte überhaupt anzugehen. Deshalb gilt mein abschließender Dank, bevor ich nun mit der Auffächerung der Miasmenbetrachtung beginne, den Dirnen, Zuhältern, Transvestiten, Gauklern, Taugenichtsen, Leprakranken, Bettlern und Parias Indiens, die mir dank ihres Vertrauens Einblick in ihre Schattenwelt gewährten[1].

Bei den Musikaufnahmen, die Sie vom Verlagsserver kostenlos herunterladen können (Adresse siehe S. 12), handelt es sich um Ausschnitte aus Live-Konzerten unserer einstigen Ensembles »Vor Etlich Wenig Tagen«, »Sephira«, »La Fonte Sephira« und »La Violetta«. Sie dienen als musikalische Beispiele für die im Buch besprochenen kulturellen Hintergründe. Dazu wird im Text mit eingekringelten Nummern (bsp. ①) auf die jeweiligen Musikstücke Bezug genommen. Ich empfehle Ihnen, sich die Musikstücke nach Möglichkeit anzuhören, während Sie die betreffende Passage lesen.

Weitere im Handel erhältliche CDs, die wir zwischen 1988 und 1998 zum Thema Barock, Rokoko und Romantik bei Bayer Records einspielten und veröffentlichten, sind im Anhang angegeben.

Aufbau des Buches

Die Miasmen möchte ich sowohl als Erscheinung des kollektiven Bewusstseins einer Epoche als auch als Basis der homöopathischen Behandlung miteinander verknüpfen, damit nicht beide Aspekte beziehungslos nebeneinander stehen. Eine kurze Einführung in das Miasmenmodell, mit dem ich arbeite, soll einen ersten Weg zu den Wesensmerkmalen jedes Miasmas ebnen. Der erste Teil des Buches ist in dieser Weise wie eine Zeitreise angelegt, vom Mittelalter bis zu unserer heutigen Zeit.

Im zweiten Teil folgt dann eine Zusammenfassung und Komprimierung auf die Frage, wie die kulturhistorischen Erkenntnisse der Miasmen unsere tägliche homöopathische Praxis und unsere Behandlungskonzepte befruchten können. Einige Fallbeispiele lassen abschließend sowohl die Umsetzung des Miasmenmodells praktisch nachvollziehbar werden als auch die Erkenntnisse aus der epochalen Betrachtung.

1 In meinem Buch »Pfauenlieder – Begegnung mit dem verborgenen Indien«, bei BOD (Books on Demand) erschienen, habe ich meine Erlebnisse zweier Forschungsreisen niedergeschrieben.

Das Miasmenmodell

Als ich 1992 im Rahmen meiner therapeutischen Arbeit begann, Papageien konsequent miasmatisch und konstitutionell zu behandeln[2], nutzte ich dabei zunächst das Drei-Miasmenmodell von Samuel Hahnemann: Psora, Sykose, Syphilinie. Da Vögel im Körperbau und im Verhalten zwar viele Wesensmerkmale der Sykose aufweisen, im Heilungsprozess jedoch oft tuberkuline Reaktionen auftauchen, fing ich an, mich mit dem Vier-Miasmenmodell von John Henry Allen zu befassen, das neben den drei Hahnemann'schen Miasmen noch die Tuberkulinie (Pseudo-Psora) als eigenes Miasma postuliert. Die Vogeltherapie schulte mich darin, den Kern einer Erkrankung möglichst schnell, anhand von zwei oder drei Symptomen zu erkennen und eine Mittelwahl zu treffen. Zwei Gegebenheiten fielen mir besonders auf:

Um ein Vogelleben retten zu können, musste ich stets den *kürzesten* Weg zur Heilung anzustreben, denn erlebte ich neben vielen Heilungen, dass Vogelpatienten ohne Vorzeichen oder erkennbaren Grund von Jetzt auf Nachher tot von der Stange fielen oder sich binnen kürzester Zeit alle Federn ausrupften, sich die Haut aufrissen und verbluteten, wobei manch ein Papagei zum allem Überfluss nicht selten noch (scheinbar) fröhlich flötete oder schwatzte.

Ich erkannte darin eine Dynamik des Krankwerdens, die von der Psora über die Sykose zur Syphilinie verläuft. Gleichzeitig entdeckte ich aber auch eine bestimmte Heilungsdynamik, bei der von der Syphilinie aus sykotische, tuberkuline und psorische Heilungsschritte vollzogen werden. Ein immer wieder auftauchender geistiger Stolperstein war die Tuberkulinie: sie fand in meinem damaligen Miasmengefüge keine rechte »Heimat«. Nach der sykotischen Heilungsphase traten nämlich häufig tuberkuline Reaktionen auf (beispielsweise erneute Flugfreudigkeit, gute Kotbeschaffenheit (grün-weiß), fröhliche Stimmung, Paarungsbereitschaft usw.), die ich schon damals nicht als »pseudo-psorisch« (wie bei Allen),

2 Meine erste Pionierarbeit war die Einführung der ganzheitlichen Vogeltherapie im deutschsprachigen Raum, die mir die Türen zur Veterinärmedizin in Europa und in den USA öffnete. Für einige Jahre war ich als »Guest Lecturer« auf den größten internationalen Veterinärkongressen (IVAS, AHVMA, GGTM) in England, Montreal, New Orleans und Hawaii tätig.

sondern als *eigenständige* miasmatische Erscheinung empfand. Was mich vollends verwirrte, war die bereits genannte Verhaltensweise chronisch kranker Papageienvögel, aus der tuberkulinen Ebene sozusagen direkt in den Abgrund bzw. in den Tod zu stürzen. Diesem »Kamikaze-Phänomen«, wie ich es damals nannte, begegnete ich häufig erfolgreich mit dem syphilitischen Mittel Arsenicum album! Aufgrund vieler miasmatischer Behandlungsverläufe dieser Art, gewann ich immer mehr den Eindruck, dass die Tuberkulinie mit der Syphilinie viel mehr in Resonanz stehe als mit der Psora.

Diese Fragen blieben auch offen, als ich schließlich nur noch Menschen homöopathisch behandelte. Auch hier beobachtete ich das Phänomen, dass eine Tuberkulinie häufig in eine Syphilinie abrutschte.

Vor fünf Jahren lernte ich schließlich die Forschungsarbeit des Arztes Peter Gienow kennen und erhielt endlich die gesuchten Antworten. Den Boden seiner miasmatischen Forschungsarbeit bilden zunächst einmal das hermetische Weltbild und die Kabbalistik sowie die Betrachtung der Ur-Krankheit Tsora-at mit ihrer Weiterentwicklung zur zweitältesten Krankheit der Menschheitsgeschichte: der Lepra. Gienow fasst seine Erkenntnisse dazu ganz pragmatisch und sehr praxisbezogen in seinem so genannten »Lepra-Modell« zusammen. Es rief mir in Erinnerung, was ich sowohl in Indien als auch in den Seminaren von Dr. Mohinder Singh Jus schon mehrfach gehört hatte: In der Lepra-Erkrankung sind alle Miasmen verborgen:

Lepra-Erkrankungsstufe	Medizinische Bezeichnung	Miasma-Entsprechung
Weißer, gefühlloser Fleck etwas unter dem Hautniveau	Indeterminierte Form	Psora
Tuberkelbildung in allen Organsystemen möglichBlatt	Tuberkuloide Form	Tuberkulinie
Knotenbildung	Knotenlepra	Sykose
Zerstörung von Gewebe und Knochen (»Lowengesicht«)	Destruktive Form	Syphilinie

Tab. 1 Das Lepra-Modell der Miasmen

Peter Gienow ordnet darin die Tuberkulinie zwischen der Psora und der Sykose ein und formuliert ein wesentliches Heilungsgesetz:

Die syphilitische Symptomatik heilt sich über die Sykose aus. Die Sykose heilt sich über die Tuberkulinie und diese wiederum über die Psora aus.

Ferner machte uns Peter Gienow noch einmal deutlich bewusst, dass der menschliche Organismus über eigene Selbstheilungsprogramme verfügt und es daher primär und stets sinnvoll ist, bei der Behandlung ihrer Logik zu folgen. Dies bedingt, bei der homöopathischen Arbeit wieder stärker auf die unmittelbaren physischen Manifestationen zu achten und sie nach ihrem Schweregrad zu hierarchisieren. Die Therapie sollte dann auf der schwerwiegendsten Ebene beginnen – wie dies auch einem anderen homöopathischen Grundgesetz, der Hering'schen Regel, entspricht. Gienow lenkt bei der Auffindung des Simile den Fokus weg von der oft verwirrenden Totalität der Symptome auf nur wenige Symptome, die den Kern der Krankheit abbilden und die miasmatische Aktivität am deutlichsten signalisieren.

Weitere wesentliche Erkenntnisse von Gienow sind:

Die Tuberkulinie trägt den Keim zu destruktiven Prozessen in sich. Sie kann über die Psora ausheilen, aber auch in die Syphilinie abstürzen. Für diese spezielle Beziehung zwischen Tuberkulinie und Syphilinie wählte er den Begriff des »Spiegelmiasmas« und ich den Begriff des »Entsprechungs-Miasmas«. Diese Erkenntnis entspricht meinen oben erwähnten Erfahrungen.

Die Verschmelzung von sykotischen und syphilitischen Prozessen haben ein neues »Mischmiasma« hervorgebracht: die Karzinogenie.

Der inzwischen Generationen lange Medikamentenabusus, Drogenkonsum und Impfwahn sind Manifestationen eines weiteren Entsprechungs-Miasmas zur Sykose, das er »Parasitose« nennt.

Für meine eigene miasmatische Arbeit ordnete ich die Erkenntnisse in einer Übersicht, die es den Neulingen in meinen Miasmenkursen erleichtert, die Wechselbeziehungen zu verstehen. Ein bildhaftes Konzept dient hierbei nur als Verständnishilfe und muss sich in der Praxis beweisen (Abb. 3).

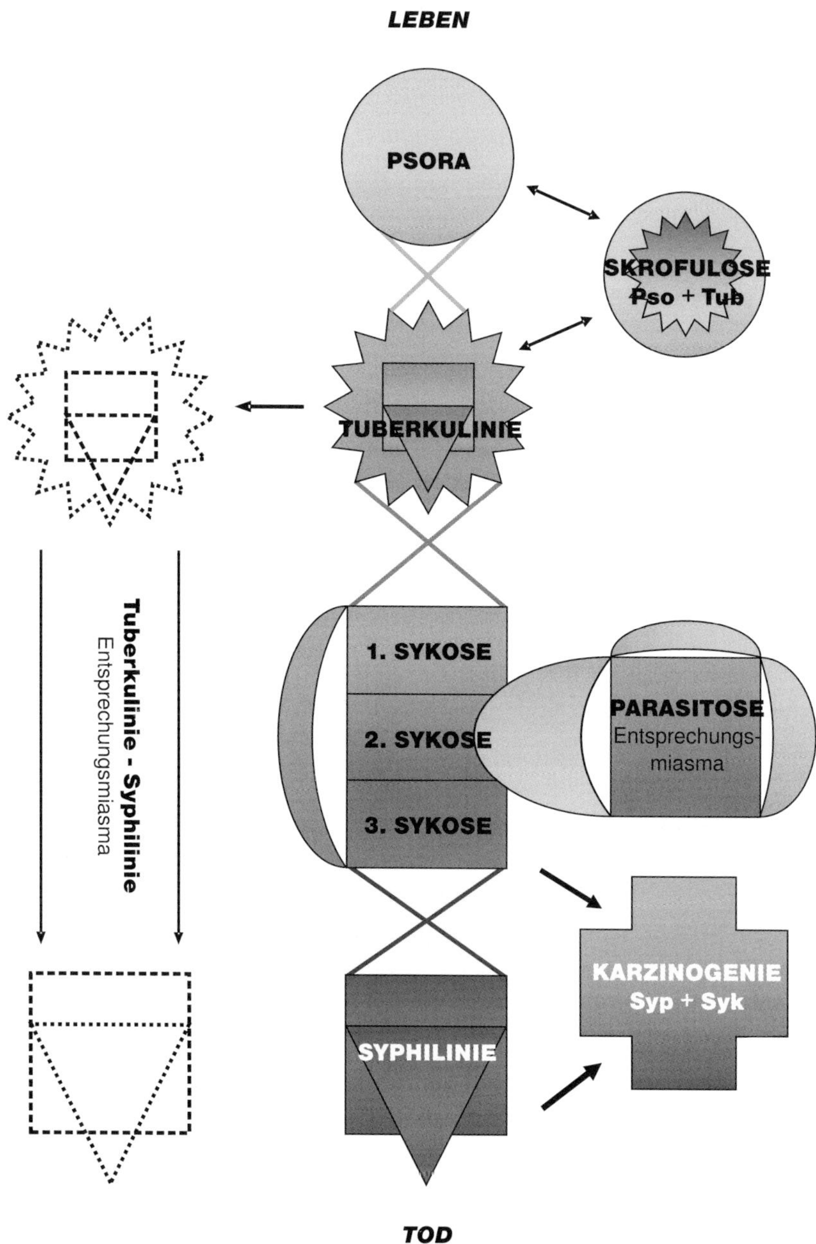

Abb. 3 Das Miasmenmodell
Die vier Hauptmiasmen, ihre Entsprechungen und Verschmelzungen

Wesenszüge der Miasmen im Überblick

Wenn wir in der Praxis auf der miasmatischen Ebene – egal nach welchem Miasmenmodell – zu arbeiten gedenken, müssen wir ihre einzelnen Glieder, also die verschiedenen Miasmen selbst, in ihrer Kernbedeutung verstehen und ein Gefühl für ihre individuelle Dynamik entwickeln. Zusätzlich bedeutsam ist das energetische Beziehungsgeflecht zwischen den Miasmen, das sowohl die Richtung des Krankwerdens als auch der Heilung bestimmt.

Unter der Prämisse, Krankheit als »Verstimmung der Lebenskraft« anzusehen, können uns die Miasmen eine Antwort auf die Frage geben, welcher Grad von Verstimmung erreicht ist und aufgrund welcher Dynamik es überhaupt zur Verstimmung gekommen ist – mit anderen Worten: die Miasmen geben uns Aufschluss darüber, *wie* der Mensch krank geworden ist. Sie sind die unsichtbaren, treibenden Kräfte unter der sichtbaren Krankheit. Die miasmatische Behandlung ist daher eine echte Ursachen-Behandlung, denn wir wenden uns dabei dem Schöpfer der Krankheitszeichen selbst zu. Dieser Schöpfer ist jedoch nicht jemand, der von außen einwirkt, sondern es ist das Bewusstsein desjenigen, der krank ist. Ebenso wird der umgekehrte Weg, also der Heilungsprozess, vom Bewusstsein des Patienten gesteuert. Von außen mag es so aussehen, als hätten allein die verordneten Heilimpulse (unsere Arzneien und andere Maßnahmen) die Heilung bewirkt. Doch die oberste Instanz des Bewusstseins entscheidet, *wie* diese Impulse umgesetzt werden. Auch hier spielen die miasmatisch-dynamischen Kräfte eine wesentliche Rolle, wie noch zu sehen sein wird.

Wenden wir uns zunächst dem Begriff »Miasma« zu, der aus dem Altgriechischen stammt und dort »Verunreinigung« bedeutet. Das Wort war also schon in der Antike bekannt und beschrieb unsaubere Zustände im Lebensumfeld von Menschen. Miasma stand auch für »giftige Ausdünstungen aus der Erde«. Als Samuel Hahnemann das Wort Miasma als Oberbegriff für die Grundlage chronischer Krankheiten wählte, war ihm bereits klar, dass sich diese Verunreinigung nicht nur auf den materiell sichtbaren Schmutz beziehen konnte, der zu seiner Zeit (im Rokoko) auf Straßen, in Häusern und nicht zuletzt bei seinen Mitmenschen augenfällig war (es war beispielsweise verpönt, sich zu waschen!). Er stellte sich darüber hinaus die Frage, die sich alle wirklichen Philosophen und Meister des Orients und Okzidents stets gestellt hatten: Welcher Geist bringt die Manifestationen der Welt hervor und somit auch die Krankheiten? Dies ist keine Frage lediglich nach Hygiene, sondern eine zutiefst spirituelle Frage nach den Wirkkräften hinter den sichtbaren Erscheinungen.

Die ursprünglich materialistische Bedeutung des Begriffs Miasma als giftige Ausdünstung oder Verunreinigung ist daher nur *eine* mögliche Betrachtungsebene. Viel weiter gefasst bedeutet Miasma eine Verunreinigung des Geistes, eine Eintrübung des Bewusstseins durch menschliche Schwächen und destruktive Gedanken und Taten. Nichts verunreinigt den Geist mehr als Neid, Habgier und Fanatismus. Derartige Affekte und Haltungen, die sich zunächst als Gedanken auf einer abstrakten Ebene bewegen, sinken oft auf die nächst tiefere Ebene der Emotionen, denn Gedanken erzeugen Gefühle und Befindlichkeiten. Solche Gefühle, die durch ständige negative Gedanken ausgelöst werden, führen unter anderem zu einem Verhalten und einer Befindlichkeit, die sich in der Körpersprache ausdrücken. Dieser Prozess kann schließlich noch tiefer in den Körper eindringen und sich an bestimmten Organsystemen manifestieren. Jetzt erst sprechen wir von körperlichen Symptomen oder einer konkreten Krankheit. Die körperliche Krankheit mag mit vielen Symptomen ins Auge springen, aber im Grunde ist sie nur die Spitze eines Eisbergs. Dieser gesamte Werdegang, vom negativen Denken bis zur körperlichen Manifestation, kann ebenfalls als Miasma bezeichnet werden. Es gibt einen großen unsichtbaren Anteil, der sowohl im Bewusstsein als auch im Unbewussten wirksam ist und dem Eisberg unterhalb der Wasseroberfläche entspricht. Nur ein kleiner sichtbarer Anteil ragt heraus – die *Manifestation* der Krankheit. Die große Kunst besteht nun darin, ausgehend vom Zustand der sichtbaren Symptome auch das Unsichtbare zu erschließen, denn der untere und der obere Teil des Eisbergs (= Krankheit) gehören zusammen und »aufgelöst« werden kann er nur, wenn beide Teile bearbeitet werden.

Wenn wir diesen grundsätzlichen Zusammenhang verstehen, ist der nächste Schritt im Verständnis der Miasmen schon geebnet: Als Widerspiegelungen des menschlichen Bewusstseins umfassen die Miasmen nämlich nicht ausschließlich negative Energien. Sie stellen ebenso die positive Dynamik bereit, damit sich zerstörerische Aspekte in aufbauende, heilende und kreative Potenziale wandeln können.

Ich möchte zunächst, insbesondere für Leser, denen die Wesensmerkmale der Miasmen bislang wenig oder gar nicht vertraut sind, eine erste Einführung in die Charakteristika der einzelnen Miasmen geben. Im Folgenden stelle ich daher jedes Miasma kurz mit seiner Dynamik und seinen essentiellen Erkennungsmerkmalen vor. Sie sollen als Erinnerungs- und Orientierungshilfe dienen, wenn wir uns die Miasmen im Zusammenhang mit dem jeweiligen kollektiven Bewusstsein unserer Kulturepochen im gesellschaftlichen Maßstab genauer betrachten.

Syphilinie

Die syphilitische Dynamik

Die Dynamik der Syphilinie ist gewissermaßen *vertikal* ausgerichtet und bildet eine senkrechte Achse, die das Höchste und Niedrigste miteinander verbindet. Ein Mensch, der von dieser Dynamik geprägt ist, lebt nach dem Prinzip »Alles oder Nichts«. Er sucht das Ultimative und neigt dazu, sich in Extremen zu bewegen: Erleuchtung oder Wahnsinn, Leben oder Tod. Ihm fehlt die Mitte in sich selbst sowie der Bezug zur »Mutter Erde«, die das ausgleichende Lebensprinzip ist. In dieser Dynamik gibt es keine Zwischentöne, keine Vielfalt der Farben, sondern ein Schwarz-Weiß-Denken dominiert, ein Entweder-Oder. Folglich bilden sich bei Menschen mit syphilitisch-miasmatischer Dynamik auch extreme Charakterzüge und Verhaltensweisen wie zum Beispiel:

- Besondere Begabungen
- Hält sich für etwas Besonderes
- Suche nach der absoluten »einen« Wahrheit
- Suche nach Befreiung von irdischer Verhaftung
- Auflösung der Trennung zwischen Diesseits und Jenseits
- Suche nach dem Sinn von Leben und Tod
- Neigung zur Askese, Ausgrenzung von Fülle und Vielseitigkeit
- Ausgrenzung des Andersartigen

Die Folgen davon können sein:

- Fanatismus
- Gleichgültigkeit
- Brutalität, Gnadenlosigkeit, Unversöhnlichkeit

- Machtanspruch, Machtmissbrauch
- Strenge Verbote, scharfe Grenzen
- Zersetzung, Zerfall und Auflösung

Element und Rhythmus der Syphilinie

Das Element der Syphilinie ist das Feuer. Feuer bewirkt Austrocknung und Zerstörung, ist aber auch die entscheidende schöpferische Kraft, um eine große Idee ins Werk zu setzen. So sprechen wir auch vom »Feuer der Begeisterung«. Das Feuerelement bringt uns Licht und Wärme und wird der Sonne zugeordnet. So wie das Sonnenlicht in der Natur Wachstum ermöglicht, ist es auch die Lichtnatur jedes Menschen, die nach Verwirklichung und Wachstum strebt. In der Natur sehen wir, dass Licht und Schatten stets zusammengehören. Dies gilt umso mehr auch für das Lichtwesen im Menschen, das unlösbar mit dem »dunklen Bruder«, dem Schattenanteil unserer Persönlichkeit, verbunden ist.

Das Feuer ist die *Tat* und das Karma. Es vereint in sich Leben erzeugende und Leben vernichtende Kräfte. Beide Kräfte existieren stets zusammen. Dabei sind sie nicht statisch, sondern schwingen in den großen rhythmischen Wellen von Werden und Vergehen, wobei das Lebensprinzip selbst immer erhalten bleibt. Diese rational kaum fassbaren Zusammenhänge können wir durch ein Symbol ankern, das sicher jeder schon einmal gesehen hat: den tanzenden Gott Shiva in einem Kreis aus Feuerflammen.

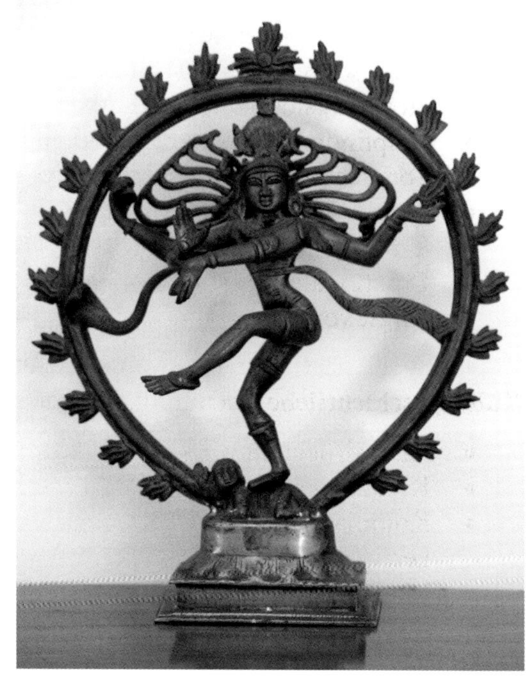

Abb. 4 Tanzender Shiva im Feuerkreis

Zum Feuerelement der Syphilinie gehört somit auch der *Rhythmus*. Darunter sind sowohl der Lebens-Rhythmus eines Menschen ganz allgemein als auch der Rhythmus der Organe zu verstehen. Wer real oder im übertragenen Sinne mit dem Feuer spielt, kann vernichten oder auch Grenzen überschreiten, um Großes zu bewirken und zu erschaffen.

Syphilitische Manifestationen

Auf der **Körperebene** zeigen sich syphilitische Symptome durch:

- Selbstdestruktive Prozesse
- Physischen Verfall
- Atrophien
- Zerstörung der festen Strukturen (Knochen, Zähne)
- Scharf abgegrenzte, feuerrote Ekzeme und Geschwüre

Auf der **Gemütsebene** manifestieren sich:

- Tiefste Depression mit Suizidneigung
- Fatalismus und Lebensüberdruss
- Hoffnungslosigkeit
- Empfindungslosigkeit, Unberührbarkeit
- Todessehnsucht und Todesverachtung, aber auch Todesangst
- Härte, Wortkargheit, Demenz
- Unversöhnlichkeit, Gleichgültigkeit
- Emotionale Kälte, Rachsucht
- Angst vor Wasser und vor Licht (Glitzern)

Kulturgeschichtliche Zeichen der Syphilinie

- Unterdrückung von Sexualität und Weiblichkeit
- Kreuzzüge, Inquisition, Hexenverbrennung
- Kolonialisierung und imperialistische Ausrottung anderer Völker
- Massenvernichtung

Der Heilungsweg der Syphilinie

Die Heilung syphilitischer Zustände beginnt mit einer radikalen Umkehr, das heißt eine Richtungsänderung aus der Destruktion und Todesnähe in Richtung aufbauender Kräfte. Dazu gehören:

- Das (Wieder)finden des eigenen Lebensrhythmus
- Aktivierung des Atemrhythmus
- Rückkehr in die Beziehung zur Erde und zum irdischen Leben
- Die Mitte in sich selbst zu finden

Im Beziehungsgeflecht der Miasmen untereinander bietet das sykotische Miasma die nächst höhere Heilungsebene.

Sykose

Die sykotische Dynamik

Die Sykose ist *horizontal* ausgerichtet und steht für die Polarität des irdischen Daseins und die damit verbundene symmetrische Spaltung: Rechts ⇆ Links, Männlich ⇆ Weiblich, Tag ⇆ Nacht, Ja ⇆ Nein. Keines der beiden polaren Enden ist besser oder schlechter – sie ergänzen sich zu einem übergeordneten Ganzen.

Die sykotische Dynamik besteht ebenfalls aus zwei Aspekten:

Verdichtung, Konzentration, Stau ⇆ Verdünnung, Lösung, Überschuss.

Daraus ergibt sich ein rhythmischer Wechsel, den man mit Ebbe und Flut vergleichen kann. Somit bestehen sykotische Prozesse ebenfalls aus zwei Anteilen:

1. ein langsamer, im Verborgenen stattfindender Prozess, der zum Stau (Überfülle) führen kann
2. eine äußerlich erkennbare Überreaktion auf den Stau (Entladung, Lösung)

Auch hat die Sykose zwei »Gesichter«: Die Maske oder Fassade und die Realität dahinter. Ein Mensch mit sykotischer Dynamik bildet zum Beispiel folgende **Eigenschaften** aus:

- Er ist produktiv und kreativ
- Er liebt die Fülle (Essen, viele Worte, große Gesten usw.)
- Suche nach Ruhe, Ordnung, Erdanbindung
- Neigung zur Einseitigkeit
- Neigung zur Fixierung
- Neigung zu Habgier, Neid und Lüge

Die Folgen davon können sein:

- Engstirnigkeit, Sturheit
- Täuschungsmanöver
- Rechthaberei
- Maßlosigkeit

Elemente und Rhythmus der Sykose

Da die Sykose für die Zweiheit steht, gehört sie auch zu zwei Elementen: Wasser und Erde. Gemeinsam ergeben Wasser und Erde den fruchtbaren Boden, aus dem die Natur hervorgehen kann. Entwicklungsgeschichtlich manifestierten sich Lebewesen zuerst im Wasser, dann gingen einige an Land. In beiden Elementen entstanden vielfältige Lebensformen, aber da die Erde durch den Regen (Wasser von oben) befeuchtet wurde, entfaltete sie die Flora und Fauna in überwältigender Üppigkeit. Schließlich eroberte die Natur auch den Luftraum und schuf die Vögel und Fluginsekten.

Das Prinzip der Sykose ist die Erschaffung der *Vielfalt* und die unerschöpfliche Differenzierung in Formen und Farben unter den Lebewesen. Sie ist die materialisierte, sichtbare Welt, in der wir leben, wachsen und uns ständig wandeln. Ihr Rhythmus ist sowohl durch den Wechsel von Tag und Nacht bestimmt, als auch durch den Wechsel der Mondphasen. Der Mond beeinflusst die Bewegung der großen Gewässer auf der Erde, aber auch die Bewegung der Körperflüssigkeiten bis hinein in die Zelle, wo er den ständigen Wechsel von Dehnung und Zusammenziehung steuert.

Als bildhaften Anker der Sykose können wir daher den Mond wählen.

Sykotische Manifestationen

Auf der **Körperebene** zeigen sich sykotische Symptome durch:

- Verdauungsstörungen
- Verhärtungen, Knotenbildung
- Hypertrophien
- Übergewicht, Blähbauch
- Stauungen und Sklerosen

Auf der **Gemütsebene** manifestieren sich:

- Übertreibungen aller Art
- Sich selbst und anderen etwas vortäuschen (Lebenslüge, so tun als ob)
- Logorrhoe (Redezwang)
- Nörgelei, Pfennigfuchserei, Pedanterie
- Angst vor Entlarvung

Kulturgeschichtliche Zeichen der Sykose

- Üppige, barocke Formen in Architektur und Kunst
- Illusionäre Welt in Oper und Theater
- Kurtisanentum
- Kastratentum in der Musik

Der Heilungsweg der Sykose

Ich habe schon gesagt, die Syphilinie heile sich über die Sykose aus. Das Heilende der Sykose ist dabei die *Verflüssigung* (Wasser) und *Erweichung* der syphilitisch trockenen und erstarrten Zustände.

Die Sykose selbst kann sich wiederum entweder über die Tuberkulinie oder über die Psora ausheilen. Geht ihr Weg zur Tuberkulinie, besteht die Heilung darin, dass alle physischen oder psychischen Einseitigkeiten *flexibel* werden. Der heilende Grundsatz heißt: Heute darf alles auch mal anders sein.

Heilt sich die Sykose über die Psora, also die höchste miasmatische Ebene aus, geht es in der Regel darum, innere Qualitäten nach außen zu bringen und statt einer ständigen Fokussierung auf Details den großen Überblick zu gewinnen. Heilende und aufbauende Kräfte sind:

- Aus der Starre in die körperliche und emotionale Bewegung
- Balance von Geben und Nehmen
- Das (Wieder)finden des gesunden Rhythmus von Aktivität und Ruhepausen
- Schöpferischer Selbstausdruck (Malen, Singen, Tanzen, Musizieren, Schreiben, Dichten usw.)

Tuberkulinie

Tuberkuline Dynamik

Die tuberkuline Dynamik ist mit einem Zickzackkurs vergleichbar. Die Wechsel von Oben, Unten, Vorne, Hinten, Rechts und Links sind schnell und sprunghaft. Die Dynamik ist in alle Richtungen sprungbereit. Der Tuberkulinie fehlt jedoch die Beständigkeit und der Ausgleich zwischen Aktivität und Ruhe. Ihr Zickzackkurs bringt viel Unrast und ständige innere wie äußere Veränderung mit sich, so dass kein klares Ziel zu erkennen ist, für das der große Energieaufwand betrieben wird. Trotz all dieses Chaos ist dennoch eine *vorwärts* stürmende und von Begeisterung für alles Neue und Fortschrittliche gesteuerte Dynamik zu erkennen. Das tuberkuline Leben spielt sich nur im Hier und Jetzt ab, sucht aber gleichzeitig die Vision für die Zukunft. Die tuberkuline Dynamik hat keine Mitte und keine Heimat. Sie ist ständig in Bewegung.

Ein Mensch mit tuberkulin-miasmatischer Dynamik bildet zum Beispiel folgende Eigenschaften aus:

- Fantasievoll und anpassungsfähig
- Bewegungsfreudig, sportlich
- Liebt Abwechslung
- Jagd nach dem schnellen Glück, Geld und Erfolg
- Suche nach Abkürzungen und schneller Erfüllung (Gipfelerlebnis ohne Prozess)
- Abenteuerlust, Erfindergeist
- Mangelnde Tiefe, Gründlichkeit und Kompetenz
- Neigung zu Ungeduld und Oberflächlichkeit
- Neigung, sich von der Energie anderer zu nähren

Die Folgen davon können sein:

- Schneller Verbrauch von Lebensenergie
- Sucht nach Stimulanzien, »Fitmachern« (Kaffee, Nikotin, Tabletten)
- Große emotionale Bedürftigkeit
- Verlust der Mitte und Identität
- Verschmelzung von Ich und Du (keine klare Grenze)

Element und Rhythmus der Tuberkulinie

Das Element der Tuberkulinie ist die Luft. Man kann sie nicht sehen, wohl aber spüren. Das Luftelement kennt weder Grenzen noch Strukturen und bewegt sich, wohin es will. Es dringt selbst durch kleinste Ritzen, wenn genügend Windstärke (Energie) vorhanden ist. Der tuberkuline Mensch liebt es zu fliegen und gleich einem Vogel zu schweben.

Das Luftelement steht auch für die Freiheit des Geistes (»Die Gedanken sind frei«). Auch dient es der Erzeugung von Klang, sei es Sprache, Gesang, Musik, Naturgeräusch oder Maschinenlärm. Im Leben eines tuberkulinen Menschen existiert meist kein erkennbarer Rhythmus, doch bewegt er sich gerne und gut zu schnellen Tanzrhythmen oder liebt dynamische Unterhaltungsmusik (Pop, Rap, Jazz usw.).

Als bildhaften Anker der Tuberkulinie können wir einen Vogel wählen.

Tuberkuline Manifestationen

Auf der **Körperebene** zeigen sich tuberkuline Symptome durch:

- Herzarrhythmien
- Atemnot, Husten
- Durchfall
- Störungen der Drüsensekretion
- Blutungsneigung

Auf der **Gemütsebene** manifestieren sich:

- Hysterie
- Ungeduld, Leistungsorientierung

- Promiske Sexualität
- Will nur das Licht sehen, nicht den Schatten
- Angst vor Dunkelheit und Alleinsein
- Angst vor dem eigenen Mittelmaß
- Glaubt seine eigenen Lügen

Kulturgeschichtliche Zeichen der Tuberkulinie

- Industrialisierung, Technisierung, Elektronik
- Erfindungen zur Arbeitserleichterung
- Slogans wie »Zeit ist Geld«, »Jede Sekunde zählt«, »Fortschritt um jeden Preis«
- Fabriken, Kinderarbeit
- Slums, Armut, Hunger

Der Heilungsweg der Tuberkulinie

Wie oben gesagt, kann sich die Sykose über die Tuberkulinie ausheilen. Das Heilende der Tuberkulinie ist dabei die »Durchlüftung« von Körper und Geist mit dem Gefühl von Leichtigkeit und Unbeschwertheit. Sie befreit sykotische Zustände von ihrer Dichte und Schwere.

Die Tuberkulinie selbst heilt über die Psora aus, das heißt, über die Fähigkeit, klare Grenzen zwischen dem Innen und dem Außen zu ziehen und dadurch wirklich beziehungs- und bindungsfähig zu werden. Dadurch wächst das Unterscheidungsvermögen zwischen dem Ich und dem Du, also die Klarheit, was gehört (zu) mir und was (zu) anderen. Der tuberkuline Mensch findet so die Heimat in sich selbst und gewinnt echtes Selbst-Vertrauen.

Heilende und aufbauende Kräfte sind:

- Balance von Aktivität und Ruhe finden
- Sich gut nähren – physisch, emotional und mental
- Lernen, sich zu konzentrieren
- Prozesse mit der nötigen Zeit durchlaufen

Psora

Die psorische Dynamik

Das Besondere der psorischen Dynamik ist, dass sie *alles* durchdringt und alles wie ein feines Netzwerk verbindet. Da aus der Psora, vom Harmlosesten bis zum Schlimmsten, *alles* hervorgehen kann, hat sie eine flächendeckende und unerschöpfliche Energie in alle Richtungen. Sie ist die Urmutter aller Miasmen und vereint deshalb in sich etwas von der Dynamik der drei anderen Miasmen. Dies bedeutet aber auch, dass in den anderen Miasmen immer auch die Psora potenziell vorhanden ist. Das gibt ihr die Macht über alles Lebendige. Die Psora kann maßlos sein und jeden schwächen, der von ihr berührt wird. Wenn sie ausgelebt werden kann, ist sie harmlos, doch verwandelt sie sich sofort in eine Furie, wenn sie gereizt oder unterdrückt wird. Der Reiz kann aus einer materialistischen, habgierigen Lebenseinstellung entstehen oder auch aus einer ständigen Unterdrückung von natürlichen Gefühlen wie Freude und Trauer.

Ein Mensch mit psorischer Dynamik bildet zum Beispiel folgende Eigenschaften aus:

- Kreativ und schöpferisch, wenn kein Leistungsdruck besteht
- Körperlich oder geistig wenig belastbar
- Kann schwächlich und arbeitsscheu sein
- Meidet Konfrontation und Konflikte
- Suche nach dem einfachsten Weg zum Ziel
- Verantwortung auf andere abwälzen
- Neigung zum Theoretisieren
- Neigung zu körperlicher Unreinheit
- Unmoralisches und egoistisches Verhalten

Die Folgen davon können sein:

- Parasitäres Verhalten (anderen auf der Tasche liegen)
- Egozentrik
- Verantwortungslosigkeit und Gleichgültigkeit
- Geiz
- Bestehende Regeln und Werte gehen zu Bruch
- Chaotische Zustände

Element und Rhythmus der Psora

Das Element der Psora ist der Äther, der die vier Elemente Erde, Wasser, Feuer und Luft erschafft. Das Ätherelement stellt die Bildekräfte für die Materialisierung bereit – man nennt dies heute das »morphogenetische Feld«, das die Bildkräfte für die körperliche Manifestation bereithält. Es wird auch als physisches Doppel bezeichnet, als Energiekörper, der von jedem Lebewesen abstrahlt.

Die Kirlianfotografie kann den Ätherkörper sichtbar machen und Geübte können ihn als Abstrahlung eines materiellen Körpers wahrnehmen. Schon in der aristotelischen Elementenlehre und in der Alchemie wurde der Äther als Quintessenz bezeichnet, aus der alle Manifestationen hervorgehen und in die sie wieder eingehen. Darin drückt sich das Wesen der Psora sehr gut aus.

Der Rhythmus der Psora ist an keine Regel gebunden; er kann schnell und langsam sein und sich ganz plötzlich auch verändern. Dieser Rhythmus ist frei – wie in einer Improvisation.

Als bildhaften Anker der Psora können wir ein Chamäleon (die wechselblütige Echse, die in alle Richtungen schauen und ihre Farbe und sogar ihre Form ändern kann) wählen.

Psorische Manifestationen

Auf der Körperebene zeigen sich psorische Symptome durch:

- Hautunreinheiten
- Funktionsstörungen der Organe
- Schwäche
- Vegetative Störungen
- Verschleimung
- Reizungen

Auf der **Gemütsebene** manifestieren sich:

- Trägheit, Faulheit
- Gereizte Stimmung
- Angst vor Verlust

- Kann leicht beruhigt werden
- Unehrlichkeit

Kulturgeschichtliche Zeichen der Psora

- Verfeinerung der Sitten, der Sprache
- Wollust und Schamlosigkeit
- Sexuelle Freiheit
- Parasitäres Verhalten der Macht- bzw. Besitzhabenden (Bsp. Adel)
- Ausbeutung der Bauern und Arbeiter
- Revolution
- Dekadenz

Der Heilungsweg der Psora

Die Psora ist die höchste Heilungsebene und steht für Ausgleich und Versöhnung. Alle Miasmen müssen schließlich in die Psora münden, damit Heilung möglich wird. Die Psora hilft dem Organismus zu kompensieren und zieht die chronische Krankheit gleichsam von den lebenswichtigen Organen weg bis an die Peripherie, die Haut. Dort kann jede miasmatische Belastung, somit auch die Psora selbst, zur Ruhe kommen.

Heilende und aufbauende Kräfte sind:

- Ordnung im Leben schaffen
- Die Naturgesetze respektieren
- Eigenverantwortung übernehmen
- Das »Du« wahrnehmen
- Beziehungsfähigkeit
- Großzügigkeit

Das »Miasmenhaus«

Während man bei Homöopathieschülern andere Voraussetzungen erwarten darf, stellte sich in meiner Praxis die Frage, wie ich auch dem Patienten am besten und einfachsten zum Verständnis seiner miasmatischen Therapie verhelfen kann. Meine Klientel ist genau wie bei anderen Homöopathen aus verschiedenen sozialen Schichten und Bildungsgraden gemischt. Deshalb halte ich dem Patienten keinen wissenschaftlichen Vortrag über Miasmen, sondern verwende ein einfaches Bild:

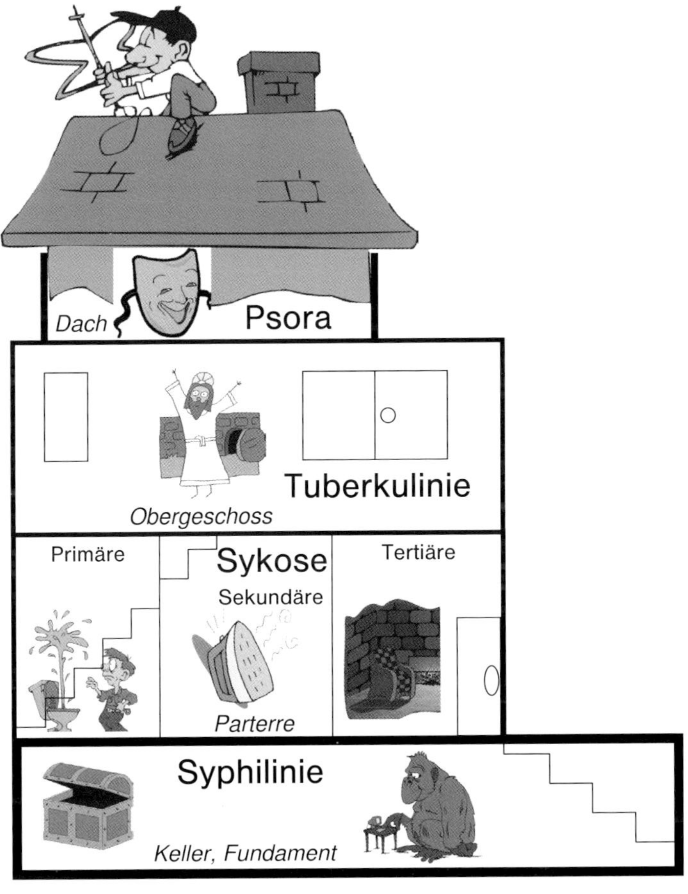

Abb. 5 Das Miasmenhaus

Dieses Bild macht es dem Patienten leichter, sowohl seinen momentanen Standort zu verstehen als auch den möglichen weiteren Prozess in Richtung Heilung. Ich wählte bewusst ein Haus mit Stockwerken und Räumen. Sowohl von meinen eigenen Patienten als auch von den Patienten vieler Kollegen wird berichtet, dass das Bild eines Hauses generell eine hoffnungsvolle Botschaft vermittelt. Wir wissen, dass schon Kinder besonders gerne Häuser malen! Man kann vom Keller bis unters Dach steigen, sich von einem Raum zum anderen bewegen und die Räume auch neu gestalten. Dies geschieht dann tatsächlich auch im Alltag dieser Patienten, indem sie den Drang bekommen, Platz zu schaffen, aufzuräumen, auszusortieren und ihren Lebensraum oft heller und farbenfroher auszustatten.

Betrachten wir nun die Etagen des Miasmenhauses und ihre Symbolik:

Keller – Syphilinie

Die Syphilinie entspricht dem Keller und dem Fundament des Hauses. Hier liegen die berühmten »Leichen im Keller«. Meistens ist er nicht gut durchlüftet, riecht modrig und ist unaufgeräumt. Der Patient versteht sofort, dass es bei einer chronischen Krankheit Sinn macht, erst einmal an der Basis zu wirken. Das führt in sehr vielen Fällen tatsächlich dazu, dass die Patienten plötzlich den Drang verspüren, ihren Keller aufzuräumen, Unnützes wegzuwerfen und alles einmal zu säubern. Sie bestätigen, dass damit ein großes Wohlgefühl verbunden ist und sie spüren an sich selbst, wie ihr Leben in Bewegung kommt und sich die Lebensenergie allmählich wieder verstärkt.

Kellertreppe – Übergang Syphilinie-Sykose

Vom Keller aus gibt es eine Treppe zum Parterre. Die Treppe verbindet den Keller mit den Wohnräumen und trennt sie auch. Zu Beginn mag das Treppensteigen mühsam sein. Damit es leichter wird, setze ich hier homöopathische Mittel ein, die beide Ebenen trennen – häufig zum Beispiel Säuren (Nit ac, Phos-ac. Oxal-ac., Pic-ac usw.). Der Patient versteht das und spürt, dass er Kraft gewinnt, die neue Ebene zu betreten.

Parterre – Sykose

Im Parterre regiert die Sykose, und zwar in drei Räumen. Das Badezimmer entspricht der primären Sykose, denn dort geht es um die Verflüssigung von Sekreten und um die Reinigung des Organismus. Hier kann es auch schon mal zu »Wasserschäden« kommen, indem zuviel Wasser aus dem Hahn schießt bzw. zuviel Wasser im Gewebe des Patienten angestaut wird.

Das zweite Zimmer ist besonders gut geheizt und hat Einbaumöbel, also eine gewisse feste Struktur. Ein einfaches Symbol in der obigen Zeichnung ist das dampfende Bügeleisen. Hier muss öfter die Temperatur reguliert werden. Das entspricht der sekundären Sykose, die mit Entzündungszuständen und natürlich auch mit zähen Absonderungen einhergeht.

Das dritte Zimmer hat (noch) keine Tapete; man sieht den blanken Stein oder Verputz. Vielleicht gibt es noch einen Kamin und ein paar schwere Eichenmöbel. Das entspricht der tertiären Sykose mit Stein- und Tumorbildung.

Erster Stock – Tuberkulinie

Vom Parterre aus führt eine Treppe in den ersten Stock. Auch hierfür werden in der Therapie Mittel eingesetzt, damit es dem Patienten zunehmend leichter fällt, die Treppen zu begehen und mehr Lust entsteht, öfter mal oben zu verweilen.

Im ersten Stock regiert die Tuberkulinie. Hier gibt es viele Fenster, so dass Licht und Luft hereinströmen können und der Patient seine Atemkraft und Zugluftempfindlichkeit überprüfen kann. Die Räume sind hier bunt und freundlich gestaltet und können auch immer mal wieder die Farben wechseln.

Dachgeschoss – Psora

Eine weitere Treppe führt zum Dachgeschoss, dem Sinnbild der Psora. Es kann sein, dass diese Treppe eng und steil ist, vielleicht sogar eine Wendeltreppe; deshalb wird der Patient auch hier mit entsprechenden Mitteln unterstützt, damit er weder einen Drehschwindel bekommt, noch am Geländer Halt suchen muss.

Das Dachgeschoss, vielleicht um eine künstlerische Galerie bereichert oder sogar als Penthouse gebaut, ist das Reich der Psora. Von dort oben hat man einen wunderbaren Rundblick in die Landschaft. Dies entspricht der Haut, die das primäre psorische Ausleitungsorgan ist.

Selbst wenn der Patient real nicht über so viele Stockwerke verfügt, kann er dem Bild meist gut folgen. Er versteht auch, dass man sich in den Etagen verschieden lang aufhalten kann. Für mich ist bei diesem Symbol des Hauses wichtig, dass der Patient das Prozesshafte einer miasmatischen Behandlung bildhaft versteht.

Teil A

Die Miasmen aus kulturhistorischer Sicht

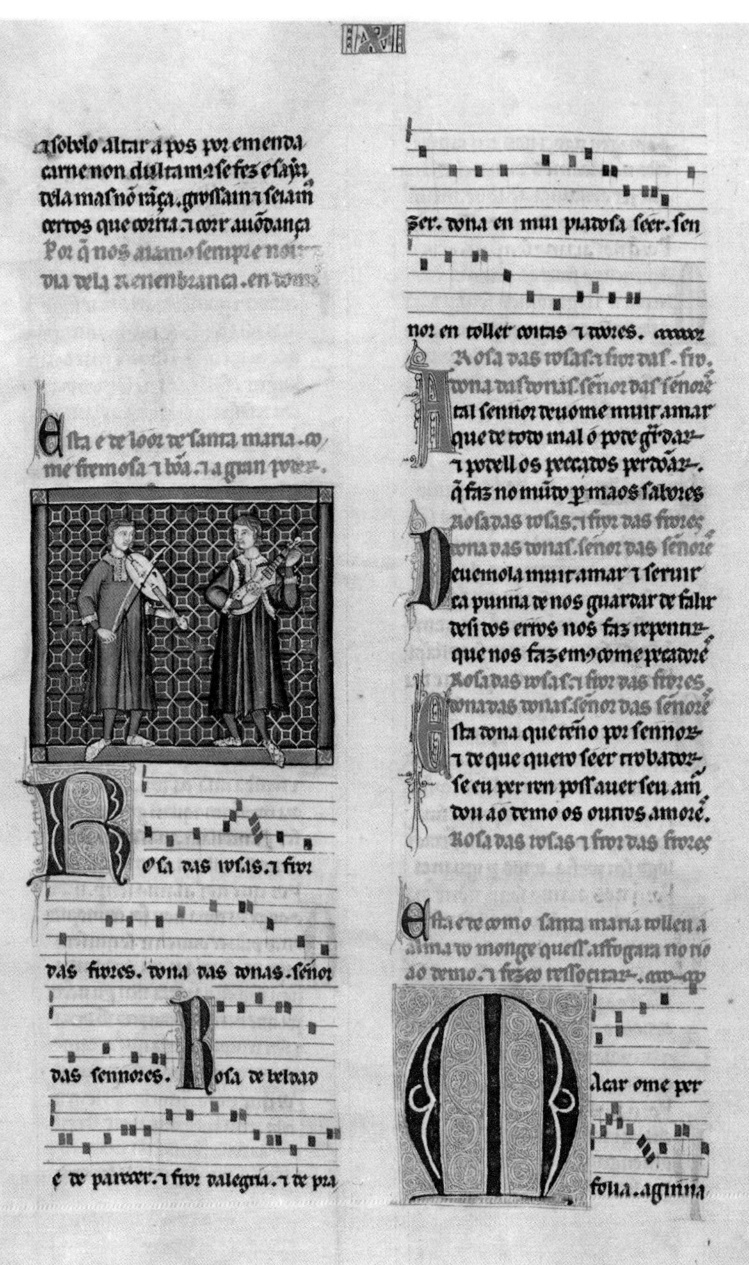

Abb. 6 Notenblatt einer Cantiga de Santa Maria mit mittelalterlichem Fidel- und Gitarrenspieler

1. Das Mittelalter – Das Erwachen des syphilitischen Zeitgeistes

Christianisierung mit Gewalt – Streben nach dem Höchsten – erste abendländische Identität

Wenn wir von der Grundannahme ausgehen, dass das menschliche Bewusstsein seine Manifestationen in Raum und Zeit gestaltet und dabei auch seine Seuchen ruft, so muss klar sein, dass es einer langen Vorlaufzeit bedarf, ehe die destruktiven Kräfte manifest werden, die ein syphilitisches Miasma ausprägen kann.

Es gibt ein sehr strenges Gesetz in der menschlichen Gesellschaft:
Was in einer Zeit Weltanschauung ist, wird in der darauf folgenden Zeit Lebenspraxis und Gewohnheit.
F. Julius: Alchemistische Pfade, S. 45

Der Mensch des 11. bis 14. Jahrhunderts verstand sich keineswegs als jemand, der sich im »Mittleren Alter« befand, sondern – vor allem im 14. Jahrhundert – als jemand, der den Weltuntergang, die Apokalypse, »live« miterlebt. Meine Hypothese, das Mittelalter sei von einem vorsyphilitischen Zeitgeist durchdrungen, ist gar nicht ungewöhnlich, wenn wir den syphilitischen Geist als etwas zutiefst Destruktives verstehen.

1.1 Der apokalyptische Schlagschatten

Als Sinnbild der Intoleranz bestimmten fünf Kreuzzüge (»im Namen Christi«) den Geist des 11.-13. Jahrhunderts. Es war vermessen, im Namen eines Friedensstifters eine solche Blutspur zu ziehen. Ganz allgemein zeigt sich in Missionierungsaktivitäten ein tiefer Schatten monotheistischer Religionen. Im abendländischen Mittelalter wurden sie im Christentum besonders sichtbar. Indem man dem Andersartigen und Andersgläubigen sein eigenes Weltbild mit Feuer und Schwert einzutreiben versucht, spaltet man sich von dem Glaubensinhalt ab, den man eigentlich verkünden möchte. Darin findet eine Abkopplung nicht nur vom Menschlichen, vom humanen Handeln, statt, sondern vom Göttlichen, vom spirituellen Bezogensein.

Hier trennen sich Himmel und Erde und in jedem Kreuzzügler tun sich Himmel und Hölle auf. Der syphilitische Geist ist jener, von dem die Zenmeister sagen, er zeige sich in der Bruderschaft von Erleuchtung und Wahnsinn: In diesem Geist wird stets das Höchste, das Außer-Ordentliche, das Non-plus-ultra, das Absolute angestrebt. Dabei öffnen sich zwangsläufig die tiefsten Schlünde der Hölle und des Schattens im menschlichen Bewusstsein, weil das Irdische dieser absoluten Idee mit Gewalt dienstbar gemacht wird. Aus diesem Grund kann man die Dynamik des syphilitischen Miasmas grafisch als vertikale Achse zwischen dem Höchsten und dem Niedrigsten darstellen.

Die größenwahnsinnige Idee braucht auch immer ein Außen, ähnlich wie eine »Diva« auf der Bühne das große Publikum braucht. So genügte es den hohen Klerikern des Abendlandes nicht mehr, das Wort Gottes nur im eigenen Land zu verkünden, sondern sie wählten als ihr »Außen« das Morgenland der »Ungläubigen«, das es mit den Zeichen des syphilitischen Miasmas, dem Feuer und dem Schwert, auszulöschen galt. Im Grunde wurde damit auch den vorderorientalischen Wurzeln des Christentums (Jesus = Jehoshua stammte aus der semitisch-hamitisch geprägten Kultur!) der Vernichtungskampf angesagt.

Doch die Kreuzzüge waren nur ein zerstörerischer Aspekt des Mittelalters. Neben vielen Kleinkriegen rotteten der Hundertjährige Krieg (1337-1453) und dann die Pest zwei Drittel der damaligen Bevölkerung wie bei einem Flächenbrand aus. Doch der destruktive Zeitgeist blieb erhalten. Das 14. Jahrhundert bot mit seinen immer wieder aufflackernden Pestepidemien, Vulkanausbrüchen und Erdbeben das absolute Inferno. Am Ende entwikkelt sich das menschlich Destruktivste dieser Zeit überhaupt: das Kalkül der Inquisition, die bereits 1231 von Papst Gregor IX. als Instrument gegen die Ketzerei eingerichtet worden war. Bis ins 19.Jahrhundert hinein musste alles ausgerottet werden, was mit Leib, Lust und Weiblichkeit zu tun hatte. Bald loderten europaweit die Scheiterhaufen, auf denen »Hexen«, vornehmlich Frauen nach unvorstellbar grausamen Folterungen bei lebendigem Leibe verbrannt wurden. Das geschah angeblich, um den »Aberglauben« auszulöschen. Die Inquisition und der Hexenhammer schürten den Aberglauben tatsächlich aber sehr! All dies fand in klerikalen Gewändern, also im Namen Christi, statt. Kann ein Geist noch kränker, noch syphilitischer sein?!

...der Hexenglaube war schließlich epidemisch geworden, nachdem er Jahrhunderte auf die Gesundheit des Geistes losgewüstet hatte. Hansen führt aus der Zeit von 1258 bis 1526 siebenundvierzig päpstliche Erlasse auf, die sich gegen das Zauber- und Hexenwesen wenden, und aus den Jahren 1270-1540 sechsundvierzig Nummern aus der sonstigen Literatur zur Geschichte des Hexenwahns... Die Verfasser des Hexenhammers berufen sich auf eine ganze Reihe von Gewährsmännern – abgesehen von der Bibel, die sehr häufig zitiert wird, um die Existenz von Dämonen, Hexen und Hexenwerk solemniter zu beweisen.
J. W. R. Schmidt: Der Hexenhammer (Übersetzer) X, S. XI

Die Hexenverfolger zogen alle Register, um ihr Machwerk des Hexenhammers durch die geistige Elite der Universitäten, allem voran der von Köln, sowie durch den hohen Klerus sanktionieren zu lassen. Wer irgendwo Rang und Namen hatte, diskutierte über Hexenfahrten und über das Für und Wider der im Hexenhammer aufgestellten Thesen und niemand wagte, gegen die päpstliche Gewalt wirklich aufzubegehren, aus Angst, selber der Hexerei bezichtigt zu werden. Was ursprünglich im 12. Jahrhundert als Mittel gegen Kirchenabtrünnige entstanden war, blähte sich ab dem 14. Jahrhundert zu einem Ungetüm geistiger Abirrungen auf.

Es konnte nun also der Kampf mit dem Hexenheere begonnen werden: er ward gepredigt durch die berüchtigte Bulle Summis desiderantes Innozenz VIII. vom 5. Dezember 1484, die recht eigentlich den Ausgangspunkt jener schändlichen Raserei gegen vermeintliche Ketzer und Hexen bildet, der Hunderttausende, schmählich hingemordet, zum Opfer fielen... der Malleus maleficarum bleibt ein unglaubliches Monstrum voll geistiger Sumpfluft... Zu der schonungslosen und unerbittlich konsequenten Brutalität der Vorgänger, ihrer an Stumpfsinn grenzenden aber mit theologischer Eitelkeit durchsetzten Dummheit tritt hier noch ein kaltblütiger und geschwätziger Cynismus, ein erbärmlicher und nichtswürdiger Hang zur Menschenquälerei, der beim Leser immer wieder den Grimm und die äußerste Erbitterung über die Väter dieser eklen Ausgeburt religiösen Wahnsinns wachruft.
J. W. R. Schmidt: ebenda, S. XXXI, XLVII

Dieser Wahnsinn setzte sich bis in die Neuzeit fort und fand zuletzt im Holocaust seine Entsprechung, an dessen Verwirklichung sich wie im Mittelalter die so genannte »Intelligenzschicht« beteiligte, Akademiker und Kleriker. Der syphilitische Geist dieses Wahnsinns zeigt sich nicht nur im gegenseitigen Totschlagen und Krieg führen, sondern vor allem im

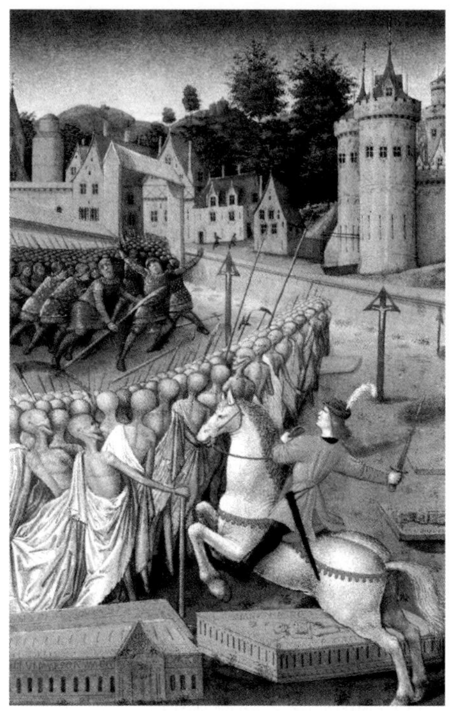

Abb. 7 Darstellung der Apokalypse um 1470

geistigen Kalkül, in der vergesellschaftlichten Wahnidee – sei es in der mittelalterlichen Inquisition und im Hexenhammer oder in der »wissenschaftlichen« Literatur der Rassenkunde und des Ariertums.

Die Pest, auch der »schwarze Tod« genannt, spielt für das Verständnis des syphilitischen Zeitgeistes im Mittelalter eine wichtige Rolle. Der Schlüssel dafür liegt in der kleinen schwarzen Ratte (Rattus rattus), von der aus der Mensch über die Flöhe die »Pestilenz an den Hals« bekam.

Man hat die Erfahrung gemacht, dass das Erscheinen einer großen Anzahl von Ratten und Mäusen bösartigen Krankheiten vorhergeht, und wenden wir dieses auf die Geschichte von Hameln (1284) an, so lässt sich die Entstehung dieser Sage folgendermaßen deuten.

Eine große Zahl von Ratten und Mäusen hatte die Bewohner von Hameln mit ihrem Besuche erschreckt, waren aber auch bald wieder verschwunden, muthmaßlich weil ein Rattenfänger durch ähnliche Mittel, wie im Oriente die Schlangenbeschwörer, diese Thiere herbeilockte, und bewirkte, dass sie seiner Pfeife folgten... Kurz darauf erfolgte eine ansteckende bösartige Krankheit unter den Kindern, und da entwickelte sich dann die Sage, der Rattenfänger habe durch Teufelskünste der Stadt dieses Unglück zugefügt. Daß er die Kinder in einen Berg geführt haben soll, hieß in der Bildersprache des Mittelalters, er hat sie in die Unterwelt entführt, denn man dachte sich dieselbe im Innern der Berge... Aus dieser Deutung ergibt sich nun die Beziehung der Ratte zum Tode, und dass dieses Thier als Symbol der Vernichtung galt, ergibt sich aus einer andern, der vom Rattenfänger von Hameln analogen Sage.

Im Jahre 1240 erschien in dem nahe bei Paris gelegenen Orte Dranchles-Ronis der Kapuziner Angionini, welcher sich erbot, für Geld den Ort von seinen Ratten und Mäusen zu befreien, was er auch that, indem er diese Thiere in einen Fluß lockte, wo

sie ertranken; da man ihm aber die versprochene Belohnung nicht gab, so stieß er in ein Horn, worauf sich die im Orte befindlichen Pferde, Rinder, Schweine, Gänse usw. um ihn versammelten, mit welchen er davon ging... so konnte auch in verschiedenen Gegenden dasselbe Faktum, eine bösartige Krankheit unter Menschen und Thieren in einem gleichen Bilde dargestellt werden.
J. B. Friedreich: Symbolik und Mythologie, § 222: Die Ratte, S. 432ff

Im Gefolge der Ratten kam also der Schwarze Tod, die Pest.

Zwei Monate nach dem Fall von Calais liefen im Oktober 1347 zwei genuesische Handelsschiffe mit toten und sterbenden Männern an den Rudern in den Hafen des sizilianischen Messina ein. Sie kamen aus dem Schwarzmeerhafen Kaffa (heute Feodosia) auf der Krim, wo die Genuesen eine Handelsniederlassung unterhielten. Die erkrankten Seeleute hatten fremdartige Schwellungen von der Größe eines Hühnereis in den Achselhöhlen und in den Leisten. Die Schwellungen nässten von Blut und Eiter und wichen Geschwüren und schwarzen Flecken, die sich über die ganze Haut ausbreiteten. Die Kranken litten schwere Schmerzen und starben schnell, fünf Tage nach den ersten Anzeichen der Krankheit. Als die Seuche sich ausbreitete, traten andere Symptome wie Blutspucken und hohes Fieber an die Stelle der Schwellungen und Lymphdrüsenverdickungen. Die Opfer husteten und schwitzten schwer und starben noch schneller, manchmal in weniger als drei Tagen, in seltenen Fällen innerhalb von

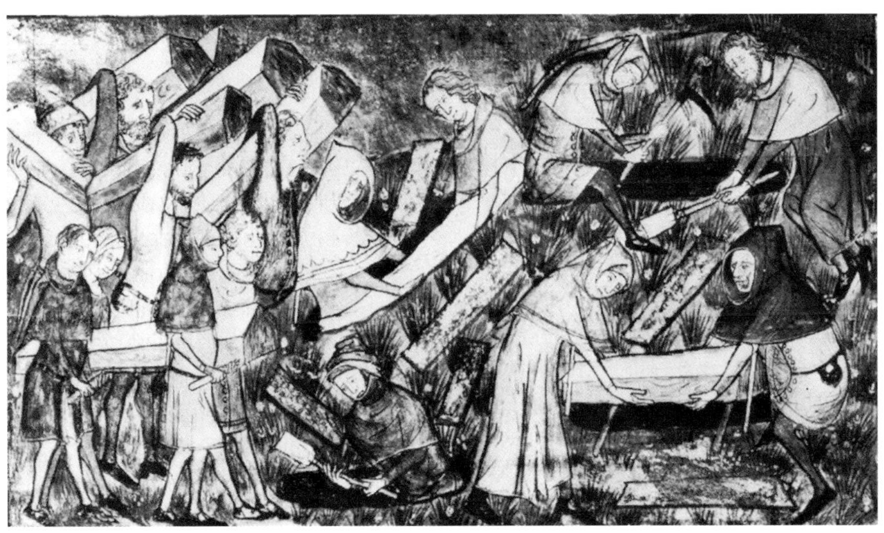

Abb. 8 Bestattung der Pest-Seuchenopfer

24 Stunden. Bei beiden Erscheinungsformen der Seuche rochen alle Körperausscheidungen, Atem, Schweiß, Blut aus Lungen und Schwellungen, Urin und blutschwarze Exkremente, faul.
B. Tuchman: Der ferne Spiegel, S. 97

Keine Seuche raffte in kürzester Zeit so viele Menschenleben dahin wie die Pest und keine hat so viele verbale Spuren hinterlassen, beispielsweise das Wort »Pestilenz«, die man sich »an den Hals holt« oder jemandem »an den Hals wünscht« oder die Gepflogenheit, »Gesundheit« zu wünschen, wenn jemand niest – ursprünglich ein häufiges erstes Zeichen der Lungenpest. Im 14. Jahrhundert, in dem man allenthalben vom Ende der Welt sprach, erschienen gleich zwei Pestarten: Die Beulenpest, die die Blutbahnen infizierte, Beulen (Bubonen) und Lymphdrüsenschwellungen hervorbrachte und durch einfachen Körperkontakt übertragen wurde. Die zweite Pestart verbreitete sich durch den Atem und infizierte die Lungen, weshalb sie auch Lungenpest genannt wurde. Beide zeigten auch sykotische und tuberkuline Elemente, wurden jedoch von einem alles ausrottenden syphilitischen Geist getragen. Das massenhafte Sterben hatte zur Folge, dass die Überlebenden entweder damit beschäftigt waren, die Leichenberge zu eliminieren oder abzuwandern, so dass zum Übel der Seuche selbst dann auch noch eine Verwahrlosung der lebensnotwendigen Lebensgrundlagen wie Ackerbau, Viehzucht und Handel hinzu kam.

Nach den florentinischen Bankkrächen, den Fehlernten und den Arbeiteraufständen von 1346/47 hatte die Erhebung unter Cola di Rienzi Rom in die Anarchie gestürzt. Die Seuche war der Gipfelpunkt einer Kette von Katastrophen. Als ob die Welt sich wirklich in der Hand des Bösen befunden hätte, erschütterte ein fürchterlicher Erdstoß im Januar 1348, als die Pest auftauchte, das europäische Festland. Er hinterließ einen breiten Pfad der Vernichtung von Neapel bis Venedig. Häuser brachen in sich zusammen, Kirchtürme stürzten um, Dörfer wurden dem Erdboden gleich gemacht, die Ausläufer des Bebens reichten bis nach Deutschland und Griechenland... Es gab keine Arbeiter mehr, nur Melancholie und Kummer... diese Seuche animierte nicht zu nachbarschaftlicher Hilfe. Der hässliche Tod einigte nicht, er ließ nur eins entstehen, den Wunsch, dem Unheil zu entkommen... Die Pest ließ die Herzen der Menschen gefrieren... Die Wohltätigkeit war tot.
B. Tuchman: ebenda, S. 101ff

Das Vieh lief frei umher, die Felder blieben unbestellt, im Frühjahr wurde nichts gesät und an den Meeresküsten verfielen die Deiche, so dass das Salzwasser die tiefer gelegenen Weideflächen versäuerte. Das gerodete Land wurde wieder von der Wildnis eingenommen, Haus und Hof verfielen. Dieses ganze Schreckgespenst wurde als Pestilenz, schwarzer Tod oder »das große Sterben« bezeichnet. Gesetzlosigkeit und Sittenverfall folgten der Pest. Dazu kamen die Naturkatastrophen wie Erdbeben, Wirbelstürme und Hagelstürme. Aus dem Erdinnern strömten schwefelige und faulig riechende Dämpfe, die Luft war vergiftet und im Meer starben massenweise die Fische. Wir glauben heute, diese Erscheinungen seien die natürlichen Folgen der kleinen Eiszeit im Mittelalter gewesen, aber für die damaligen Menschen, die weder die geologischen noch die hygienischen Zusammenhänge oder die Erreger der Pest kannten, war verständlicherweise die Apokalypse angebrochen.

Die Pest und die Naturkatastrophen waren Wasser auf die Mühlen des Klerus. Sie machten die ohnehin schon in großer Angst lebenden Menschen durch den Hinweis auf den zürnenden Gott vollends gefügig. Alles wurde verboten, was auch nur möglicherweise den Zorn Gottes hervorrufen konnte: Spielen, Fluchen, Trinken, Lust und Liebe. Der Papst verordnete Bußprozessionen, die paradoxerweise die Seuche sich noch schneller verbreiten halfen, da Tausende an ihnen teilnahmen.

Barfuß, mit Sacktuch bekleidet, die Häupter mit Asche bestreut, weinend, betend und mit zerrauften Haaren, Kerzen und Reliquien tragend, manchmal den Henkerstrick um den Hals gelegt oder sich ohne Unterlaß geißelnd, so zogen die Büßer in endlosen Prozessionen durch die Straßen... Das Dämonische, das sich den mittelalterlichen Kosmos mit Gott teilte, erschien in mannigfacher Gestalt...wenn die Seuche eine Strafe war, mussten schreckliche Sünden sie hervorgerufen haben. Welche Sünden lagen dem 14. Jahrhundert auf dem Gewissen? Vor allem Gier, die Sünde der Habsucht, gefolgt von Wucher, Weltlichkeit, Ehebruch, Gotteslästerung, Heuchelei, Luxus und Irrlehre.
B. Tuchman: ebenda, S. 107ff

Es lässt sich leicht nachvollziehen, dass die völlige Unkenntnis über die Ursache der Pestepidemien und häufigen Naturkatastrophen die Menschen in Angst und Schrecken versetzte und dadurch dem inquisitorischen Gedankengut gefügig machte. Die apokalyptischen Erscheinungen wurden als Strafe Gottes für die sündigen Menschen gedeutet. Es dauerte rund 500 Jahre, ehe die klinischen Hintergründe der Pest erkannt wurden:

Die Pest ist primär eine durch Flöhe übertragbare akute Septikämie bei Ratten oder anderen Nagetieren. Die kranken Tiere verlieren ihre natürliche Scheu, kommen aus ihren Schlupflöchern hervor und taumeln wie trunken umher. Solche Tierseuchen, die jeder Pestepidemie beim Menschen vorangehen müssen, kommen nur in wärmeren Monaten vor und decken sich jahreszeitlich mit dem Vermehrungsmaximum der Flöhe und der Wurfzeit des betreffenden Nagetiers. Von den erkrankten bzw. verendeten Ratten wurden in unseren Bereichen die Pestbakterien durch Rattenflöhe auf den Menschen übertragen, bei dem dann die regionalen Lymphknoten anschwellen, was das signifikante Symptom der Beulenpest darstellt. Kommt es dabei zu einer Septikämie, so kann der Erreger – wie neuerdings festgestellt wurde – auch durch Menschenflöhe auf weitere Personen übertragen werden... In der kühleren Jahreszeit führen Pestseptikämien häufig zu Pneumonien. Diese Form der Krankheit, die sogenannte Lungenpest, ist hochinfektiös, da sie beim Husten und Sprechen durch Tröpfchen von Mensch zu Mensch übertragen wird. Wegen des dunkelblutigen Auswurfs und der ausgedehnten punktförmigen Blutungen in der Haut, die sich beim Zusammenfließen der Blutflecken dunkelblau bis schwarz färben, wurde diese Pestart im Mittelalter als »Schwarzer Tod« bezeichnet... fast jedes Massensterben wurde als »Pest« bezeichnet.
S. Winkle: Kulturgeschichte der Seuchen, S. 422

Die Pest war – wie übrigens jede Seuche – immer irgendwo auf der Erde latent vorhanden. Für unsere Betrachtung der Miasmen ist es deshalb aufschlussreich zu fragen, wann und wo die Seuche genau dort abgeholt wurde, wo sie schlafend lag, um sie im eigenen Land zu wecken. Wer rief die Ratten? Epidemiologisch betrachtet gibt es jedoch nur mäßig schlüssige Erklärungen. Selbst wenn wir wissen, dass die Pest höchstwahrscheinlich schon im alten Ägypten, ganz sicher aber vor unserer Zeitrechnung bereits in Kleinasien auftauchte, so sagt das nichts über den Geist, der die Seuche nach Europa rief. Erst ein kollektives Bewusstsein, das sich zu einem Zeitgeist formiert und sich entsprechend exkorporiert, ist das Entscheidende.

1.2 Rattenbewusstsein

Hinter dem Phänomen der Ratte steht mehr als nur ein hygienisches Thema. Im Januar 2005 hörte ich in einem wissenschaftlichen Radioprogramm, eine lange Forschung in Spanien habe ergeben, dass Ratten über die Sonderbegabung verfügen, Sprachen vom Klang und Rhythmus her zu unterscheiden. Es hat sich zwar auch in unserer Kultur schon durch Tierversuche bestätigt, dass Ratten sehr intelligent sind, doch erst in Indien bekam ich umfassende Hinweise auf die Bedeutung der Ratte. Sie gilt dort als Hüterin der Sprache und der Stimme, des Wortes und des Klangs. Ihre enge Beziehung zum Klang ist von höchster Bedeutung, wie wir gleich sehen werden.

In den 70er Jahren betrieb ich Feldforschungsarbeit in Nordindien und hielt mich 1978 im Pestgebiet zwischen Benares und Mirzapur auf. Durch meine vorbereitenden Studien und die angeratene Gesundheitsprophylaxe befasste ich mich nebenher auch mit den in Indien typischen Seuchen wie Pest, Pocken, Cholera und Lepra. Was nun die Pest angeht, war ich überrascht, dass nicht die beiden Städte, Benares und Mirzapur, als Wiege der immer wieder aufflackernden Seuche angesehen wurden, sondern das öde Land dazwischen. Mir war damals schon klar, dass in menschlichen Ballungsgebieten die Gefahr von Seuchen latent vorhanden ist, weil Menschen und Tiere hautnah zusammen leben. Ratten und Mäuse zählen in Indien zu den ganz gewöhnlichen Mitbewohnern von Häusern und Ställen. Beide Städte liegen am Ganges; somit kommen zu den kleinen Hausratten noch die Wanderratten und die Gangesratten, die bis zur Kaninchengröße anwachsen können. Einheimische erklärten mir nun, dass die ersten Anzeichen der Pest immer wieder in den dörflichen Gebieten *zwischen* den Städten auftauchen. Dort drängen die nachtaktiven Ratten dann scharenweise aus der Unterwelt ins Tageslicht. Es heißt, sie verließen ihre Heimat im dörflichen Untergrund nur, wenn sich dort etwas Fürchterliches angesammelt hat, das sogar Ratten die Luft zum Atmen nimmt. Die großen Gangesratten, mit denen ich ausgiebig Bekanntschaft machte, sind zwar Angst einflößend, aber auch sie sind normalerweise unsichtbar und nicht die gefährlichen Flohträger. Flohträger sind die besagten kleinen schwarz-anthrazitfarbenen Ratten, die man selbst bei Nacht nur selten sieht.

Interessant für unsere Thematik ist, dass diese Ratten aus rational nicht erklärbaren Gründen plötzlich aus allen Löchern gelaufen kommen. Ihre Flöhe gehen dann auf die Menschen über und lösen die Pest aus. Warum erscheinen die Ratten zu einer bestimmten Zeit? Man erklärte mir, dies habe etwas mit dem Bewusstsein der Menschen zu tun: Die Ratten halten die destruktiven Kräfte in Schach. So wie der Hund den Menschen aus dem Zwielicht ins Licht oder in den Hades begleitet und eine Wächterfunktion einnimmt, so nimmt im Schattenreich auch die Ratte eine solche Funktion ein. Immer wenn der Materialismus einen bedenklichen Grad erreiche und der Mensch seinen göttlichen Auftrag (Karma) missachte, kämen die Ratten aus der Unterwelt, um den Menschen zu zeigen, wovon sie sich getrennt hätten. Darum errichtete man an diesen Orten spezielle Rattentempel, zu denen die Gläubigen den zehnten Teil ihrer Ernte brachten und Mantren rezitierten.

Die Ratte ist in der Mythologie das Reittier und der Ratgeber des Gottes Ganesha. Ganesha ist der Gott mit dem Elefantenrüssel, der Schutzpatron der Gelehrten, der Gott der Klugheit und der Besonnenheit. Er wird tanzend dargestellt, ein Sinnbild für die Rhythmik der poetisch gefassten Texte. Er nutzt dabei die Gabe des Wächters der Worte – die Ratte! Heute wird wissenschaftlich bestätigt, was in Indien seit Jahrtausenden bekannt ist: Die akustisch sensible Ratte erspürt den Rhythmus der Worte. Für die Inder war es nicht wichtig, dass die Ratte klanglich auch verschiedene Sprachen unterscheiden kann, denn alle Gelehrtentexte waren in Sanskritversen abgefasst. Die Ratte wachte über den Klang der Verse, damit sie ihre Schönheit und Reinheit behielten. Jede Disharmonie in der Hochsprache (Sanskrit) wurde von der Ratte registriert und als Hinweis verstanden, dass das menschliche Bewusstsein auf Irrwege geraten ist. Die Ratte steht schließlich auch für die Belehrbarkeit. Begibt sich ein Mensch ethisch, also in seinem Denken und Handeln auf Abwege, gerät er in einen Zustand der Unbelehrbarkeit. Dann verlässt die Ratte das Schattenreich, kommt an die Oberfläche und bringt die Pest. Welche Weisheit spricht aus dieser Vorstellung!

Interessant ist, dass ein Zwischenwirt, der Rattenfloh, hilft, die Pest zu manifestieren. Der Floh ist ein Symbol für das Kleine, das Unbedeutende, das man leicht übersieht. Er ist auch Sinnbild für die Überschreitung der natürlichen Barriere zwischen Menschen- und Tierreich. Ratten sind gut sichtbar und leicht zu erkennen, doch dann passiert etwas, das sich dem physischen Auge entzieht: der Floh verlässt die Ratte und wechselt über zum Menschen, um dort die Haut, also unsere Grenze zwischen Innen und Außen zu durchstechen, seine Giftstoffe einzugeben und das gesunde Blut zu saugen. Im Fall der Pest steht der Rattenfloh für den schnellen Tod, für den schnellen Verlust von Lebenskraft, für die schnellste Zerstörung eines Organismus. Keine Seuche tötete so schnell wie die Pest.

Ratte und Pest werden aus indischer Sicht auch noch in einem anderen Zusammenhang gesehen, der mir zunächst unwichtig erschien, jedoch durch die Forschungen des bereits zitierten Epidemiologen Stefan Winkle einleuchtete: Die Pest wirkte vor der christlichen Zeitrechnung und sogar in der vorbuddhistischen Periode als eine Art höherer Instanz, die Völker trennte, die nicht zusammen gehörten oder große Reiche zerfallen ließ. Durch das schnelle und massenweise Sterben blieb von den großkopfigen, von Machthunger und Gier getriebenen Despoten nur noch die Idee, weil die ausführenden »Organe«, die Menschen, nicht mehr vorhanden waren und niemand die Machtstrukturen festigen konnte. An der Pest gingen in dieser Weise im 6. Jahrhundert das Römische Imperium und im 7. Jahrhundert das Byzantinische Reich unter. Auch der im 11. Jahrhundert neu errichtete, junge christliche Staat in Jerusalem brach an der Pest zusammen, nachdem die Kreuzfahrer in ihrem religiösen Fanatismus zuvor mit einer kaum zu überbietenden Bestialität die muslimischen und jüdischen Einwohner abgeschlachtet hatten.

Kehren wir damit nun zum abendländischen Mittelalter zurück. Es entsprach dem kranken Bewusstsein dieser Zeit, einen Schuldigen für die Pest auszumachen. Dazu wurden die Juden auserkoren, das auserwählte Volk. So trafen im Mittelalter zwei unversöhnliche Gemeinschaften, Christen und Juden, aufeinander. Die Juden hatten ja schließlich auch Christus gekreuzigt! Man bezichtigte die Juden, die Pest verbreitet und die Brunnen vergiftet zu haben. Geißler und Flagellanten, christliche Fanatiker, zogen ungeheure Menschenmassen an und wälzten sich wie eine Lawine durch Dörfer und Städte. Sie rissen alles Gesindel mit sich und nahmen die jeweiligen Judenviertel der Städte ein, indem sie die Menschen dort bei lebendigem Leibe verbrannten. Selbst dort, wo gar keine Pest ausgebrochen war, wurden jüdische Gemeinden im 14. Jahrhundert mit Stumpf und Stiel ausgerottet – immerhin 350 Gemeinden zwischen dem Bodensee und Preußen, zwischen Flandern und Schlesien! Pestepidemien brachen zwar auch im 15., 16. und 17. Jahrhundert immer wieder aus, doch niemals trafen so viele destruktive Kräfte auf einmal zusammen wie am Ausgang des Mittelalters im 14. Jahrhundert.

1.3 Die materiellen und geistigen Grundlagen des Mittelalters

Ökonomisch gesehen basierte das Mittelalter auf der Naturalwirtschaft: Nahrung, Kleidung, Wohnbedarf und Arbeitsgeräte wurden also hauptsächlich für den Selbstgebrauch produziert. Es gab zwar schon Marktgenossenschaften und Handwerkszünfte sowie den Feudalherrn, dem man tributpflichtig war, doch alle Bedürfnisse wurden innerhalb dieses Kreises gedeckt und entsprechend groß oder klein war die Produktivität. Eine Kultur, die primär auf Agrarwirtschaft beruht, nutzt die überschaubare gesellschaftliche Form der Großfamilie und der Dorfgemeinschaft. Der Feudalherr bot als Gegenleistung zu den Abgaben (den »Zehnten«) Schutz gegen Feinde. Dieses Lebensprinzip spiegelte sich im Mittelalter auch in der Kleinstaaterei wieder sowie in den unzähligen Dialekten, die mehr trennten als vereinten.

Ein solches gesellschaftliches Sein, das ausschließlich auf der Isoliertheit und der territorialen Abgeschlossenheit relativ kleiner Gruppen beruht, kann in seinem Ideenreflex nur einen ganz untergeordneten Platz für gemeinsame Anschauungen haben, die die verschiedenen Volksglieder zusammenführen... Dieser idyllische Zustand...aber konnte darum doch nicht ewig währen, sondern er musste überwunden werden... Das dem Bestande der Naturalwirtschaft feindliche und ihn schließlich auflösende Element ist die natürliche Tendenz der beständig zu einfacheren Formen drängenden Arbeitsteilung gewesen, die erst zur Entstehung eines selbstständigen Handwerks und schließlich zum Handel führte. Durch dieses Entwicklungsergebnis wurde das Handwerk eine neue Macht neben der alten... Ursprünglich handelte es

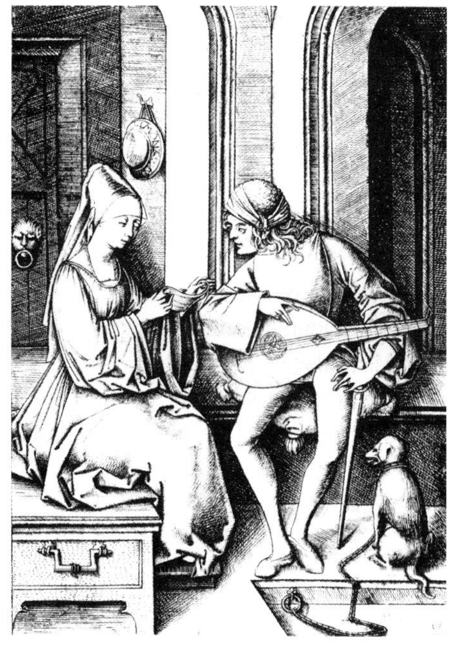

Abb. 9 Minnesang mit Lautenbegleitung

sich beim gegenseitigen Austausch nur um den Überschuß dessen, was man über den eigenen Bedarf produzierte, und um den Austausch von Ware zu Ware. Das war die Zeit der Vorbereitung, und sie kennzeichnet das ausgehende Mittelalter... Das Geld hat die mittelalterliche, die feudale Produktionsweise erst ersetzt und schließlich aufgelöst... Je mehr der Warenaustausch sich entwickelte, eine desto größere Macht wurde das Geld.
E. Fuchs: Sittengeschichte, »Die Renaissance«, S. 109ff

Das gesellschaftliche Leben war in eine eher asketische Weltanschauung eingebunden, die an keine Landesgrenzen gebunden war, sondern den ganzen Machtbereich der katholischen Kirche umspannte. In dieser Weltanschauung ist der menschliche Körper nur eine vorübergehende, sterbliche Hülle und Wohnsitz einer unsterblichen Seele, die auf die Auferstehung wartet. In dem Maße, wie die unsterbliche Seele zum höchsten Begriff wurde, sank die Bedeutung der körperlichen Hülle auf ein niedriges Anhängsel der Seele herab.

Die Ideologie des Mittelalters entwickelte daher einen wenig körperlichen Menschen, die seinen Körper nur als Schema, als notwendiges Übel ansah. Die asketische Ideologie, die kirchliche Lehre der Askese, gebar im Grunde den Minnedienst im Kreise des höfischen Feudaladels und die damit verbundene Kultur des Minnesangs in Poesie und Musik.

Der romantische Frauendienst im Minnezeitalter war gerade in seiner perversen Verschrobenheit sehr realistisch. Die Satzungen der Liebeshöfe drehten sich mit keinem Wort um die unsterbliche Seele, wohl aber mit jedem um den minniglichen Leib... Der ritterliche Minnedienst ist nicht nur Läuterungs-, sondern ebenso sehr Verfaulungsprozess gewesen. Die künstlerischen Dokumente, die der Minnedienst gezeugt hat, sind so wundersam, dass es in der gesamten Literatur wenig Ebenbürtiges gibt. Der dem Minnedienst frönende Adel liebte das Raffinement des Genusses; er war nicht schöpferisch manifestierend, sondern dekadent, spielerisch und darum lasziv. Aus der zudem unvermeidlichen Verquickung mit den Idealen der mittelalterlichen christlichen Weltanschauung erwuchsen die mystischen Liebesideale der Ritterzeit.
E. Fuchs: ebenda, S. 124 und 296

Die Gespaltenheit des mittelalterlichen Zeitgeistes zeigt sich auch darin, dass auf der einen Seite die eheliche Treue über allem thronte und gleichzeitig der Minnedienst der Geliebten diente. Es ging nicht um die tatsächliche körperliche Vereinigung, sondern um den geistigen, zur höchsten

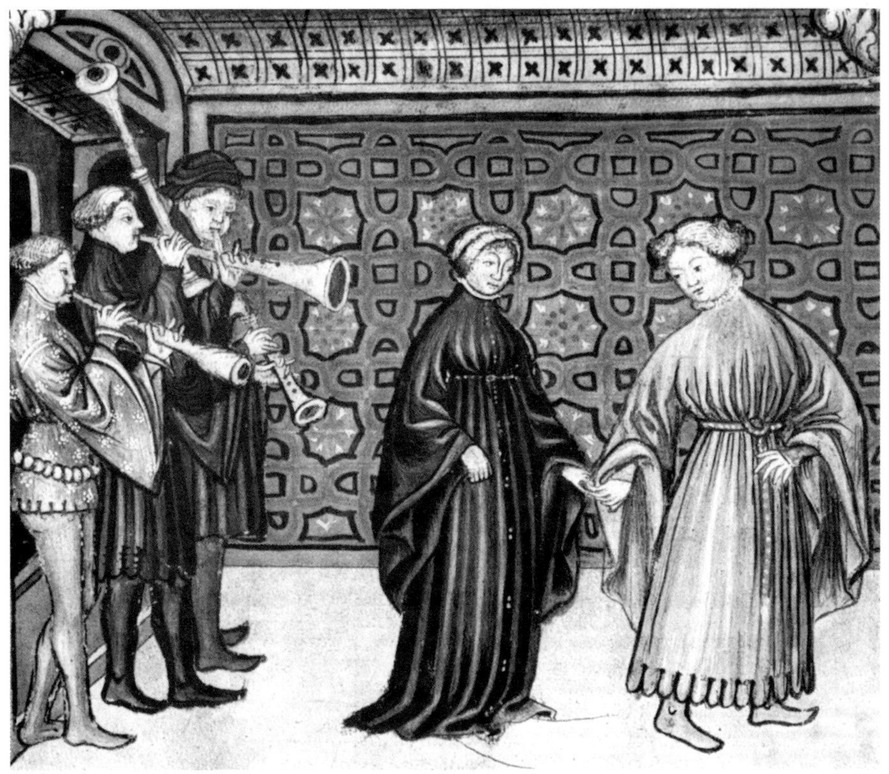

Abb. 10 Mittelalterliche Tanzstunde

künstlerischen Blüte stilisierten Ehebruch. Der Ritter der Minne musste seine tatsächliche Potenz nicht beweisen oder das Versprechen seiner glühenden Liebesworte einlösen. Wesentlich war die Verklärung der Angebeteten, ihre Unerreichbarkeit und die nicht zu stillende Sehnsucht nach der Jungfrau auf der hohen Burg, die sowohl in der Festung des Gemäuers als auch in der der Ehe und dem realen Keuschheitsgürtel gefangen war.

Das Belügen des Gatten ist die oberste Tugend der Minne. Gewiß ist die Ehe beim Rittertum auf der Konvenienz aufgebaut... Gewiß ist in den Dichtungen stets nur vom Minnesold die Rede, aber das Entscheidende besteht doch stets im schließlichen Resultat. Dieses ist aber in den meisten Fällen kein anderes als eine illegitime Schwängerung der Frau, die einem Ritter gestattet, bei ihr in Minnedienst zu treten; und das ist ihr höchster Ehrgeiz, dass ein Ritter ihre Farben trägt... Der Minnedienst selbst ist nichts weniger als ideal. Man denke nur an eine einzige Minneregel: Ein Ritter kämpft

im Turnier für eine ihm bis dahin unbekannte Dame, er führt ihre Farben zum Siege und dafür wird ihm nun der Minnesold zuteil... die ganze ritterliche Gesellschaft war eine einzige Gesellschaft für Ehebruch auf Gegenseitigkeit. Das musste unbedingt auch auf das Familienleben des Ritters ausstrahlen. Die Stellung zu seinen Kindern und seine Familiengefühle waren nicht die ideale Welt des Ritters, es war nicht das, wofür er sich im Prinzip begeisterte, die Familie war für ihn nur die rein äußerliche Organisationsform seines alltäglichen Lebens. Darum dürfen wir uns auch von der Zucht, die an solchen Orten herrschte, keine romantischen Vorstellungen machen. Die Frauenhäuser auf den Burgen waren meistens zugleich auch die Harems der Ritter. Über die Frauen und Töchter seiner Hörigen konnte der ritterliche Grundherr ganz nach freiem Belieben verfügen.
E. Fuchs: ebenda, S. 297ff

1.4 Die Bedeutung der Kirche

Was immer wir an wirtschaftlichen und technischen Errungenschaften des Mittelalters kennen, lag in den Händen der Mönche und Klöster. Dies gilt auch für die Geisteswissenschaften. In den Klöstern wohnten die ersten Ärzte, dort lernte man Lesen, Rechnen und Schreiben. Übrigens wird oft übersehen, dass es in den Klöstern auch die früheste Emanzipation der Frau gab, denn viele Äbtissinnen genossen nicht nur eine gute Schulbildung, sondern waren als Gelehrte und Schriftstellerinnen tätig. Auch die Schönen Künste wurden dort gepflegt: Malerei, Musik, Tanz und Kalligraphie; dazu die verfeinerten Handwerkskünste wie Schnitzen, Klöppeln und feinste Handarbeiten. Im geschützten Rahmen der Klöster entstand eine Kultur, die auf einem fruchtbaren wirtschaftlichen Boden stand, denn die Gemeinschaften waren autark. Sie bauten in ihren Gärten alles an und stellten alles her, was zum täglichen Leben notwendig war. Sie hatten das, was man für die Entwicklung der Künste am dringendsten benötigt: Zeit und Ruhe. Die Klöster waren auch über das Mittelalter hinaus noch lange der Hort der Heilkunst und der Schönen Künste, wo Großartiges hervorgebracht wurde.

Der gemeinsame Haushalt der Klostergemeinschaften stand im Widerspruch zum Privateigentum des Einzelnen und musste deshalb die Eigentumsrechte entsprechend regeln. Auch in den geschlechtlichen Beziehungen war eine Regelung nötig, um den Fortbestand der Haushaltsgenossenschaft zu gewährleisten, denn das Eigentums- und Erbrecht war bereits im Mittelalter entwickelt. So blieb den Klöstern nichts anderes übrig, als auf die Ehe zu verzichten und aus der zwingenden ökonomischen Notwendigkeit entstand so der Zölibat, das mönchische Abschwören der Ehe. Diese ursprünglich erzwungene Ehelosigkeit war allerdings nicht mit Keuschheit gleichzusetzen, also dem Verzicht auf sexuelle Kontakte. Mönche und Nonnen huldigten offen und unbehelligt der Befriedigung ihrer geschlechtlichen Bedürfnisse. Aus dem sinnvoll erwogenen, ökonomisch orientierten Entwicklungsfaktor wurde allerdings bald ein Hemmungsfaktor. Da nämlich die klösterliche Organisationsform erhebliche wirtschaftliche Vorteile gegenüber dem Einzelhaushalt und Einzelbetrieb bot, wuchs sie bald über ihren ursprünglichen Zweck hinaus: Das Kloster kam zu Reichtum und Macht. Beides bedeutet aber die Verfügbarkeit über die Arbeit anderer. Mönche und Nonnen waren schließlich nicht mehr nur auf ihre eigene Arbeit angewiesen, sondern konnten mehr und mehr von der Arbeit anderer leben. Verschenkten die Klöster im Früh- und Hochmittelalter ihre Produktionsüberschüsse an Arme und Pilger und waren deshalb von größter sozialer Bedeutung, so bauten sie bis zum frühen 15. Jahrhundert immer mehr den Handel auf, indem der Überschuss verkauft und in Geld umgesetzt werden konnte. Naturalien konnte man nicht sammeln und stapeln, wohl aber bare Münze. Mit zunehmendem Besitz tauchten auch die Schattenseiten materieller Fülle auf, wie Habgier, Geiz und Dekadenz. Waren die Klöster zuvor die Anlaufstellen für Arme, so interessierte man sich dort jetzt mehr für die Klosterinsassen, die möglichst viel Vermögen oder sonstige Vorteile einbrachten. Der Adel erkannte seinerseits in den Klöstern einen idealen Ort der Versorgungsstätte ihrer sitzen gebliebenen Töchter oder zweitgeborenen Söhne. Es ist keine Frage, dass die Klöster aus diesem Handel den größten Gewinn zogen.

Die Kirche war einst eine gemeinnützige Hilfsgenossenschaft und wurde ein einziges weltumspannendes Ausbeutungsinstitut. Das ungeheuerste, das die Welt bis dahin hervorgebracht hatte. Und weil es in religiöser Verbrämung auftrat, die Religion schließlich sogar nur das in den Dienst der erfolgreichsten Ausbeutung gestellte Mittel war, ...wurde aus einem Ernährer ein ekler Parasit.
E. Fuchs: ebenda, S. 353ff

Ein deutliches Zeichen der Wandlung zu Machtmissbrauch und Dekadenz innerhalb der Amtskirche war der Ablass. Schon seit dem 12. Jahrhundert gaben Päpste einen Preis für die Sündenvergebung in Form der »Kurante« heraus. Es wurde genau festgelegt, mit wie viel Gulden Kurant man sich nicht nur von begangenen Gaunereien loskaufen konnte, sondern sogar von geplanten, um doch ungeschoren in den Himmel zu kommen bzw. vor der irdischen Gerechtigkeit zu entkommen. Im 13. und 14. Jahrhundert trieb der Ablass immer tollere Blüten.

Alle Posten dieses interessantesten der Preiskurante, die je eine Handelsfirma heraus gegeben hat, zeigt: die Kirche vergaß nichts, und aus Gerechtigkeit spezialisierte und nuancierte sie, indem sie die feinsten Unterschiede machte. Es war zum Beispiel teurer, eine Frau oder eine Jungfrau auf dem Weg von der Kirche, als auf dem Weg zur Kirche zu vergewaltigen. Denn auf dem Heimweg war die Betreffende ja sündenrein, also kein angebrannter Teufelsbraten mehr.
E. Fuchs: ebenda, S. 356

Die Volksmeinung gegenüber dem Vatikan und dem Klerus allgemein wurde im Gefolge auch zunehmend negativ; ihr verallgemeinerndes Urteil stützte sich nicht nur auf die unersättliche Geldgier der Kirche, sondern auf alle daraus resultierenden Laster: Faulheit, Dummheit, Rohheit, Unlauterkeit, Genusssucht und Ausschweifung sowie mit der Einrichtung der Inquisition und ihren Machenschaften auch die Grausamkeit. Diesen Lastern fiel auch der vormals sinnvolle Zölibat zum Opfer, indem nur noch seine materiellen Vorteile im Blickpunkt blieben. Papst Gregor VII. hatte im 11. Jahrhundert die Priesterehe verboten und aus der vormals freiwilligen Askese wurde so ein zwingendes Gesetz. Das Keuschheitsgelübde wurde damit offiziell zur obersten Tugend erhoben, doch Realität und Praxis widersprachen dem völlig. Je fanatischer die Libido aus dem Fleisch des Körpers gegeißelt wurde, umso drastischer wurden die Ausschweifungen, denn die unterdrückte Triebhaftigkeit ließ sich nicht zähmen und bändigen. Sie suchte sich entsprechende Ventile, nicht zuletzt auch in der Einrichtung der aggressiv-libidinösen Inquisition und dem Hexenhammer.

Degenerative Züge in menschlichen Schwächen, wie sie in jeder Gemeinschaft, so auch in der klösterlichen oder amtskirchlichen, entstehen, machen allein noch keine syphilitisch-miasmatische Dynamik aus. Diese bedarf des Kalküls, des Vorsatzes, der Verbrämung des Schattens mit idealisierten und weltfremden religiösen »höchsten« Zielen. Je mehr von Tugend gesprochen und je mehr sie erzwungen wird, umso tiefer fällt das menschliche Bewusstsein in das, was als Hölle gepredigt wird. So entsteht die für das syphilitische Miasma so typische Trennung von Oben und Unten. Im Mittelalter fand diese Spaltung in der Amtskirche selbst statt. Die Sexualität einerseits zu geißeln und andererseits in absurder Weise zu leben, war das eigentlich Kranke. In der Kirchengeschichte sieht man den Verfall sehr deutlich, indem es seit dem 11. Jahrhundert keinen natürlichen und gemäßigten Umgang mit der Sexualität mehr gibt. Die Päpste waren außer mit Handels- und Wirtschaftsinteressen pausenlos damit beschäftigt, Erlasse gegen die ausufernde Sexualität in klerikalen Kreisen herauszugeben. Sixtus IV. (1471-1484) erhöhte den jährlichen »Hurenzins«, gleichgültig ob der Priester oder Mönch nun eine Konkubine hatte oder nicht. Sixtus' Vorläufer und Nachfolger übertrafen sich im Ideenreichtum, wie die Sünden schwerer zu strafen seien, damit mehr Geld in die Kirchenkassen floss. Die Konkubinatsverhältnisse der Priester arteten häufig in Ausschweifung aus, da ein begrenzendes Element wie die Ehe fehlte. Was seitens des hohen Klerus auch immer dagegen unternommen wurde, war eine Farce, da es den Ablass gab und keine wirkliche Regelung des zwischenmenschlichen, geschlechtlichen Lebens. Wie wir noch sehen werden, wenn wir das sykotische Zeitalter der Spätrenaissance und des Barock beleuchten, wurden die Klöster und engen Kreise des Vatikans zu betriebsamen Bordellen und Kuppelanstalten für geldträchtige Heiraten. Hinzu kam die Päderastie, die lange zum »bon ton« des Papsthofes und der Kardinalsitze gehörte. Gegen Barzahlung und bestimmte Taxen wurde der Umgang mit Knaben gestattet. Im Volk sprach man vom »welsche Hochzeit machen«. Bereits im 11. Jahrhundert brachte ein Bischof namens Damiani die verschiedenen Methoden der Päderastie in eine systematische Ordnung und veröffentliche sie in seinem Werk »Liber gomorrhianus«. Somit war schon im Hoch- und Spätmittelalter, ganz besonders aber in der Renaissance, der Weg zum Kindesmissbrauch geebnet.

Eine weitere, äußerst lukrative Einnahmequelle war die Prostitution. Aus erhaltenen Steuerrollen der Stadt Paris des 13. Jahrhunderts ist zu entnehmen, dass nicht nur die Besteuerung der städtischen Prostituierten eine Menge Geld abwarf, sondern große Geldbeträge auch der päpstlichen Kurie zuflossen. Weil Adel und Klerus aufs Engste miteinander verwoben waren, gab es alle Schattierungen der Prostitution, von der gebildeten Kurtisane (grande puttana) über die Priesterkonkubinen bis hin zur billigen Straßendirne. Unter dem Deckmantel religiöser Tugend und Keuschheit florierte das Geschäft mit den Huren, indem sie klar definierte Abgaben sowohl an die Stadt als auch an die Einrichtungen des hohen Klerus zu zahlen hatten.

1.5 Der Geist der Mittelaltermusik

Angesichts der Schatten, die den syphilitischen Zeitgeist des Mittelalters beherrschten und die ich kurz skizziert habe, fragt man sich mit Recht: Wie lebte das Volk, wie überlebte das menschliche Leben? Was war das Erhabene des mittelalterlichen Zeitgeistes? An dieser Stelle können wir ein zentrales Prinzip menschlicher Kultur kennen lernen, das zugleich dem Verständnis der Miasmen dient: Kein Leiden ist so schlimm, dass es in der Lage wäre, die schöpferische, lebensbejahende Kraft im Menschen völlig auszulöschen.

Eindringliche Beispiele, wie Menschen unsagbares Leid aushalten und kompensieren, sind im Mittelalter zum einen die Darstellungen der Totentänze seit dem Ausbruch der Pest. Indem der Tod zu einer Gestalt personifiziert wurde, die keinen Unterschied in Alter und Geschlecht, Rang und Namen macht, wurde er menschlich. Zum andern überlebte das schöpferische Prinzip stets durch Musik, Gesang und Tanz sowie durch geselliges Beisammensein. Hinsichtlich der mittelalterlichen Musik finden wir eine ungeheure Spaltung in eine einerseits sakrale und bis ins Manierierte und Artifizielle hinauf gesteigerte Musik und in eine andererseits derbe volkstümliche Tanzmusik. Ursprünglich wurde auch in den Kirchen und Klöstern noch gesungen, musiziert und getanzt, wie die fantastischen Musikdokumente des »Libre Vermell« aus dem Spanien des 12. Jahrhunderts belegen. Erst der französische Minnesang dokumentiert die Trennung von »Heidenmusik«, die noch Züge orientalischer Herkunft trug und im Volk mündlich überliefert wurde und der höfischen Musik.

Die sakrale Mittelaltermusik ist wiederum gespalten zwischen der gregorianischen Gesangstradition und der Musik, die am deutlichsten im »Ordo virtutum« von Hildegard von Bingen in Erscheinung tritt, einer Musik, die eine Brücke zwischen dem Innen (Kloster) und Außen (Welt) sowie dem Oben (Himmel) und Unten (Hölle) bildet, indem sie offen lässt, ob nur a cappella gesungen oder Gesang mit Instrumentalmusik kombiniert wird. Darin zeigt sich das Bemühen, eine Versöhnung der Extreme zu schaffen.

Möchten wir heute mittelalterliche Sakralmusik hören, so sollte dies möglichst in einer alten romanischen oder gotischen Kirche geschehen, denn nur dort wird wahrnehmbar, welcher Zeitgeist diese Musik schuf. Wenn wir uns den Wandel im Bau von Kathedralen (Abb. 11 und 12) anschauen, erkennen wir, wie das Runde, Erdhafte des romanischen Baustils zugunsten des lang gestreckten, himmelwärts orientierten Gotikstils zurücktrat. Die Nichtigkeit des Menschen unten und das Größte = Gott oben schienen in der Gotik unvereinbar und wurden als getrennte Sphären angesehen. Die Kathedrale ist zu Stein und Glas gewordener Glaube. Der Mensch, der mit seiner Hände Arbeit das Monument schuf, wurde namenlos, unbedeutend und vergessen. Wenn wir einen Beweis benötigen für die Tatsache, dass die Energie dem Gedanken folgt, der Glaube Berge versetzen kann und der Zeitgeist die Materie zu seinem Ebenbild formt, sollten wir die großen gotischen Kathedralen von Amiens, Chartres, Köln oder Straßburg besuchen und uns ganz dem Geist hingeben, der darin auch heute noch waltet.

Im Mittelalter bildeten die vier geistigen Disziplinen Arithmetik, Musik, Geometrie und Astronomie eine Einheit. Die Musik war in diesem

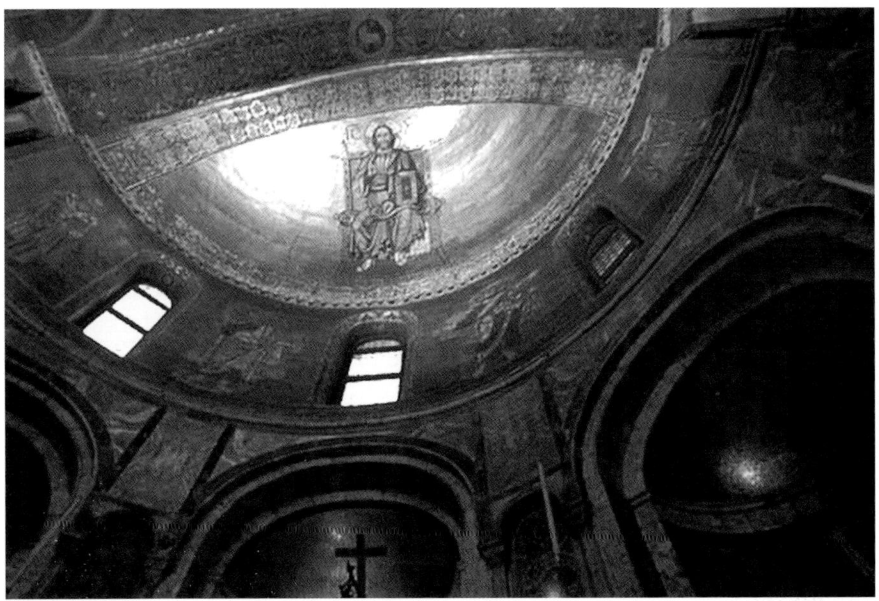

Abb. 11 Die Romanik des Frühmittelalters

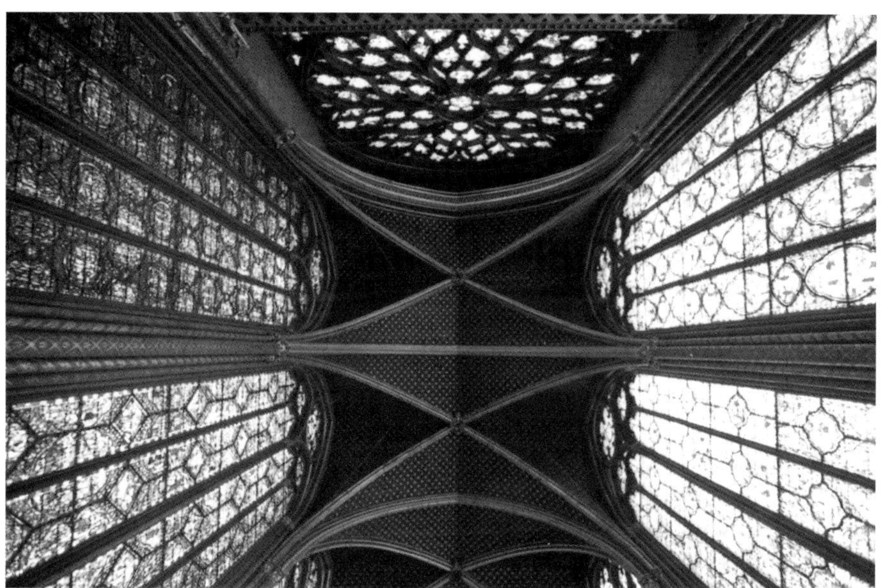

Abb. 12 Die Gotik des Hoch- und Spätmittelalters

Gespann für die Proportionen und die Relationen der Dinge zueinander zuständig.

Im System der Töne behandelte sie an konkreten Modellen harmonische Fügungen, wie sie nach antiker und mittelalterlicher Anschauung etwa auch die Konstitution des Menschen, das Verhältnis von Körper und Seele sowie die Gestirne bestimmten. Eine seit der Spätantike geläufige Einteilung dieser mathematischen Musik umfasste deshalb als Erstes die »musica mundana«, also die Harmonie der Sphären, sodann eine mit dem Menschen befasste »musica humana« sowie des Weiteren eine Musik, die sich auf Musikinstrumente gründet und die mathematischen Verhältnisse der Töne erforscht, später »musica instrumentalis« genannt.
C. Berktold: »Sphärenharmonien«, in: Spektrum der Wissenschaft 2/2002, S. 14ff

Die »musica mundana« lieferte die Modelle für eine kosmische Ordnung, indem sie den sieben Himmelssphären sieben Grundtöne, sieben Musen und sieben Planeten zuordnete. Den harmonischen Proportionen des Kosmos, die eine unhörbare Sphärenmusik erzeugten, sollte die von Menschen produzierte Musik entsprechen. Die himmlische oder Sphärenmusik war der Inbegriff des Göttlichen, des Absoluten, mit der höchsten Reinheit des Klangs. Diesem hohen Ideal strebte die menschliche Musik nach, indem sie die Töne, Modi, Melodien und Instrumente in eine bestimmte Rangordnung brachte. Den höchsten Rang nahm dabei die menschliche Gesangsstimme ein, gefolgt von Orgel und Harfe. Neben den ersten Versuchen von mehrstimmiger Musik entwickelte sich die so genannte Bordunmusik, die der Sphärenmusik am nächsten kam: Durch den Zusammenklang von Oktaven und Quinten wird ein Klangteppich erzeugt, über dem sich dann eine rezitatorische Melodie bewegt. Die ständige Wiederholung des reinen Bordun- oder Orgeltons führt zu einem besonderen akustischen Phänomen: dem Hörbarwerden der Obertöne. Obertöne sind Teiltöne höherer Oktaven, die einem Klang eine besondere Farbe geben und durch Resonanz entstehen. Ideale Umgebungen dafür sind mittelalterliche Kirchenräume, in denen die Obertöne sowohl durch die perfekten räumlichen Proportionen als auch durch die Echowirkung so verstärkt werden, dass sie wie selbstständige Melodien wirken und den eigentlichen Grundton fast verschwinden lassen. Dabei entstehen sphärenhafte Klänge, die nicht vom Musiker selbst erzeugt werden, sondern durch Resonanzphänomene. Sie entrücken den Hörer und versetzen ihn leicht in einen ekstatischen Zustand. Die große Kunst, die zum Beispiel auch die Gesänge des »Ordo virtutum« (Hl. Hildegard) widerspiegeln, bestand darin, die Singstimme ganz der besonderen Akustik sakraler Räume anzupassen. Dadurch verschwand auch hier, wie in der Architektur, der Mensch hinter den Tönen und wurde nichtig. Allein das Göttliche, Über-Irdische nahm den Raum ein.

Clarissima plane atq; choralis
musice interpretatio Dñi Bal
thasser Praspergij Merspurgeñ. cũ
certissimis regulis atq; Exẽplorũ Ano
tacionib9 & figuris multũ splẽdidis
In Alma Basileorum vniuersitate
exercitata.

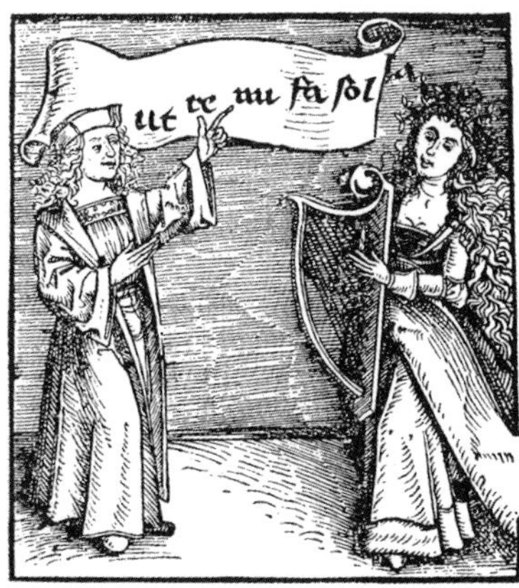

Abb. 13 Guido von Arezzo lehrt die Tonstufen

Die Musik aller Schriftkulturen der Welt basiert auf der so genannten »Modalmusik« (einstimmige Musik) und kennt auch das spirituelle Prinzip der Sphärenmusik. Während sich in der Kunstmusik Asiens die Modalmusik weiterentwickelte, ging das Abendland einen anderen Weg, der sich bereits im 13. Jahrhundert abzeichnete:

Mit wachsender Bedeutung der Empirie für die mittelalterliche Weltbetrachtung, insbesondere seit dem Aristotelismus des 13. Jahrhunderts, meldeten sich auch Kritiker zu Wort. Denn aus der Unhörbarkeit der Sphärenharmonie folgte ihre prinzipielle Unzugänglichkeit als Naturphänomen. Dies war mit der empirischen, auf positive Sinnesdaten ausgerichteten Erkenntnistheorie aristotelischer Prägung nicht vereinbar, zumal Aristoteles selbst die Sphärenmusik auf Grund ihrer Nicht-Wahrnehmbarkeit als nichtexistent abgelehnt hatte... Gleichwohl entwickelte sich neben dieser mathematischen Musiktheorie eine neue Disziplin, die unserem heutigen Verständnis von Musiklehre und -theorie nahe kommt: In Hunderten von Abhandlungen und Lehrschriften diskutierten deren Vertreter die Probleme der praktischen Musik, etwa der Komposition von Choralgesängen, der musikalischen Notation oder des mehrstimmigen Tonsatzes.
C. Berktold: ebenda, S. 14ff

Wir erkennen in dieser Entwicklung deutlich eine Intellektualisierung des mittelalterlichen Zeitgeistes, der sich von der rein spirituellen Sphärenharmonie löste und dabei die Mehrstimmigkeit entwickelte. Damit verlor unsere Kunstmusik allmählich ihre Einbettung in ein spirituelles Weltbild und schenkte uns die unendliche Vielfalt musikalischer Vokal- und Instrumentalmusik. Sie erreichte eine ebenbürtige Größe, die jedoch zunehmend den Menschen sichtbar werden ließ, der die Musik erschuf und ausführte. Die einstige Musik des Himmels stieg herab in die Niederungen des irdischen Lebens. Ich bezeichne diese Entwicklung als die Menschwerdung unserer Musik – mit all ihren Licht- und Schattenseiten.

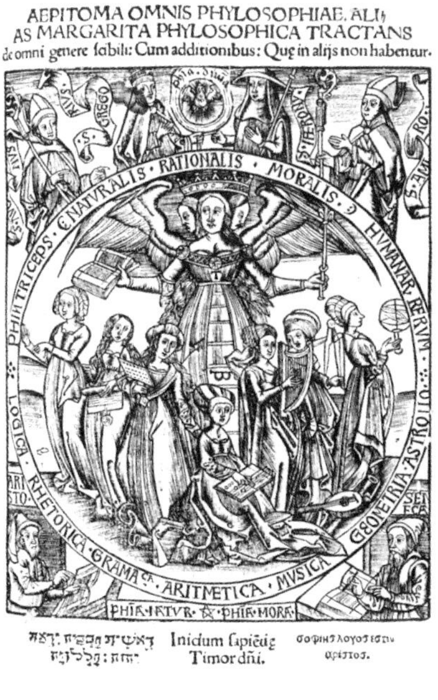

Abb. 14 Die kosmische Ordnung durch die sieben Künste und drei Sprachen

Die Schönheit des Weltalls beruhte nicht nur auf einer »Ordnung der Viel-

heit zur Einheit«, das heißt auf einer »harmonia«, sondern diese bestimmten Strukturen des Mikro- und Makrokosmos hatten als Grundlage die Proportionen der »symphonia«.
C. Berktold: ebenda, S. 37

Die »Harmonie« als Prinzip basierte damals, wie schon erwähnt, auf der Zahl Sieben: 7 Tage, 7 Tonstufen, 7 Künste. Dieses Prinzip gehörte bei den alten Griechen und im Mittelalter zum mystischen Weltbild. Musik, Mathematik, Geometrie und Arithmetik waren nur unterschiedliche Darstellungsweisen derselben Erkenntnisse über Zahlenproportionen. In der Antike bestand die Auffassung, dass durch die ordnende Kraft der Musik sogar Heilung von Krankheit möglich ist. Diese Erkenntnis durchdrang erst das Mittelalter und später auch wieder das Barockzeitalter. Immer wenn sich eine Epoche auf die Antike berief, wurde die Zahlensymbolik und Proportionslehre besonders wichtig.

Die zugrunde liegenden Berechnungen und ihre Ergebnisse wären null und nichtig, hätte man nicht versucht, sie in Klang und Musik umzusetzen. Von der altgriechischen Musik ist leider nicht mehr viel übrig, außer den Rezitationen im altgriechischen Drama. Sie wurden zum Zwekke der Klangverstärkung und Weckung der Obertöne vorzugsweise in einem trichterförmigen Theater (Amphitheater) dargeboten. In Bezug auf das Mittelalter können wir hingegen heute noch sehr gut nachempfinden, wie die Musik geklungen haben muss und welches Weltbild und welchen Zeitgeist sie vermittelte. Da es damals noch keinen Notendruck gab, mussten die Musikwerke zunächst mündlich weitergegeben werden. Eine Unmenge musikalischer Neuerungen verdanken wir dem Genie Guido von Arezzo, der auf die Idee der so genannten Solmisation kam und damit den

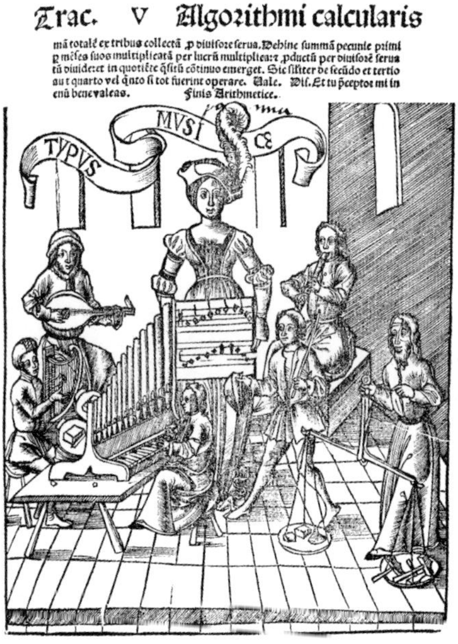

Abb. 15 Mittelalterliche Musikwissenschaft, Tonmessung an Orgelpfeifen, Flöten und Monochord

Grundtönen eine bestimmte Silbe zuordnete. Unter Solmisation versteht man das Singen und gleichzeitige Benennen der Tonstufen.

Um geeignete Silben für Intonierungsübungen zu finden, verwendete er einen Hymnus, den die Sängerknaben an den heiligen Johannes richteten, damit er sie vor der Heiserkeit bewahre; in dieser Melodie begann jede neue Phrase um einen Ton höher als die vorhergehende.
K. Pahlen: Illustrierte Musikgeschichte der Welt, Band 2, S. 39

So entstanden die Tonbezeichnungen:

(Do) **UT** queant laxis	Dass wir Knechte hell
REsonare fibris	mit gelöster Zunge
MIra gestorum	Wunder und Gewalt
FAmuli tuorum	deiner Taten preisen
SOlve polluti	nimm die schwere Schuld
LAbil reatum	von befleckter Zunge,
(**SI**) **S**ancte **J**oannes	heiliger Johannes!

Da sich die Silbe »Ut« schlecht singen ließ, weil sie auf keinem Vokal endet, wählte man später »Do«.

Die hehren Ziele, dem Göttlichen durch großartige Klangräume (wie die Kathedralen) nahe zu sein und diese Räume durch Silbengesang (jeder Ton entsprach einer Silbe) und Melismengesang (Melodiefiguren auf einer Silbe) zum Klingen zu bringen, kennzeichnen das Mittelalter und den Anfang der abendländischen Kunstmusik. Sie ist hörbar gewordene Schönheit, vollendete Proportion, Klang gewordenes Licht, klingende Farbe. Schatten und Licht sind im Mittelalter die zwei großen syphilitischen Antipoden – es gibt noch keine Halbschatten, Grautöne, Lichtabstufungen oder Farbvariationen. Das große Begeisterungsfeuer des in Mitteleuropa gerade erst erwachten Christentums überstrahlt alles und zerstört gleichzeitig im missionarischen Eifer.

1.6 Höfische Kultur und Spielleute

Im 12. und 13. Jahrhundert wurde der Gesang im sakralen und höfischen Bereich erstmalig auf breiterer Ebene berufsmäßig betrieben. Dabei kam es zu einer ersten Ausprägung von bevorzugten Gesangsstilen. Im weltlichen Bereich war der Sänger der Vermittler der Dichtung und wirkte als Dichter und Musiker in einem. In Südfrankreich (Okzitanien) waren es die Troubadoure, in deutschsprachigen Gebieten die Minnesänger. Nicht die Musik, sondern die Dichtung war hier das zentrale Element. Während die Dichternamen der höfischen Minnekunst überliefert wurden, blieben die Komponisten der Melodien meist anonym.

Das gesamte Repertoire der mittelalterlichen Vokalmusik ist einstimmig. Der Sänger begleitete sich entweder selbst auf der Laute oder wurde von anderen Instrumentalisten unterstützt. Die Lieder waren zwar bereits in Strophen gefasst, aber die Musiker entwickelten eine hohe Kunst der Variation und Improvisation. Es gab noch keinen einheitlichen Instrumentenbau und infolgedessen auch keine einheitliche Stimmung (Kammerton), so dass die Musiker, die sich zum Zusammenspiel einfanden, sowohl in unterschiedlichen Tonlagen spielen als auch über die Melodien improvisieren mussten. Auch existierte noch kein Notendruck, sondern nur die mündliche Tradition von Melodien und Gedichten.

Worin bestand der inhaltliche Auftrag der umherziehenden Minnesänger oder Barden? In den Texten war nämlich keineswegs immer nur die Liebe als Thema anzutreffen! Er diente zwei Zielen: erstens zur Information, was draußen in der Welt geschah, zweitens zur Abhilfe von Missständen durch sozialkritische Texte. Minnesänger waren wandernde »Zeitungen« und daher zugleich begehrt und von den Herrschenden beargwöhnt, sprachen sie doch oft unbequeme Wahrheiten aus. Ihre Art und Weise, auch unangenehme Themen poetisch bzw. künstlerisch überhöht darzubieten, zog ihren Kopf oftmals aus der Schlinge des Landesherrn.

Der musikalische Zweig der Minnesänger wurde allmählich eigenständig, denn in der Kirche war in weiten Teilen Mitteleuropas zunächst nur der einstimmige A-cappella-Gesang und kein Instrument zur Gesangsbegleitung erlaubt. Doch suchte der Klerus ebenso wie der Adel eine musikalische Unterhaltung. So wurde allmählich auch die Kirchenmusik mit einem reichen Instrumentarium ausgestattet, das die Sologesänge immer mehr in eine klangliche Farbenpracht kleidete. Zu ihren leicht transportierbaren Instrumenten zählten Blasinstrumente, Vorläufer der Gitarre und Geige sowie der Psalter und kleine Harfen. Die Überzeugungskraft dieser reichhaltigen Musik führte gegen Ende des 12. Jahrhunderts dazu, auch die Liturgie immer mehr auszuschmücken und erste Schritte von der Einstimmigkeit zur Mehrstimmigkeit zu wagen. Als Wiege der abendländischen mehrstimmigen Musik gilt die Kathedrale Notre Dame in Paris, wo Mehrstimmigkeit als ein neuer liturgischer Musikstil entwickelt wurde.

Der Hintergrund dieser Musikentwicklung wird noch verständlicher, wenn wir uns daran erinnern, wie sich auch das Klosterleben im Hochmittelalter änderte, indem immer mehr adelige Söhne und Töchter aufgenommen wurden, die mit der Musik und Kultur der Spielleute bzw. Troubadours bereits vertraut waren und diese Erfahrungen mit ins Kloster brachten. So nimmt es nicht wunder, dass der hermetische Kreis der Klostermusik aufgebrochen wurde und viele Äbte offiziell Musikergruppen oder Spielleute als »Entertainment« anstellten und bezahlten – was überlieferte Quittungen belegen.

Wie schon gesagt unterscheidet man im abendländischen Mittelalter drei große poetisch-musikalische Strömungen: Die Troubadours stammten aus der Südhälfte Frankreichs, aus Katalonien und Oberitalien. Ihre Dichtung ist, neben den üblichen lateinischen und arabischen Texten, die erste Lyrik des Abendlandes in heimischer Sprache (Provencalisch). Im Gegensatz dazu schufen die Minnesänger zwischen Südtirol, Alemannien und Nordsee eine eigene neue Lyrik, die nur entfernt die Troubadourtradition als Vorbild nahm. Auch die zeitliche Ausprägung der beiden Dichtergruppen unterscheidet sich: Die Troubadourlyrik hatte ihren Höhepunkt von 1130-1210, der Minnesang von 1180-1300.

Eines der wichtigsten Themen der Troubadourlyrik war die höfische Liebe. Unter dem Einfluss der feudalistischen Gesellschaftsform wurde der liebende Dichter zum »Lehensmann«, der in den Dienst seiner »Lehensherrin« oder »Dame« trat. Er empfing ihre Gunst als »Lehen« (»honor« im Provencalischen). Die Dame war über alles erhaben; der Dichter und Liebhaber blieb auf ewig in der vergeblichen Hoffnung, sich allmählich auf die Höhe der Dame erheben zu können. Der Minnedienst adelte den Sänger und wurde zur ethischen Verpflichtung. Gewöhnlich trat der Troubadour in den Dienst eines hohen Herrn, der dann für das Wohlergehen des Künstlers sorgte. Wie umfangreich die Thematik der mittelalterlichen

Musik war, zeigt sich in den mehr als 2000 erhaltenen Trouvèresliedern sowie Dichtungen ohne Melodien. Darunter finden sich ausgedehnte religiöse Epen, politische Satiren, philosophische Streitgespräche, Pastorellen, Morgen- und Abendständchen, höfische Minnelieder und Volkslieder.

Die südfranzösische Troubadourkunst wurde durch den aus Habsucht und Heuchelei geführten Albigenser Kreuzzug (1209-1229) ausgerottet. Die Heerscharen des Simon de Montfort zerstörten systematisch Städte, Klöster und Güter der Mittelmeerländer. Als de Montfort endlich getötet wurde, glich die gesamte Provence einer Wüste. Die wenigen Troubadours, die überlebt hatten, waren nach Spanien und Italien geflüchtet. Dieses Schicksal blieb den nordfranzösischen Trouvères erspart.

Durch religiösen Fanatismus wurde schließlich auch die maurische Kultur in Spanien ausgelöscht. Die umfangreichen Überlieferungen von Klageliedern (planctus) sprechen eine deutliche Sprache, wie sehr die Künstler und ihre Gönner das sinnlose Töten aus fanatischen Glauben bedauer-

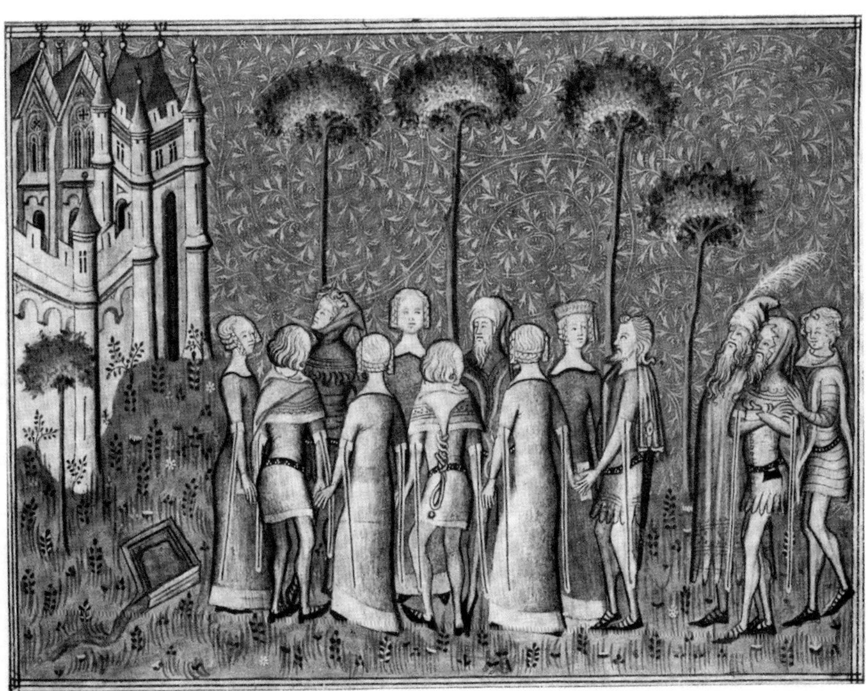

Abb. 16 Reigentänze als Ausdruck von Lebensfreude

ten – und kritisierten! Einige Komponisten hatten selbst an Kreuzzügen teilgenommen und setzten das unsägliche Leid der Schlachten zwischen Christen und Juden bzw. Moslems in dichterische Musik um. Auch der berühmte deutsche Minnesänger Walther von der Vogelweide begleitete Friedrich II. bei der Kreuzfahrt von 1228/29.

Im 13. und 14. Jahrhundert vollzog sich allmählich ein Wandel in der Kunst des Minnesangs, indem sich die Künstler zunftmäßig organisierten und sich die Kunst des gesprochenen und gesungenen Wortes als »Spruchdichtung« in den Zünften der »Meistersinger«, mit Zentrum im fränkischen Nürnberg, fortsetzte. Im frühen 14. Jahrhundert herrschte das Gefühl vor, sich an der Schwelle zu einer neuen Zeit zu befinden. Deshalb begann man die Liebeslyrik in großen Sammelhandschriften zusammenzufassen, die bis heute erhalten sind und ein wertvolles Zeugnis der Kunst zwischen 1200 und 1400 ablegen.

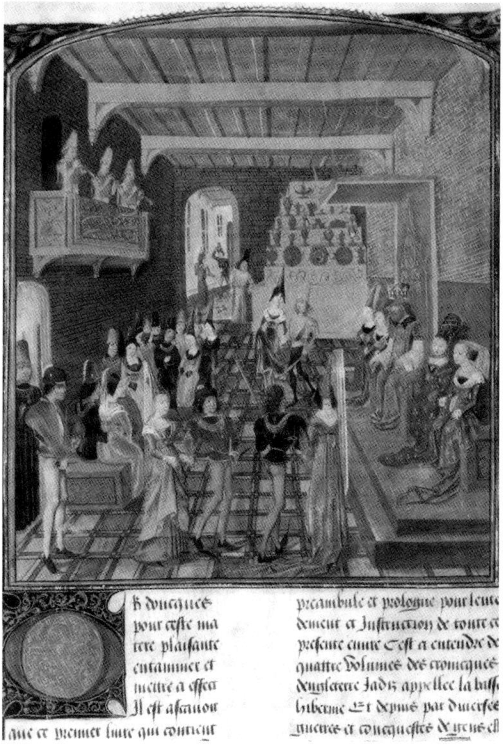

Abb. 17 Höfische Tanzmusik

Da es im Mittelalter keine großflächigen Nationen gab und die Distanzen zwischen den vielen kleinen Ländereien groß waren, herrschte auch kein einheitlicher Musikstil vor, sondern viele verschiedene Stile. Die spanische und italienische Musik war zum Beispiel sehr vom Einfluss der Mauren geprägt und diente der weltlichen Unterhaltung. Diese Musik war ungemein lebendig und feurig. Eine norditalienische Sammlung aus dem 13. und 14. Jahrhundert überliefert unter anderem verschiedene Instrumentalstücke, so genannte »Istanpittas« oder Estampien, die den orientalischen Einfluss nicht verhehlen. Es handelt sich hierbei um schnelle Tänze, die zum Teil eine Kombination der damals beliebten Gesellschaftstänze wie Saltarello (Springtanz), Piva oder Rotta (Reigentänze) waren. Diese Musik war sehr virtuos und anspruchsvoll und man darf davon ausgehen, dass die reichen Adelshäuser sich nur die besten Musiker zur Unterhaltung leisteten. Ein eindrucksvolles Beispiel bietet die »Istanpitta« auf der beiliegenden CD (Titel 2). Die dargebotene Vokal- und Instrumentalmusik war es wert aufgeschrieben zu werden. Das Versöhnliche des mittelalterlichen Zeitgeistes zeigte sich in der Verschmelzung orientalischer und christlicher Musik und führte schon damals zu der Erkenntnis, Musik sei eine universelle Sprache und vereine auch die stärksten Gegensätze.

1.7 Alfonso El Sabio

Ein besonders leuchtendes Beispiel für den Versuch, die kulturellen Gegensätze durch Klang und Musik, bildende Kunst und Architektur zu vereinen, führt uns in das maurische Spanien.

Dort entstand unter dem kastilischen König Alfonso X. (El Sabio = der Weise, 1230-1284) eine einzigartige Musikkultur. Es sind 400 so genannte »Cantigas de Santa Maria« in galizischer Sprache erhalten, die von Wunderheilungen berichten, welche die Marienverehrung an Armen und Kranken vollbracht hat. Alfonso X. gelang es, nach schier endlosen kriegerischen Auseinandersetzungen, zwischen Christen und Moslems ein Gleichgewicht herzustellen.

Bereits im Jahre 711 war ein kleines schlagkräftiges Heer von Berbern, Syrern und Arabern von Nordafrika kommend in Südspanien eingefallen. Die Moslems waren mit wechselnden Mitteln, aber der gleich bleibenden Intention gekommen, Land und Leute für den Islam einzunehmen. Manche muslimische Feldherren versuchten, dieses Ziel mit kriegerischer Gewalt zu erreichen, andere beschränkten sich darauf, vor den Augen der christlichen und damals auch jüdischen Mitbewohner Beispiele für orientalische Kultur und Lebensart zu setzen. Sie schufen Gartenanlagen, Badehäuser und Spitäler für jedermann sowie Säulenhallen, die im Vergleich zur Schwere europäischer bzw. romanischer Architektur luftig wirkten. Sie brachten das Schachspiel als eine den Geist beweglich haltende Zerstreuung und Schriftrollen mit geistes- und naturwissenschaftlichen

Abhandlungen. Arabische Musikinstrumente und arabischer Gesang ließen die Europäer ganz neue Horizonte erfahren.

Wer nicht zum Islam übertrat, war unter der Maurenherrschaft besonders tributpflichtig, und die als »mozárabes« bekannten Christen setzten alle politischen Kräfte ein, um ihre Identität zu bewahren. Diese Situation änderte sich mit Alfonso: Durch das Wirken der »reconquista«, des christlichen Widerstandes gegen die Maurenherrschaft, befand sich – mit Ausnahme des Königreiches Granada – schließlich das ganze Land wieder unter der Herrschaft spanischer Könige. Aus der Position der Herrschenden heraus wurde die maurische Kunst in Technik und Wissenschaft, Musik und Medizin nun akzeptiert und integriert. Viele Araber (»mudéjares«) lebten als geschätzte Architekten, Astronomen, Übersetzer, Ärzte, Botaniker und Musiker im christlich regierten Land und am Hofe des Königs Alfonso. Wenngleich dieser geniale König sein politisches Ziel eines geeinten christlichen und zentral regierten Spaniens letztendlich nicht erreichte, so steht er doch in der Geschichte des Mittelalters als leuchtendes Beispiel für den Versuch, ein friedliches Miteinander der christlichen, islamischen und jüdischen Glaubensgemeinschaften zu schaffen. Alfonso appellierte an die Bildung und den geistigen Austausch. Ihm ist es zu verdanken, dass eine einheitliche Sprache, das Kastilische, eingeführt und damit das Lateinische entmachtet wurde. Seine Intention war, alles Wissen auch außerhalb der Klostermauern jedermann zugänglich zu machen, der sich dafür interessierte. In diesem Bestreben liegt auch der Schlüssel für die Frage, warum Alfonso die Cantigas de Santa Maria nicht in Kastilisch, sondern in Galizisch, einer frühen Form der portugiesischen Sprache, verfassen ließ. Die Dichtkunst in Galizisch war zu seiner Zeit bereits hoch entwickelt und besonderes im Nordwesten Spaniens, im Königreich León, verbreitet. Dessen Zentrum war Santiago de Compostela, wo sich das Grabmal des Heiligen Jacobus befand. Es war damals der bedeutendste Wallfahrtsort des christlichen Abendlandes. In der Nähe eines Felsens hatte sich dort ein Dornenbusch entzündet, in dessen überirdischem Licht Jacobus erschienen war.

In Santiago de Compostela hatte sich im Laufe vieler Jahre ein großes Repertoire landessprachlicher Lieder gebildet, an das sich Alfonso mit seinen Cantigas anlehnte. Er selbst dichtete viele Cantigas, die von Wunderheilungen berichten und ein Monument christlichen Glaubens darstellen, das seinesgleichen sucht. Der König selbst taucht immer wieder als »Trouba-

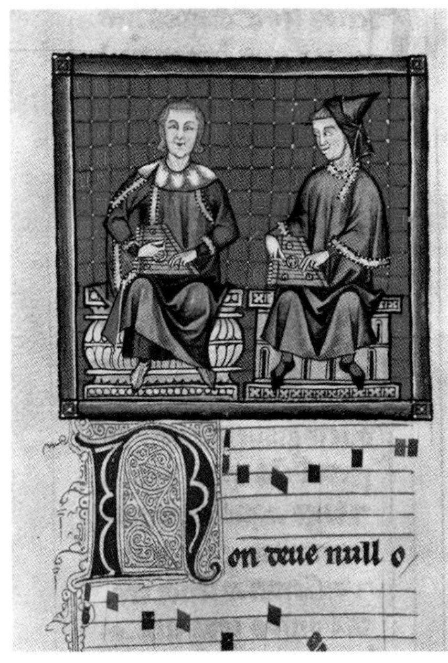

Abb. 18
Christlicher und jüdischer Musiker spielen Psalter

dour der Mutter Maria« auf und schildert, wie Mitglieder der königlichen Familie auf wundersame Weise aus einer Notsituation gerettet wurden. Darüber hinaus sind die Cantigas eine Sammlung von Marienwundern, wie sie in ganz Europa auf den Pilgerwegen tradiert wurden.

Diese Liedersammlung ist mit 40 Miniaturen geschmückt, die einen lebhaften Eindruck von diesem ungewöhnlich toleranten König geben. Nicht nur er selbst wird als Diener Gottes und Sänger für Maria dargestellt, sondern auch christliche, jüdische und arabische Musiker, die gemeinsam musizieren. Auch wenn Alfonso danach strebte, das Christentum im Abendland uneingeschränkt zu vertreten und durch seine Regierung ein Beispiel christlicher Tugenden zu geben, so ist er doch über diese verständliche Eigennützigkeit hinaus der einzige König in der gesamten abendländischen Geschichte, der einen öffentlich sichtbaren Versuch unternahm, religionspolitische Gegensätze zu überwinden und Toleranz dem Andersartigen gegenüber walten

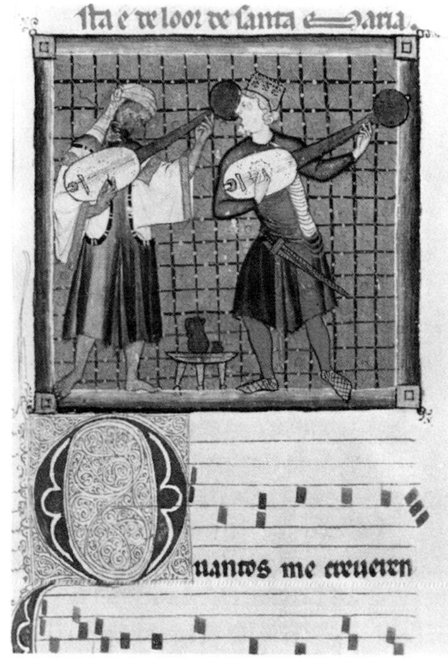

Abb. 19
Arabischer und christlicher Musiker spielen Laute

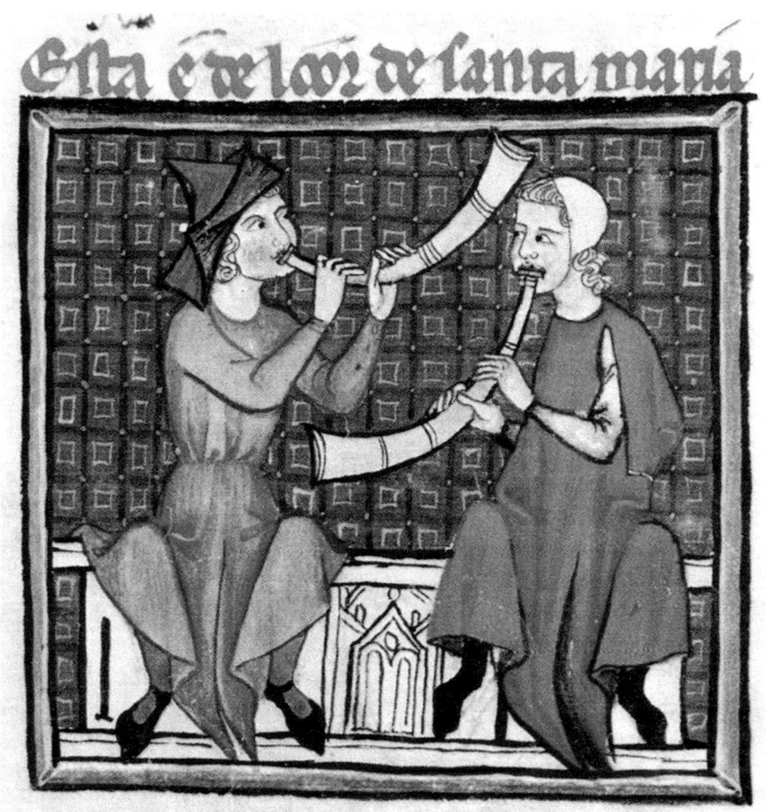

Abb. 20 Jüdischer und christlicher Musiker spielen krummen Zink

zu lassen. Das Heilsame bestand darin, die Musik als universelle, Völker verbindende Sprache zu fördern und der geistigen Elite unter Mauren, Juden und Christen eine Chance zu geben, das Gemeinsame zu erkennen und dem geistigen Fortschritt zu dienen. Alfonsos Einzigartigkeit ist leicht zu erkennen, wenn man vergleichsweise die Geschichte vor und nach seiner Regierungszeit betrachtet, die vom sinnlosen, primitiven Kriegsgetümmel der Kreuzzüge widerhallt.

1.8 Hörbeispiele

① *Eine Cantiga de Santa Maria, die ein Heilungswunder auf dem Pilgerweg nach Santiago de Compostela schildert. Sie hören wieder den Bordunklang als eine Art Klangteppich, über den sich die Melodie erhebt. Er besteht durchweg aus Oktaven und Quinten. Dadurch entsteht ein neutraler Klang; man spricht auch von der »leeren Quinte«, um anzudeuten, dass sie ohne Einmischung von Emotionen ist. Die Quinte ist in der geistigen Interpretation der Intervall-Arten der Inbegriff von Offenheit und Freiheitsdrang.*

Sie [die Quinte] steht symbolisch für den Menschen, den geistige Ideen und Interessen mit anderen verbinden... Er liebt die Umsetzung von Ideen, die Diskussion über geistige Themen in einer Beziehung; materielle Werte interessieren ihn dagegen weniger... Für Menschen, die anders als er strukturiert sind, erscheint der Quinte-Typus abgehoben und ungreifbar... Er erwartet von seinem Gegenüber gleiche Interessen, aber er muss lernen, dass dies nicht das einzige Kriterium für eine Beziehung sein kann, denn es gilt, auch die physischen und emotionalen Bereiche einzubeziehen.
H. Knauss: Klänge für die Seele, S. 126ff

Die Oktave, die gewissermaßen den Rahmen des Bordunklangs liefert, war in der Mittelaltermusik von großer Bedeutung.

Sie hat eine Sonderstellung inne, weil sie die Vereinigung auf einer höheren Stufe symbolisiert... Berufen zu werden oder sich berufen zu fühlen sind die Wesenszüge der Oktave. Es sind kollektive Ziele und Aufgaben, die hier eine Rolle spielen.
H. Knauss: ebenda, S. 128

② *Eine Istanpitta aus dem 12. Jahrhundert, die ein prägnantes Beispiel für den Bordun und zwei im Quintabstand klingende Flöten ist. Man kann nicht genau unterscheiden, was die erste und was die zweite Stimme ist. Beide Melodien sind gleichwertig. Die Istanpitta ist ein Beispiel der mittelalterlichen Spielmannsmusik. Sie drückt Lebensfreude und Freude an der Virtuosität aus. Damit auf dem Klangteppich des Borduns eine Melodie gebildet werden kann, bedarf es des Tonschritts, den man in der Musiklehre als große oder kleine »Sekunde« bezeichnet. Im Mittelalter dominiert gemäß der pythagoreischen Tonlehre die große Sekunde als diatonischer Schritt in die Bewegung.*

C – D oder F – G = große Sekunde
E – F oder H – C = kleine Sekunde

Die Sekund entspricht der Zentrifugalkraft, denn sie strebt weg von sich selbst, hin zu etwas Neuem... In der Musik ist sie die entscheidende Kraft, die Melodie erst möglich macht... Die große Sekund steht in der sprachlichen Kommunikation in Verbindung und in allen Liedern der Welt ist sie das wichtigste Element. Die kleine Sekund steht für den Prozess der Verinnerlichung, wenn Kommunikation abgelehnt wird oder die Gefühle so stark sind, dass Sprache sie nicht transportieren kann. Sie dient in der Musik schon immer als Ausdrucksmittel für Tränen, Seufzer und Schmerz.
H. Knauss: ebenda, S. 123ff

Im Mittelalter dominiert die Zahlen- und Tonsymbolik selbst in Minneliedern und flotten Spielmannstänzen. Außer Oktave, Quinte und Sekunde war die Quarte eine weitere wichtige Komponente. Um ihren tieferen Sinn zu verstehen, müssen wir uns vergegenwärtigen, wo die Quarte im mittelalterlichen Weltbild angesiedelt war: Sie galt als Sinnbild der Gerechtigkeit. Nehmen wir der Einfachheit halber C-Dur als Betrachtungsgrundlage:

C–G G–C′
Quinte-Quarte

Man spricht bei Quinte und Quarte auch von zwei Tetrachorden, die zusammen eine Oktave ergeben. So wie die Quinte sich auf einem Grundton aufbaut, sorgt die folgende Quarte für den Oktavton, die Transformation des Irdischen auf die Ebene des Himmels. Vereinfacht gesagt: Die Quinte steht für die Erde, die sich mit der Quarte, dem Sinnbild für den Himmel versöhnt.

Zusammenfassend können wir also sagen, dass die sakrale und weltliche Mittelaltermusik auf dem Wesen von Oktave, Quinte, Quarte und Sekunde basiert.

③ *Eine virtuose Estampie, Gaetta genannt, als Beispiel für die Spielmannsmusik, in der die musikalischen Grundprinzipien des Mittelalters deutlich werden (vgl. Kapitel 1.5, Seiten 81ff.).*

1.9 Das gesellige Leben

Der kurze Überblick über das Wesen und die spirituelle Ausrichtung der mittelalterlichen Kunstmusik soll dazu dienen, die Lichtseite des syphilitischen Zeitgeistes besser zu verstehen. Die Syphilinie als Miasma steht für das Element Feuer – ihre Schattenseite haben wir durch den Einsatz von Feuer und Schwert bereits kennen gelernt. Die Lichtseite des syphilitischen Miasmas sucht das Höchste, Reinste und Erhabenste und damit letztendlich Verständnis für das Wesen des übergeordneten Lebens- oder Schöpfungsprinzips – das ist der Rhythmus. Wir können unter Rhythmus nicht nur das Wesen der Musik fassen, sondern alles, was Lebendigkeit ausdrückt, wenngleich in der Musik ganz besonders verfeinert und stilisiert. Zum Rhythmus gehört auch der Lebens-Rhythmus, der bis in den Mikrokosmos des menschlichen Organismus reicht. Rhythmus ist Schwingung und damit Ausdruck von Leben. Wollen wir eine so große Epoche wie das Mittelalter in ihrem Zeitgeist auch nur annähernd erfassen, müssen wir unseren Blick auf das zwischenmenschliche, pulsierende Leben lenken. Dies führt uns zu den kleineren menschlichen Gemeinschaften im größeren »Organismus« Volk, wo ungeachtet aller Kriege und abstrusen Inquisitionsgedanken der Keim zur Lebensfreude und Lebensqualität immer erhalten blieb.

Abgesehen von der sakralen, höfischen und volkstümlichen Musik gab es stets eine reiche Volksmusik, Volkskunst und Volksmedizin in jedem Teil Europas. Sie besaß je nach Ort ganz individuelle Züge und bezog ihre Vorbilder aus der höfischen Kunst. Der gesellige Austausch selbst fand allerdings recht einheitlich in drei Einrichtungen statt: in den Badestuben, in den Spinnstuben (»Rockenstuben«) und in den Wirtshäusern. Sie waren die mittelalterlichen Umschlagplätze für Neuigkeiten auf politischem, sozialem, heilerischem und künstlerischem Gebiet und emotionale »Erholungsstätten« von Leiden, Verlust, Krankheit, Krieg und Tod.

1.9.1 Die Rockenstuben

Es gab neben dem privaten häuslichen Spinnen auch öffentliche Rokkenstuben, in denen sich Frauen abends im Winter zum gemeinsamen Spinnen einfanden. Zu ihnen gesellten sich junge und ältere Männer, so dass auch hier so manche Beziehung geknüpft wurde, die teils der Eheschließung, teils dem Ehebruch dienten. Es herrschte der Brauch, dass ein Mann hinter einer Frau saß und es seine Pflicht war, die Spreu oder den Abfall des Hanfes (»Agen«) vom Schoß der Frau abzuschütteln. Dabei kam es unweigerlich zu zarten, aber auch derberen Handgreiflichkeiten. Viele überlieferte Fastnachtsverse der Renaissance überliefern uns, wie der Verwegene in der Gunst der Frau stieg und viele Frauen die Spinnstuben aufsuchten, um galant oder auch herzhaft berührt zu werden.

Gefördert wurde ein solches allgemein brünstiges Gebaren, zu dem die Alten die Augen zudrückten, durch die sprichwörtlich schlechte Beleuchtung. Oft wurde der Raum, in dem gesponnen wurde, durch einen einzigen Kienspan erleuchtet. Wurde diese dann beim Türöffnen oder durch einen sonstigen Zufall plötzlich ausgeblasen, was jeden Abend vorkam, dann versäumte natürlich keiner der Burschen, diese Gelegenheit gründlich auszunützen, und dann hielten wohl auch die Dirnen mit entsprechenden Erwiderungen nicht zurück. Bei solchen Gelegenheiten artete das Gebaren nicht selten zu einer allgemeinen Orgie aus... Von solchem und ähnlichem turbulenten Treiben in den Spinnstuben leitet sich auch die volkstümliche Redensart für ein wildes Durcheinander her: Das ist eine rechte Gugelfuhr (Kunkelfeier).
E. Fuchs: ebenda, S. 438

Es gibt etliche satirische Darstellungen der in Orgien verwickelten Spinnstubenbesucher, so dass es sich nicht um eine Übertreibung handeln dürfte, was damalige Zeitgenossen berichteten oder abbildeten.

Abgesehen von der erotischen Stimmung der Spinnstuben entstand eine Atmosphäre, die uns modernen Menschen völlig abhanden gekommen ist: die Arbeitserleichterung durch gemeinsames Singen und die daraus folgende Rhythmisierung der Arbeitsvorgänge. Wer schon einmal erlebt hat, wie lange es dauert, aus einem kleinen Ballen roher Wolle einen festen Faden zu spinnen und genügend Garn für die Weiterverarbeitung zu Kleidern zu gewinnen, weiß, welch anstrengende Tätigkeit dies ist. Durch das Singen volkstümlicher Lieder verging die mühselige Arbeit schneller und die Handgriffe wurden rhythmisiert. Volkslieder waren lustig, ernst und kritisch und ebenfalls frühe Informationsverbreiter. Sie gehörten zur rein mündlichen Tradition, so dass wir über die »Spielmannsmusik« nur dann noch über seltene Dokumente verfügen, wenn die Volkslieder einem höfischen Minnesänger als Vorbild eigener Kompositionen dienten.

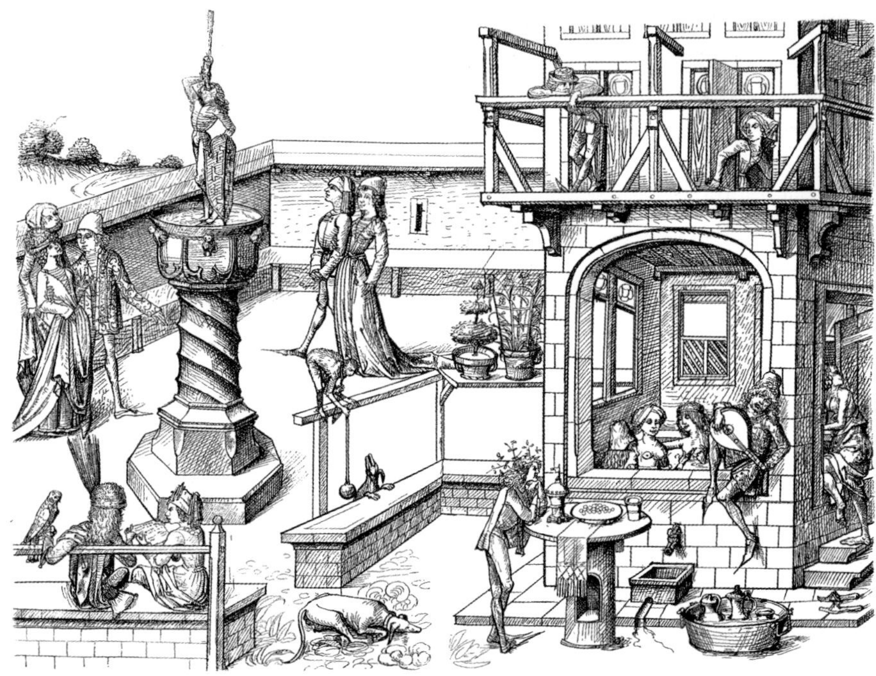

Abb. 21 Liebesgarten und Badefreuden

Zu den fröhlichen Zusammenkünften gehörte auch der Tanz, der gewöhnlich die Arbeit beendete. Oft brachten die Männer noch Spielleute mit, die dann zum Tanz aufspielten. Das bunte Treiben in den Spinnstuben war, wie verschiedene Erlasse in Städten und Dörfern belegen, den Obrigkeiten oft ein Dorn im Auge, vor allem natürlich dem leib- und lustfeindlichen Klerus. Mancherorts wurden die Spinnstuben sogar geschlossen, weil angeblich zu häufig frevelhafter Umgang »mit dem Feuer« stattgefunden habe, sei es im realen Sinne wegen tatsächlich ausgebrochener Feuersbrünste, sei es im übertragenen Sinne.

1.9.2 Die Badehäuser

Ein weiterer wichtiger Ort des geselligen mittelalterlichen Lebens waren die Badestuben. Hier standen zwar Reinlichkeit und Gesundheit im Vordergrund, doch waren auch die Bäder von einer erotischen Atmosphäre geprägt, denn Männlein und Weiblein saßen in fröhlicher Eintracht fast unbekleidet im Zuber.

Die Liebhaberei fürs Baden, die in Deutschland bis auf die alten Germanen zurückgeht, basiert auf der damals allgemein verbreiteten Anschauung, dass häufiges und langes Baden zu den unentbehrlichsten Notwendigkeiten gehöre, um die Gesundheit zu erhalten, oder sie wieder zu erlangen... Der lange Aufenthalt im Bade führte bei den meisten Menschen zu Hautentzündungen, dem sogenannten Badeausschlag, der durch die Berührung mit Stoff naturgemäß heftige Schmerzen verursachte... Der Mann trug höchstens einen knappen Lendenschurz, die sogenannte Niederwadt, oder auch nur einen sogenannten Wadel – kleinen Reisigbüschel – in der Hand, zum Bedecken der Geschlechtsteile, wenn er aus dem Bade stieg. Die Bekleidung der Frau war gleich negativer Art, sie bestand in der sogenannten Badehr, einem Schurz, der sie nur notdürftig bedeckte.
E. Fuchs: ebenda, S. 440

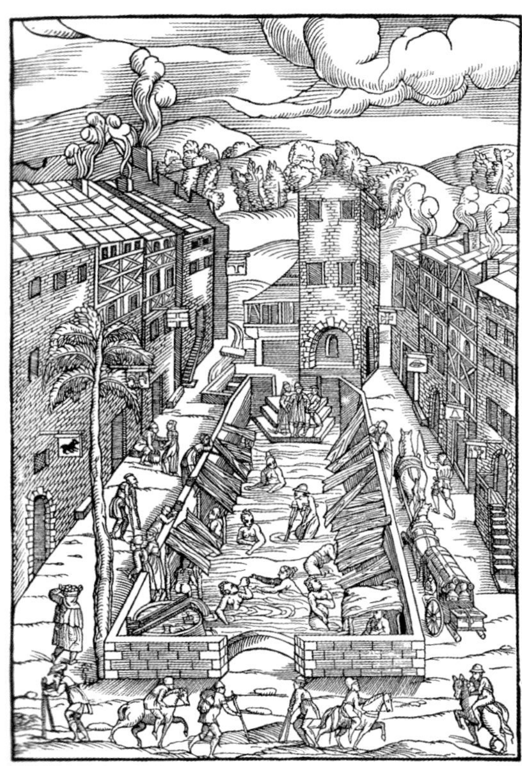

Abb. 22 Mittelalterliches Heilbad

Erst gegen Ende des 14. Jahrhunderts kam es an zahlreichen Orten zu Verordnungen, die das gemeinsame Baden verboten und jedem Geschlecht eine spezielle Zeit zuwiesen. Bis dahin unterschied man zwischen dem Schweißbad und dem einfachen Wasserbad, das mindestens zweimal pro Woche in Anspruch genommen wurde. In den damals schon vorhandenen Heilbädern badeten die Gäste dagegen täglich. Es lag auf der Hand, dass die langen Badezeiten zu allerlei Kurzweil aufriefen, und so nimmt es nicht wunder, dass in den Badestuben auch musiziert, gesungen, gescherzt, gegessen und getrunken wurde. Ebenso nahe liegend war auch, dass sich Männer und Frauen dort in galanter Weise annäherten, denn der Raum von Dampfbad oder Wasserbad war überaus beschränkt und man kam sich sehr nahe. Selbst dort, wo eine Trennung der Geschlechter geboten war, bestand diese nur aus einer niedrigen Brüstung. In den Wannenbädern oder Holzbottichen saßen meistens ein Mann und eine Frau zusammen und vergnügten sich miteinander. So gehörte zur fröhlichen Kurzweil auch immer die »Galanterie« bzw. der »Minnedienst« in Worten, Gebärden und Blicken.

Eine besondere Gaudi und zugleich Anlass zu vielen polizeilichen Verfügungen waren im 14. Jahrhundert die Braut- und Hochzeitsbäder, denen zufolge das Brautpaar, je nach städtischem Recht, von 12, 14 oder 24 Männern und Frauen zum Dampfbad oder Wannenbad geleitet wurde und sich bei Gesang, Musik und Festschmaus schnell eine Orgie entfesselte. Das ausgelassene Treiben wurde durch Tanzmusik noch angeheizt. Größere Städte besaßen mehrere Badehäuser, doch auch jedes Dorf hatte sein Badehaus. Dort waren je nach Größe Badeknechte und Bademägde angestellt, die häufig eine wichtige Zusatzfunktion hatten:

Weiter sei hier eingeschaltet, dass die Bademagd häufig auch jene Form darstellte, die sich als die Prostitution auf dem Lande verkleidete. Die Bademagd des dörflichen Baders war zugleich die offizielle dörfliche Dirne.
Aber eben nicht nur die Bademägde, auch sehr viele der badenden Frauen gehörten den zahlreichen Orden »der fröhlichen Frauen« – »femmes folles« in Frankreich – der »geschuhten Wachteln«, »der Nachtigallen« und wie die Dirnen sonst genannt wurden, an. Positives wissen wir darüber aus Wien, Berlin, Nürnberg...
In der direkten Absicht, sich mit Dirnen zu vergnügen, gingen zahlreiche Männer in gewisse Bäder, und darum waren in fast allen Städten manche Badehäuser nur erweiterte Frauenhäuser... Eine volle Bestätigung dafür haben wir in dem Umstand, dass verschiedene Frauenhausordnungen mit Badehausordnungen verknüpft sind, dass in zahlreichen Verordnungen und Erlassen an die Bader die Zulassung und Beherbergung von Dirnen ausführlich behandelt wird, und dass es weiter Badeordnungen gibt, die nichts anderes sind als Bordellordnungen.
E. Fuchs: ebenda, S. 452

Solche Verordnungen gehen bis ins 12. Jahrhundert zurück. Interessant für unsere Thematik der Miasmen ist noch, dass keine Frau in den Bade- bzw. Frauenhäuser zugelassen wurde, »die die gefährliche Krankheit des

Brennens« hatte, womit der Tripper gemeint war. Der sanfte Übergang vom Badehaus zum Freudenhaus bot in ganz Europa genügend Grund zu unzähligen Erlassen zur öffentlichen Sittlichkeit und gleichzeitig genügend Anlass, zu bestimmten Bädern zu reisen. Die Freuden der heimischen Badestuben zählten in den immer zahlreicher werdenden Heilbädern doppelt, denn man war in einer fremden Umgebung, tat etwas für die Gesundheit und genoss die Möglichkeit vorübergehender Kontakte, die wir sogar heute noch den »Kurschatten« nennen. Seit dem 13. Jahrhundert kamen überall Heilbäder in Mode, die alle Grade von Luxus erreichten. Auch die so genannten »Badfahrten« wurden modern, bei denen eine Gruppe Kurfreudiger gemeinsam einen Badeort aufsuchte. Wie die Annalen der deutschen, schweizerischen und österreichischen Bäder belegen, wurde die Zahl der tatsächlich Kranken und ernstlich Heilung Suchenden von Jahr zu Jahr immer kleiner im Vergleich zu jenen, die eine Krankheit nur vortäuschten, um eine »Badfahrt« machen zu können. Es war auch damals schon Mode, sich in den Heilbädern dem süßen Nichtstun hinzugeben, wenn man es sich leisten konnte. Amüsant sind die vielen Satiren oder Sprüche zum Thema »Heilwirkung des Bades« wie zum Beispiel:

Für unfruchtbare Frauen ist das Bad das Beste,
Was das Bad nicht tut, das tun die Gäste.

Oder

Das Bad und die Kur war allen gesund,
denn schwanger ward Mutter und Tochter, Magd und Hund.

Zu den wesentlichsten tatsächlichen Heilbehandlungen dieser Zeit gehörten zum einen Bäder mit verschiedenen Essenzen, mit kaltem und heißem Wasser sowie das Schröpfen. Auch das sanfte Schlagen mit Reisig auf die Gelenke zwecks besserer Durchblutung war typisch bei den manuellen Behandlungen.

Das allmähliche Verschwinden der Badehäuser geht im wesentlichen auf zwei Ursachen zurück: die aufkommenden Seuchen Pest und Syphilis und die daraus folgende soziale Misere in Stadt und Dorf sowie die Angst vor Ansteckung.

1.9.3 Der Tanz

Das gesellige Leben wäre ohne den Tanz nicht denkbar. Gerade in der Volkstradition entwickelten sich viele Tänze aus Spielen, die der Unterhaltung dienten und deren Grundtenor häufig die Erotik bildete. Da gab es zum Beispiel das alte Spiel des »Umstoßens«, bei dem sich Mann und Frau gegenseitig mit dem erhobenen Fuß umzustoßen versuchten. Da die Frau keine Unterwäsche trug und der Mann nur einen einfach geknöpften Hosenlatz, kam es hier immer wieder zu pikanten Entblößungen, wenn einer der Partner zu Boden fiel. Auch das »Abklatschen mit den Händen« war ein beliebtes Spiel, bei dem in Abzählreimen Mann und Frau gegenseitig die Hände berührten und das Verfehlen derselben Minuspunkte einbrachte, aber auch die Gaudi, vielleicht »aus Versehen« die Schulter oder die Brust erwischt zu haben. Auch das Hüpfen und Beine schwingen wurde in allerlei Kurzweil eingebaut und wenn wir alleine diese drei Formen geselliger Spiele betrachten und uns dann historische Tänze oder Volkstänze anschauen, erkennen wir diese Elemente in stilisierter Form unschwer wieder. Die Rolle des Mannes besteht in den dörflichen Traditionen aus dem brünstigen Stampfen und Johlen. Die einfache Choreografie zeigt, wie er die Tanzpartnerin herumwirbelt, sie um die Taille fasst und hochhebt. Auch die Reigentänze um die Dorflinde herum hatten ausgelassene Züge und dienten im besten Sinne der Eheanbahnung oder zumindest der körperlichen Annäherung von Mann und Frau.

Die Erlasse gegen bestimmte Tänze in Dorf und Stadt wenden sich immer wieder gegen das schnelle Herumwirbeln im Tanz, weil dadurch die Röcke der Frauen empor schwangen und so die Lüsternheit der Männer stieg. So hieß es beispielsweise beim letzten großen deutschen Minnesänger, Oswald von Wolkenstein (14. Jh..), der Springtanz »La Volta«, sei obszön, »da man sich fasset am schamigen Orte«. Die Wiederholung der Verbote lässt ahnen, wie wenig sie fruchteten und wie oft auch die Tänze in Orgien ausarteten.

Die stimulierende Wirkung des Wortes kam vor allem in den sogenannten Reigentänzen zur Geltung. In diesen trat an die Stelle der individuellen Unterhaltung und an die Stelle der Musik der gemeinsame Gesang, hie und da auch eine Art Wechselgesang. Bei den Reigentänzen fassten sich alle bei der Hand, immer ein Mann zwischen zwei Frauen, und tanzten nach einem Tanzliede. Diese Tanzlieder waren stets erotischen Charakters, und allem Anscheine nach haben solche Lieder umso mehr gefallen, je

obszöner sie von der Technik der Liebe handelten... Erasmus von Rotterdam sagt über die Reigentänze und die dabei gesungenen Lieder: »Da hört man schändliche und unehrliche Buhllieder und Gesang, und darnach die Huren und Buben tanzen.«... Wenn auf Grund solcher Sitten und Gepflogenheiten die Frömmler am liebsten das Tanzen überhaupt verboten hätten, weil »kein Tanz, der Teufel hat dabei den Schwanz«, so wollte das sogenannte ehrbare Bürgertum die Verdammnis des Tanzes nur auf die Abendtänze angewandt haben, als die alleinigen Herde der Tanzunzucht.
E. Fuchs: ebenda, S. 471

Doch dienten auch die Tänze des ehrbaren Bürgertums letztlich der Eheanbahnung, nur wurden sie gegen Ende des Mittelalters immer stilisierter und allmählich zeichnete sich eine Trennung zwischen Volkstänzen und höfischen Tänzen ab.

Weil der Tanz der sinnlichen Begierde die größten Möglichkeiten zur Betätigung bietet, darum stand er auch immer obenan unter allen Belustigungen, mit denen man sich die Tage der Freude verschönte.
Wenn man fröhlich sein wollte, musste der Pfeifer einen Tanz aufspielen. Das Hauptfest jener Zeiten, die alljährliche Kirchweih, war neben ausgiebigem Zechen und Tafeln ein einziges Tanzgewoge. Tanzweisen bliesen die Pfeifer schon als Tafelmusik; und kaum dass die Tafel ihrem Ende zuneigte, fasste der Bursche die Dirne, der Nachbar die dralle Nachbarin um den Leib, und in jähem Wirbel fegten die Paare über den Tanzrain.
E. Fuchs: ebenda, S. 473

Natürlich gab es auch außerhalb der Kirchweih Festtage, die ursprünglich aus altem heidnischen Brauchtum stammten, beispielsweise die Sonnenwendfeier oder die Erntefeier. Immer waren Tanz, Gesang und Musik beteiligt und immer bot das gesellige Beisammensein Gelegenheit zur erotischen Annäherung der Geschlechter. Das gesamte Mittelalter lang war es daher mühsam, die Menschen der Kleinstaaten in eine einheitliche Moral zu zwängen. Das Werkzeug der Amtskirche war die Angst als Spiegelbild der eigenen Angst, die Lust und das ausgelassene Lachen und Treiben könnte die Macht schmälern. Nur ein Bewusstsein, das Angst vor Machtverlust und vor Fruchtbarkeit hat, konnte eine Einrichtung wie die Inquisition hervorbringen und mit Gewalt Leib und Lust schänden.

1.10 Die kranke Sinnlichkeit

Auch wenn ich zuvor schon einmal auf die beiden verhängnisvollen Ereignisse an der kulturhistorischen Schnittestelle zwischen Mittelalter und Renaissance eingegangen war – der Hexenwahn und die Syphilis als Seuche – so möchte ich diesen Faden doch noch einmal aufgreifen und zunächst Eduard Fuchs zu Wort kommen lassen, der in seiner »Sittengeschichte« diese Phänomene einerseits sehr gut ausgeleuchtet und andererseits auch unserem Verständnis von Miasmatik viel Erklärungshilfe gegeben hat.

War die Syphilis sozusagen ein welthistorischer Witz, eine furchtbare Ironie der Geschichte, so war der Hexenwahn ein welthistorisches Verhängnis... der Hexenwahn mit seinen teuflischen Orgien war geschichtliche Notwendigkeit, zu ihm musste es kommen. Im Hexenwahn wandelte sich der junge Gott zum rasenden Teufel...
Der Teufels- und Dämonenglauben ist sozusagen ewig; insofern, als er mit jeder übernatürlichen Welterklärung untrennbar verknüpft ist... Der Begriff Kälte bedingt den der Wärme, ebenso das Prinzip des Guten und des Bösen. Darum ist vom Glauben an die Existenz Gottes untrennbar der Glaube an die Existenz des Teufels. Das Prinzip des Bösen wird jedoch von der schöpferischen Phantasie naturgemäß in ungleich mehr Gestalten personifiziert als das des Guten... und da die Welt für jeden voll unerklärlicher Rätsel ist, die mit Gefahr und Schaden drohen, so ist auch die Welt voller Teufel: 4.333.556 Teufel und Teufelchen gibt es – am Sterbebett einer Äbtissin sollen sie einmal alle versammelt gewesen sein.
Aus dem einfachen Grunde der Gegensätzlichkeit ist der Teufels- und Dämonenglauben ein ständiges Requisit in allen offenbarten Religionen; man

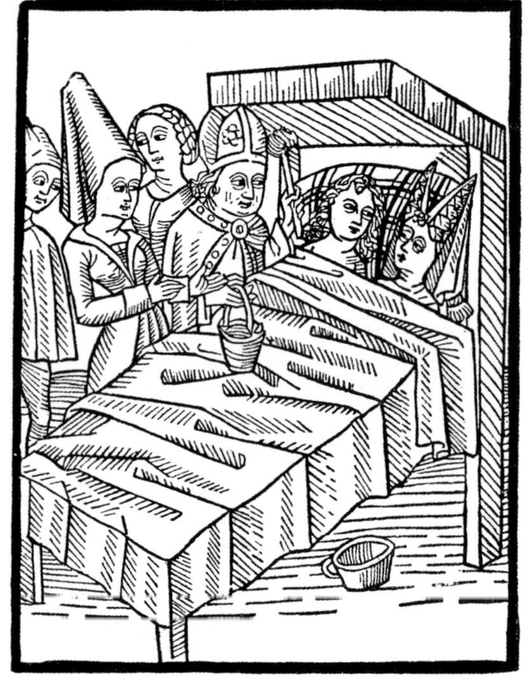

Abb. 23 Kontrolle der Defloration durch den Klerus

findet ihn bei den alten Ägyptern und Griechen, und im modernen Christenglauben sind immer noch dieselben Elemente enthalten. Der Protestantismus ist davon nicht ausgeschlossen. Ein Beispiel belegt. Ein protestantischer Pastor hat im Jahre 1906 eine Besprechung der damals erschienenen deutschen Übersetzung des Hexenhammers mit den folgenden Sätzen eingeleitet:
»Die Bibel der Hölle. In der Tat, so darf man das Buch nennen, von dem hier die Rede sein soll. Es trägt die untrüglichen Kennzeichen höllischer Eingebung an seinem Leibe. Das Dogma von der wörtlichen Inspiration darf für diese unheilige Schrift kühnlich festgehalten werden. Bis zum letzten Komma ist sie von dem Widersacher der Gottheit eingegeben.«
In diesen Sätzen hat man nichts anderes vor sich als in wahrhaft klassischer Reinkultur jene Elemente des Denkens, aus denen einst der Hexenhammer gezeugt und geboren wurde.
E. Fuchs: ebenda, S. 487ff

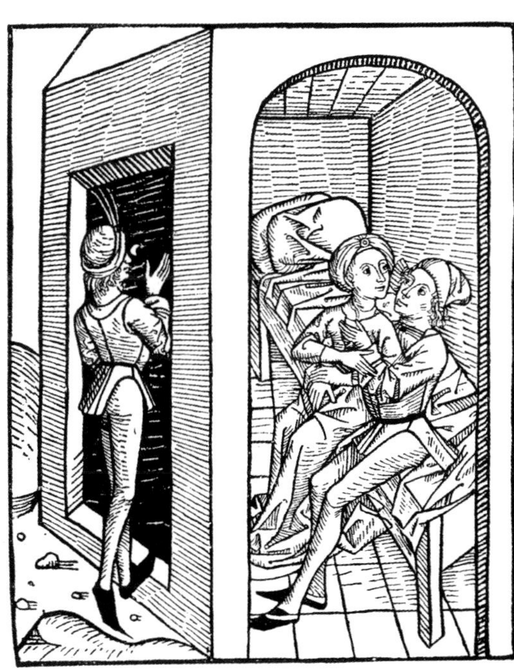

Abb. 24 Der Gang zum Frauenhaus

Im Mittelalter war das Christentum noch relativ jung und durch die dezentralisierte Verbreitung noch von vielen vorchristlichen, sprich germanischen und keltischen Traditionselementen durchsetzt. Für die katholische Kirche stellte sich immer aufs Neue die Frage, wie die Menschen in ihrem Glauben zu vereinheitlichen waren. Das beste Instrument bestand im Glauben an Teufel und Dämonen. Die Kirchengeschichte belegt, dass mit diesem Schreckgespenst immer dann am eifrigsten gedroht wurde, wenn die Macht der Kirche ins Wanken geriet und dies begann besonders im 15. Jahrhundert.

Der Teufel war stets die ideologische Verkörperung der Bitternisse des Lebens, die durch ein Massenelend, wie es Kriege und Seuchen hinterließen, natürlich immer wieder als Zeichen der bösen Mächte bestätigt wurden. Dies alleine hätte allerdings nicht eine solch destruktive Energie freisetzen können, wie sie im Hexenhammer kulminiert. Der entscheidende Schachzug dabei war die Schuldzuweisung. Indem eine Person beschuldigt werden konnte, mit dem Teufel im Bunde zu stehen und die Verhaltensregeln verletzt zu haben, die die Kirche aufgestellt hatte, ließ sich die allgemeine Angst vor dem Bösen zur Panik und Hysterie steigern.

Das ganze Weltall schien hinfort jedem ein einziger Vorhof der Hölle geworden zu sein, in dem Hunderte von Teufeln zugleich nach einem einzigen Opfer greifen, um sich an dessen Ängsten zu laben. Der gütige, milde Gott schien völlig aus der Welt verschwunden zu sein. Hatte die Unreife der Zeit zum Aberglauben geführt, so setzte die allgemeine Verzweiflung diesen jetzt auf den Thron. Man verschrieb sich dem Teufel und warf sich dem Dämonenglauben in die Arme, um den Teufel gewissermaßen zu versöhnen, und auf diesem Umweg das Schicksal um seine sonst sichere Beute zu prellen...
Die erste Frage, die sich immer und immer wieder vordrängt, ist die: Warum sich das Rasen gegen den Teufelsaberglauben vornehmlich in einem Rasen gegen die Frau konzentrierte, und warum man immer von der Hexe und nur sehr selten vom Hexer spricht. Diese Erscheinung hat, soweit es Deutschland betrifft, zweifellos eine Hauptursache in der altgermanischen Stellung der Frau in der Religion. Die Frau war hier die Priesterin, die ständig im Bunde mit göttlichen Gewalten ist; die Hexe ist in gewissem Sinne die Nachfolgerin der germanischen Priesterin.
Ungleich wichtiger ist jedoch ein anderer Faktor, der in allen Ländern, Deutschland eingeschlossen, in Betracht kommt. Dieser Faktor ist die in der Lehre von der Erbsünde begründete systematische Verächtlichmachung des Weibes:
»Durch das Weib ist die Sünde in die Welt gekommen.
Das Weib ist die Sünde
Alle Sünde kommt vom Weib,
jede Bosheit ist gering, verglichen mit der Bosheit des Weibes –
Von dieser Voraussetzung ist es nur ein kurzer Schritt bis zu der Überzeugung, dass der Schoss des Weibes die Pforte der Hölle ist. Und das ist einer der Hauptsätze des Hexenglaubens und des Hexenhammers. Dadurch, dass die Frau Buhlschaft mit dem Teufel treibt, halte die Macht der Hölle Einzug in ihre Seele.
E. Fuchs: ebenda, S. 493ff

Insbesondere die sexuelle Vereinigung mit dem Teufel war das, was man den vermeintlichen Hexen offiziell vorwarf, aber dahinter stand, wie Eduard Fuchs anschaulich beschreibt, das Ansinnen und das Kalkül, die Macht der Kirche zu stärken, indem die altgermanischen und keltischen Wurzeln ausgerottet werden konnten. Zu ihnen gehörte auch der Einsatz von Drogen im weitesten Sinne, besonders aber der psychedelisch wirkenden Nachtschattengewächse, die als Trunk oder Salbe benutzt wurden, um die Welt der Träume bzw. anderer Realitäten zu erreichen und als Aphrodisiakum gleichzeitig die erotischen Sinne zu schärfen. Der ganze Wahnsinn der Hexenverfolgung wird gerade in diesem Punkt noch einmal deutlich, weil wir seit dem 20. Jahrhundert mühselig versuchen, die Wurzeln der traditionellen schamanischen Heilkünste wiederzubeleben, und dies nicht aus primitivem Aberglauben, sondern aus professionellem therapeutischem Interesse. Wir sehen dabei, dass es trotz aller Bemühungen nicht wirklich gelungen war, altes Heilwissen auszurotten und zu verbrennen. Ganz allgemein taucht, was unterdrückt und nicht integriert wurde, zu irgendeiner Zeit wieder auf, selbst wenn dies erst im High-Tech-Zeitalter des 21. Jahrhundert geschieht. Der irrsinnige Versuch, alte und lange gewachsene Wurzeln germanischer und keltischer Traditionen mit Kalkül zu eliminieren, macht das eigentlich Kranke, Destruktive und die syphilitische Dynamik jener Zeit aus. Wäre uns modernen Menschen das alte Erbe tatsächlich gleichgültig, würden sich nicht so viele Menschen heutzutage ernsthaft mit den Resten von akkulturierten schamanischen bzw. animistisch-religiösen Stammeskulturen befassen. Kulturelemente, die durch aufoktroyierte Kräfte einfach abgekappt und verteufelt werden, mögen für einige Zeit abtauchen, sie tauchen aber wieder auf, sobald entsprechende Bedürfnisse und ein entsprechendes Bewusstsein wieder mit dem alten Wissen in Resonanz tritt. Aufs Ganze gesehen waren Inquisition und Hexenverfolgung ein gigantischer Fehlschlag der Menschheitsgeschichte und eine Ausgeburt des destruktiven, menschlichen Geistes und Zeitgeistes. So gesehen war das Mittelalter über Jahrhunderte durch den Versuch bestimmt, gesunde Sinnlichkeit zu unterdrücken und zu verteufeln, wodurch eine kranke Sinnlichkeit entstand. Nichts erzeugt schlimmere Krankheiten als die massive Unterdrückung der Sexualität, da sie die reine Schöpferkraft selbst ist, denn sie alleine kann Leben hervorbringen.

Um nichts anderes als um einen ins Massenhafte gesteigerten erotischen Wahnsinn handelte es sich auch in den vielen Klosterepidemien, die aus jenen Jahrhunderten

berichtet werden. Die Beißwut, oder dass sich die sämtlichen Nonnen eines Klosters vom Teufel heimgesucht hielten, das waren stets nymphomanische Exzesse, hervorgerufen aus unterdrückter Geschlechtsbefriedigung und vergewaltigter Natur. Der Mann als Geschlechtsapparat ist es, der in allen diesen Delirien spukte, der rasende Hunger nach den Sensationen der Geschlechtsvermischung war der Teufel, der im Blute der Nonnen raste. Tausende von Nonnen liebten in Jesus nur den Mann, und ihre Religionsübung war jahraus, jahrein nur eine fortgesetzte, täglich erneuerte geistige Unzucht.
In den verschiedenen Tanzepidemien, den Veitstänzen z.B., handelte es sich wiederum um dieselbe Erscheinung. Das Tanzen bestand bei diesen Tanzepidemien häufig nur in den von einer maßlosen Begierde eingegebenen geilen Stellungen und den ins Groteske gesteigerten Bewegungen des Geschlechtsaktes, womit die schamlosesten freiwilligen Entblößungen verknüpft waren. Sobald sich bei diesen Tänzen die allgemeine Erregung einstellte, riß man sich in wilder Wut die Kleider gegenseitig vom Leibe, um sich durch die unzüchtigsten Schauspiele zu einer förmlichen erotischen Raserei aufzustacheln. Brünstig schienen Hunderte von halb und ganz nackten Männern und Frauen nach dem Erlöser. Und die Erlösung stellte sich dann auch ein, und zwar in den ungeheuerlichen Unzuchtsorgien, von denen stets der Ausbruch einer allgemeinen Tanzwut begleitet war...
Die Sinnlichkeit war krank geworden, auf den Tod krank. In schmerzhaften Zuckungen verebbte, was ehedem der Ausdruck der grandiosesten Schöpferkraft gewesen war, die höchste Erfüllung allen Lebens. Der Gott lag im Sterben.
E. Fuchs: ebenda, S. 499ff

1.11 Die Schwelle vom Mittelalter zur Renaissance

Wir haben einen großen Bogen über einige hundert Jahre des Mittelalters gespannt und die Morgendämmerung der abendländischen, christlich missionierten Kulturgeschichte und einige ihrer tragenden Säulen näher angeschaut. Was können wir daraus zum Verständnis des syphilitischen Miasmas gewinnen? Wir dürfen zu Recht die Frage stellen: Warum beginnt unsere mitteleuropäische Kultur gleich mit so vielen destruktiven Zügen als Ausdruck des syphilitischen Miasmas? Warum ruht der Beginn nicht, wie in anderen alten Kulturen Amerikas, Ägyptens oder Süd- und Ostasiens, in der »goldenen Zeit« eines spirituellen Weltbildes, in dem höchste Kulturblüte, Weisheit, die Schönen und die Heilkünste, Wissenschaft und Architektur vereint sind?

Miasmatische Dynamik
im Lauf der Epochen

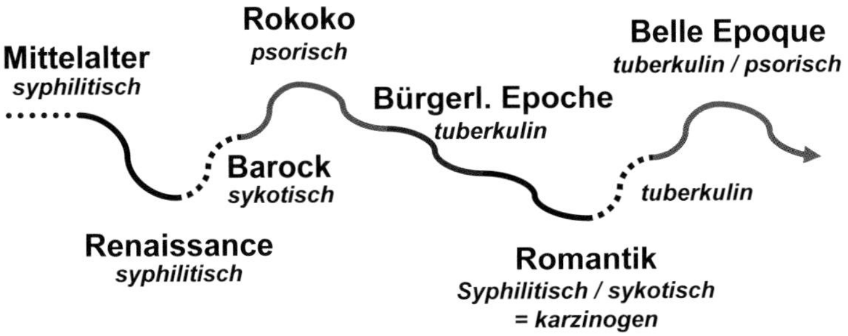

Abb. 25 Miasmatische Dynamik im Lauf der Epochen

Nach meinem Verständnis liegt der zentrale Grund darin, dass unsere Kultur im Ursprung auf verschiedenen animistischen und polytheistischen Stammeskulturen beruht, denen in einer zunächst fremdartigen geistigen Kolonisation das monotheistische Christentum wie ein Pfropfreis aufgesetzt wurde. Ein missionarischer Monotheismus, der einem vormaligen Polytheismus aufgezwungen wurde, setzte sich später als umgekehrtes Muster in unserer Geschichte fort, indem wir, die einst Kolonisierten, nach Afrika und Amerika ausschwärmten, um die dortigen Naturvölker und Stammeskulturen ebenfalls zu missionieren. Was durch den Drang, sich auszudehnen und andere mit seinen Glaubenssätzen zu beglücken, in Bewegung gerät, stellt immer eine Herausforderung an den Missionierenden dar, die Anderen und das Andersartige zu ehren und doch zu bekehren. Aus der Sicht des Kolonisierten ist durchaus nicht alles negativ zu sehen, denn eine Begegnung mit fremden Menschen, Völkern, Gedankengut oder Religionen trägt immer auch den Keim und die Chance der eigenen Weiterentwicklung in sich. Es geht daher stets viel mehr um die Frage, wie missioniert oder kolonisiert wird. Das Elend der Kreuzzüge gegenüber dem Wirken eines Alfonso X. macht dies deutlich. Die Konfrontation der europäischen Urvölker mit dem judaistisch und dann römisch geprägten Christentum spiegelt wider, was typisch für monotheistische Religionen ist: Einsatz von Gewalt, Fanatismus und Arroganz. Immer findet sich dabei der Größenwahn, auserwählt und der Anspruch, etwas ganz Besonderes zu sein, doch es fehlen die Kraft und die Reife, dies wirklich zu leben. Sei es im Christentum, im Judaismus oder im Islam: die monotheistische Praxis ist nicht auf Versöhnung, Integration und das Ehren des Anderen und Andersartigen ausgerichtet, sondern auf Strafe, Ausgrenzung und Ablehnung – dies trotz aller gegenteiligen Friedensbotschaften der Religionsstifter, wie Mohammed oder Jesus Christus. Es besteht ein starkes Spannungsfeld zwischen Himmel und Hölle, ein enormes Potenzial, dieses Oben und Unten zu vereinen, aber im Großen und Ganzen muss man eingestehen, dass dieses Potenzial zunächst im Mittelalter und dann wiederum in der Renaissance eine gewaltige Blutspur und ein gewaltsames Unterdrücken alter Traditionen, Sprachen und Wissenschaften erzeugte. Das Mittelalter bereitet diese zerstörerische Macht vor, die Renaissance setzt sie auf der einen Seite noch einmal brutaler durch und entwickelt auf der anderen Seite schließlich jedoch auch die Kraft zur Expansion, Ausdehnung und Erschließung neuer Räume – im realen wie im geistigen Sinne.

Mit der Renaissance wird der eigentliche westliche Mensch »geboren« und das technische Zeitalter beginnt in dem Sinne, dass die Welt verdinglicht, objektiviert und rationalisiert wird. Keine Wende in der abendländischen Geschichte ist so gravierend wie der Übergang vom Mittelalter zur Renaissance, der ungefähr um 1450 begann und sich ab 1500 durch einen neuen Zeitgeist deutlich manifestierte. Wollen wir auch nur annähernd die gewaltige Kraft ermessen, die dahinter wirksam wird, müssen wir dorthin schauen, wo an der Schwelle vom Mittelalter zur Renaissance etwas Einzigartiges geschehen ist, das uns von allen anderen Kulturen der Erde unterscheidet.

Dieses Einzigartige zeigt sich aus musikethnologischer Sicht: Alle Kulturen brachten eine einstimmige, improvisatorisch angelegte Musik hervor, beispielsweise in Gestalt der Bordunmusik (über einem Klangfundament bewegt sich die Melodie, siehe weiter oben) oder in zarten Versuchen, Melodien durch bestimmte Intervallabstände in Beziehung zu setzen. Doch blieb es im Orient wie im Okzident ebenso wie in Stammeskulturen bei diesen frühen Formen von Mehrstimmigkeit. Ein Quantensprung und zugleich die Geburtsstunde der Kultur, mit der wir uns heute identifizieren, vollzog sich an der Wende vom Mittelalter zur Renaissance. Das neue kollektive Bewusstsein erweiterte die Wahrnehmung, entdeckte die Perspektive und damit den Raum, in dem mit einem Mal der einzelne Mensch sichtbar wurde. Daraus entwickelte sich ein völlig neues Verständnis von Individualität, Eigenleistung, Experimentierlust und Aufspaltung des Einen in die Vielheit. In diesem neuen Bewusstseins-Raum gab es eine Expansion in alle Richtungen, eine ungeahnte Offenheit und die unbegrenzte Möglichkeit der Expansion.

Dieser neue Zeitgeist manifestierte sich in allen Lebensbereichen, doch können wir seine schöpferische Kraft besonders in der bildenden und darstellenden Kunst nachvollziehen, weil hier der menschliche Schöpfergeist sich selbst zum Ausdruck bringt. War die modale einstimmige, ganz der Einzelmelodie verpflichtete Musik in allen Kulturen immer der religiösen Tradition verhaftet, so befreite sich die Renaissance aus diesem geschlossenen Weltbild und gebar die Mehrstimmigkeit, den »homophonen«, vertikal ausgerichteten Tonsatz, das durchkomponierte Werk, in dem die Melodiestimme als höchste Klangebene von einem harmonischen Unterbau getragen wird. Die Kunstmusik wurde nun zu einem architektonischen Klang-Gebäude. Verständlicherweise trat die Kunst der Improvisation dabei immer mehr in den Hintergrund und die Kunst der Komposition wurde zum Inbegriff unserer abendländischen Kultur. Damit sprengte die Musik als universelle menschliche »Sprache« alle bisherigen Fesseln der bis dahin gültigen Regeln und Abhängigkeiten von einem religionsphilosophischen Weltbild. Mit einem Mal stand die weltliche Musik in vollem Glanz und in voller Kraft im Zentrum und wurde eigenständig. Ohne diesen umwälzenden Schritt an der Schwelle zur »Ersten Neuzeit« ab etwa 1500 hätte es nie einen Bach, Mozart oder Schubert gegeben. Aus diesem Blickwinkel gesehen ist die Renaissance die eigentliche Geburtsstunde unserer abendländischen Kultur, auf die wir uns beziehen und auf die wir zu Recht stolz sind. Dies soll keinerlei Wertung anderen Kulturen gegenüber bedeuten, sondern nur klarmachen, wann die folgenschwere Trennung zwischen Himmel und Erde stattfand, welches Licht und welche tiefen Schatten sie heraufbeschwor.

Die Kraft des syphilitischen Miasmas ist stets extrem. Seine destruktive Schattenkraft und seine konstruktive Lichtkraft sind nie Durchschnitt. Sie sind immer außer-gewöhnlich, über-natürlich, absolut Raum nehmend und von einer unbändigen Sehnsucht nach dem Absoluten, dem Göttlichen, dem Himmel durchdrungen. An ihrer Seite steht die kranke Schwester der Isolation und der Überheblichkeit. Sie greift nach den Sternen und zertritt dabei die Geschöpfe der Erde. Aber dieselbe Kraft hebt eben auch mit der Gewalt eines Vulkans Neues an die Oberfläche. War das Mittelalter durch den unerbittlichen Versuch geprägt, Alteuropa auszurotten und aus polytheistischen Kulturen eine einzige monotheistische Kultur zu erzwingen, so stellt die folgende Renaissance einerseits den gelungenen Versuch dar, sich aus diesen Fesseln zu befreien und ein neues Selbstbewusstsein zu entwickeln. Andererseits zeigen sich in der Renaissance die Folgen der Unterdrückung und Pein der vorausgegangenen Jahrhunderte des Mittelalters, das wir als eine geistige Kolonisation mit den Mitteln der Unterdrückung verstehen können. Die Strafe für das, was einem selbst angetan wurde, wird nun am Anderen, Andersartigen ausgelassen. Die Renaissance ist daher zum einen die Wirkung auf die im Mittelalter erzwungene Christianisierung des alten Europas und zum andern die Geburtsstunde eines neuen Selbstverständnisses. Darin mischt sich allerdings die unübersehbare Leistung, eine von allen anderen Kulturen unterscheidbare Kunst zu erschaffen, mit dem gefährlichen Drang, alles auszumerzen, was sich davon unterscheidet. Höchstleistung und Größenwahn liegen eng beieinander. Wird die Höchstleistung nicht durch eine ebenso hoch entwickelte Ethik getragen, entsteht Unversöhnlichkeit und die niedrigsten menschlichen Schattenanteile treten zutage. Diesem einem Hochseilakt vergleichbarem kollektiven Zustand begegnen wir in der Renaissance, einem Zeitgeist, der die Kraft hatte, die Syphilis zu gebären. Das Mittelalter rief die Syphilis herbei, doch erst die Renaissance brachte sie tatsächlich hervor.

Wir können dies im kleinen Maßstab auch am einzelnen Patienten in unserer Praxis wieder finden: die Energie bleibt die gleiche. Das Überdurchschnittliche, Grenzüberschreitende und Außergewöhnliche hat seinen Preis und bedarf einer intensiven Schattenarbeit, damit diese Gaben von menschlichen Qualitäten getragen und gehalten werden. Je größer und heller das Licht, umso stärker sind auch die Schatten des Egos.

Im Übergang vom Mittelalter zur Renaissance fand noch keine epochale Heilung im Sinne einer Aufwärtsbewegung statt, sondern zunächst ein noch tieferer Abstieg in die Hölle und den Himmel des syphilitischen Geistes.

2. Renaissance – Die Manifestation des syphilitischen Miasmas

Individualisierung – Ausgrenzung – Grenzerweiterung – Grenzüberschreitung

Himmel und Erde haben einen Anfang. Der Himmel ist unsichtbar und zeugt; die Erde ist sichtbar und gestaltet. Die Vereinigung und Harmonie von Himmel und Erde ist der große Weg zu allem Entstehen. Wenn die Einzelwesen sich vereinigen, so zeugen sie; trennen sie sich wieder, so erfolgt die Geburt. Wer die Vereinigung erkennt, kennt das Gesetz der Zeugung; wer die Trennung versteht, kennt das Gesetz der Geburt; dann befinden sich Himmel und Erde im Gleichgewicht.
Lü Bu We: Frühling und Herbst, S. 157

2.1 Gold und Syphilis

Die meisten Historiker sind geneigt, das Jahr 1492 (Columbus' Entdekkung von Amerika) als Beginn der Neuzeit zu bezeichnen. Endlich schien das abergläubische, rückständige Mittelalter überwunden zu sein. Neue Kontinente und Welten wurden erobert und ein unbändiger Expansionswille sandte kühne Helden über die Meere. Sie brachten unermesslich viel Gold und andere Reichtümer aus fernen Ländern. Sie holten auch Eingeborene aus Haiti sowie Mittel- und Südamerika und stellten sie wie Zootiere in Käfigen aus. Die materiellen Schätze verhalfen vor allem dem spanischen und englischen Königreich zu mehr Macht und Reichtum. Was zunächst verborgen blieb, war das Blutbad, das die Spanier in der Neuen Welt anrichteten, um ihre Goldgier zu befriedigen. Doch an dem Gold, das sie auf ihre Schiffe schleppten, klebte die Syphilis, die destruktivste Seuche, die je von außen nach Europa kam. Die Pest war schon schlimm gewesen, doch wenn sie aufflammte, raffte sie in Windeseile viele Menschen dahin und danach gab es erst einmal eine Pause. Die Syphilis dagegen war heimtückisch und ihr Krankheitsbild sehr veränderlich – sie wandelte sich innerhalb weniger Jahrzehnte. Zunächst brachte sie als eine akute Infektionskrankheit bei den ersten infizierten Spaniern, Franzosen, Italienern und Deutschen ein heftiges, aber klares Krankheitsbild hervor, das schmerzreich war und tödlich endete. Man verstand es noch nicht als

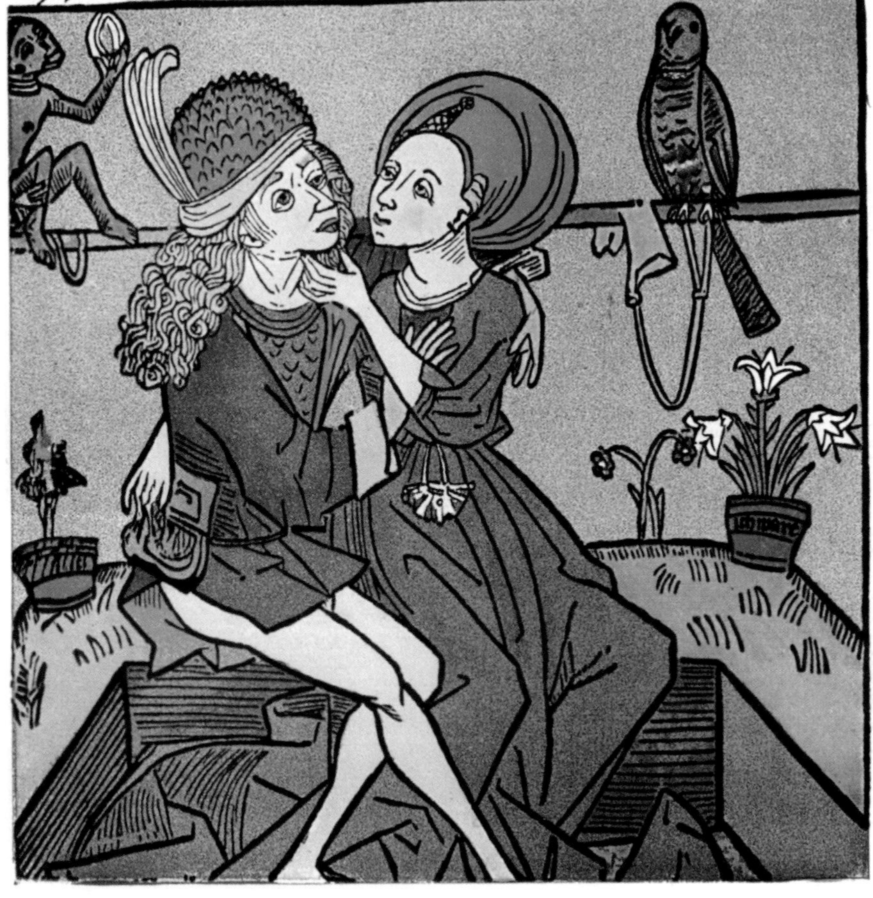

Abb. 26 Renaissancepaar mit exotischen Tieren

eigene Krankheit und hielt es für eine besondere Form von Krätze oder Pocken. Quecksilbersalben und Guajakumholzsude, die zur Behandlung zunächst vehement zum Einsatz kamen, vergifteten den Organismus und unterdrückten die Symptome, so dass die Syphilis schon innerhalb einer einzigen Generation ein verändertes Gesicht zeigte. Sie prägte verschiedene Stadien aus, die wie ein harmloses Kommen und Gehen aussahen. Das berühmte Endstadium einer Gehirn- und Rückenmarkserweichung war noch bis ins 19. Jahrhundert hinein möglich. Danach sorgten neue, noch subtiler unterdrückende Medikamente dafür, dass die Syphilis wieder neue Masken destruktiver Krankheitserscheinungen anlegte.

2.2 Die Renaissance als Kunstepoche

Die Renaissance ist keine raumzeitlich klar begrenzte Kulturepoche, sondern eine wellenartige Fortentwicklung von Italien im Süden nach England im Norden. In Italien wird schon um 1450 vom Beginn der Renaissance gesprochen, während wir um diese Zeit in Mitteleuropa noch die letzten Ausläufer des Minnesangs, also des Spätmittelalters vorfinden, beispielsweise auch die Nürnberger Meistersinger. England dagegen erreichte erst im frühen 17. Jahrhundert seine Hochblüte der Renaissance, während in Italien um diese Zeit bereits der Barock florierte und die frühe Oper geboren war. Kulturgeschichtlich gibt es also je nach Land erhebliche zeitliche Verschiebungen und auch die künstlerische Ausprägung differiert dabei sehr deutlich. Während zum Beispiel die Renaissancemusik als Genre in Spanien, Flandern, Holland und England eine große Rolle spielte, entwickelte sich dort keine eigene Barockmusik. Italien, Frankreich und Deutschland brachten dagegen nur für eine kurze Spanne Renaissancemusik hervor, dafür eine üppige Blüte im Barock. Für unser Thema müssen wir daher auf das schauen, was das gemeinsame Wesenhafte und das eigentlich Charakteristische der Renaissance ist und wie sich jener Zeitgeist entwickelte, der länderübergreifend in Europa und über diesen Kontinent hinaus wirksam wurde.

Den Begriff »Renaissance« können wir sowohl mit »Rückbesinnung« übersetzen, weil das Interesse an der griechischen Antike wieder belebt wurde, als auch mit »Wiedergeburt«, weil man sich als vom »finsteren Mittelalter« erlöst empfand.

2.3 Geldwirtschaft und Individualisierung

Die Renaissance bedeutet das Auftreten und den Sieg einer völlig neuen Wirtschaftsordnung in der Geschichte der europäischen Menschheit, und zwar das Aufkommen der Geldwirtschaft, die siegreiche Überwindung der vorhergegangenen Naturalwirtschaft und die erste Expansion der Geldwirtschaft... In der politischen Form bedeutet diese Phase die Geburt, die Kinder- und Jünglingsjahre der bürgerlichen Welt, also das Entstehen des städtischen Bürgertums und dessen erstes Blütezeitalter. Führte das erste zur Herrschaft des Handwerks, also der Zünfte, so das zweite zu der des Kaufmanns, denn auf dem Handelskapital kam es zur ersten Akkumulation des Kapitals, also zu dessen erster welthistorischer Expansion... Prinzipielle Umwälzungen, die in direkter Linie zu einer völligen Neugeburt der Anschauungen und Vorstellungen führen, vollziehen sich, wenn ein ganz neues Wirtschaftsprinzip in die Geschichte eintritt, also eine Form der Produktionsweise aufkommt, die im Gegensatz zu der seitherigen steht, und durch die darum eine gänzlich veränderte Organisationsform der Gesellschaft nötig wird.
E. Fuchs: Illustrierte Sittengeschichte, Bd. 1 (»Renaissance«), S. 95ff

Die Renaissance entwickelte neben den neuen Wirtschaftsprinzipien von Kapital und Geldverkehr noch zwei weitere Merkmale unserer Kultur: Nationen und nationale Sprachen. Sie hatten eine zunehmende Individualisierung der Menschen zur Folge. Die territoriale Grenzziehung bekam dadurch eine neue Bedeutung und die kulturellen Unterschiede traten deutlicher hervor. Das Besondere dieser Epoche ist die Gleichzeitigkeit von geistig-räumlicher Expansion und klar umrissenen Strukturen. Dies findet seinen Ausdruck in der Renaissance-Architektur, in der Erkundung und Kolonisierung fremder Länder und in der geistig-kulturellen Blüte.

2.3.1 Materieller Expansionsdrang

Sowohl der Handel als auch die Städtebildung, insbesondere entlang der großen europäischen Flussläufe, war nun von besonderem Interesse. Auch der Zugang zu den Meeren wurde immer wichtiger. An den natürlichen Knotenpunkten des Verkehrs zu Lande und zu Wasser entstanden Märkte. Je mehr der Warenaustausch sich entwickelte, desto größer wurde die Macht des Geldes. Geld war die Ware, die jeder gerne nahm und zunehmend brauchte. Für Geld konnte man alles kaufen, seien es persönliche Dienste, Speise, Kleidung, Haus und Hof, sowie jeglichen Luxus. Das

Interesse, immer mehr Dinge zu besitzen, führte zu einer wachsenden Gier nach Geld und Gold. Der Schritt von diesem auch durchaus materiell geprägten Expansionsgeist zu einem Interesse an außereuropäischen Ländern lag nahe, doch nicht etwa im Sinne eines echten Kulturaustausches, sondern fast einzig und allein aus finanziellen Gründen. Mehr und mehr erlagen die wohlhabenden Menschen dem Reiz, sich von Schätzen anderer Völker, von denen man bis dahin nur durch mündliche Erzählungen gehört hatte, einen eigenen Eindruck zu verschaffen. Magische Worte wie »Seide«, »Gewürze« und »Gold« erhielten einen neuen Klang und weckten die Abenteuerlust – und die Gier, etwas zu besitzen, was als kostbar galt und noch mehr Reichtum versprach. Der Renaissance-Mensch hatte, wie schon gesagt, den Raum entdeckt und die Perspektive – im engeren und weiteren Sinne. Was lag näher als der Wunsch, Neues zu entdecken, Neugierde zu entfalten und Außergewöhnliches sowie Ungewohntes kennen zu lernen? Wer es sich leisten konnte, holte sich fremde Tiere und Menschen in das eigene Land und behandelte sie dort jedoch wie Ausstellungsobjekte. Kolumbus war der größte Lieferant exotischer Tiere wie Affen und Papageien (vgl. Abb. 26).

2.3.2 Dynamik der Zerteilung

Diese ersten Ansätze zur Entwicklung des abendländischen Kapitalismus im 15. und 16. Jahrhundert führten zu einer Aufspaltung in klar umrissene Nationen, in denen sich ein Nationalbewusstsein mit individuellen feudalistischen Strukturen und Ansprüchen entwickeln konnte. Damit ging auch eine immer deutlicher werdende Abgrenzung der Sprachen einher. Das (Zer-)Teilende und Abgrenzende ist ein zunächst wertfrei zu betrachtender Wesenszug des syphilitischen Miasmas. Die Frage ist hier nur, ob Grenzziehung zur Ausgrenzung wird oder ob es vereinenden Komponenten gelingt, ein übergeordnetes, größeres Ganzes anzuerkennen. Beides manifestiert sich im Zeitgeist der Renaissance.

Die ungeheure Dynamik des Individualisierungsprozesses hob nicht nur den materiellen Reichtum, sondern auch Bildung, Architektur und Schöne Künste auf einen Höhepunkt. Materieller Wohlstand war eine Grundvoraussetzung für ein fortschrittliches Bildungswesen und für künstlerisches Schaffen, denn durch Geld konnte man sich die dafür nötigen Freiräume schaffen und alle Arbeit an Arbeitnehmer delegieren. Dieses feudalistische

Prinzip hatte es zwar auch schon im Mittelalter gegeben, doch trat in der Renaissance erstmalig ein starkes Bürgertum zwischen den Adel und die Bauern, das den Reichtum und die Bildung des Adels anstrebte und auch erreichte. Der Kaufmann, insbesondere der Handelskaufmann (wie bei der Hanse oder den Fuggern), schuf eine neue Gesellschaftsschicht. Dies bedeutete auch eine große Gefahr für die Machtstellung der Kirche. Diese Macht wurde nun zusätzlich durch Luthers Reformation (ab 1517) erheblich in Frage gestellt und gespalten.

In allen Bereichen der Renaissance begegnen uns Ablösung von Altem und Aufbruch zu Neuem in verschiedene Richtungen, um unbekannte Räume zu erschließen, die eigenen Grenzen auszuweiten und zu überschreiten. Dynamische Prozesse wie Teilung, Gliederung und Trennung, Ausweitung und Grenzüberschreitung sind, wie gesagt, per se wertfrei. Sie bringen neue Qualitäten hervor wie zum Beispiel das neue Selbst-Bewusstsein, als Einzelner etwas bewirken zu können. Der Willen zur Tat, die Bereitschaft, selbst Verantwortung zu übernehmen und in großen Maßstäben zu denken – all das waren und sind berechtigte Impulse des menschlichen Bewusstseins, die bestehenden realen und geistigen Horizonte zu erweitern.

2.3.3 Formen von Expansion

Somit kann auch die Expansion über die eigenen Landesgrenzen hinaus zunächst einmal wertfrei gesehen werden. Sie hatte in allen Kulturen und zu allen Zeiten immer auch mit der Entdeckung unbekannter geistiger Räume zu tun. Gravierend unterschiedlich ist in der Renaissance allerdings die Art, *wie* das Neue und Fremde mit dem Alten und Bekannten verbunden wurde. Wenn wir noch einmal auf das abendländische Mittelalter zurückschauen, so bewies die Maurenherrschaft zwischen dem 9. und 11. Jahrhundert (also immerhin 200 Jahre lang), dass eine fruchtbare Symbiose völlig unterschiedlicher Kulturen auch weitgehend ohne Krieg und Ausgrenzung möglich war. Von den maurischen Eroberern aus gesehen war es genau diese räumliche und geistige Expansion, die zur eigentlichen Hochblüte führte. Der Zeitgeist der arabischen Kultur war im 8. Jahrhundert so fruchtbar, dass der Versuch, seine »Früchte« auch in andere Länder zu tragen und den Missionsauftrag des Islam zu erfüllen, verständlich und erfolgreich war. Die Mauren bestanden zwar aus einem

Völkergemisch, aber ihre Wurzeln waren sehr eng verwandt – zum einen durch die gemeinsame Wüstenreligion, aus der sich der Islam kultivierte und zum andern durch die gemeinsamen Wurzeln der hamitisch-semitischen Sprachfamilie. Wir sehen eine sowohl im Lebensstil als auch in der Entwicklung der Wissenschaften und Schönen Künste relativ homogen gewachsene Hochkultur. Dieser Geist wollte neue Räume erschließen und fand in Südspanien und Süditalien offenbar die geeigneten Lebensbedingungen, nicht zuletzt auch klimatisch optimale Voraussetzungen. Wie wurde der Wunsch nach Expansion in der geistigen Strömung der Renaissance verwirklicht?

2.4 Die Ursachen der syphilitischen Manifestation

Im abendländischen Mittelalter bestand noch keine homogene Hochkultur. Ein noch unvollkommen ausgebildeter Propfreis wuchs da heran, denn die endgültige Christianisierung der vielen verschiedenen animistischen Naturreligionen, die in Europa floriert hatten, war noch immer nicht gelungen. Zwischen Heiden- und Christentum hatte sich ein Gegensatz manifestiert und in vielen Darstellungen, vor allem in den Predigten der Kirchenväter, wurde wieder und wieder der so genannte »Antichrist« (im Grunde also jeder aus christlicher Sicht Ungläubige) beschworen und damit zum größten Feindbild erkoren, neben dem Teufel selbst, der es mit den Ketzern und Hexen trieb. Folgen dieser ausgrenzenden Haltung waren brutale Gewalt, seien es die Kreuzzüge oder die Inquisition. Anders gesagt: Das Mittelalter war immer noch damit beschäftigt, aus drei völlig gegensätzlichen Kulturen eine Einheit zu erzwingen:

- der semitisch-hamitischen (arabisch-orientalischen)
- der aus ihr wiederum entstandenen Hybride des römischen Christentums
- den alten gotischen, keltischen, alemannischen und germanischen Kulturen.

Um den syphilitischen Zeitgeist der Renaissance zu begreifen, müssen wir diesen Hintergrund, dieses geistige Erbe anschauen, das ihn gebar. Die beschriebene Unversöhnlichkeit innerhalb des abendländischen Geistes war bereits einige Jahrhunderte alt und prallte nun Ende des 15. Jahrhunderts gewissermaßen mit dem Bedürfnis nach Expansion und Öffnung nach außen zusammen. Doch war von christlicher Seite aus nie geübt worden, einen Kulturaustausch, eine Missionierung kultureller Hochblüte ohne Krieg und Ausgrenzung des Fremden vorzunehmen. Zudem staute sich in der eigenen heterogenen Kultur *zuviel* Wut und Aggression gegen die Unterdrückung alter Wurzeln. In solchen Situationen kommt sehr schnell die menschliche Schwäche zum Vorschein, Schuldige im Außen zu suchen, um die eigene Ohnmacht gegen Unterdrückung, Kalkül und Gewalt zu kompensieren. Auf diesem Hintergrund wird verständlich, warum die Renaissance bei allem Glanz und Heroentum äußerst infantile Züge und Unreife aufwies. Der nachvollziehbare Drang, als abendländische Kultur (endlich) eine eigene Identität zu erlangen, sich weiter zu entwickeln, Grenzen zu überschreiten und neue Räume zu erschließen, vollzog sich auf der Grundlage der Erfahrung, dass dies nur durch Unterdrückung, Ausgrenzung und Ausmerzung des Andersartigen möglich ist. Daher ist der Zeitgeist der Renaissance in sich so widersprüchlich. Die jahrhundertelange Ohnmacht, gegen die Amtskirche nicht wirklich aufbegehren zu können, wandelte sich zur Überbetonung materieller Macht. Auch geistiger Reichtum und Bildung hatten bis dahin ausschließlich in den Händen des Klerus gelegen. Die Verherrlichung der Materie, besonders des Goldes war, so gesehen, ein Ausweg und eine scheinbare Lösung aus den Ketten der Unterdrückung. Die destruktiven, menschenverachtenden Schatten der Renaissance waren die Folge davon.

2.5 Neue Macht und Potenz

Wir verbinden mit der Renaissancekultur jedoch zu Recht auch das Leichte, Lichte und Großzügige. Wir sehen den Freigeist, das Sinnliche und Schöpferische und durchaus auch das Heroische. Ihr Zeitgeist erschuf sich den Helden als physisches Ideal. Der Mann wurde nicht mehr – wie im Mittelalter – als zarter Jüngling dargestellt, sondern mit breiten Schultern und einer Figur wie Herkules oder Apollon. Sein Gesicht musste die Züge starker Energie und Willenskraft aufweisen, deshalb galt die »Adlernase« als schön und die gefurchte Stirn als Ausdruck von Denkkraft und emotionaler Unabhängigkeit. Dieser Mann strahlte Tatkraft aus, egal, ob als Kaufmann, Wissenschaftler oder Künstler. Damit wurde auch die Mode für den Mann, vom Adeligen bis zum Landsknecht, prächtiger. Sie signa-

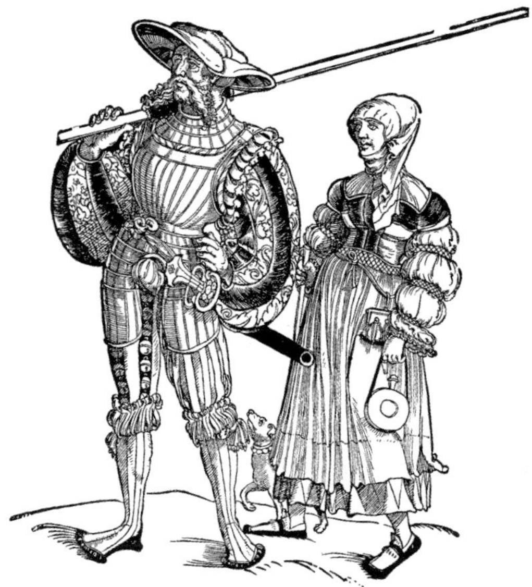

Abb. 27 Mann und Frau in der Renaissance

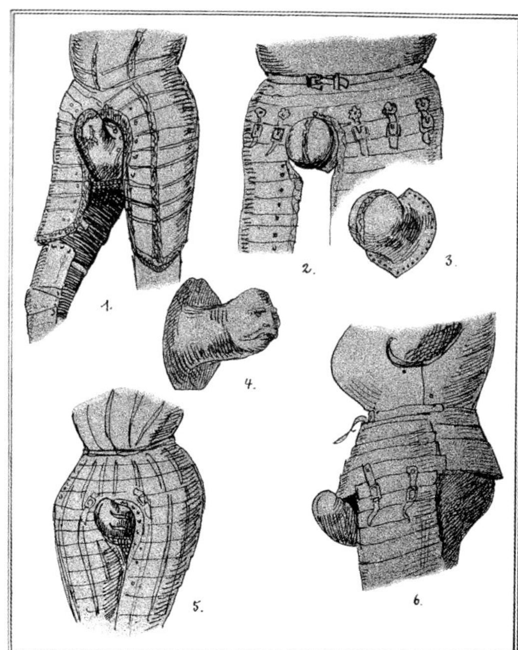

Abb. 28 Variationen des »Gemächts

lisierte Macht und Potenz. Die Erfindung der »Latzhose« unterstrich diesen Wunsch: die männlichen Genitalien erhielten ein eigenes »Reservoir«, das so genannte »Gemächt« oder die »Schamkapsel«. Der Mann musste nun nicht mehr, wie ein Kind, die Hose herunter ziehen, um zu urinieren, sondern er konnte im Stehen den Latz öffnen. Diese Mode erschien in allen möglichen Variationen und täuschte ständige Erektion bzw. Potenz vor.

Die Frau musste breithüftig und vollbusig sein, eine Venus mit vollen Armen und drallen Schenkeln, eine majestätische Erscheinung. Die Vorbilder dieser Betrachtung stammten aus der griechischen Antike.

Denn jede Zeit greift nach jenen Denkformen der Vergangenheit zurück, in denen sie ihre eigenen Probleme scheinbar schon gelöst findet. Und als solche drängen sich dann stets jene auf, die einst dem gleichen Inhalt des Lebens gedient hatten – das waren in diesem Falle jene der Antike; denn die geistige Kultur der Antike hatte

sich einst ebenfalls aus dem Warenhandel entwickelt.
E. Fuchs: ebenda, S. 30

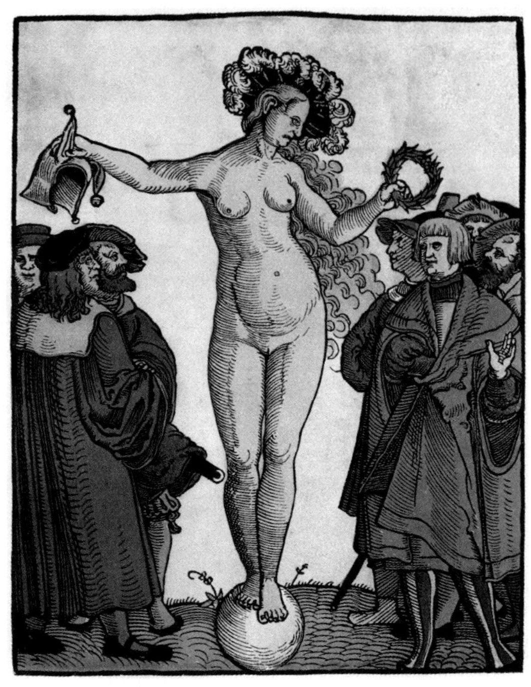

Abb. 29 Renaissance-Venus

Mann und Frau traten damit sinnbildlich aus der Opferrolle in die Tat. Mit der Individualisierung ging eine Intellektualisierung einher sowie eine viel deutlichere Trennung zwischen einerseits dem analytischen, kalkulierenden und andererseits dem kreativen, schöpferischen Denken und Handeln. Differenzierung und Individualisierung bewirkten jedoch nicht nur Segen und eine enorme Dynamik, sondern auch Schwäche, Angst um den Verlust von Pfründen oder Macht. Auf diesem Hintergrund wird die extreme Widersprüchlichkeit des Zeitgeistes der Renaissance noch verständlicher: die ungemein destruktive Schattenenergie entlud sich in der größten Ausbreitung von Inquisition und Hexenverfolgung. Die Heftigkeit, mit der die Kirche sich gegen den vermeintlichen Aberglauben, in Wirklichkeit jedoch gegen vorchristliche und fremdländische Kulturwurzeln wehrte, entsprach dem Potenzial ihres Machtverlusts. Dies basierte im Grunde auf einer maßlosen Angst vor der Möglichkeit, andere Kulturen hätten vielleicht ein höheres geistiges Niveau als die abendländisch-christliche. Unter allen Umständen musste die Hierarchie – wir Europäer sind die Größten, alle anderen sind uns unterlegen – aufrechterhalten bleiben. Dieses kranke Bewusstsein führte die ungeheuer brutale Vernichtung von Menschen und die völlige Auslöschung hoch entwickelter Kulturen wie die der Mayas, Inkas oder anderer alter indianischer Stammeskulturen in Mittel- und Südamerika herbei.

Die Sucht nach dem Schönen, Leichten und Lichtvollen, nach Heldentum und Selbst-Verwirklichung war, wie beschrieben, auf dem morastigen Boden unerlöster innerkultureller Konflikte gewachsen. Aus eigener Kraft war kein gesunder Nährboden erschaffen worden; auch deshalb besann man sich auf die Antike – wieder eine nichtheimische Kultur.

Die Renaissance zeigt im großen Maßstab sehr deutlich, was wir bei syphilitisch kranken Patienten in der Praxis im kleinen Maßstab vorfinden: Die destruktive Energie eines Opfers, das zum Täter wird und Gleiches mit Gleichem vergilt. Licht- und Schattenkräfte ringen miteinander. Das Schöne und Hässliche prallen fast unvereinbar aufeinander.

Natürlich war auch schon die Pest eine hässliche epidemische Seuche gewesen, aber sie war in eine ohnehin apokalyptische Zeit eingebettet, was man vom Erscheinen der Syphilis durchaus nicht sagen kann. Aber nun begegnet uns das syphilitische Miasma bzw. Bewusstsein in seiner vollen Macht, im Nebeneinander von diesem Streben nach Licht, dem Griff nach den Sternen einerseits und der infantil-rücksichtslosen, materialistischen Intention andererseits, die sich mit kaltem Kalkül verwirklicht und ohne Skrupel unzählige Leben opfert.

Auch in den großen Taten der Renaissance zeigt sich das krasse Nebeneinander von Reife und Unreife. Zweifellos ist der Wagemut eines Kolumbus, mit drei armseligen Karavellen unbekannte Meere zu durchqueren, dabei unvorstellbare Strapazen und Entbehrungen zu erdulden und dem Tod jederzeit ins Auge zu schauen, nur möglich, wenn ein unbeugsamer Mut und ein besonderes Charisma die treibenden Kräfte sind. Pioniere, Abenteurer und Entdecker können »Berge versetzen«, weil sie von einer unbändigen Sehnsucht, von einer visionären Idee so durchdrungen sind, dass sie uns ein lebendiges Beispiel dafür geben, wie der Geist die Physis beherrscht. Sie haben hohe Ideale und sind bereit, alles zu ertragen, um diese Ideale zu erreichen. Auch darin zeigt sich das syphilitische Miasma. Es kommt in Persönlichkeiten zum Ausdruck, die das Unmögliche möglich machen (Platin, Mercurius, Aurum).

Betrachten wir aber, wie sich Christopher Kolumbus und sein Tross ab seiner zweiten Reise als Gäste einer fremden Kultur benommen haben, so tritt das krasse Gegenteil zutage, nämlich die menschliche Unreife und das Fehlen von Herzensbildung. Hier offenbarte sich die primitivste und bestialischste Seite, deren Menschen fähig sind. Es ging nicht um freundschaftliche Beziehungen, sondern nur um Machtgewinn und Goldgier. Es kann nicht als Entschuldigung gelten, dass der spanische Hochadel Kolumbus unter Druck setzte, der Krone noch mehr Goldschätze und Ländereien zuzuführen. Es ging weniger um die Frage des Was als die des *Wie*. So ist es denn auch eine der größten Tragödien der Menschheitsgeschichte, wie im Namen Christi alte Kulturen in der »Neuen Welt« mit Stumpf und Stiel »christianisiert« oder ausgerottet wurden. Das ist der Schlagschatten des syphilitischen Miasmas und es will scheinen, als seien die fünf unseligen Kreuzzüge im Mittelalter »nur« der Probelauf für ein Heer Krimineller gewesen, die außerhalb des Landes das Böse noch einmal ausleben konnten – alles sanktioniert durch die »Heilige Inquisition«.

Das Ungeheuerliche bestand darin, dass es eigentlich gar keinen Feind gab und das Morden im Namen von Krone und Kirche erstmalig an einem entfernten Ort, also außerhalb von Europa, stattfand. Eine Parallele zum Holocaust des 20. Jahrhunderts ist augenfällig: Auch hier befanden sich die wichtigsten Massenvernichtungslager nicht in Deutschland selbst, sondern in Polen, also weit genug weg, dass viele Menschen die systematische Menschenausrottung höchstens ahnen konnten. Die gleiche Strategie vollzog man im alten Spanien und später auch in England und Australien: Die Gefängnisse dort waren leer. Alles Gesindel verschiffte man in die Neue Welt. Liest man zeitgenössische Literatur, so möchte man fast in den Freudentaumel des »Siglo d´Oro«, des »Goldenen Zeitalters« einstimmen: Endlich gab es keine Verbrechen mehr und jeder genoss den neuen Reichtum aus den fernen Ländern. Man hatte unendlich viel Zeit und Muße für die Schönen Künste und für Kurzweil und – wie es in einem stilisierten Indianertanz von 1580 heißt – »das schöne, schöne Leben mit Chacona-Tanz«. Viele Familien konnte sich musikalisch und literarisch gebildete Hausangestellte leisten, sowohl einheimische als auch importierte Eingeborene. Bis in die untersten Gesellschaftsschichten hinein florierten die Künste. Man war gebildet und hatte genug zu essen. Der buchstäbliche Stolz der Spanier manifestierte sich quer durch die Gesellschaft, vom Adel bis zum Landsknecht. Das Böse selbst schien vom Erdboden verbannt, die Er-Lösung von der alten, primitiven, rauen Zeit schien wahr geworden zu sein. Aus der Sicht der spanischen Heimat war das völlig verständlich. Was Wunder, dass sich niemand dafür interessierte, welchen Preis der Reichtum forderte! Wer wollte als satter und saturierter Bürger wissen, wie das Gold in Geldform ursprünglich ausgesehen hatte und wer es besessen hatte? Glanz und Reichtum verblenden.

Die brutalen Geschehnisse in ihrem kolonialen Ausland blieben für die Spanier immerhin über 40 Jahre lang mehr oder weniger verborgen. Einer der wichtigsten Kronzeugen der Abschlachtung, der Dominikaner-Bischof Bartolomeo de las Casas, selbst ein hochrangiger Inquisitor, veröffentlichte sein Werk »Die Verheerung Westindiens« erst Mitte des 16. Jahrhunderts und warb darin um die Rechte für die Indianer. Sein Werk wird gerne glorifiziert und nicht in seiner syphilitisch-kranken Bedeutung durchschaut. De las Casas war kein »kleiner Priester«, sondern ein Bischof. Er hatte 45 Jahre lang in der Neuen Welt gelebt und 45 Jahre lang bei den bestialischen Abschlachtungen zugeschaut. Er hatte ein Tagebuch geführt – darin finde ich deutliche Parallelen zu einem Heinrich Himmler unserer Epoche, der die Tötungen der KZ-Häftlinge ebenfalls minutiös in seinem Tagebuch beschrieb.

Nur hatte nach 45 Jahren die Ausrottung der indianischen Kulturen ein insofern bedenkliches Maß erreicht, als von den ursprünglich rund 15 Millionen Menschen nur noch 3-5 Überlebende pro Insel zu verzeichnen waren und die Spanier nun ein echtes Problem hatten, noch Untergebene und Arbeitstiere für ihre Haushalte zu finden. Welch schicksalhafte Fügung, dass kurze Zeit später ein anderer Mann, ausgerechnet wieder mit Namen »De las Casas«, auf die Idee kam, nun Sklaven aus Afrika (Senegal) einzuschiffen! Es wird zwar berichtet, dass jener De las Casas seine Idee sehr bald bereute, als die ersten Sklavenschiffe eine traurige Fracht von wenigen Überlebenden an Land brachten und das Töten weiter ging. Doch schon allein das Ansinnen zeigt die menschenverachtende Haltung der Eroberer.

Seit vierzig Jahren haben sie (die Spanier) unter ihnen (den Indianern) nichts anderes gethan, und noch bis auf den heuthigen Tag thun sie nichts anders, als dass sie dieselben zerfleischen, erwürgen, peinigen, martern, foltern, und sie durch tausenderley eben so neue als seltsame Quaalen, wovon man vorher nie etwas ähnliches sah, hörte oder las, und wovon ich weiter unten einige Beyspiele anführen werde, auf die grausamste Art aus der Welt vertilgen. Hierdurch brachten sie es dahin, dass gegenwärtig von mehr als drei Millionen Menschen, die ich ehedem auf der Insel Hispaniola mit eigenen Augen sah, nur noch zweihundert Eingeborene vorhanden sind... Drei Jahre nach dieser großen Menschenärndte segelte ein Schiff in der Absicht aus, die übriggebliebenen Stoppeln zu sammeln; denn ein guter Christ (der spätere Franziskaner Pedro de Isla) fasste den frommen Entschluß, diejenigen Einwohner, die etwa noch vorhanden seyn möchten, zum christlichen Glauben zu bekehren. Da

fanden sich denn nur noch elf Personen, die ich mit eigenen Augen sah. Aus gleichem Grunde sind mehr als dreißig Inseln, die in der Nachbarschaft von Sanct Juan liegen, entvölkert und öde.
Was das große feste Land anbetrift, so kann man als ausgemacht annehmen, dass unsere lieben Spanier durch ihre Grausamkeit und Schandthaten daselbst mehr als zehn Königreiche, die gegenwärtig Einöden sind, verwüstet und verheeret haben... Wir können hier als eine gewisse und wahrhafte Thatsache anführen, dass in obgedachten vierzig Jahren durch das erwähnte tyrannische und teuflische Verfahren der Christen, mehr als zwölf Millionen Männer, Weiber und Kinder auf die ruchloseste und grausamste Art zur Schlachtbank geführet wurden.
B. de Las Casas: Die Verwüstung Westindiens, S. 7ff

Es gibt nur wenige Werke in der uns bekannten Literatur, die aus einem zutiefst luziferischen Geist heraus verfasst wurden. Dazu gehört sicherlich der Hexenhammer, aber auch jenes Werk des Dominikaners De las Casas. Es ist abscheulich und nur in minimaler Dosis erträglich zu lesen. Es hilft in keiner Weise zu wissen, was der Dominikaner mit seinem Werk erreichen wollte, nämlich Rechte für entvölkerte Inseln und Länder zu erwirken. Er kam damit Jahrzehnte zu spät. Er hatte seine Macht als hoher Kleriker und Angehöriger der Inquisition (zur Erinnerung: der Orden der Dominikaner hatte diese Einrichtung erst geschaffen!) nicht genutzt, um dem sinnlosen Abschlachten beizeiten abzuhelfen. Er schaute einfach nur zu und schrieb alles auf. Was hat es dem Siglo d'Oro damals eigentlich gebracht, aus berufenem Munde von den Gräueltaten zu erfahren? Wie aus dem Zitat oben zu entnehmen, sann man selbst angesichts der Entvölkerung noch auf die Missionierung der wenigen Überlebenden. Die Rechte, die den paar überlebenden Indianern nach der Ausrottung von 15 Millionen ihrer Angehörigen[3] noch zugebilligt wurden, trugen nicht zur Rettung der Kulturen Mittelamerikas bei. Diese Völker waren bis auf die Wurzeln entkräftet, entehrt und mit so viel spanischem Blut vermischt, dass ihre Sprache, Medizin und Kunst bis zur Unkenntlichkeit entstellt war. Aus den kärglichen Überresten der einstigen aztekischen und anderen Hochkulturen konnte sich kein neuer Lebensbaum entwickeln.

3 Las Casas spricht später in seinem Tagebuch von dieser Zahl

Nun fingen die Indianer an, auf Mittel zu denken, vermittelst deren sie die Christen aus ihrem Lande jagen könnten. Sie griffen demnach zu den Waffen, die aber sehr schwach sind, nur leicht beschädigen, wenig Widerstand leisten, noch weniger aber zur Vertheidigung dienen. Daher kommt es, dass ihre Kriege nur als Klopffechtereien und Kinderspiel zu betrachten sind. Die Spanier hingegen, welche zu Pferde und mit Schwertern und Lanzen bewaffnet waren, richteten ein gräuliches Gemetzel und Blutbad unter ihnen an. Sie drangen unter das Volk, schonten weder Kind noch Greis, weder Schwangere noch Entbundene, rissen ihnen die Leiber auf, und hieben alles in Stücke... Sie wetteten mit einander, wer unter ihnen einen Menschen auf einen Schwertstreich mitten von einander hauen, ihm mit einer Pike den Kopf spalten, oder das Eingeweide aus dem Leibe reißen könne. Neugebohrne Geschöpfchen rissen sie bei den Füßen von den Brüsten ihrer Mütter, und schleuderten sie wider die Felsen...
B. de Las Casas, ebenda, S. 13

Eine ähnliche Tragödie wiederholte sich noch einmal im 19. Jahrhundert bei der systematischen Ausrottung der nordamerikanischen Indianer. Als man ihnen schließlich zur Wiedergutmachung Reservate zubilligte, war die Kraft zum Aufbau einer echten neuen nomadisierenden Stammeskultur gebrochen.

So ist denn das Tagebuch des Bartolomeo De las Casas nicht mehr als ein Beweis, wie die Spanier sich als Kolonialherren benommen hatten. Als Vertreter der katholischen Amtskirche, die den Segen zu dem Massaker gegeben hatte, trug der Bischof nicht zur Heilung bei, sondern nur zu einer Rechtfertigung: »Ich habe es mit eigenen Augen gesehen, *die* haben gemordet.«

Große und Edle brachten sie gewöhnlich folgendergestalt um: sie machten Roste von Stäben, die sie auf Gabeln legten, darauf banden sie die Unglücklichen fest und machten ein gelindes Feuer darunter, bis sie nach und nach ein jämmerliches Geschrei erhoben, und unter unsäglichen Schmerzen den Geist aufgaben. Ich kam einmal dazu, als sie vier bis fünf der vornehmsten auf solchen Rosten verbrannten. Wo ich nicht irre, so nahm ich noch zwei oder drei dergleichen Roste wahr, worauf Leute geringeren Standes lagen. Sie alle machten ein grässliches Geschrei, das dem Befehlshaber lästig fiel...
B. de Las Casas, ebenda, S. 15

Das fehlende Unrechtsbewusstsein, die Ausgrenzung, die Abspaltung von sich selbst und das gefühlskalte Zuschauen sind das syphilitisch-miasmatisch Kranke. Es wird nicht dadurch geschmälert oder gelindert, dass sich die aztekische Hochkultur selbst bereits in einem degenerativen Stadium befand und mit ihren tausendfachen Menschenopfern für ihren Regengott ein passendes Resonanzfeld für die einfallenden Horden der Spanier bot. Keine Untat kann mit einer anderen gerechtfertigt werden.

Heilend und erleichternd wirkt nur, auf das Versöhnliche, Positive und Heilende zu schauen, das zeitgleich zum Unheil wirksam war. Ausgerechnet in Spanien wiederum erstrahlte ein helles, heilendes Licht, wo es am wenigsten zu erwarten war: in der höfischen Kunst. Etwas weiter unten möchte ich ausführlich darauf eingehen.

2.6 Der karmische Aspekt

Ich möchte an dieser Stelle kurz auf den Begriff »Karma« eingehen, weil er in unserer Zeit oft missverständlich und zu eng gefasst wird. Er kann jedoch Wesensaspekte des aktiven syphilitischen Miasmas beleuchtet, die uns interessieren sollten. »Karma« ist auf höchster Ebene die Antwort auf die Frage nach dem Sinn von Leben und Sterben. Das Sanskritwort »karman« bedeutet: »Tat, Handlung, Geschäft, Werk, Opfer, Schicksal« und ist von den Schöpfern der Sanskrit-Grammatik (ca. 1500 v. Chr.) ganz bewusst nicht mit dem männlichen oder weiblichen Artikel belegt, sondern mit dem sächlichen. Es heißt also »Das Karma« und es soll zum Ausdruck bringen, dass es jenseits der Dualität von »Männlich-Weiblich« oder »Ja-Nein« rangiert. Das Karma ist das Handeln oder die Lebensverwirklichung auf höchster Ebene, reicht aber auch bis in die »Niederungen« menschlichen Tuns hinein. Auf der rein körperlichen Ebene finden wir zum Beispiel das Kompositum: karma (Tat) + indraya (Organsystem) = karmendraya, um die Tätigkeit der Organe, die Ausscheidung, die Fortpflanzung, die Hände und Füße sowie das Sprachvermögen auszudrükken. Interessant sind auch die folgenden Komposita:

Karmamārga: Verwirklichung durch Handeln
Karmamukta: Handeln ohne Früchte/Erg ebnisse
Karma (Tat) + phala (Verdienst/Früchte) + tyāgi (Entsagung) = karmaphalatyāgi: Handeln mit Verzicht auf Verdienst/Früchte

Schon diese wenigen Beispiele mögen genügen, um klar zu machen, dass man Karma verschieden übersetzen kann. Während meines Indologiestudiums lernte ich, dass eine Übersetzung immer nur das ausdrücken kann, was dem eigenen Bewusstsein entspricht. So sagte einer meiner Sanskritprofessoren treffend: »Heute, als junge Studentin, übersetzen Sie die Bhagavadgita mit dem Bewusstsein, das Sie bis jetzt entwickelt haben. In zehn Jahren haben Sie mehr vom Leben begriffen und vielleicht vieles von der Sanskritgrammatik vergessen, aber Sie verstehen vielleicht mehr von diesem Text.« Das hat sich oft bewahrheitet. Die Bhagavadgita handelt von nichts anderem als dem Karmagesetz, anschaulich dargestellt am Beispiel des Arjuna, der vor der Frage steht, ob er als Krieger nicht nur Feinde töten muss, weil das nun mal das Gesetz des Krieges ist, sondern auch dazu beiträgt, dass die eigene Familie getötet wird. Muss es getan werden, um dem Karmagesetz zu folgen? Das Karma müssen wir auf die menschliche Denkebene von Ursache und Wirkung herunter transformieren, um das Unfassbare fassbar zu machen. Es ist bezeichnend, dass die Gita im Ursprung nur ein dünnes Versbändchen war, das seit dem 5. Jh. Vor Chr. zu einem dicken Buch angeschwollen war, weil Theoretiker und Praktiker zum besseren Verständnis über die Jahrhunderte hinweg immer wieder ihre Kommentare eingefügt haben. Allerdings wurde es durch keinen Kommentar wirklich leichter, das Ungeheure des Karmas zu verstehen. Doch die Tatsache, dass Generationen von gebildeten Menschen um das Verstehen gerungen haben, zeigt den Wunsch, das Geheimnis der Natur – Schöpfung und Zerstörung – mit dem vergleichsweise kleinen Geist unseres menschlichen Bewusstseins zu erfassen.

Die Natur legt nichts ausdrücklich fest. Das »karman« ist Bedingung, nicht Bestimmung. Es ist nur einer der fünf Faktoren, die an dem Zustandekommen einer Handlung beteiligt sind, nämlich »adhistāna«, die Grundlage bzw. das Zentrum, von welchem aus wir handeln, »kartr«, der Täter, »karana«, das Werkzeug, »cesta«, die Anstrengung, und »daiva«, das Schicksal. Das letzte, das Schicksal, stellt sich als Macht oder Mächte dar, die anders als die menschlichen sind, als das im Hintergrund stehende kosmische Prinzip, welches das Werk einschränken kann und über seine Früchte in Gestalt von Tat und Belohnung verfügt. Wir müssen zwischen jenem Teile unterscheiden, der im Gefüge der Natur unumgänglich ist, wo es nichts nützt, hindernd einzugreifen, und jenem Teil, wo eine Lenkung und Umgestaltung nach unseren Zwecken möglich ist.
S. Radhakrishnan: Die Bhagavadgītā, S. 55

Ohne hier tiefer in die Karmalehre eindringen zu wollen, können wir diesem Zitat doch entnehmen, dass es ein kosmisches Gesetz gibt, nach dem bestimmte Geschehnisse nur bedingt beeinflussbar sind. Die indische Weisheitslehre geht dabei von Ereignissen aus, deren Sinn und Ordnungsprinzip nicht mit dem kleinen menschlichen Verstand durchschaut werden können. Dazu gehören auch die größeren Weltgeschicke, die ihren eigenen Lauf nehmen und manchmal erst nach Jahrhunderten ihren tieferen Sinn offenbaren. So wie das einzelne menschliche Leben eine Mischung aus Zwang und Freiheit, Schicksal und Wahl ist, gilt dies auch für die Lebensspanne einer Epoche, in der bestimmte Ereignisse offensichtlich unvermeidbar sind, trotz aller Gegenströmungen.

Herausragende karmische Ereignisse haben sich in der Menschheitsgeschichte immer durch besondere Zeichen angekündigt, ehe sie sich tatsächlich manifestierten. So hatten die indianischen Völker der Mayas und Inkas Prophezeiungen ihrer Seher erhalten, lange bevor die »weißen Männer« leibhaftig kamen. Während meines Studiums der Musikethnologie hörte ich einmal von einem Professor, der lange in Afrika und Australien geforscht hatte, dass solche Visionen, die durchaus auch apokalyptische Komponenten enthielten, in der dekadenten Phase einer Kultur besonders häufig auftauchen. Derlei wird auch von den alten Völkern der »Neuen Welt« berichtet. Natürlich bedeutet dies, wie schon gesagt, keinerlei Entschuldigung für das Verhalten der Kolonialherren.

Die Karmalehre wird auch als das Gesetz von Ursache und Wirkung verstanden, wobei das menschliche Bewusstsein des Einzelnen und das kollektive Bewusstsein eine entscheidende Rolle spielen. Im zyklischen Denken der amerikanischen, asiatischen, afrikanischen oder australischen Urkulturen gilt es als selbstverständlich, dass das Bewusstsein die Welt der Erscheinungen hervorbringt und Handlungen aufgrund des sie leitenden Bewusstseins ihre Auswirkungen haben, auch wenn diese nicht sofort erkennbar sind. Aus Sicht des Karmas wird noch einmal bestätigt, was im Zusammenhang mit den Miasmen schon mehrfach angeklungen ist: Die Energie folgt dem Gedanken. Die Seuche folgt dem kollektiven Bewusstsein. Von dieser Warte aus will es scheinen, als müssten manche Geschehnisse in die Tat kommen, um etwas zu erfüllen, das jenseits der Ratio liegt.

2.7 Die karmischen Vorzeichen der Syphilis

Wenn wir versuchen, die Entdeckung der »Neuen Welt« als ein solches karmisches Ereignis der Weltgeschichte zu verstehen, fällt es leichter, auch ihre Vorzeichen einzuordnen. Sie wiesen alle auf das Erscheinen der Syphilis, eines der folgenschweren »Mitbringsel« aus den spanischen Kolonien. Es ist auffällig, wie viele Vorahnungen und Visionen dazu in den Hochburgen der damaligen Wissenschaften bereits im Vorfeld auftauchten. Es waren sinnigerweise Ärzte, die gemäß der damals geltenden Weltanschauung, Ursache und Wirkung einer Krankheit noch nicht in Bakterien suchten. Sie suchten vielmehr ihre Ursache im menschlichen Verhalten und im Stand und Lauf der Gestirne. Astrologie und Medizin waren noch eng miteinander verknüpft.

Im 19. Jahrhundert machte sich der Arzt Dr. Stefan Steinlein darum verdient, die Ankunft der Syphilis zum einem stärker unter karmisch-astrologischen Gesichtspunkten zu erforschen und zum andern verschiedene Schriften der Renaissance zu studieren. Darüber verfasste er das zweibändige Werk »Astrologie, Medizin, Aberglaube«, das für unsere Betrachtung einige sehr aufschlussreiche Hinweise enthält.

Um die fünfzehnte Jahrhundertwende waren die Lehren der Astrologie lebendig genug, ja für den größten Teil der Ärzte war die Sicherheit ihrer Axiome unerschütterlich. Durch Spekulationen über eine Reihe astrologischer Ereignisse, die mit dem Jahre 1483 begannen und von außerordentlicher Bedeutung über ein Jahrzehnt blieben, wandelten sich die Anschauungen der Ärzte über das Wesen der durch unreinen Beischlaf erworbenen Krankheiten von Grund aus. Wohl hatten die unmittelbaren Einflüsse der Gestirne die »neue Krankheit« (Syphilis) nicht geschaffen, wie die alten Ärzte noch glaubten, aber mittelbar sollten die Gestirne Ursache werden, dass schon längst als verdächtig angesehene Einzelerscheinungen endlich verbunden und zum einheitlichen Bilde verschweißt wurden, was im Banne streng kanonischer humoralpathologischer Lehren unfassbar und bis dahin unannehmbar gewesen war... Dies alles geschah schon ein Jahrzehnt vorher, ehe Kolumbus seine Schiffskiele nach dem Westen lenkte.
S. Steinlein: Astrologie, Medizin, Aberglaube, S. 20

So wie die Sonne im Jahreslauf ihren Weg durch zwölf Monatsstationen nimmt, so gab es seit dem späten Mittelalter auch ein Menschenmodell, bei dem vom Scheitel bis zur Sohle die zwölf Sternbilder zugeordnet waren. Das Sternbild des Skorpions lag dabei in der Genitalgegend. Bestimmte Konstellationen von Gestirnen im Zeichen des Skorpions wurden als »Ursache« geschlechtlicher Erkrankungen angesehen. Der Skorpion galt zudem stets als Zeichen der Vernichtung. Aus den visionären Schriften der mittelalterlichen Mystikerin Hildegard von Bingen waren schon Voraussagen einer Krankheit mit todbringenden Symptomen wie brennende Hitze und »Schrecken der Höllenstrafen« bekannt. In einem Kalender mit astrologischen und medizinischen Bemerkungen von 1481 fand Steinlein folgende Hinweise, die dreizehn Jahre später als typische Syphilissymptome bekannt wurden:

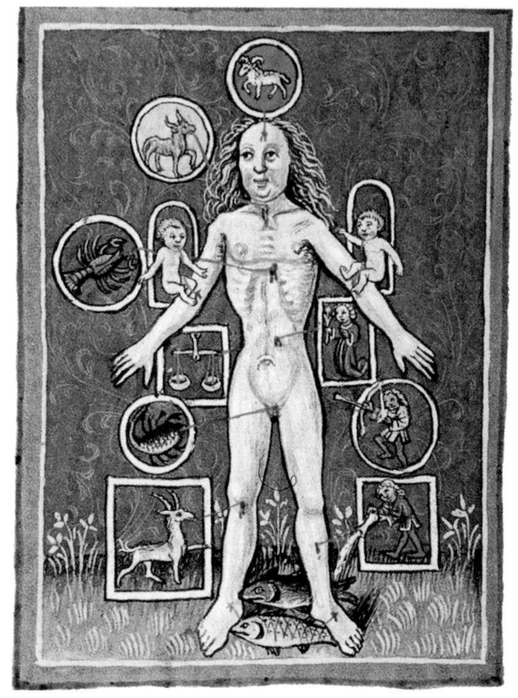

Abb. 30 Die Organe und ihre Entsprechung der Tierkreiszeichen

»Das zaichen scorpio, hat an dem menschen die scham, an frauen und an mannen., und was zu der scham gehört, und den ausgang und die siechtagen die darzu gehören den stain und dz griess dz in der plater wirt. In der wag (Zeichen der Venus) hüte der gemächt und arrsbacken.«
An anderer Stelle wird von »geschwär und reidikeit auf der lend und arssbacken«, von »veygblattern«... gesprochen... Aderlasstafeln und Kalender enthalten um die Mitte des sechzehnten Jahrhunderts häufig noch für jene, die an den »Frantzosen« (Syphilis) leiden, im Zeichen des Skorpions abwehrende Bemerkungen in auffallend rotem Druck...
Im Jahre 1483 wurden Konstellationen im Skorpion entscheidend für den im Mittelalter schon nicht mehr zu unterdrückenden Gedanken der Kontagiosität der längst verdächtigen »unreinen« Geschlechtskrankheiten.
S. Steinlein: ebenda, S. 24

Steinlein führt auf sehr umfangreiche Weise aus, dass schon mehr als zehn Jahre vor dem tatsächlichen Ausbruch der aus der »Neuen Welt« eingeschleppten Syphilis verschiedene ihrer Krankheitssymptome gehäuft, aber sehr verstreut auftauchten, die sich wie Mosaiksteinchen allmählich zu einem einheitlichen Krankheitsbild formierten. Die oben im Zitat erwähnten Geschwüre zwischen den Gesäßbacken, die Geschwüre an den Genitalien bei Mann und Frau und die räudigen Hauterscheinungen erregten Aufsehen, denn sie waren weder eindeutige Zeichen der bekannten Krankheiten Pest, Lepra, Blattern oder Krätze noch der Gonorrhoe.

Im Jahre 1483 erschienen Jupiter, Mars, Sonne und Merkur in der Waage und im Skorpion. Konjunktionen des Mars und der Venus, des Jupiter und der Venus fanden im Skorpion statt. Im Stier und Skorpion traten zwei Mondfinsternisse ein. Laurentius Phrisius schreibt: Daraus erhellt, dass die an dieser Krankheit (Syphilis) Leidenden meistenteils von Schmerzen des Halses und der Kehle (Stier) und besonders der Geschlechtsteile (Skorpion) befallen werden. Aus diesen Himmelsereignissen hat man sehr leicht schließen können, dass eine Krankheit für die Menschen entstehen würde, infolge der Verderbnis des Blutes und Verbrennung der Säfte.
S. Steinlein: ebenda, S. 25

Der zeitgenössische dänische Chronist Petrus Olaus schrieb ebenfalls etwa zehn Jahre vor Ausbruch der Syphilis, dass seit 1483 der »Morbus Gallicus« unter den Christen wüte. Aus astrologischer Sicht wurde dem gallischen Reich (Frankreich) der Planet Jupiter zugeordnet. Da Jupiter im Zeichen des Skorpion in Konjunktion zur Venus stand, war für die damalige Sicht klar, dass eine neue Krankheit der »Frantzosen« zu erwarten sei bzw. ihre ersten Zeichen bereits von den Ärzten zu beobachten waren. So wird es auch nicht als Zufall angesehen, dass die Syphilis im 16. Jahrhundert, als diese in allen Ländern Europas grassierte, zunächst den Franzosen angelastet wurde.

Ein weiteres Ereignis lässt nachdenklich werden, das uns Steinlein überliefert. Der italienische Forscher Ludovico di Barthema reiste nach Arabien, Persien und Indien und veröffentlichte 1505 seine Erlebnisse. Darunter nahm sein Besuch in Kalkutta (Calicut) einen besonderen Rang ein, denn dort grassierte die Lustseuche »Pūā« (Sanskrit: Läuterung, Sühne), die schlimmer wütete als die Syphilis in Europa. Sie habe die gleichen Symptome wie die »Frantzosen«. In Kalkutta erklärte man ihm, die schreckliche Seuche habe ihren Anfang vor 17 Jahren genommen, was etwa 1483 bedeutete.

In den Jahren bis zur vollen Ausbreitung der Syphilis in Europa (etwa um 1494) werden weitere bedeutsame astrologische Konstellationen als schrittweise Manifestation der neuen Krankheit beschrieben.[4] Schließlich erschien 1493 noch ein Komet und alle astrologisch gebildeten Ärzte und Wissenschaftler waren sich einig, dass die verschiedenen Konfigurationen der Gestirne zwischen 1483 und 1494 auf eine neue Seuche hinwiesen.

Das Jahr 1494 gilt für die Amerikanisten als Zeitpunkt der Ankunft der Syphilis. Aus diesem Jahr wird überliefert:

Am 23. Februar 1494 stand Saturn in voller Opposition zu Jupiter in dessen eigenem Hause in den Fischen. War schon das Zusammentreffen beider Planeten mit Mars im Skorpion 1484 um Mitternacht bedeutungsvoll gewesen, so hatte sich nun das Äußerste vollzogen. Saturn opponierte dem »Herrn des Lebens«, dem Regenten des Westens der Welt, dem über Frankreich gesetzten Planeten, in dessen eigenem Hause der Gewalt... Mit welcher Autorität man dieses Jahr für die Entstehung, Verschleppung und Ausbreitung der Seuche durch die Soldateska Karls VIII. brauchen durfte, dazu nicht mehr als dies: Karl VIII., König von Frankreich, überschritt mit einem Heer von 30000 Mann Anfang September 1494 die italienische Grenze. Sechs volle Monate früher und darüber stand Saturn in den Fischen in Opposition zu Jupiter.
S. Steinlein: ebenda, S. 31

Die Ausführungen Steinleins geben Anlass, die »moderne« Sichtweise der Epidemiologen, die Syphilis sei lediglich eine aus »Westindien« eingeschleppte Lustseuche, in Frage zu stellen. Er belegt, dass die Syphilis bereits zehn Jahre vor 1494 einen Teil ihres Gesichtes gezeigt hatte und durch die von Ureinwohnern infizierten spanischen Söldner nur ihre

4 Für die versierten Astrologen unter den Lesern sei angemerkt:

Das Jahr 1484 brachte die folgenschwerste Konstellation am 25. Oktober, als Saturn und Mars im 28° des Skorpion, in Mars`eigenem Hause, mit Jupiter zusammentrafen. Mars hatte sich auf Saturn zuschreitend mit ihm beim Aufstieg des Krebses verbunden. Seit Ptolemäus liegt im Nebelstern des Krebses der Begriff der »Pest«, der Epidemie. Saturn, Jupiter, Mars und Merkur trafen 1485 im Schützen zusammen. Es verbanden sich Saturn und Mars, Saturn und Merkur und Jupiter und Merkur. Im darauf folgenden Jahre 1486 kam es im Schützen zur Opposition des Mars und Saturn und zur Konjunktion des Jupiter und Mars. Am 20. Juli 1487 kamen durch die Planeten neue bedeutsame Gestirnstellungen zustande. Im ersten Achtel des Widders sollte ein überaus verhängnisvolles Geschick sich durch Saturn und Mars 1493 erst vollenden.

»Vollendung« erreichte. Anders gesagt: Es gab in Europa bereits vor dem Kontakt mit der »Neuen Welt« einen vorbereiteten Nährboden, ein passendes Resonanzfeld für die Syphilis.

Wir müssen uns dabei noch vergegenwärtigen, dass die Spanier und Franzosen zunächst einmal eine undurchseuchte Volksgruppe darstellten und die Infektion deshalb zunächst nur extrem immunschwache Individuen niederstreckte. Es dauerte ein, zwei Jahre, bis die Kontagiosität deutlich zunahm, bedingt durch den häufigen Besuch versprengter Soldatengruppen aus dem Heer Karls VIII. in billigen Bordellen, wo sie Dirnen ansteckten und diese wiederum andere Freier.

In der Würdigung der astrologisch-medizinischen Betrachtungen aus der frühen Renaissance erfahren wir noch andere Dinge über die Behandlung von Syphilis als aus der üblichen Epidemiologie-Literatur. Die orthodoxe Medizin vertrat damals noch immer beharrlich die alte Humoralpathologie des griechisch-römischen Leibarztes von Kaiser Marc Aurel, Galenus Galen (129-199) und lehnte alle neuen Ideen und Erkenntnisse ab. Das medizinische Bewusstsein dieser Zeit war von der Wahnidee durchdrungen, giftige Säfte müssten den Körper auf drastische Weise verlassen. So bestand die fatale und brutale Behandlung der Syphilis durch die damaligen »Schulmediziner« und Bader in einer so genannten »Salivationskur«: Diese Tortur einer Ganzkörpereinreibung mit Quecksilbersalbe und einem anschließenden Überhitzen des Körpers führte zu unsäglich starkem Speichelfluss (Salivation) und so vielen Nebenwirkungen, dass der Patient am Ende meistens qualvoll starb. Zwar setzte man auch das tropische Holz Guajacum ein und kochte davon Dekokte, die der Patient trinken musste, aber all diese Maßnahmen brachten letztendlich immer mehr Verschlimmerungen, weil sie zu viele Symptome unterdrückten. Diese Quecksilberkuren vergifteten den Patienten buchstäblich bis in die Knochen. Wie der Miasmenforscher Peter Gienow bestätigt, entstand so die Mercurial-Syphilis mit typischen Quecksilber-Symptomen, die es zu Beginn der Syphilis-Ausbreitung nicht gegeben hatte.

Die Betrachtung der damaligen astromedizinischen Erkenntnisse legt nahe, dass man nicht nur die Ankunft einer neuen Seuche am Gestirnstand ablesen konnte, sondern schon seit dem Mittelalter selbstverständlich auch eine Heilkunde existierte, die sich daran orientierte. Die Heilkundigen wussten um die heilkräftige Wirkung der Gesteine, Metalle, Pflanzen und

Tiersubstanzen unter astrologischen Einflüssen. Wie wir bereits hörten, spielte das Sternbild Skorpion eine dominante Rolle als Regent für die Genitalien. In der Pflanzenheilkunde wurden deshalb solche Pflanzen in der Syphilisbehandlung eingesetzt, die entweder in ihrer Signatur Formen aufwiesen, die den männlichen Genitalien ähnlich sahen oder die dem Stachel des Skorpions ähnelten: Wurzeln und Blüten der Orchideenfamilie, ganz besonders das Knabenkraut mit seiner hodenähnlichen Form der Wurzelknollen, standen hoch im Kurs.

Jene Arten, deren Blüte nach hinten in einen mit Honig oder saftigem Gewebe erfüllten »Sporn« endigte, der sich gleich dem Schwanz eines Skorpions krümmte, waren jene, die als Heilmittel bei Genitalerkrankungen sicherste Wirkung versprachen. Aus den über fünfzig bei uns heimischen Arten finden sich denn auch die meisten in alten Rezepten gebraucht... Bei einer Art, der Skorpionkronenwicke, krümmt sich die gegliederte Samenhülse zur Reifezeit und ragt, dem gegliederten Skorpionschwanz ähnlich, drohend aus ihrem Kelch. Als Skorpionssenna war sie offiziell und bis in neuere Zeit noch gegen syphilitische Geschwüre in Anwendung. Aber auch der Wegerich gehörte als eine seiner Emanationen zum Planeten Mars und dessen Haus war der Skorpion; wegen seiner schuppenförmigen Erscheinung, die an Krätze und Ausschlag erinnerte, kam der Wegerich, wie aus den gleichen formsymbolischen Gründen die verschiedensten Scabiosen, in den Ruf, Krätze zu heilen.
S. Steinlein: ebenda, S. 32ff

Wenn man ausführlich die Quellenforschung Dr. Steinleins liest, fühlt man sich oft in unsere Zeit versetzt, weil damals wie heute eine »Hardliner-Liga« der Medizin aus Bequemlichkeit und Verbohrtheit an alten Glaubenssätzen festhält und folglich »nicht sein kann, was nicht sein darf« – ein Credo der Inquisition, das eines Wissenschaftlers eigentlich unwürdig sein sollte. Die Syphilis fordert nach wie vor zu neuem Denken und Handeln heraus.

Volle zwei Jahre nach ihrem Ausbruch (Syphilis) haben sich die Ärzte in Deutschland ausgeschwiegen; dann haben sie angefangen, sie zu behandeln...
Im Skorpion, dem uralten Zeichen der Geschlechtssphäre, sich vollziehende Gestirnstellungen, die wechselnd im Laufe der Jahre über alle den menschlichen Körper bedeutsam beherrschenden Zodiakalbilder sich erstreckten, sollten erste endgültig der »neuen« Krankheit zur späten Geburt helfen... Was seit 1483 durch Jahre während, als leuchtende Wahrheit Nacht um Nacht am Himmel zu schauen war, reizte zu schroffstem Widerpart in fundamentalen Fragen, stachelte gegen die über ein Jahrtausend

alte Lehre des Galen auf, lehrte in kanonischen Dingen Avicenna misstrauen, und allen großen Arabern die Stirn bieten, Autoritäten fragwürdig finden, zum Kampf gegen sie rüsten mit Waffen, die erst zu schmieden waren...
S. Steinlein: ebenda, S. 34

Dieser Exkurs zum karmischen Aspekt des Eintritts der Syphilis in unsere abendländische Welt gibt uns auf der einen Seite Aufschluss über die Widersprüchlichkeiten zwischen alten, festgefahrenen Denkmustern und den neuen, hohen, lichtvollen Idealen in der Renaissance. Nur in diesem Spannungsfeld konnten Inquisition und Hexenhammer ihr teuflisches Tribunal erweitern, indem sie vorgaben, das Volk vom Aberglauben zu »reinigen«. Die geradezu panische Angst der Kirche, Macht und Pfründe zu verlieren, fand ihren Gegenpart im Expansionswillen und Goldrausch der Spanier, die unermesslichen Reichtum versprach. Das durch und durch Menschen verachtende Bewusstsein, das die Inquisition gebar, reiste mit in die »Neue Welt« und tobte sich dort aus.

2.7.1 Sebastian Brant

Eine schriftliche Quelle aus der Renaissance wollen wir noch erwähnen, die den Zeitgeist des syphilitischen Miasmas beleuchtet. Allgemein wird in der Syphilis-Forschung das Lehrgedicht des Venezianers Girolamo Fracastoro aus dem Jahre 1555 beachtet, weil darin die Namensgebung erklärt wird. Aber es gab schon lange vorher Spanier, Italiener, Franzosen und Deutsche, die ihre Einsichten über die neue Seuche veröffentlichten. Erfreulicherweise sind noch einige Originalquellen erhalten. Eine der ältesten ist das Syphilis-Flugblatt vom Oktober 1496 des deutschen Humanisten Sebastian Brant (1457-1521). Er ist auch der Autor des berühmten »Narrenschiffes« (1494). Brant widmete sich allen außergewöhnlichen Naturphänomenen und brachte sie in Zusammenhang mit dem Verhalten der Menschen und ihren Geschicken. In seinem satirischen Werk »Narrenschiff« kommt die damals orthodoxe Naturwissenschaft bisweilen schlecht weg, weshalb Brant unter den Wissenschaftlern nicht hoch angesehen war. Doch als einer der gründlichsten Forscher seiner Zeit deutete er die Zeichen besonderer Naturphänomene als Hinweise für die notwendigen Änderungen im politischen und moralischen Verhalten des einzelnen und der Gesellschaft.

Der Durchbruch zur zeitgenössischen Berühmtheit gelang ihm, als er im November 1492 den Meteorfall bei Ensisheim im Elsaß beschrieb und deutete. Bei dem von ihm so genannten »Donnerstein«, der am 7. November 1492 niedergegangen war, handelte es sich um den ersten beglaubigten Meteoriten der neueren Geschichte...
Außergewöhnlichen Krankheiten widmete Brant zweimal seine Aufmerksamkeit, nämlich im Frühjahr 1496 dem Blut- und Wurmausfluss der Straßburgerin Anna von Endingen und im Herbst desselben Jahres der Syphilis.
D. Wuttke: Brants Syphilis-Flugblatt, S. 127ff

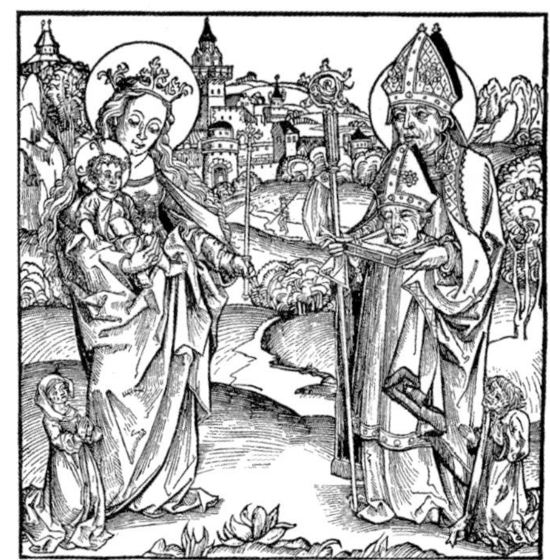

O Aller heyligister vater vñ großmechtiger nothelfer Dyonisi: ein ertz
bischoff vñ loblicher marterer. O du himelischer lerer: der von fräck-
reich apostel: vñ teutzscher landt gewaltiger regierer. Behuet mich vor der
erschrecklichen kranchheit mala franzos genant: von welcher du ein grosse
schar des christenlichen volks in franckreich erledigt hast: So dy kosten
das wasser des lebẽdigen prunnen der under deinẽ aller heiligisten korper
entsprang: Behuet mich vor diser gemerlichen kranckheit: O aller genedi
gister vater Dyonisi: biß ich mein sundt mit dem ich got meinen herreñ be
laidigt hab: pussen mug: vñ nach dysem lebẽ erlangen: dy freud der ewigẽ
saligkeit: das verleich mir xp̃s iesus der dich in dẽ aller vinstersten kercker
verschlossen trostlichen haym gesuechet: vñ mit seinẽ aller heiligisten leich
nam und pluet dich speiset sprach: dy lieb vñ guttikait dy du hast zu mir al
lerzeit: dar umb wer wirt bitten der wirt gewert: Welcher sey gebenedeit in
ewigkait Amen.

Abb. 31
Detail aus einem Flugblatt, den Hl. Hieronymus anzurufen

Das Flugblatt wurde in lateinischer und deutscher Sprache gedruckt und war bald ein Bestseller, weil Brant die Syphilis nicht einfach als gottgegebene Strafe betrachtete, sondern einen verständlichen Hinweis dafür gab, dass bei Mensch und Gesellschaft etwas Grundsätzliches aus der Ordnung geraten war.

Medizinhistorisch geht man davon aus, dass ab 1496 die Syphilis in Deutschland Monat für Monat stärker grassierte, so dass im Juli, August und September desselben Jahres sowohl Flugblätter von anderen Humanisten erschienen, als auch spezielle Prozessionen (zum Beispiel im Straßburger Münster) stattfanden, um den Hl. Hieronymus anzurufen, der als Schutzheiliger der Seuchenkranken galt.

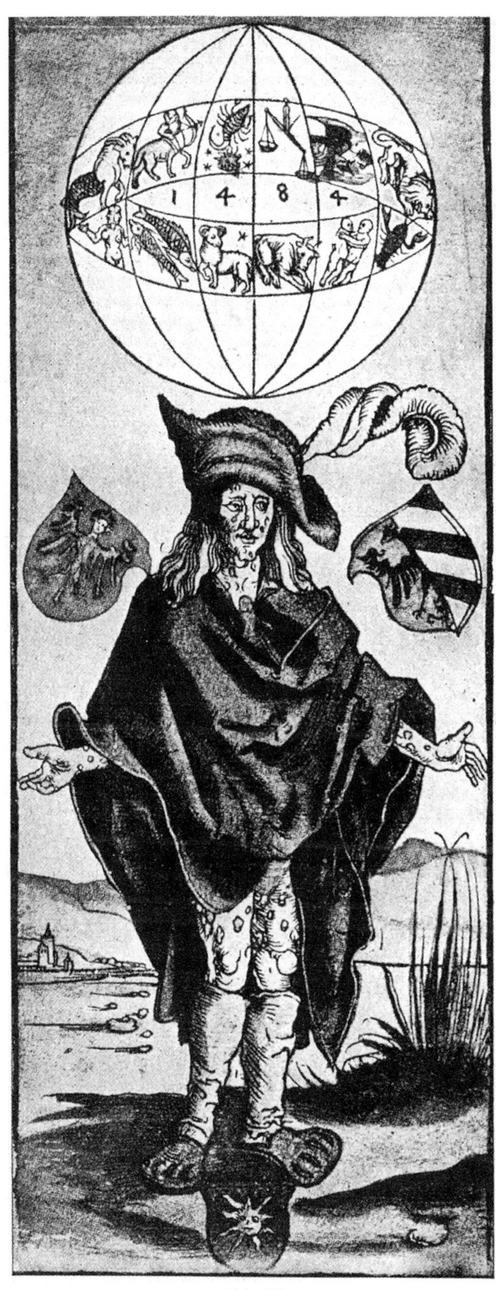

Abb. 32
Flugblatt über die »weltweite« Syphilis

Brant geht in dem Gedicht von der Geneigtheit der Großen zu Händeln und Untreue gegenüber König und Reich aus. Kein Zeitalter der Weltgeschichte habe so viele Kopflose geduldet, wie man jetzt überall sehe; die Deutschen suchten nach einem Mittel, mit dem sie das Haupt, das sie hervorbrachten, abschlagen könnten. Durch solch Verhalten seien bisher all die großen Reiche zugrunde gegangen... Brant gibt dann seiner Überzeugung Ausdruck, dass die vielen Wunderzeichen und Krankheiten der Zeit Strafen sind für das politische Fehlverhalten der Menschen. Als besondere neue Plage bespricht er die Syphilis (damals noch morbus Gallicum oder »blattern warzen« genannt)... bespricht ihre Symptome. Als Ursache gibt er die Konjunktion von Saturn und Jupiter an. Die Krankheit pflege häufig nach je 40 Jahren aufzutreten in Landstrichen, wo die Körper trocken seien. Daher herrsche sie oft bei Franzosen und Spaniern, aber selten bei Völkern in kühler und feuchter Region... Er teilt die Beobachtung mit, dass manche bis zu elf Monate dahinsiechen, ohne völlig zu genesen.

D. Wuttke: ebenda, S. 133

Wie schon gesagt, war die orthodoxe Medizin noch ganz in der alten Humoralpathologie verhaftet. Die Flüssigkeit der Syphilisgeschwüre stank bestialisch und man betrachtete sie als »schwarzgallig«. Die schwarze Galle galt als saturnaler Körpersaft, der mit allen Mitteln ausgetrieben werden musste. Bevor die Quecksilberkuren in Mode kamen, war der Aderlass die wichtigste Maßnahme, um die Säfte wieder ins Gleichgewicht zu bringen – was allerdings angesichts der Syphilis nicht gelang!

Auch der Historiker Dieter Wuttke, dem wir die Übersetzung und Erforschung des Flugblattes von Brant verdanken, bestätigt, dass die von den Humanisten beobachteten Natur- und Himmelsphänomene lange vor der epidemischen Ausbreitung der Syphilis die Gemüter bewegte und jahrzehntelang beschäftigte.

Ein zweites Flugblatt ist erwähnenswert, das der Nürnberger Stadtphysikus Dietrich Theoderich Ülzen auf Veranlassung des Stadtrates im Sommer 1496 verbreitete. Auch hier handelte es sich um eine in Gedichtform verfasste Beschreibung der neuen Krankheit. Der mit Pusteln übersäte Landsknecht – möglicherweise von Albrecht Dürer gemalt – diente als abschreckendes Beispiel der »Franzosenkrankheit«. Auf dem Blatt heißt es: »Weissagung über die epidemische Krätze, die allenthalben am ganzen Erdkreis wütet.« Es geht auch daraus hervor, dass die Ärzte die auffälligen Hauterscheinungen zunächst als eine besondere Form der Krätze diagnostizierten. Ein Zeitgenosse Brants und Ülzens war der Astronom, Sekretär und Beichtvater Maximilians I. Joseph Grünpeck, der sich auf Brant berief und die erste ausführliche Beschreibung der Zustände im Söldnerheer Karls VIII. in Neapel überliefert.

Abschließend sei noch erwähnt: Wir verdanken dem Historiker Dieter Wuttke auch den Hinweis, dass neuere Skelettfunde in Mittel- und Südamerika und sogar in Europa die Existenz der Syphilis Jahrtausende und Jahrhunderte vor dem epidemischen Ausbruch Ende des 15. Jahrhunderts bestätigen.

2.7.2 Johannes Gutenberg

Brants Flugblatt wäre nicht möglich gewesen, wenn nicht zuvor im geistigen Bereich eine andere, technische Revolution stattgefunden hätte: Johannes Gutenberg hatte 1468 die Buchdruckkunst mit beweglichen

Lettern erfunden. Bis dahin hatte der Klerus allein das Monopol der Buchherstellung besessen und entschieden, was in welche Hände gelangte. Nun waren Druck und Verbreitung von Büchern allen zugänglich, die es sich finanziell leisten konnten. Wir können uns heute nicht mehr vorstellen, welchen Machtverlust für die Kirche und welchen Machtgewinn für das sich emanzipierende Bürgertum dies bedeutete. Auch hier liegt eine der Ursachen für den geistigen Umbruch in der Renaissance. Das gelesene Wort verstärkte das gehörte Wort. Eine Schriftkultur war immer das Resultat eines Quantensprungs in der Kulturgeschichte, denn das geschriebene Wort hatte eine andere, beinahe unendlich anmutende Gültigkeit. Durch den Buchdruck bekam ein Schriftstück noch einmal eine höhere Bedeutung, denn Gedanken konnten nun in wesentlich kürzerer Zeit verfasst und verbreitet werden als durch Handgeschriebenes zuvor. Dadurch veränderte sich unmerklich das Zeitgefühl. Dazu passend erfand Peter Henlein, geboren 1480, die erste Taschenuhr – auch die innere Uhr des Renaissancemenschen begann schneller zu ticken. Johannes Gutenberg war der Initiator für die Expansion auf geistigem Gebiet und löste in vorher nie gekannter Weise den Wunsch aus, Lesen zu lernen. Es gab keine Bastion mehr, die den Wunsch nach intellektueller Bildung aufhalten konnte.

2.8 Die Syphilis als Krankheit und ihre Verbreitung

Sowohl in der Amerikanistik als auch in unserer Geschichtsschreibung hat sich hartnäckig die Meinung gehalten, Kolumbus habe 1494 die Seuche der Syphilis nach Europa gebracht. Auch darin zeigt sich das zutiefst syphilitisch Kranke einer Schuldzuweisung, die in Europa reihum ging. Niemand fühlte sich für die Ausrottung der Indianer verantwortlich. Die Wüste, die die Spanier auf den Inseln und in Mittelamerika hinterlassen hatten, weist auf das aktive Miasma, das sich die Syphilis als geeignete Manifestation wählte.

Neuere Forschungen in England, Griechenland und Amerika entkräften jedoch die Behauptung, Kolumbus habe die Syphilis von den Indianern lediglich importiert:

2003 wurde in Hull, einer Hafenstadt im Norden Englands, bei der Errichtung eines Neubaus zufällig das erste englische Kloster gefunden und ausgegraben. Die Leiterin der archäologischen Ausgrabung, die Paläopathologin Dr. Charlotte Roberts, machte den sensationellen Fund von 60 Skeletten und Leichenresten, die eindeutig syphilitische Veränderungen wie Löcher und Wucherungen an Schädel und Beinknochen aufweisen. Das um 1300 florierende Kloster gehörte den Augustinermönchen, die das Gelübde sexueller Enthaltsamkeit und materieller Armut abgelegt hatten. Es tauchte also die Frage auf, wie es bei 60 Leichen zu syphilitischen Zeichen kommen konnte und ob die Mönche möglicherweise sogar an der Geschlechtskrankheit gestorben waren.

Die Antwort ist vielschichtig. Hull war damals eine reiche Handelsstadt und viele reiche Kaufleute lebten dort, die sich das Privileg erkauften, in der Abtei bzw. im Kloster beigesetzt zu werden. So ging man zunächst einmal davon aus, dass es sich bei den Skeletten weniger um Mönche als um Kaufleute handelte, die an der Syphilis gestorben waren. Die Altersbestimmung der Holzsärge durch Radiokarbonanalyse, in denen die Skelette lagen, ergab eindeutig die Spanne von 1300 bis 1340. Durch die Syphilisforschung ist bekannt, dass in der Renaissance zunächst die akute Form grassierte, so dass die meisten Menschen gar nicht alt genug wurden, um Knochenwucherungen (typisch für die späteren Formen der Syphilis) auszubilden.

Parallel zu dieser Entdeckung in Hull wurden bei Forschungen in Amerika fünf Kinderskelette aus der postkolumbianischen Zeit gefunden, die eindeutig syphilitische Zeichen hatten: eine syphilitisch kranke Mutter infizierte wahrscheinlich die Kinder, die typische Querfurchen auf den Zähnen und sonstige Anomalien im Gebiss aufwiesen. Skelette aus der präkolumbianischen Zeit wiesen dagegen keine syphilitischen Symptome auf. Stattdessen wurde bestätigt, dass präkolumbianische Eingeborene in dörflichen Gemeinschaften eine milde Form der Syphilis kannten. Das Syphilis-Bakterium Treponema pallidum überlebte von Generation zu Generation durch den nichtsexuellen Hautkontakt (gemeinsame Schlafplätze, gemeinsames Essgeschirr) und war nicht mehr als eine hässliche Hautkrankheit, die die Kinder überstanden und damit ihr Immunsystem stärkten. Wie konnte also aus der milden Form der Syphilis eine maligne werden?

Ausgrabungen und Forschungen des Ehepaares Renata und Matej Henneberg in Pompeji sowie Metafont, einer antiken Stadt aus dem 6. Jh.. v. Chr. in Süditalien sowie römische Medizintraktate offenbaren ebenfalls, dass die Syphilis in ihrer milden Form schon damals bekannt war; sie war jedoch vormals keine Geschlechtskrankheit und trat in vorchristlicher Zeit auch nie epidemisch auf. »Diese Belege und Tatsachen wurden nie erkannt, weil man nie danach suchte«, erklärt Dr. Matej Henneberg.

Das Bakterium der Syphilis veränderte sich, wie sich jedes Lebewesen verändert, wenn Klima, Umwelt und Gesellschaft sich verändern. Ein Bakterium will um jeden Preis überleben. Folglich sucht es sich optimale Bedingungen.

Alle Orte, an denen solche Beweise durch Skelette gefunden wurden – Hull, Pompeji, Metafont – haben eines gemeinsam: sie waren Hafenstädte und hatten weltweite Handelsverbindungen. Sie waren reich, wurden von der geistigen Elite und von Prostituierten bewohnt und waren auf dem modernsten Stand der Hygiene, Technik und Wissenschaft ihrer Zeit. Die Syphilis war und ist eine Krankheit der Städte, eine Krankheit der Zivilisation. Indem die Menschen mehr Kleidung trugen, bessere hygienische Bedingungen schufen und getrennte Schlafplätze sowie getrennte Essgeschirre üblich wurden, musste das Bakterium mutieren und sich diesem Wandel seiner Wirte anpassen. Es konnte sich nur noch in der feuchten Wärme der Geschlechtsorgane vermehren. In der Renaissance fand, wie bereits angesprochen, eine enorme Individualisierung statt und bereitete den Boden für die Malignität der milden Syphilis. Bewiesen ist durch die anthropologischen Forschungen in Mittel- und Südamerika auch, dass die maligne Form der Syphilis erst durch die Nachfolger von Kolumbus zu den indianischen Dorfgemeinschaften gelangte. Das Immunsystem der Eingeborenen war dafür nicht gerüstet. Es heißt daher, dass durch die eingeschleppte maligne Syphilis in der postkolumbianischen Zeit noch mehr Indianer daran starben als die Konquistadoren bereits niedergemetzelt hatten, also mehr als 15 Millionen Menschen!

Die wesentliche Erkenntnis der modernen Syphilisforscher ist, dass sich ein Bakterium allgemein gemäß dem Überlebensdrang aller lebendigen Organismen fortwährend anpasst und weiterentwickelt und die Syphilis speziell eine Erscheinung der Zivilisation ist, weshalb sie in der Renaissance erstmalig Bedingungen für eine epidemische Verbreitung fand. Fügen wir jetzt noch die geistige Komponente hinzu, wird noch deutlicher, wie das menschliche Bewusstsein eine Seuche »ruft«.

2.9 Das Krankheitsbild der Syphilis

Das Krankheitsbild der Syphilis wurde hinsichtlich seiner Symptome erst im Laufe des 16. Jahrhunderts als Einheit verstanden und verlief folgendermaßen:

Nach einer Inkubationszeit von etwa drei Wochen erschien an den Genitalien ein so genannter ***Primäraffekt***, ein kleines, von einem roten Hof umgebenes Knötchen, das schnell ulzerierte und »ulcus durum« (harter Schanker) im Gegensatz zum »ulcus molle« (weicher Schanker) genannt wurde. Im Sekret dieses Primärgeschwürs befanden sich die damals noch unbekannten Erreger Treponema pallidum. Zu Beginn des Syphilisausbruchs in den undurchseuchten Völkern Europas bildeten sich zunächst meist viele ulzerierende Knötchen auf einmal – erst später reduzierte sich der Primäraffekt auf ein Knötchen.

Zwei Wochen nach diesem Primärgeschehen schwollen die Leistenlymphdrüsen an. In der Renaissance brachen die Lymphdrüsen gelegentlich auf; außerdem klagten die Kranken über starke Gliederschmerzen. In späterer Zeit verliefen die Lymphknotenschwellungen schmerzlos.

Etwa zwei Monate nach diesem Stadium ging die Syphilis in das ***Sekundärstadium*** über, bei dem am ganzen Körper Papeln und kupferfarbene Flecken auftauchten. Die papulösen Hautausschläge an der Stirn-Haargrenze erhielten den Namen »Corona veneris«. Die Kopfhaare fielen in kreisrunden Stellen oder mottenfraßähnlich über den Kopf verteilt aus. An den Übergängen von Haut und Schleimhaut (Mund, Augen, Nase, After, Scheide, Penis) traten nässende Papeln auf. In der Renaissance berichtet man von den Papeln zwischen den Gesäßbacken und von der schwarzgalligen Flüssigkeit, die aus den Papeln (condylomata lata) floss.

Danach folgte eine Ruhezeit, deren Heimtücke bald erkannt und gefürchtet wurde, denn die Syphilis wurde in dieser Phase nicht durch neue äußerliche Symptome sichtbar, sondern war auf einer tieferen Schicht destruktiv tätig. In späteren Epochen dauerte diese Latenzzeit zwei bis fünf Jahre, doch in der Renaissance oft auch nur wenige Wochen lang, denn die meisten Menschen starben innerhalb von zehn oder elf Monaten nach der Infektion.

Das ***Tertiärstadium***, das der Latenzzeit folgte, zeichnete sich durch chronisch entzündliche Hautveränderungen und Organentzündungen aus.

Aus der Renaissance erfahren wir von Bauchauftreibungen, die auf eine Leber- und Milzschwellung schließen lassen. Wir hören auch von erneuten größeren Geschwülsten, die zunächst elastisch wie Gummi waren und deshalb den Namen »Gummata« erhielten. Diese Gummen brachen schließlich auf und bildeten ein scharfrandiges, wie mit einem Locheisen ausgestanztes Geschwür.

Durch die heftigen Unterdrückungsmaßnahmen der Behandlung im 16. und 17. Jahrhundert tauchte die Syphilis bei etwa einem Fünftel der Befallenen noch tiefer in den Organismus ab und verschwand für 15 bis 20 Jahre scheinbar von der Oberfläche, um schließlich zu den Spätmanifestationen am Zentralnervensystem zu führen (Neurosyphilis). Diese Spätfolgen waren noch bis zum Beginn des 20. Jahrhunderts als Rückenmarks- und Gehirnerweichung mit geistiger Umnachtung bekannt.

In Spanien mussten die Ärzte immer wieder amtliche Berichte über den Krankheitsverlauf abliefern, die uns heute Zeugnis geben. Es war klar, dass die Syphilis (las bubas) durch Geschlechtsverkehr übertragen wurde und eine schwere, schmerzhafte Krankheit mit meist tödlichem Ausgang war. Der bereits erwähnte Bartolomé De las Casas hatte nicht nur als junger Mann in Sevilla den glorreichen Einzug des zurück gekehrten Christobal Colon (Kolumbus) miterlebt, sondern bereiste selbst Haiti und recherchierte über das Alter der Seuche bei den Ureinwohnern. Er stellte fest,

- dass jeder Spanier, der mit einer Einheimischen Geschlechtsverkehr hatte, angesteckt wurde
- dass die Krankheit bei den Ureinwohnern seit Menschengedenken existierte
- dass die Einheimischen, die von der Krankheit befallen waren, nur wenig litten und meist wieder gesund wurden.

Wie kam es nun zur epidemischen Ausbreitung der Syphilis? Zunächst griff die Krankheit in Sevilla, dann in Barcelona heftig um sich, denn die sexuell ausgehungerten Matrosen um Kolumbus bevölkerten die Hafenbordelle, infizierten dort die Prostituierten, die ihrerseits wieder andere Kunden infizierten.

Dann folgte der karmisch anmutende Augenblick am 1. September 1494, als der französische König Karl VIII. an der Spitze eines bunt zusammen gewürfelten Söldnerheeres mit etwa 32000 Mann die italienische Grenze überschritt, um mit Waffengewalt seine Erbansprüche auf das Königreich Neapel geltend zu machen. Es wird berichtet, dass die Mannschaft des Königs sich in jeder Stadt den tollsten Ausschweifungen hingab und anschließend eine bis dahin unbekannte Seuche explosionsartig grassierte.

Dieser unbedeutende, höchst ergebnislos verlaufene Feldzug, der oft verspottet wurde, beansprucht in seuchengeschichtlicher Beziehung um so mehr Beachtung, da er zur Verschleppung und Ausbreitung einer der schlimmsten Seuchen geführt hat. Es schien, als hätte Karl VIII. in Neapel die Büchse der Pandora geöffnet. Die bis dahin undurchseuchte, syphilisfreie Bevölkerung Europas war der Infektion gegenüber völlig widerstandslos. Auf dem überstürzten Rückzug berührte man einen großen Teil derselben Städte und Landschaften wie auf dem Vormarsch und hinterließ überall das Unheil...
Als der Rest des verseuchten, aus aller Herren Länder bunt zusammengewürfelten Heeres Anfang Juli 1495 in der Lombardei mit dem feindlichen Landsknechtshaufen Kaiser Maximilians in Berührung kam, zerstreuten sich die Söldner des jungen Franzosenkönigs nach allen Windrichtungen in ihre Heimatländer, füllten unterwegs die Herbergen, Wirts-, Spiel- und Frauenhäuser und verschleppten die Infektion vor allem in die Schweiz, nach Deutschland und Frankreich.
S. Winkle: Kulturgeschichte der Seuchen, S. 544ff

Der Begriff »Franzosenkrankheit« für die Syphilis kam auf diese Weise in Gebrauch. Durch Joseph Grünpeck, den Hofastronomen Kaiser Maximilians I. erfahren wir folgendes:

Die einen waren vom Scheitel bis zu den Knien mit einer zusammenhängenden fürchterlichen schwarzen Art von Krätze überzogen und dadurch so abschreckend... die anderen hatten diese Krätze nur an einzelnen Stellen, aber härter als Baumrinde, am Vorder- und Hinterhaupt, an der Stirne, am Halse, der Brust, dem Gesäß und zerrissen sich dieselbe vor heftigem Juckreiz mit den Nägeln. Die übrigen starrten an allen Körperteilen von einer solchen Menge von Warzen und Pusteln, dass ihre Zahl nicht zu bestimmen war. Sehr vielen wuchsen aber im Gesicht, an den Ohren und an der Nase dicke und raue Pusteln wie Zapfen oder kleine Hörner in die Höhe, die mit pestialischem Gestank aufbrachen und vorstehenden Hauern glichen.
S. Winkle: ebenda, S. 547

Wir können uns leicht vorstellen, welche Angst vor der äußerlich absto-ßenden und von schweren Knochenschmerzen gezeichneten Krankheit entstand. Von der Pest war man gewöhnt, entweder schnell zu sterben oder nach kurzer Zeit wieder zu genesen. Doch die Syphilis zog sich nur am Anfang über Monate, später über Jahre hin, nachdem sich die Latenzzeiten verlängerten.

Meist blieb man sein Leben lang gezeichnet wie ein Aussätziger, nur dass man im Gegensatz zur Lepra ununterbrochen von unerträglichen Schmerzen gepeinigt wurde... Erasmus von Rotterdam bezeichnete den Franzosenkranken als lebenden Leichnam mit stinkendem Atem, deformiert eingestülpter Nase, fressenden Hautgeschwüren und hinkendem Bein.
S. Winkle: ebenda, S. 548

Wie schon erwähnt, versuchte man der Syphilis mit allen möglichen »Rosskuren« beizukommen, bei denen Quecksilbersalben und Schwitzbäder den Kranken mehr schadeten als halfen. Auf diese Weise entstand die für unsere miasmatische Betrachtung wichtige »Mercurial-Syphilis«. Wenn wir also heute syphilitische Krankheiten behandeln, kommen zusätzliche Unterdrückungssymptome in Betracht:

- Nächtliche Knochenschmerzen (gegenüber Gliederschmerzen tagsüber)
- Speichelfluss
- Starke Nachtschweiße
- Zahnausfall

Spanische Edelleute hatten auf Haiti beobachtet, dass himbeerähnliche Hautwarzen mit Holztränken und Schwitzbädern erfolgreich behandelt werden konnten. Diese Warzen hielt man für identisch mit den luetischen Hauterscheinungen und betrieb einen gut florierenden Großhandel mit dem indianischen Guajakholz, allen voran Kaiser Maximilian I. und das mächtige Handelshaus der Fugger. Kein Geringerer als der Arzt Theophrastus Paracelsus (1493-1541) erhob seine kritische Stimme gegen das »Wunderholz«, denn es war zum einen offensichtlich, dass sich nur Begüterte das teure Holz leisten konnten und zum andern meistens die versprochene Heilwirkung ausblieb. Paracelsus war fest überzeugt, dass Mercurius das richtige *innere* Heilmittel sei und predigte sein Credo, das eine Art Vorläufer der 200 Jahre später geborenen Homöopathie ist:

*»Alle Dinge sind Gift und nichts ohne Gift,
allein die Dosis macht, dass ein Ding kein Gift ist.«*

Er wetterte gegen die Quacksalber, Schmierer und Laienbehandler, die eben nicht die rechte Dosis wählten, sondern den Patienten vergifteten. Er polterte gegen die »Holzhansen«, weil sie durch das massenhaft importierte Guajakholz den Fortschritt der Syphilisbehandlung erschwerten. Bald entbrannte ein dennoch fruchtbarer Streit zwischen den »Holzhansen« und den »Merkurialisten«: Eine Grundbedingung in diesem Streit war nämlich, die alte Galensche Säftelehre auszuklammern und nur mit eigenen Erfahrungen aufzuwarten. Dadurch kam das dogmatische Lehrgebäude der Medizin ins Wanken. Da die Guajacum-Sude eher linderten als heilten, aber keinesfalls zu schweren Unterdrückungssymptomen führten, veränderte sich durch sie auch nicht das Erscheinungsbild der Syphilis.

Im Jahre 1527 brach in der französischen Stadt Rouen die Syphilis aus. Um den gehässigen Vorwürfen, die Franzosen hätten die neue Krankheit verschuldet, zu entgehen, prägte der Arzt Jacques de Bethencourt den Namen »Morbus venerus« (Venuskrankheit).

So kam es, dass das Beiwort »venerisch«, abgeleitet von Venus, mit der Zeit zu einem allgemein anerkannten Terminus der Geschlechtskrankheiten wurde. In dem Terminus »Morbus venerus« offenbart sich die inzwischen bei vielen Ärzten herangereifte Erkenntnis des Zusammenhangs zwischen dem Leiden und Geschlechtsverkehr. Dieser Konnex wurde noch deutlicher durch den später von Jean Fernel (1497-1558) geprägten Terminus »Lues venera« (Venerische Seuche). Dem terminologischen Wirrwarr in Bezug auf die Bezeichnung der neuen Lustseuche machte der italienische Arzt Girolamo Fracastoro ein Ende, indem er 1530 in einem lateinischen Lehrgedicht »Syphilis sive morbus Gallicus« (Syphilis oder die Franzosenkrankheit) den Terminus Syphilis prägte.
Das Gedicht handelt von einem mythischen Hirten Syphilus, der den Sonnengott Apollo lästerte und zur Strafe mit scheußlichen Geschwüren und nächtlichen Gliederschmerzen bestraft wurde.
S. Winkle: ebenda, S. 557

Der Namen des Hirten Syphilus ist abgeleitet von Sypilus, dem zweiten Sohn der Niobe, die halb Mensch, halb Nymphe war. Sie hatte es gewagt hatte, sich gegen den Sonnengott Apollo aufzulehnen und dessen Mutter zu beleidigen. Fracastoro, der als Kind seiner Zeit selbstverständlich in der griechischen Mythologie bewandert war, veränderte Sypilus in Syphilus und verwendete diesen Namen für die venerische Krankheit. Er schrieb 1546 ein bahnbrechendes Werk über ansteckende Krankheiten, »Von den Kontagien, den kontagiösen Krankheiten und deren Behandlung«.

So wie Paracelsus die Homöopathie vorausahnte, hatte auch der geniale Arzt Fracastoro schon zu seiner Zeit eine kluge Eingebung, denn er hielt den Ansteckungsstoff für etwas Lebendiges und Vermehrungsfähiges und verglich ihn mit kleinen Samenkörnern (seminaria morbi), die die Krankheit übertragen.

Fracastoro und seine Nachfolger erlebten bereits die ersten Veränderungen im Erscheinungsbild der Syphilis. Die Pusteln und Kondylome tauchten hier und da in abgeschwächter Form auf, dafür hatten die Quecksilberkuren dazu geführt, dass die Zähne ausfielen. Ein noch schlimmeres Erbe der Syphilis war jedoch die Unfruchtbarkeit der Männer und Frauen. Bei den Frauen traten immer mehr Fehl- und Totgeburten auf oder sie blieben unfruchtbar. Das hatte für den Adel und erst recht für die Königshäuser fatale Folgen.

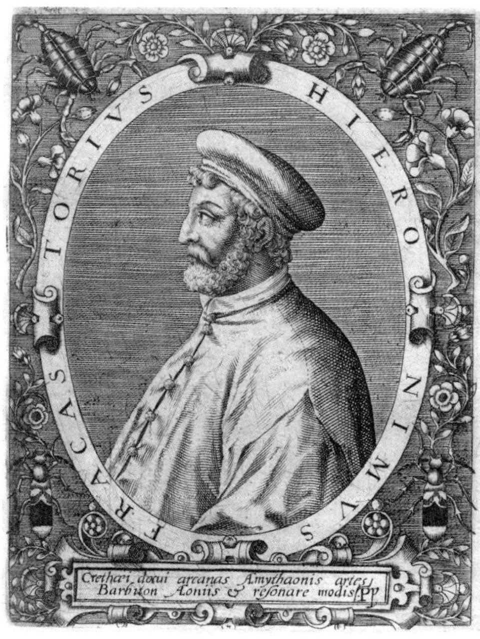

Abb. 33 Fracastoro

2.10 Der syphilitische Geist am englischen Hof

Ein bekanntes und bezeichnendes Beispiel sowohl für die Folgen der Syphilis als auch das Bewusstsein des syphilitischen Miasmas war Heinrich VIII. (1509-1561), der selbst an Syphilis erkrankt war und seine acht Frauen infizierte. Er ging buchstäblich über Leichen und hob alle Gesetze aus den Angeln, um endlich eine Frau zu finden, die ihm einen Thronerben schenkte. Der syphilitische Geist des Königs zeigte sich nicht nur in seiner Brutalität und der rigorosen Grenzüberschreitung bestehender Konventionen, sondern auch in seiner überdurchschnittlichen künstlerischen Begabung als Poet und Musiker. Dieselbe Energie bringt die größte Destruktion und die größte geistige, schöpferische Leistung hervor!

Unter seinen Kindern, die überlebten, sticht auf der einen Seite die blutrünstige und religiös fanatische Mary hervor, die eine so genannte »connatale Syphilitikerin« war: ihre Mutter, Katharina von Aragon, hatte sich bei Heinrich VIII. die Syphilis geholt und den Fötus infiziert. Mary zeigt das typisch starre, früh vergreiste Gesicht der Erbkrankheit. Aus der heimlichen Ehe mit der Hofdame Anna Boleyn ging die spätere, als jungfräulich bezeichnete Königin Elisabeth I. hervor, die aber möglicherweise nicht das Kind von Heinrich war, denn Anna Boleyn hatte nach Elisabeth nur noch Fehlgeburten, wurde des Ehebruchs bezichtigt und im Tower hingerichtet. Von Anna Boleyn ist bekannt, dass sich auch bei ihr die Krankheit von Heinrich VIII. bereits ausgewirkt hatte.

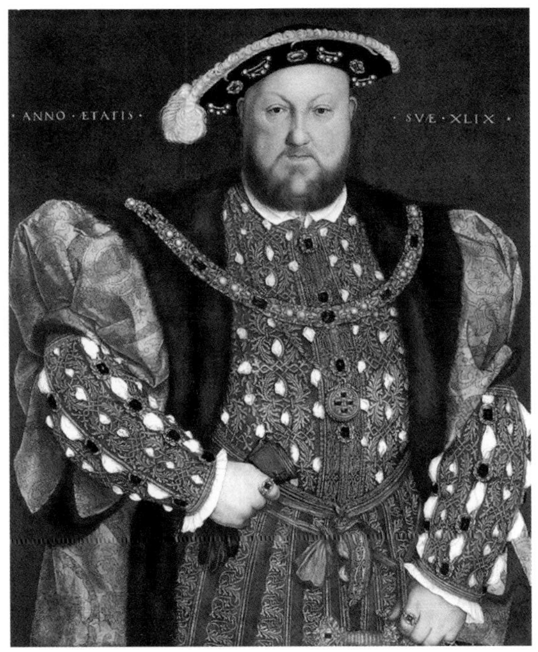

Abb. 34 Heinrich VIII.

Es spielt jedoch keine Rolle, ob Königin Elizabeth I. (1533-1603) tatsächlich

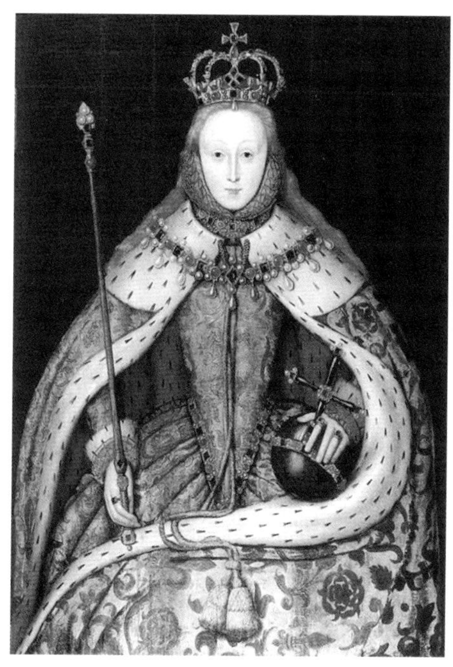

Abb. 35 Elizabeth I.

die Tochter Heinrichs des VIII. war oder nicht. Ihre Mutter war an Syphilis erkrankt und Elizabeth hatte, wenn auch nicht die reale Krankheit, so doch deutliche miasmatische Zeichen geerbt, allen voran die graue Gesichtsfarbe, die Nierenschwäche und die geistige Starre, die sich auch in dem panzerartigen Gewand widerspiegelt. Sie repräsentiert auch den epochalen Geist der Renaissance, den Wunsch nach Grenzüberschreitung und räumlicher Ausweitung, indem sie den Grundstein zur Kolonialisierung Nordamerikas (Virginien) legte. Der Sieg über die spanische Armada 1588 brachte ihr Weltruhm ein und ihre Sparsamkeit förderte einen großen Aufschwung in Handel und Schifffahrt. Der versöhnliche Aspekt ihrer langen Regentschaft zeigte sich zum einen, dass sie die Trennungen zwischen den christlichen Sekten – Reformationskirche, Anglikanische Kirche und Katholische Kirche – aufhob und auch hier den Grundstein dafür legte, dass in England bis auf den heutigen Tag die Amtskirchen keinen großen Einfluss auf die Staatsregierung haben. Zum andern repräsentiert die Königin auch die Lichtseite des syphilitischen Miasmas. Sie war überdurchschnittlich intelligent und genoss die beste wissenschaftliche und künstlerische Bildung ihrer Zeit, gefördert durch Heinrich VIII., der ihr außergewöhnliches Format erkannte. Sie verweigerte sich nicht aus Prüderie einer männlichen Liaison, sondern wusste, dass sie unfruchtbar war und wollte nach dem Desaster der vielen Totgeburten und der Hinrichtung der acht Ehefrauen Heinrichs des VIII. für Ordnung und Erleichterung des fürchterlichen Erbes sorgen. Ihre schöpferische Kraft war genau so überragend wie ihre unbeugsame und verantwortungsvolle Handhabung der Staatsgeschäfte.

Elizabeth I. führte ein spartanisches Leben und hörte gewissenhaft auf ihre Hofärzte. So stabilisierte sie ihre Gesundheit, die ihr ein langes Leben bescherte. Was jedoch die heilende Energie des syphilitischen Miasmas in der Regierungszeit Elizabeth I. noch viel deutlicher erkennen lässt, ist die Förderung und Ausübung der Künste. Sie nahm die Bedeutung ihres Namens – Elizabeth, hebräisch: »Gott schwur« – ernst und gelobte, die Ausgrenzung des Andersartigen und das Töten aus religiösem Wahn zu mäßigen. Allein schon diese Intention prägte das Elizabethanische Zeitalter. Angesichts der hässlichsten Krankheit, die nicht nur den Körper, sondern auch den Geist eines Menschen entstellte, bot sie Schönheit, indem sie die besten Hofmusiker, Komponisten und Poeten förderte und dabei dennoch die Staatsgeschäfte nicht vernachlässigte oder gar die Staatskasse leerte. Trotz aller Intrigen und egomanen Anwandlungen der Königin ist ihre grundsätzliche Intention, Himmel und Erde, Oben und Unten in einen gewissen Einklang zu bringen, bewundernswert. Welcher König in der Menschheitsgeschichte hatte ein solches Format? Das überragende Niveau ist durch die überlieferte Musik der englischen Renaissance nachvollziehbar. Sie ist von Melancholie, Sinnsuche im Leben, aber in den Tänzen auch von Lebensfreude durchdrungen.

2.11 Die Musik der englischen Renaissance

Die englische Renaissance erreichte ihre Hochblüte an der Wende vom 16. zum frühen 17. Jahrhundert und rankt sich um die legendäre Gestalt des Hofpoeten William Shakespeare. Er schuf Tragödien und Komödien von beispielloser Schönheit. Hier wurde die altenglische Sprache poetisch überhöht und die Inhalte seiner Werke gewähren einen tiefen Blick in das Wesen des Menschseins. Niemand vor Shakespeare gelang es, Mann und Frau, Himmel und Hölle des menschlichen Bewusstseins und die Beziehung von Gott und Mensch so klar und nachvollziehbar auf die Bühne zu bringen.

(4) *Hören Sie einen Ausschnitt aus der Tragödie »Hamlet« über Ophelias Tod, gelesen von dem Schauspieler Peter Fricke, mit dem wir das Projekt »Shakespeare – A Musical Dream« gestaltet hatten. Wahnsinn und Tod in seiner dunklen Schönheit kommen hier zum Ausdruck. Shakespeare untermalte seine Werke durch Bühnenmusik. Dadurch schuf er als erster*

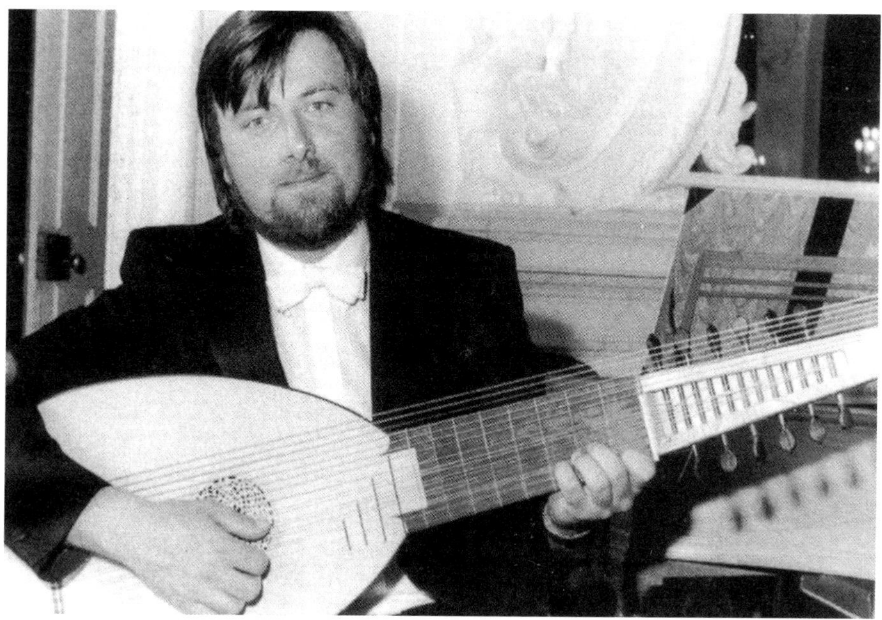

Abb. 36 Harald Knauss mit Erzlaute

die so genannte »Programmmusik«, die erst im 19. Jahrhundert zu einem eigenen Genre wurde. Durch die Musik verstärkte er die Geschehnisse auf der Bühne und ließ sie durch instrumentale und vokale Einlagen tiefer ins Gemüt der Zuschauer sinken. Die Musik deutete auch die Texte aus und wurde so zu einem starken choreografischen und dramatischen Stilmittel.

(5) *Typisches Beispiel für die höfische, anspruchsvolle Kunstmusik. John Dowland war einer der größten englischen Komponisten. Seine Lautenlieder und Solowerke sind bis auf den heutigen Tag eine große Herausforderung an Lautenisten und spiegeln das hohe Niveau der damaligen Zeit wider. Harald Knauss begleitet auf der Erzlaute. Wenn man sich der Musik hingibt, spürt man die Kraft und Vielschichtigkeit der emotionalen Botschaften der melancholischen Gemütszustände, die in der englischen Renaissance verherrlicht wurden. Eines der berühmtesten Beispiele ist das Lautenlied von John Dowland (um 1600), dem berühmtesten englischen Komponisten, »I saw my Lady weep« (Ich sah meine Geliebte weinen) ist ein Beispiel für die Meisterschaft, einen poetischen Text musikalisch auszudeuten. Das Besondere ist der Schluss auf der Dominante und nicht,*

wie zu erwarten, auf der Tonika. Das war zur damaligen Zeit unerhört und überschritt die Grenze des kompositorisch Üblichen. Die lichtvolle Seite des syphilitischen Zeitgeistes zeigt sich sehr anschaulich im Gedicht, das Dowland vertonte:

I saw my Lady weep,
And sorrow proud to be advanced so:
In those fair eyes where all perfections keep,
Her face was full of woe,
But such a woe, believe me, as wins more hearts,
Than Mirth can do with her enticing parts.

Sorrow was there made fair,
And passion wise, tears a delightful thing,
Silence beyond all speech a wisdom rare,
She made her sighs to sing,
And all things with so sweet a sadness move,
As made my heart at once both grieve and love.

Die Melancholie der englischen Renaissance könnte nicht schöner beschrieben werden. Es gibt keinen Schluss, keine Antwort. Die Frage bleibt offen, denn Leid und Liebe existieren immer gleichzeitig.

2.12 Die sozialen und moralischen Folgen der Syphilis

Das bei Heinrich VIII. beobachtete Phänomen wiederholte sich in der Folgezeit bei verschiedenen Dynastien. Die fürstlichen Ehefrauen brachten statt des heiß ersehnten Thronfolgers Frühgeburten oder Totgeburten zur Welt, oder sie blieben kinderlos.
S. Winkle: ebenda, S. 562

Martin Luther, der in der Renaissance ebenfalls für Widersprüche und Neuorientierung sorgte, geißelte oft das ausgelassene Leben der Studenten, die eifriger die Bordelle besuchten als die Vorlesungen. Er warnte in speziellen Bekanntmachungen vor der großen Ansteckungsgefahr mit der neuen Seuche. Auch William Shakespeare baute in seine Dramen und Komödien immer wieder die Verurteilung der Prostitution ein. Durch ihn erfahren wir vieles über die Syphilissymptome, die er drastisch schildert, um die Männer vom Umgang mit Huren abzuhalten: Abmagerung,

Entzündung der Stimmbänder, Hautgeschwüre, Knochenfraß, Verstümmelung der Nase, Haarausfall und Unfruchtbarkeit.

Mitte des 16. Jahrhunderts wurden im gesamten deutschsprachigen Raum die Bade- und Frauenhäuser geschlossen und die Dirnen oft drastischen Strafen unterworfen. Damit wollte man das Unreine und Verseuchte durch Zwang ausrotten und aussperren. Man berief sich dabei auf das Alte Testament und sprach von Aussätzigen, die man von der Gemeinschaft absondern muss. Doch gelang in der Menschheitsgeschichte bekanntlich niemals die Ausrottung der Prostitution. Sie tauchte lediglich ins Geheime ab und bildete die Nachhut bei den Kriegszügen, wenn sie offiziell nicht mehr erlaubt war. So geschah es auch in der Renaissance.

Es deutet sich bereits an, wie sich die Durchseuchung ganz Europas mit der Syphilis auf Sitte, Moral und Gesellschaft auswirkte und zu welchen Lösungen die Menschen der Renaissance kamen. Den Angelpunkt bildet der Umgang mit der zunehmenden Unfruchtbarkeit der Männer und Frauen und mit der Gefahr der Infektion des Kindes, sofern die Frau überhaupt schwanger werden konnte. Die Familie galt nach wie vor als die wichtigste stabile Einrichtung der Gesellschaft. Das bedeutete, die nachweisliche Jungfernschaft der Ehefrau und die Fruchtbarkeit derselben waren von größerer Bedeutung als je zuvor.

Die Entstehung des Privateigentums forderte also darum nur die Monogamie der Frauen, weil damit ja der Zweck, legitime Erben zu bekommen, erfüllt war. Der offenen oder versteckten Polygamie der Männer dagegen stand nichts im Wege. Und da der Mann in der Ehe die herrschende Klasse darstellt, die Frau die unterdrückte und ausgebeutete, so ist auch der Mann stets der einzige Gesetzesgeber gewesen, der die Gesetze ausschließlich nach seinen Interessen formuliert hat.
E. Fuchs: Illustrierte Sittengeschichte, Bd. 1 (»Renaissance«), S. 17

So entstanden in der Renaissance auch in der Mode zwei widersprüchliche Richtungen. Die eine zeigte sich dadurch, dass die Frauen von Kopf bis Fuß eingehüllt waren und dichte Halskrausen trugen, damit man auch Hals und Nacken nicht sehen konnte – denn diese Körperregionen galten seit der Antike als besonders erotisch. Andererseits verhüllte die Halskrause die syphilitischen Geschwüre am Hals.

Wie in Abb. 29 zu sehen ist, wurde die Frau aber auch in völliger Nacktheit als Göttin Venus dargestellt. Die bürgerliche Frau war besonders zur

Einhaltung von Keuschheit und Monogamie verpflichtet, da sie nach oben dem Adel und seinen Privilegien entgegen strebte und nach unten dem »gemeinen« Volk als Vorbild zu dienen hatte. Der Keuschheitswahn, den man in der populären Geschichtsdarstellung gerne ins Mittelalter datiert, gehört tatsächlich jedoch in die Renaissance, denn hier gab es zumindest den nachvollziehbaren Grund, die fruchtbare Frau und durch sie einen gesunden Erben zu sichern. Dieses Argument trieb im Zeitalter der Syphilis eine bösartige, miasmatische Blüte, indem ausgerechnet in der »Neuzeit«, wie die Renaissance sich selber gerne nannte, Männer auf die Idee kamen, die Treue der Frau künstlich zu sichern.

Der Keuschheitsgürtel wurde zum mechanischen Mittel des Schutzes gegen Untreue. Andere Namen dafür waren »Venusgürtel« oder »Keuschheitswächter«. Er war so konstruiert und geschmiedet (!), dass die Frau zwar noch ihre Notdurft allein verrichten konnte, aber ein Koitus unmöglich war. Selbst wenn wir durch die ebenfalls in der Renaissance entstandenen Fastnachtsbräuche viele heitere Verse auf den Keuschheitsgürtel lesen, so dürfte doch klar sein, dass das Tragen eines metallenen Gürtels, und sei er auch noch so schön ziseliert, eine Qual und ein Auslöser für Unterleibsentzündungen war, denn er berührte ja die nackte Haut und die Scheidenschleimhäute. Sicher wird auch immer humorvoll hervorgehoben, dass zwei Schlüssel geschmiedet wurden, deren zweiter in die Hände des Liebhabers der Frau gelangten, doch ist mein Fokus mehr auf den Geist gerichtet, der solch ein Foltergerät erfand. Die schleichende Metallvergiftung durch den permanenten Hautkontakt

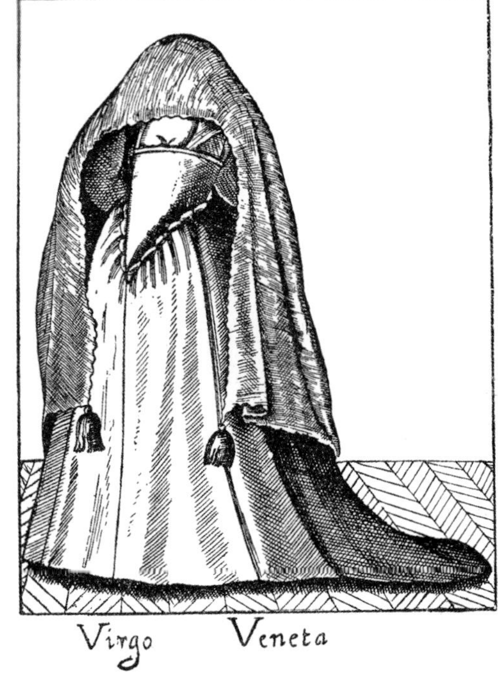

Abb. 37 Die verhüllte Frau

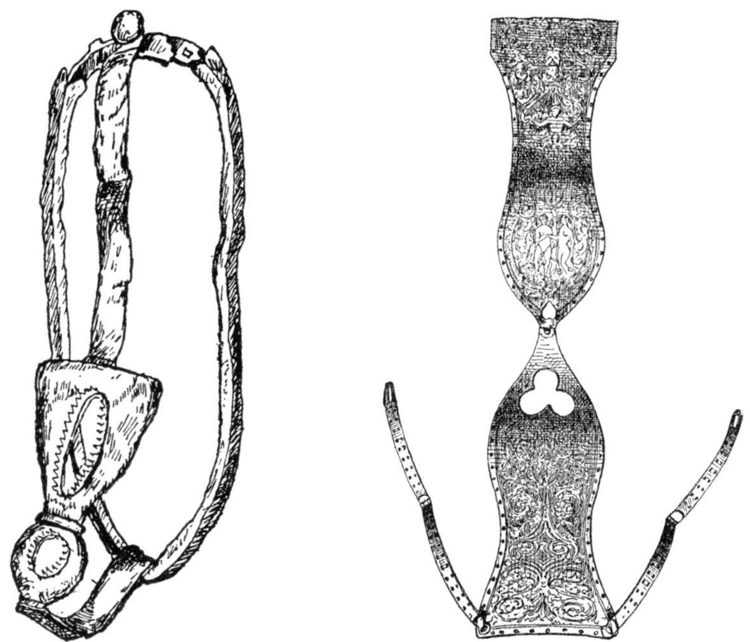

Abb. 38-39 Verschiedene Arten von Keuschheitsgürteln aus der Renaissance

schwächte zudem das Immunsystem. Die Frau wurde zu einer Geburtsmaschine degradiert, denn infolge von durch den Keuschheitsgürtel ausgelösten Unterleibsinfektionen gab es noch mehr Fehlgeburten und als Folge davon noch mehr Schwangerschaften.

In der Renaissance trieb der syphilitisch-miasmatische Geist noch eine weitere dunkle Blüte. Die Inquisition mischte sich in das Sexualleben ein und verschaffte sich durch das Beichtgeheimnis einen Überblick über die Praktiken der Bürger. Es gibt viele Darstellungen, die dies anprangern oder die Unglaubwürdigkeit der Kirchenleute kritisch-satirisch darstellen.

Homosexualität war in den mittelalterlichen Klöstern und unter den hohen Klerikern gang und gäbe. Sie wurde allerdings typisch für das Ende der Renaissance, auch weil durch die inquisitorische Hexenverfolgung ein Frauendefizit entstanden war. Die bei der Homosexualität unter Männern ausgeübte Praxis des Analverkehrs war zwar nicht öffentlich, aber in den entsprechenden Kreisen bekannt. Da man die dabei einzunehmende Stellung der Partner mit der bei den Säugetieren verglich, nannte man sie »So-

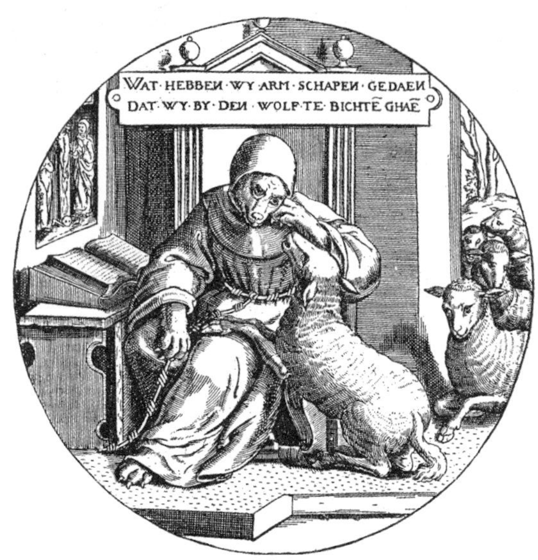

Abb. 40 Satirische Darstellung zur Verletzung des Beichtgeheimnisses

domie«. Nun wurde durch das heimtückische Ausfragen der Bürger durch ihre Priester und Beichtväter bekannt, dass auch Heterosexuelle hin und wieder eine Stellung bevorzugten, die an die »Sodomie« erinnerte. Daraus wurde im ausgehenden 15. Jahrhundert ein Riesentheater veranstaltet, dessen Wurzeln jedoch bis ins 11. und 13. Jahrhundert reichten:

Im 15. Jahrhundert riefen einige Großstädte – Florenz, Brügge und Gent sowie die »Serenissima« eigene kommunale Inquisitionsinstanzen ins Leben, um die »sodomitische Sünde« zu kontrollieren und auszumerzen. Die »Sodomiter« wurden in diesem Zusammenhang durchweg wie andere fallweise delinquierende Schwerverbrecher, wie Mörder, Brandstifter, Ketzer oder Hochverräter, betrachtet... Die verfolgenden Instanzen legten das Schwergewicht auf die Ermittlung derjenigen Details des Sexualhandelns, die geeignet waren, Unterschiede oder Ähnlichkeiten zum Sexualhandeln zwischen Mann und Frau offenzulegen.
M. Dinges: Hausväter, Priester, Kastraten, S. 101

Man muss sich die Tragweite einmal vorstellen, dass allein Venedig, wo nach der »peinlichen« Befragung durch die inquisitorischen Folterknechte regelmäßig Sodomiterurteile ausgesprochen wurden, Hunderte von Menschen gegen Ende des 15. Jahrhunderts öffentlich eingeäschert, enthauptet oder sonst wie hingerichtet wurden.

Allein die körperliche Präsenz der Sodomiter – unabhängig von potentiellen Gesetzesverstößen – wurde demnach als latente Bedrohung der gesamten Republik aufgefasst... die Sodomie wird zum lebensbedrohlichen Maximalübel erklärt, weil sie der »natürlichen« Form des Geschlechtsverkehrs widerspreche und weil sie dem biblischen Vermehrungsgebot zuwiderlaufe... Aus diesen Gründen wurde es als zentrale Aufgabe der verfolgenden Behörden angesehen, nicht nur die Sodomiter aufzuspüren, sondern auch, möglichst exakte Einzelangaben über deren körperliche Befindlichkeit und über deren sexuelle Verhaltensformen zusammenzutragen.
M. Dinges: ebenda, S. 105

Dass es sich hierbei nicht um eine reelle Rechtsprechung handelte, ist daran zu sehen, dass eine Denunziation ausreichte, einen Menschen auf den Scheiterhaufen zu bringen und dass trotz der durch Folter erzwungenen Geständnisse Frau oder Mann oder gleich beide hingerichtet wurden.

Die Boshaftigkeit, gepaart mit reiner Willkür gipfelte in der Einrichtung der »Signori di Notte« (Herren der Nacht), eine Spezialeinheit der venezianischen Justiz, später allgemein der italienischen Justiz, deren Aufgabe darin bestand, Näheres über die Körperlage von zwei Männern oder von Mann und Frau zu ermitteln. In den Statuten wurde festgelegt, die Frau habe naturgemäß auf dem Rücken zu liegen, die Bauch- bzw. Hockenlage sei hingegen »tierisch«. Man unterschied zwischen dem »passivem« und dem »aktivem« Sodomiter, zwischen der Penetration des Afters und der Vagina, zwischen der Einwilligung und dem Zwang zur Sodomie und kaprizierte sich auf feinste Differenzierungen, ob, wann und wo hinein eine Ejakulation stattgefunden habe. Man wurde nicht müde, unzählige Probleme zu erschaffen und endlos darüber zu diskutieren, ob der Sodomiter ebenso wie der »normale« Mann zu einer Ejakulation als Höhepunkt des Aktes verpflichtet sei oder ob dies abzulehnen sei, weil der Samenerguss ausschließlich zur Artvermehrung vorgesehen sei – mit einem Wort: auf ekelhafte Weise, umtüncht mit juristischer Sprache entstand eine bis ins letzte Detail ausgetüftelte Bürokratie, die nichts anderes im Sinn hatte, als die Menschen in ihrem Privatleben zu kontrollieren und in Angst und Schrecken zu versetzen.

Trotz dieser inquisitorischen Maßnahmen, trotz schwerster Folter und Todesstrafe wurde die Obrigkeit zu Beginn des 16. Jahrhunderts mit einem Phänomen konfrontiert, das jeder Rationalität widersprach und sich gegen alle Logik durchsetzte. Man kannte bis dato zwei Männlichkeitsmodelle: den Ehemann, der rechtmäßig mit seiner Frau zum Zwecke der Nachkommenschaft einen möglichst lust*un*betonten Geschlechtsverkehr vollzog. Daneben gab es den zölibatären Mann, der sich dem Geschlechtsverkehr offiziell entzog. Nun zeichnete sich die Kontur eines neuen Männlichkeitsmodells ab, nämlich die Partnerschaft zweier Männer, die sogar zusammen lebten. Die Akten der Serenissima belegen zwar viele Delikte, nach denen der Meister seinen Lehrling, der Lehrer seinen Schüler sexuell belästigte, aber die Homosexualität im Sinne einer eheähnlichen Gemeinschaft zwischen Männern war auffällig, neu und weiter verbreitet als gemeinhin bekannt. Diese Tatsachen werden erhärtet durch den Entschluss, die Homosexuellen amtlich unter dem Begriff der »Dauersodomiten« zu führen.

Häufig lassen sich Nachrichten darüber finden, dass gemeinschaftlich ergriffene Männerpaare mehrere Jahre in häuslicher oder sexueller Gemeinschaft zusammen verbracht haben.
M. Dinges: ebenda, S. 110

Natürlich hatte man auch die Jugend im Auge und setzte die Haftstrafe für sexuelle Handlungen an sich selbst und an anderen herunter auf das Alter von 10-14 Jahren. Wurde ein Junge erwischt, bekam er drei Monate Kerkerhaft und 12-20 Peitschenhiebe.

Diese Androhungen wurden mit grausamem Ernst in die Wirklichkeit umgesetzt, so dass wir von schweren Körperleiden und Foltern hören, denen die Knaben in den Gefängnissen ausgesetzt waren... Damit trat auch der minderjährige aktive Sodomiter als öffentlich sichtbare Abschreckungsfigur in das Sozialleben der Lagunenstadt ein.
M. Dinges: ebenda, S. 111ff

Blieb noch die »aktive Sodomiterin« juristisch zu erfassen, womit nicht die Ehefrau, sondern die Prostituierte gemeint war. In den Bordellen war die Variante des Analverkehrs schon immer bekannt, weil er eine Möglichkeit der Schwangerschaftsverhütung darstellte. Doch unter inquisitorischen Gesichtspunkten wurde dies jetzt mit der Todesstrafe belegt, denn der Bordellbesitzerin konnte man leicht unterstellen, eine »Schule der Sodomie« für die jungen Dirnen zu unterhalten, was die »Schülerinnen« verständlicherweise unter schwerer Folter gestanden. Danach wurden sie auf dem öffentlichen Scheiterhaufen verbrannt.

Die zahllosen Prozesse, die zuerst in Venedig, dann in anderen europäischen Städten in mehr oder minder drastischer Weise gegen die »Sodomiten« angestrengt wurden, waren der absurde Versuch, die Bürger zu einem norm- und wertetreuen Geschlechtsleben zu verpflichten. Darüber hinaus wurde alles mit Stumpf und Stiel ausgerottet, was dem herrschenden Männerbild und den Sozialstrukturen widersprach. Wenn wir nun noch den Hexenwahn dazu rechnen, können wir unschwer erkennen, dass flächendeckend in Europa nicht nur die reale Syphilis wütete, sondern auch der Geist, der sie und ähnliche Leiden schuf.

Der permanente Versuch, die Menschen selbst in ihrem Intimbereich zu kontrollieren, musste zu noch mehr Heimlichkeiten führen, wollte die Lebenslust und Lebensfreude nicht vollends verlöschen. So erstaunlich es ist, auf welche abstrusen Ideen der menschliche Geist kommt, um naturgegebene Dinge zu unterdrücken oder zu eliminieren, so bewundernswert ist er auch in der Findung von Lösungen. So ist es kein Zufall, dass ausgerechnet in der Renaissance aus den Kirchweihfesten und den Resten der alten römischen Saturnalien die Fastnachtsbräuche bzw. der »carne vale« (Karneval) hervorging. Damit wurden offizielle Gelegenheiten geschaffen, alle bestehenden Werte für eine bestimmte »Narrenzeit« umzukehren und seine Sinnlichkeit auszutoben. Der Karneval war im höchsten Sinne erotisch. Die »Mummerei« (Verkleidung) ermöglichte allerhand Überschreitungen der Sittengesetze. Die »Schandlieder« erlaubten, sich dem Unmut über Missstände Luft zu verschaffen, die Geschlechterrollen wurden übertrieben und karikiert, um sich von den gesellschaftlichen Normen zu erholen und die vielen Fastnachtsspiele dienten einfach der Unterhaltung.

2.13 Die Entehrung der Mutter Erde

Inquisition und Hexenhammer trieben in der Renaissance zur denkwürdigen Hochblüte aus. Es sind schon viele Versuche unternommen worden, die systematische Ausrottung der vermeintlichen Hexen zu erklären. Es gab auch schon etliche Ausstellungen zu diesem Thema, mit gut recherchierten Belegen und Exponaten, die einem die ganze Absurdität der Hexenverfolgungen vor Augen führten. Selbst wenn wir versuchen, den Schmerz der Foltern nachzuempfinden, finden wir keinen emotionalen und mentalen Zugang zu dem, was Menschen bewog, im Zuge der Christianisierung alles auszurotten, was an die vielseitigen animistischen Kulturen Alteuropas erinnerte und Reste von matriarchalischen Spuren aufwies. Die Erde war in der animistischen Weltsicht die Mitte, die Heimat und der Schoß der Fruchtbarkeit. Ihre Repräsentantin war die Frau, das rhythmische Element im Menschsein, weshalb Frau und Mond oft synonym bezeichnet wurden. Die Frau stand für die Erde und deshalb für die zwei Elemente Erde und Wasser. Der Mann als das sichernde, beschützende Element im menschlichen Zusammenleben war der Sonne zugeordnet, weshalb der Mann und die Sonne wiederum synonyme Begriffe waren. Der christlich verbrämte Missionswahn wandte sich gegen die Frau als Sinnbild der fruchtbaren Erde. Neben der Leibfeindlichkeit der amtskirchlichen Auffassung und der Verdammung der Sexualität musste die Frau selbst entmachtet werden. Das konnte nur geschehen, wenn sie nicht mehr mit der Erde verbunden blieb. Folglich hob man sie in die Lüfte, wo sie Buhlschaft mit dem Teufel trieb.

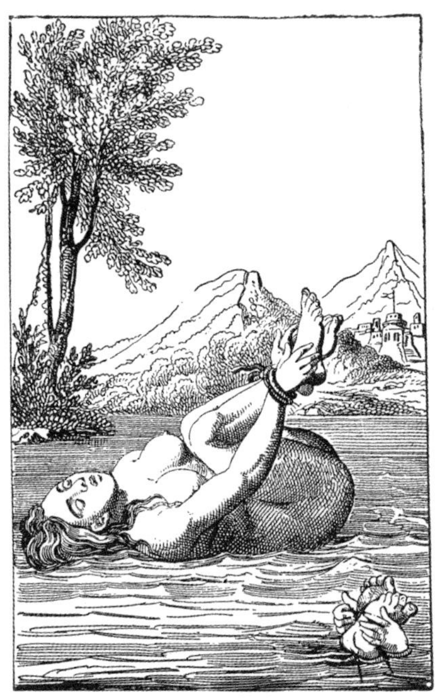

Abb. 41 Die Wasserprobe

Sicher wussten auch die Kleriker, dass in der Volksmedizin Pflanzendrogen eingesetzt wurden und von Badern und Kräuterfrauen Trancereisen durchgeführt wurden. Aber es wäre zu modern gedacht, dass Drogengebrauch und Fantasiereisen allein die Ursache für die Hexenverfolgung und -verbrennung waren. Der Propfreis[5] der Christianisierung traf die

5 Da dieser Begriff nicht jedem Leser geläufig sein dürfte: Pfropfreis ist ein alter, jedoch noch heute gängiger Begriff aus dem Gartenbau. Es handelt sich um eine Veredelungstechnik vor allem für Obstbäume, bei dem einem Baum der Reis(er) eines anderen Baumes aufgepropft wird. Wenn der Reiser jedoch nicht gut anwächst, entstehen Baumkrüppel. Dies ist bei Menschen nicht anders: wenn etwas mit Gewalt aufgepropft wird, macht es aus vielen Persönlichkeiten seelische Krüppel.

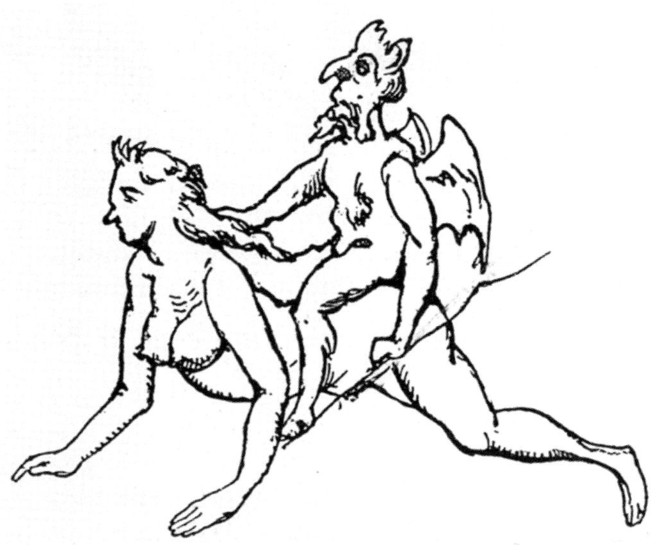

Abb. 42 Vom Teufel besessene Frau

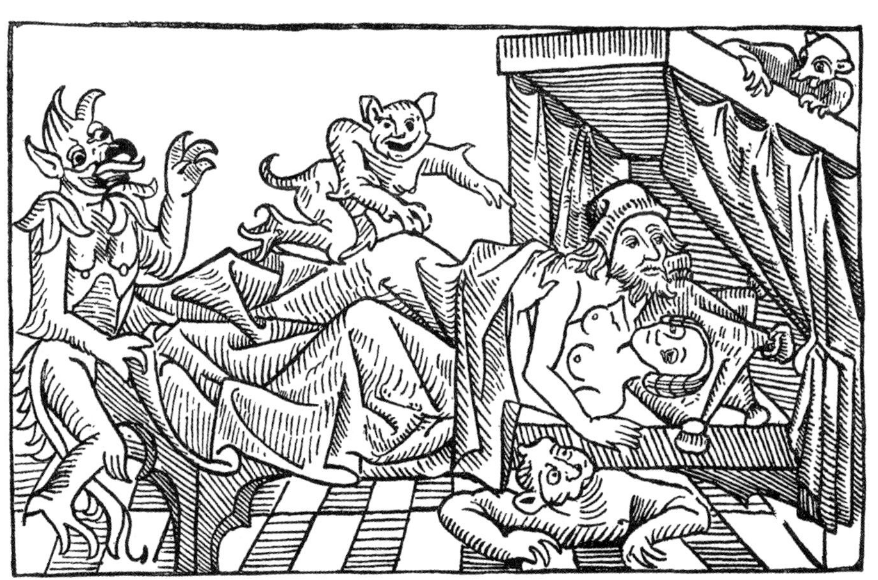

Abb. 43 Die Empfängnis des Antichrist

Menschen an der Wurzel. Indem diese Wurzeln immer schwächer wurden, fand eine Ent-Erdung statt und verloren die alten stammesähnlichen Gemeinschaften ihren Halt.

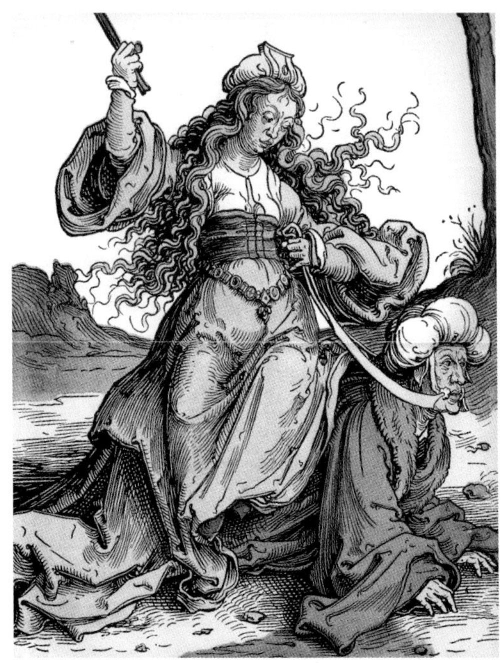

Abb. 44 Karikatur zur Frauenherrschaft

Auch die absurde Bewertung durch die Foltermethode des »Wassertests«, wer eine Hexe war und wer nicht, zeigt, wie die Elemente Erde und Wasser entkräftet wurden. Schwamm die »Hexe« oben, war sie als Hexe überführt. Ging sie unter, war sie keine Hexe, aber ertrank. In jedem Falle musste sie sterben.

Die Verbrennung auf dem Scheiterhaufen war nicht nur eine pragmatische Lösung, viele Frauen gleichzeitig zu vernichten, sondern hatte auch den tieferen Sinn, mit der männlichen Kraft des Feuers zum einen das Weibliche, die Erde, zu besiegen.

Zum andern wurden Scheiterhaufen auf Tribünen oder Hügeln errichtet und die Frauen an die Pfähle hochgebunden, so dass auch in diesem Symbol jeglicher Erdkontakt aufgehoben war.

Hier wird das syphilitische Miasma sehr deutlich, das Himmel und Erde, Oben und Unten gewaltsam trennt. Seine Entehrung der Erde könnte nicht besser dokumentiert werden als durch die Verödung, Menschenentleerung und Naturverwüstung, die die Rasenden in der Neuen und Alten Welt hinterließen.

Aus der Renaissance sind viele Karikaturen überliefert, die die Rolle von Mann und Frau verdrehen. Der Frau wurde nicht nur die Buhlschaft mit dem Teufel in der Luft angedichtet, sondern auch eine Unterjochung des Mannes, die jeder Realität entbehrte.

Es ist bezeichnend, dass Angst nur dort möglich ist, wo eine gesunde Erdung fehlt. Deshalb setzte das Kalkül an der Enterdung an und schuf sich so ein williges Volk, dem der Aberglaube eingeimpft wurde.

2.14 Die miasmatische Lichtseite der Renaissance

Angesichts all dessen fragen wir uns wieder mit Recht: Wie haben die Menschen überlebt? Wie haben sie die Öde wieder mit Leben gefüllt? Was haben sie der Seuche entgegengesetzt? Welche geistigen Strömungen hatten eine heilende Wirkung?

Dazu müssen wir bei der Musik ansetzen, denn musikhistorisch gesehen brachte die Renaissance die klare Trennung zwischen Orient und Okzident. Sie war der bedeutsamste Wendepunkt und zugleich die Initialzündung für alles, was wir heute als europäisches Kulturerbe bewundern und für wertvoll erachten. Bis zum Mittelalter war auch die abendländische Musik wie die aller anderen Hochkulturen der Erde modaler und einstimmiger Natur. Es gab zwar schon Ansätze zur einfachen Mehrstimmigkeit, aber erst der Schritt zum so genannten »homophonen Satz« brachte die gigantische Entwicklung in Gang. Während alle anderen Hochkulturen, wie im Orient und in Indien, in ihrer Kunstmusik der Einstimmigkeit und der Improvisationskunst verpflichtet blieben, entfaltete die abendländische Musik als einzige eine höchst differenzierte Mehrstimmigkeit, bei der die Stimmen

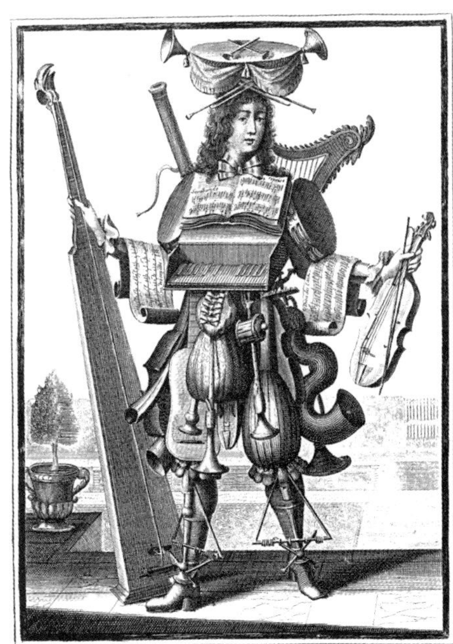

Abb. 45 Symbolische Darstellung der Instrumentenvielfalt

Sopran, Alt, Tenor, Bass zueinander in harmonische Beziehung traten. Dabei entstand nun erstmals eine Schichtung mehrerer Stimmen, die durch Akkorde vertikal ausgerichtet war. Das bedeutete, zwei, drei, vier oder mehr Stimmen klangen zusammen und ergaben eine »harmonische Klangkomposition«, bei der bestimmte Gesetze der musikalischen Harmonielehre zu beachten waren. Unter jedem Melodieton der Oberstimme befand sich ein Akkord.

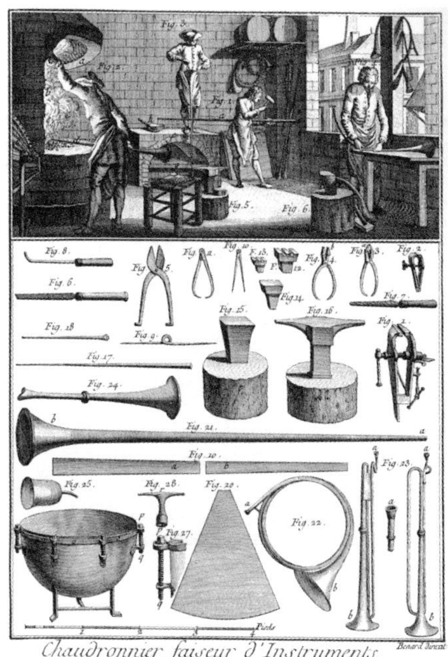

Abb. 46 Instrumentenwerkstatt

Erstmals war nun auch eine makellose Intonation nötig, damit die Harmonien in einem Akkord ihre ganze Strahlkraft entwickeln konnte. Zunächst stand die mehrstimmige Vokalmusik im Vordergrund. Doch bald schossen in ganz Europa Werkstätten für Instrumentenbau wie Pilze aus dem Boden, denn es musste nun für jede Stimmlage das passende Instrument gebaut werden, wollten Streich- oder Blasinstrumente ebenfalls einen mehrstimmigen Satz spielen. Zu keiner Zeit wurden so viele Instrumente erfunden wie in der Renaissance.

Eine Hochburg für Blasinstrumentenbau war beispielsweise Nürnberg, von wo aus in alle Länder Rauschpfeifen, Dulziane, Krummhörner, Cornamusen und Zinken verkauft wurden. Der Instrumentenhandel wurde zu einem lukrativen Geschäft.

Einen Beweis dafür konnte ich selbst erleben, als ich 1982 nach Salamanca, einer spanischen Hochburg der tänzerischen Sakralmusik, eingeladen wurde, um an der Ausgrabung von Originalinstrumenten aus dem frühen 16. Jahrhundert teilzunehmen (Abb. 47). Tatsächlich handelte es sich um mehrere komplette, vierstimmige Sets von Blasinstrumenten aus Nürnberger Manufakturen.

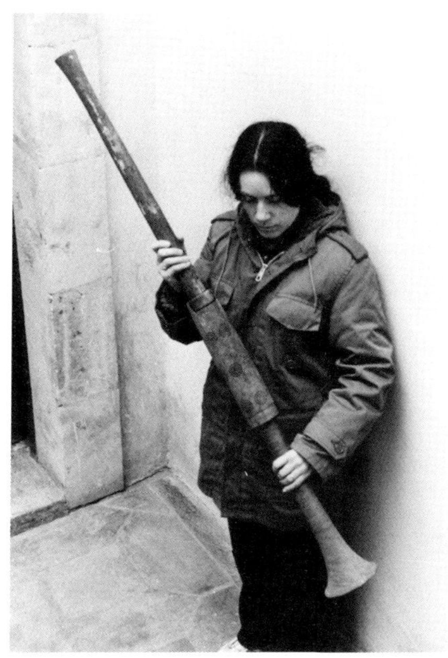

Abb. 47 Ein Original-Bassdulzian, in Nürnberg 1560 gebaut, 1982 in Salamanca ausgegraben

Holland und Deutschland wurden berühmt für den Bau von Blockflöten, Österreich und die Schweiz für Lauten, Fideln und gitarrenähnliche Instrumente. England und Frankreich lieferten exquisite Harfen, Dudelsäcke und Drehleiern, Italien und Spanien hervorragende Perkussionsinstrumente. Eigentlich wurden alle Instrumente überall produziert, aber es entstanden Meisterbetriebe und Gütezeichen, die in ganz Europa unter den Musikanten bekannt waren. Auch darin zeigt sich der globale Aspekt der Renaissance, eine in alle Richtungen schießende Expansion. Mit der mehrstimmigen Musik entstand erstmalig ein vertikal ausgerichteter Klangraum mit enormer Strahlkraft.

Die Städte engagierten offizielle Bläserensembles für Turmmusik und festliche Anlässe aller Art. Kein Bankett fand ohne festliche Tafelmusik statt. Keine Ratssitzung in den Hansestädten begann ohne Bläsermusik. Das Genre der mehrstimmigen Tanzmusik florierte ebenso wie das der höfischen, bürgerlichen und volkstümlichen Tänze. In der Musik schienen die sozialen Unterschiede zu verschwimmen. Europa erfasste ein beispielloser Taumel tänzerischer Musik für Streicher, Bläser, Lautenisten, Trommler und Sänger. Vor allem liebte man die beweglichen, tragbaren Instrumente, um je nach Gelegenheit an wechselnden Orten miteinander zu musizieren.

Erstmalig wurden auch sprachlich vom »Spielen« der Instrumente gesprochen. Alles in allem gewinnt man den Eindruck, als hätten die Menschen der Renaissance das Fest erfunden und als habe es keinen Lebensbereich mehr ohne musikalische Untermalung gegeben. Die Lebensfreude drückte sich auch in der Einrichtung der Narrenzünfte aus, die weitaus mehr waren als der Spaß am Spiel. Wie oben schon erwähnt, sind der »Carnevale« und die Entwicklung der Fastnachtsbräuche Zeichen dafür, dass

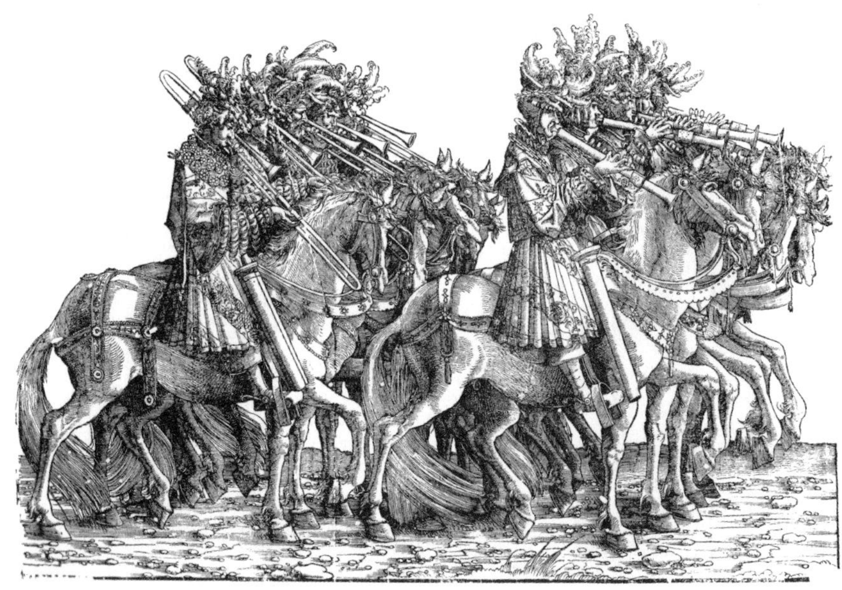

Abb. 48 Triumph-Wagen der Renaissance

sich manche volkstümliche Strömungen nicht unterdrücken ließen. In den Fastnachtsriten spiegeln sich alte germanische und keltische Bräuche und Einmischungen christlich-asketischen Dogmas wider.

In der Erde, durchtränkt vom Wasser, beginnen die Samenkörner zu quellen. Die Bauern bereiten jetzt ihre wichtigen Arbeiten wie Pflügen und Säen vor. Die Rehe und Hirsche beginnen den Bast ihres neu wachsenden Geweihes abzustoßen, da es ihnen einen unerträglichen Juckreiz verursacht. Das Geweih mit seinen Spitzen galt stets als Symbol der Sonnenstrahlen und sein Wachsen zeigte das Wachsen der Sonnenkräfte. Mit diesen wächst auch die Zeugungskraft. Die Frühlingsgötter oder -helden wurden stets als gehörnt dargestellt.

Das Bild des Tierkreiszeichens Fische zeigt die beiden Schalen des Mondes oder die beiden Jahreshälften, das Ende und den Neubeginn. Im Februar wird das Jahr neu verbunden. Dieses Jucken der Glieder verspürten auch die Menschen oder ahmten es der Natur nach, wie die Faschingstänze und -sprünge zeigen. Die Natur macht jetzt in der Tat einen Sprung und es juckt die Menschen, Neues zu schaffen. Daher war dieser Monat auch ein Zeugungsmonat.

Im alten Germanien pflegten zu dieser Zeit die Priesterinnen der Göttin Nertheus ihre Umzüge auf heiligen Wagen abzuhalten, die von Kühen gezogen wurden. Die Men-

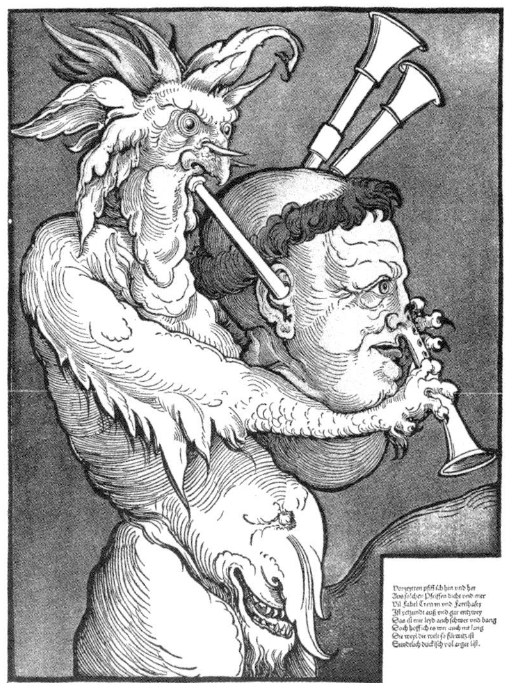

Abb. 49 Narrengestalt aus der Renaissance

schen begleiteten singend und tanzend diesen Wagen, um die Ankunft des neuen Lebens und den Wiederaufstieg des Lichts zu feiern. Man umrundete dabei auch die Äcker, um sie zu segnen. Diese wurden mit Weidenruten abgesteckt, zum Zeichen der Fruchtbarkeit. An Fastnacht pflegte man Menschen und Tiere mit Ruten von Weiden oder Hasel zu »schlagen«, um ihre Lebenssäfte und Vitalität anzuregen. Vielleicht ist das »Schlagen« mit Birkenreisern in der finnischen Sauna noch ein Relikt jener Zeit.
Der Februar war die Zeit der Wende, wo der Winter begraben wurde – in manchen uralten Faschingsriten wird er ja förmlich ermordet –, damit seine Kraft unterirdisch nun die Vegetation befruchte. In der Faselzeit oder Fastnacht, der Zeit der Verwandlung, werden die Werte umgekehrt, was aus der tiefen Erkenntnis kommt, daß alles Leben sich wenden muß, wenn es erneut fruchtbar werden möchte. Das was oben war, der Winter, muß nach unten und das was unten war, die Sonne, muß nach oben. Das Leben kehrt sich völlig um, weshalb der gemeine Mann König werden konnte zur Faschingszeit, während die Macht des realen Königs in dieser Zeit nichts galt.
H. Knauss und R. Sonnenschmidt: Das Spiel der Kräfte, S. 151

Alte Ritualtänze verschwanden zwar in der Renaissance, aber die alle Gesellschaftsschichten durchdringende Tanzmusik war ein Hort, in dem manches alte Erbe überlebte. Gerade die Bauerntänze waren alte Reigentänze im neuen Gewand.

Jede Gesellschaftsschicht hatte ihre eigenen Tänze und eigene Tanzmusik, die bis heute überliefert sind. So gibt es eine eigene Musiktradition der

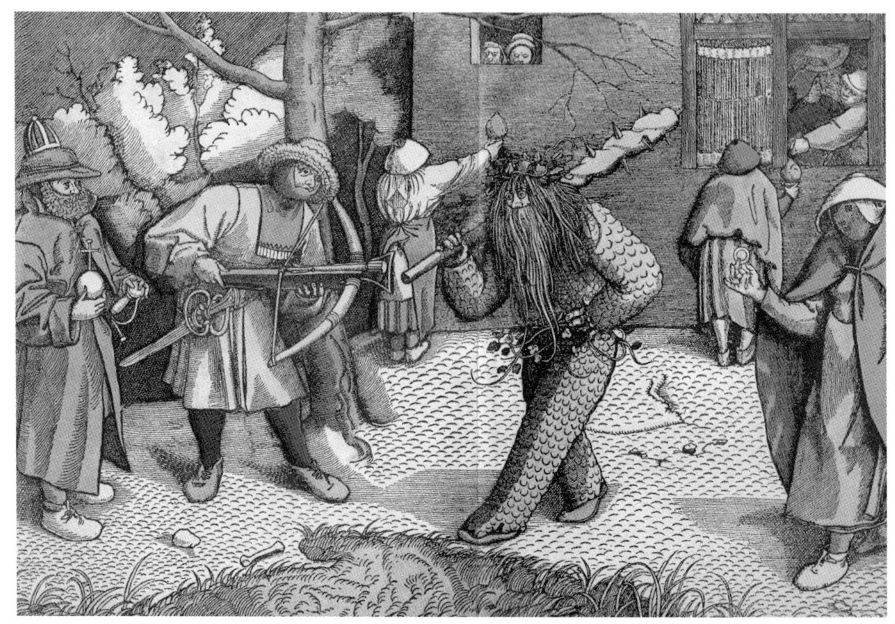

Abb. 50 Mummenschanz zur Fastnachtszeit

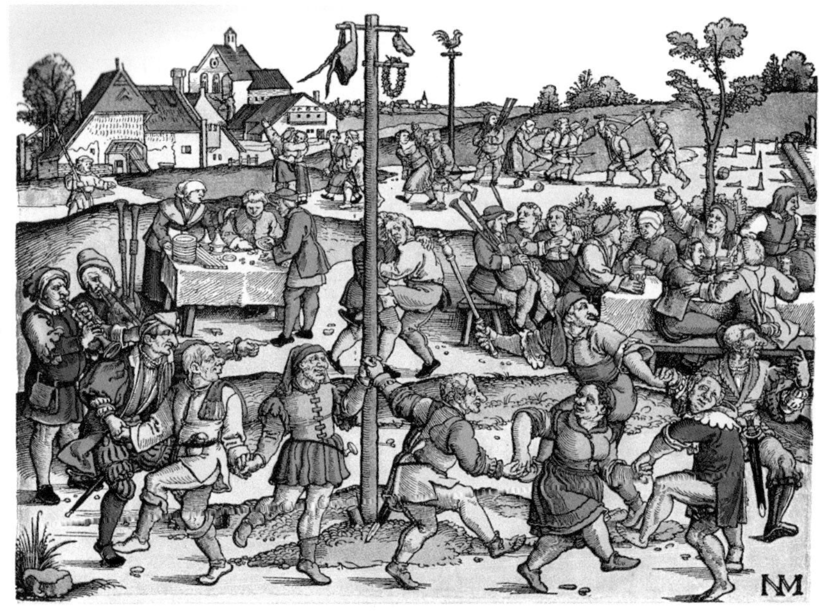

Abb. 51 Bauerntanz

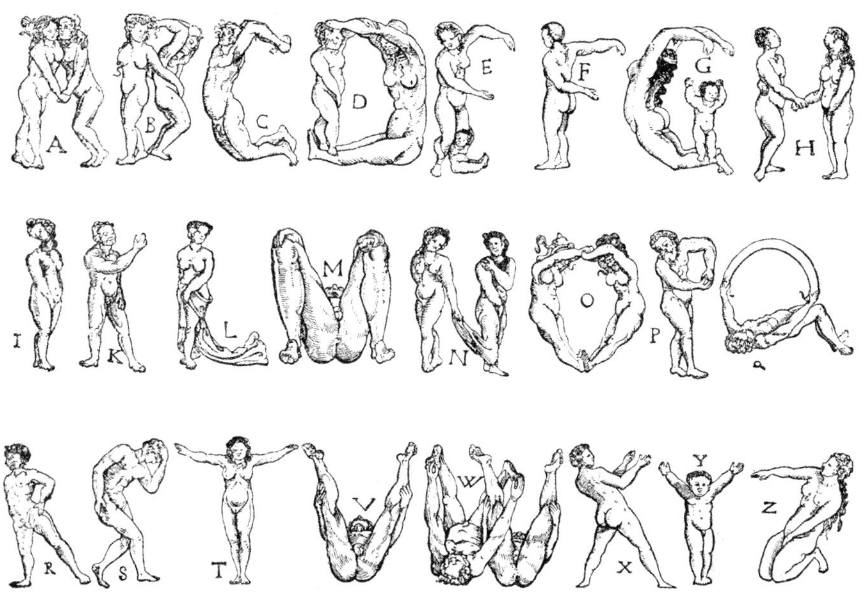

Abb. 52 Das Alphabet in Menschengestalt

über Land ziehenden Landsknechte, die für ihr virtuoses Trommelspiel bekannt und begehrt waren. Auch der heroische Soldat schuf sich seine Militärmusik, in der ebenfalls Trommeln, aber auch laute Blasinstrumente eine große Rolle spielten.

Ein überaus positiver Zug der Renaissance war der Wunsch nach Bildung, dem vor allem die berühmte florentinische Adelsfamilie der Medici Genüge tat, indem sie Jungen und Mädchen gleichberechtigt eine gute Schul- und Kunstbildung angedeihen ließ. Aber auch in Spanien und Deutschland war seit der Erfindung des Buchdrucks der Wunsch nach Lesen, Schreiben, Rechnen und Studium bis in die untersten Schichten wach geworden. Ein amüsantes Beispiel aus dem Trend der Alphabetisierung der Landbevölkerung bietet Abb. 52.

2.15 Das Versöhnliche der Spanischen Renaissancemusik

Als Vertreter der Alten Musik waren wir viele Jahre auch auf Renaissancemusik, und hier ganz besonders auf die spanische Musik, spezialisiert. So kann ich aus eigener Erfahrung sagen, dass keine Musik so herzerfrischend, aufbauend, lebensbejahend und lichtvoll wirkt wie die Renaissancemusik. Sie ist von einer ganz besonderen Schönheit und Einfachheit. Unzählige Laienensembles sprossen in den Siebziger Jahren des letzten Jahrhunderts aus dem Boden und erfreuten sich an der Spielmusik. Die Spielfreude wurde auch dadurch gefördert, dass man bis zu einem gewissen Grad mehrere Instrumente lernen konnte. Der Unterschied zwischen Laien und Profis in der Renaissancemusik zeigte sich im wesentlichen an der Qualität der Intonation und der so genannten »Diminution«, das heißt an der Fähigkeit, die Oberstimme und Bassstimme aus dem Stehgreif virtuos zu verzieren. Der Inbegriff der Renaissancemusik war und ist *Spielfreude*. Berufsmusiker sind nicht so schnell davon zu überzeugen, dass Musik heilend wirkt. Doch bei der Renaissancemusik springt sofort der Funke über. Jeder ist sogleich begeistert von den tänzerischen Rhythmen und der Instrumentenvielfalt.

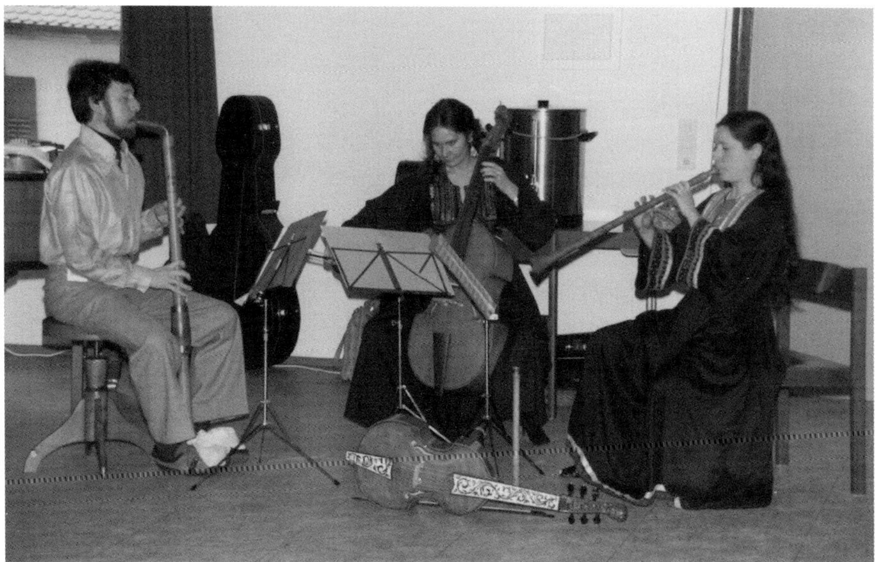

Abb. 53 Die Autorin (rechts) 1983 im Konzert mit spanischer Renaissancemusik

In den Konzerten hatten die Besucher den Eindruck, dass neben der Musikdarbietung auch eine Ausstellung von Instrumenten geboten wurde. Das Publikum war beeindruckt, wenn der Lautenist plötzlich sang, der Sänger zur Blockflöte, der Fidelspieler zum Krummhorn und der Gambist zur Trommel griff. In einem Renaissance-Ensemble war es nicht unüblich, dass jeder Musiker jedes Instrument beherrschte und dadurch eine nie gekannte klangliche Vielfalt dargeboten wurde.

Die Musikwerke sind oft nur ein bis zwei Minuten lange Miniaturen, so dass die Kreativität darin besteht, sie in den Wiederholungen verschieden zu besetzen und durch Diminutionen in der Oberstimme virtuos zu variieren. Die Wiederholung der musikalischen Preziosen weist auf ihren ursprünglichen Gebrauch als Tanzmusik hin. Auch damals wurden Strophenlieder und Instrumentalsätze so lange wiederholt, wie der Tanz dauerte.

Die Wiederbelebung der Renaissancemusik führte auch in unserer Zeit zu einer unglaublichen Hochkonjunktur des Instrumentenbaus. Alles wurde nachgebaut, was auf alten Bildern zu sehen oder als überlieferte Anweisung zu studieren war. Die historische Aufführungspraxis belebte originale Schlösser und Ratshäuser und führte auch die Freiluftmusik wieder ein, was bei den sehr lauten Rauschpfeifen auch angesagt war. Die Spieltechnik der Blasinstrumente war für uns moderne Musiker noch ungewohnt, denn es handelt sich in der Hauptsache um so genannte »Windkapselinstrumente«. Dabei wird ein schwingendes Doppelblatt aus Schilfrohr nicht direkt angeblasen, sondern das Blatt steckt in einer Kapsel und wird von außen durch ein Anblasloch in Schwingung versetzt. Dies erfordert zum einen sehr viel physische Kraft und zum anderen ein gutes Gehör, da sich die Intonation nicht am Rohrblatt justieren lässt.

Keine Musik hat eine solch erdende Kraft wie die Renaissance-Bläsermusik. Es ist frappierend: Wie ein »Sturz« aus den ätherischen Sphären der Mittelaltermusik landet die Renaissancemusik auf der Erde. Es klingt dort, als würden die Menschen mit den Füßen stampfend oder hüpfend die Erde neu entdecken. Re-naissance, Wieder-Geburt und Neu-Entdecken gehört ebenfalls zum syphilitischen Zeitgeist dieses Zeitalters.

Wir als Nachfahren können diese Widersprüche kaum verkraften und uns kaum vorstellen, wie trotz des unsäglichen Leids, das Syphilis, Kriege, Inquisition und Hexenverfolgung verursachten, in den darstellenden

Künsten ein solch unbändiger Frohsinn möglich war. Auch wenn man Archive von Klöstern, Kirchen, Schlössern in den europäischen Ländern besucht, ist man überwältigt von der Fülle eines einzigen Archivs, das Renaissancemusik beherbergt. Ein Musikerleben würde nicht ausreichen, auch nur eine einzige Sammlung eines einzigen Archivs aufzubereiten und darzubieten! Ich besuchte einst in Salamanca eines der vielen Musikarchive und hörte zu meinem Entsetzen, dass die Mönche seit dem 17. Jahrhundert die Öfen mit Notenpapier heizten, wenn das Holz knapp war. Dennoch waren in jeder Bibliothek die Notenmanuskripte noch meterhoch bis an die Decke gestapelt – unsortiert, noch nie gesichtet, noch nie gespielt. So erging es jedem Musiker, der in Spanien, Italien, England oder Deutschland die Archive durchstöberte – man war schlichtweg von der Fülle erschlagen. Die Verbreitung von Musik hatte in der Renaissance dank des Notendrucks erstmalig in einem globalen Sinne stattgefunden.

Das Versöhnliche der Spanischen Renaissancemusik erlebte ich gewissermaßen »am eigenen Leibe«:

In einer alten Kirche trat das spanische Renaissanceensemble »Hesperion XX« unter der Leitung von Jordi Savall und mit der berühmten Sängerin Montserrat Figueras auf. Ich ging widerwillig hin, voller Vorurteile gegen die spanische Vergangenheit. Doch dann erlebte ich eine so unfassbar schöne Musik, deren Texte ich nicht verstand, aber deren Botschaft ich als »Angebot zur Versöhnung, zur Heilung« empfand. Am nächsten Tag standen für mich zwei Dinge fest: Schülerin dieser Sängerin zu werden und Spanisch zu lernen. Beides geschah und in kürzester Zeit tauchte ich in eine so dramatisch emotionale Welt ein, dass ich mein Spanienbild völlig revidieren musste. Ich war zutiefst bewegt und beeindruckt von den Literaten und Komponisten der spanischen Renaissance, die sich durch ihre Art, die Machenschaften der Konquistadoren, der Inquisition, den Verlust der Maurenherrschaft mit künstlerischen Mitteln zu kritisieren, ein Denkmal von vollendeter Schönheit gesetzt haben. In den Konzerten mit spanischer Renaissancemusik erlebte ich Sternstunden musikalischer Interpretation, die mir erschienen, als stünden alle Komponisten dankend im Raum, die es damals gewagt hatten, zu »Tätern« zu werden und nicht einfach in der fatalistischen Opferrolle zu verharren. Die meisten waren Hofkomponisten und abhängig von der Gunst des Königshauses. Darum ist ihr Mut zu bewundern, wie sie auf poetische Weise, aber doch klar und deutlich ihre Trauer über das unchristliche Treiben der Landsleute ausdrückten.

Meine jahrelange Spezialisierung auf die spanische Renaissancemusik war mein Dank an die Dichter und Komponisten für diese lichtvolle Tat, die den damaligen Zuhörern sicher ebenso unter die Haut ging wie uns heute. Die Musik nimmt wegen dieses Hintergrundes eine Sonderstellung ein und ist deshalb auch von einer besonderen Emotionalität durchdrungen. Der Glaube an das Gute trotz der Existenz des Bösen und Destruktiven dringt durch die »Villancicos, Ensaladas« und »Canciones«. Sie vermitteln Hoffnung und die Bereitschaft zu verzeihen. Das Beispiel der spanischen Renaissancemusik zeigt wie kein zweites, dass die Künste einen großen menschlichen Auftrag als Lichtbringer erfüllen, wenn es im Herzen der Menschen dunkel geworden ist.

Die spanische Bildungsschicht war durchaus offen für eine kritische Sicht der Geschehnisse im »Siglo d'Oro«, im Goldenen Zeitalter, das in einem für die Einheimischen unsichtbaren Blutbad schwamm. Einer der großen Dichter, Miguel de Cervantes Saavedra (1547-1616), wählte die amüsante und weltfremde Gestalt des Don Quijote und dessen einfältigen, aber vernunftbegabten Knappen, Sancho Pansa, um unglaubliche Wahrheiten über die politischen Machenschaften und Abirrungen des menschlichen Geistes in Geschichten zu kleiden.

Wir sehen an diesen wenigen Beispielen, wie aus dieser fernen Zeit das Menschliche aufleuchtet und es uns erleichtert, das Miteinander von Licht und Schatten zu »verdauen«. Die übliche einseitige historische Betrachtung von Regenten und Kriegen lässt die Menschen hinter allen Fakten verschwinden. Wenn wir uns aber auf kulturgeschichtliche Ereignisse einlassen und ein wenig erahnen, was die Menschen früher bewegte, begegnen wir vielen Spiegelbildern unseres eigenen Menschseins. Dann wird aus der historischen Ferne ein fühlbares Jetzt.

Wie alle darstellenden Künstler, die sich mit einer Epoche intensiv emotional und mental auseinandersetzen und so Wort, Bewegung und Musik früherer Zeiten lebendig werden lassen und das Herz des modernen Zuhörers erreichen wollen, durchlief auch ich diesen Prozess. Indem ich bereit war, das Lichtvolle der spanischen Renaissance in mich hereinzulassen, lernte ich die Größe des syphilitischen Miasmas auch noch einmal aus dieser anderen Warte kennen: Stolz, Unnahbarkeit, Mut, Kampfgeist und Todesverachtung in der spanischen Mentalität.

⑥ »Triste Espaňa« (Trauriges Spanien), ein homophoner Satz und ein sozialkritisches Werk über die trotz allen Reichtums traurige Situation Spaniens, angesichts des Falls von Granada, gespielt mit einem Krummhornquartett.

⑦ »Qu`es de ti, rey de Granada« (Wie ist dir, König von Granada), eines der ergreifendsten Beispiele, wie der Komponist Juan del Enzina den Fall Granadas kritisch darstellt. In den Liedstrophen wird der große kulturelle Verlust geschildert, dass Mauren, Juden und Christen fortan nicht mehr vereint sind.

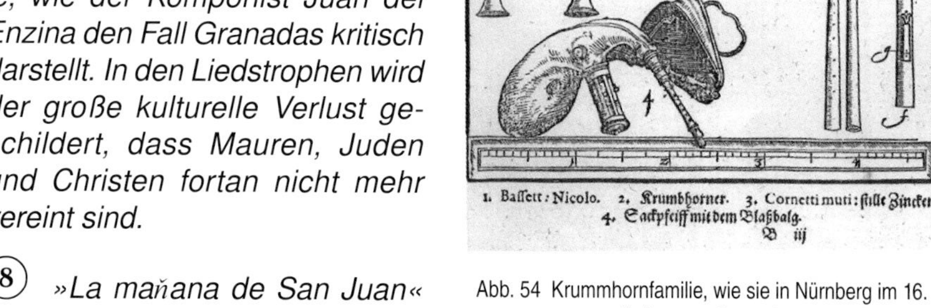

Abb. 54 Krummhornfamilie, wie sie in Nürnberg im 16. Jh. hergestellt wurde

⑧ »La maňana de San Juan« ist ein höfisches Tanzlied, das ebenfalls sozialkritisch die Situation beleuchtet, wie Mauren, Juden und Christen in friedlicher Eintracht miteinander leben und plötzlich menschliche Zwietracht alles zerstört.

⑨ Die Ensalada »La Guerra« drückt den Kampfgeist und die heroische Leistung des Kolumbus musikalisch aus. Es bleibt offen, welche Früchte seine Leistung trägt. Der Begriff »Ensalada«, wörtlich: »Salat« im Sinne von »Mischmasch, Allerlei« oder »Unterhaltung«, war ein genialer Kunstgriff der spanischen Hofmusiker, denn unter dem Deckmantel des scheinbar Unwichtigen und Unterhaltsamen wurden ernste Wahrheiten ausgesprochen.

2.16 Der Übergang von der Renaissance zum Barock

Licht und Schatten des syphilitischen Miasmas, wie sie in der Renaissance an die Oberfläche traten, konnten nicht weiter gesteigert werden. Für unsere abendländische Kultur hieß das, es musste Heilung geschehen. Das gewaltsam Aufgebrochene und Grenzüberschreitende musste endlich in eine Reifung übergehen, wollte unsere Kultur nicht an den Folgen ihrer destruktiven Kräfte sterben.

Schauen wir noch einmal auf Abb. 25 (S. 111): Die Renaissance mündet in den Barock. Das sykotische Zeitalter des Barock wird das syphilitische der Renaissance heilen. Dies entspricht genau der miasmatischen Heilungsrichtung, wie sie Peter Gienow in den miasmatischen Gesetzen nennt: Die Syphilinie heilt sich über die Sykose aus, die Sykose über die Tuberkulinie oder direkt über die Psora.

Brachte die Renaissance das Spektakuläre, Außergewöhnliche, Bahnbrechende, so der Barock das Heilende von Ordnung und Ruhe. Hellstes Licht und dunkelste Schatten werden auch im Barock sichtbar werden und geben keinen Anlass, irgendetwas zu beschönigen oder zu bagatellisieren. Doch bringt der Barock die Reifung für die angestoßenen Entwicklungen der Renaissance. War die Renaissance das große syphilitische *Nein*, das mit Feuer und Schwert Leben auslöschte, so folgte mit dem Barock das große sykotische *Ja* zum Leben. In dieser Epoche stehen Erdhaftung und Emotionen (Wasserelement) im Zentrum. Auch darin bestätigen sich Peter Gienows Erkenntnisse, nach denen er die Elemente folgendermaßen zuordnet:

Syphilinie: Feuerelement, Trockenheit, heilige Verneinung
Sykose: Wasser- und Erdelement, heilige Bejahung
Psora: Luftelement, heilige Versöhnung

Das Heilsame der Sykose für die Syphilinie hat zwar, wie jede andere Epoche auch Schattenseiten, aber diese sind auf geradezu raffinierte Weise gemildert. So wie beim Patienten die destruktive Krankheit weiter von innen nach außen, weg von den lebenswichtigen Organen hin zu den weniger lebenswichtigen »geschoben« wird, geschieht es auch im epochalen Maßstab. Statt Ausgrenzung und Zerstörung folgen Eingrenzung und Bewahren. Abb. 25 veranschaulicht, wie sich die wellenförmige Zeitlinie von der Renaissance aus zum Barock aufwärts bewegt. Diese Dynamik manifestierte sich in unserer Kultur insofern, als zum Beispiel alle Formen vergrößert wurden (sykotisch!) und schließlich ein weiteres Glanzlicht der abendländischen Kultur geboren werden konnte: die Oper und das Ballett.

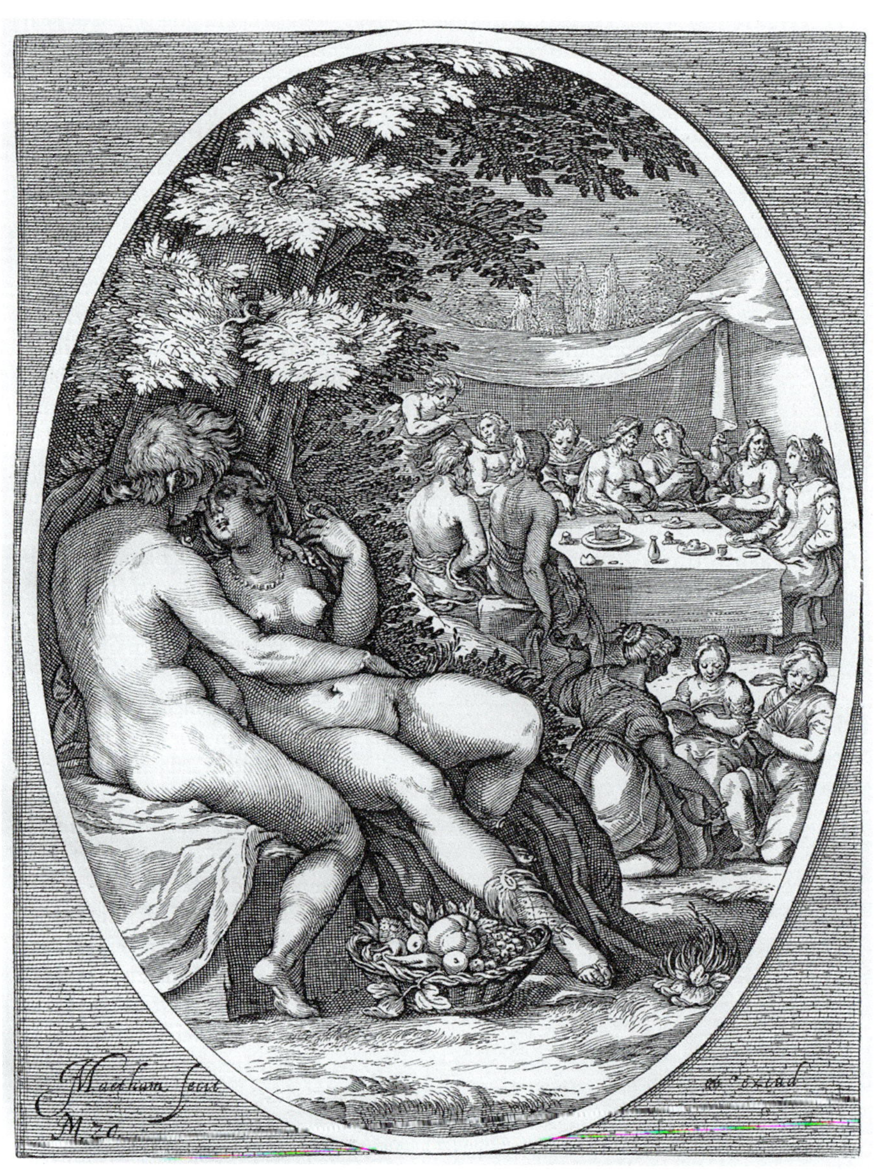

Abb. 55 Die Liebe, symbolische Darstellung der sinnlichen Freuden

3. Barock – Zeitalter des sykotischen Miasmas

Reife – Affektenlehre – Täuschung – Kurtisanentum – Kastraten

Mit dem Zeitalter des Barock erlangt die abendländische Kulturgeschichte eine erste Reife. Die miasmatische Dynamik des Mittelalters war auf Kampf gegen das Andersartige und auf Kolonisierung und Christianisierung ausgerichtet. Die Renaissance übte sich in der Selbstbehauptung, bei gleichzeitiger Zerstörung der letzten sichtbaren Wurzeln alteuropäischer Kultur. Mit Feuer und Schwert bahnte sich das syphilitische Miasma seinen Weg, aber auch mit Glanz und Stolz auf das neue Selbstbewusstsein des Abendländers. Noch mehr Selbsterhöhung und Tötungsdrang und noch weitere Syphilisepidemien – ganz zu schweigen von anderen grassierenden Seuchen – hätte das junge christliche Europa nicht verkraftet, es wäre ausgestorben. Destruktive und konstruktive Kräfte sind jedoch immer zeitgleich am Werk. Darum stirbt das menschliche Leben nicht aus und auch der gigantische Organismus eines Volkes sucht nach dem Ausgleich. Nach einer derartigen Destruktion kann nur eine Konstruktion, das (wieder) Aufbauende, Zusammenführende und Ausgleichende folgen.

Dieser große Heilungsschub kam durch das sykotische Zeitalter des Barock. Zweifellos warf auch der Barock neue schwere Schatten, aber längst nicht so destruktive wie die Jahrhunderte vorher. Der einzelne Zeitgeist einer Epoche zeigt stets ein Miteinander von schrecklichem Leid und unfassbar schönen Schöpfungen des menschlichen Geistes. Doch erst im Zusammenhang mit anderen Epochen erkennen wir unterschiedliche Schweregrade der kollektiven Erkrankung oder Entgleisung. Betrachten wir nun also, was der Barock an Heilsamkeit im Hinblick auf Mittelalter und Renaissance zu bieten hat und worin sich seine Licht- und Schattenseiten offenbaren.

Das Wort »barock« ist spanisch-portugiesischen Ursprungs und bedeutet: »unregelmäßige, schiefrunde Perle«. Dieses Charakteristikum zeigt sich am deutlichsten in der barocken Baukunst zwischen 1600 und 1730: Bewegtheit in geschwungenen statt eckigen oder spitzen Grundformen, Unterordnung aller Einzelglieder unter das Ganze statt Individualismus, Betonung von Kraft und Spannung. In den Innenräumen dominieren Schmuckwerk und malerische Gestaltung. Die Häusergiebel werden durch Ornamente gespalten bzw. »gebrochen«, während sie zuvor klare Linien bildeten. Das ist die eine Seite des barocken Baustils, der etwas durchaus sykotisch Überladenes, Schwülstiges, Pompöses aufweist.

Dem gegenüber finden wir als weiteres typisches Merkmal die streng ausgerichteten Parkanlagen, die große Barockschlösser, wie beispielsweise in Versailles, umgaben. Mit welchen Gehölzen konnte man die streng geometrischen Formen am besten in Szene setzen? Welche Pflanzen waren für das regelmäßige Beschneiden ideal? Was passte sich den Formen optimal an? Natürlich der Buchsbaum und die prototypisch sykotische Thuja! Nicht die einzelne Pflanze, der einzelne Strauch war dabei von Bedeutung, sondern das große Ganze im Kollektiv, das selbst wiederum etwas Neues – wie hier die großen, mandalaförmigen Strukturen – entstehen ließ. Die Parkanlagen von Versailles sind das eindrücklichste Beispiel für den Wunsch einer strengen, äußerlich sichtbaren Ordnung, die durch Kontrolle bewusst Kreativität und den freien Fluss der Energien verhindert. Im Unterschied dazu zeigen auch berühmte englische Parks eine geometrische Grundstruktur, aber als Ganzes wirken sie frei und lebendig und niemals starr. Die Engländer haben von den Chinesen die

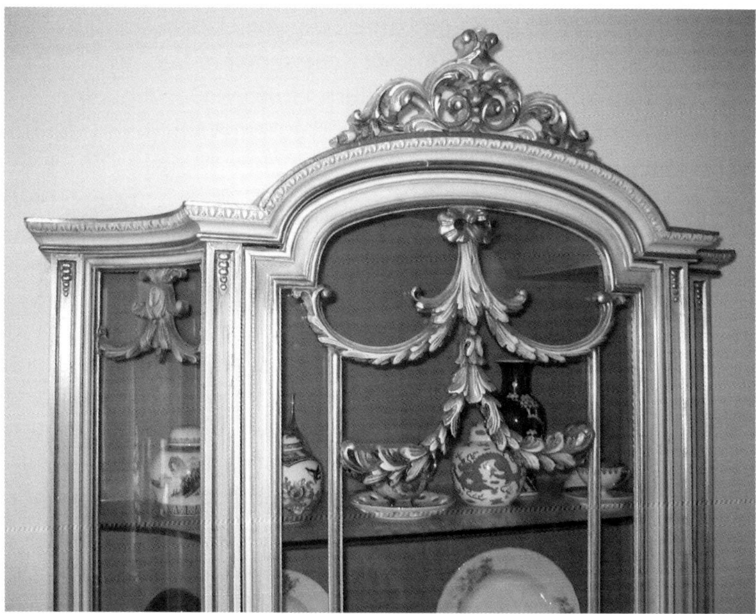

Abb. 56 Durchbrochene Linie eines venezianischen Barockschranks

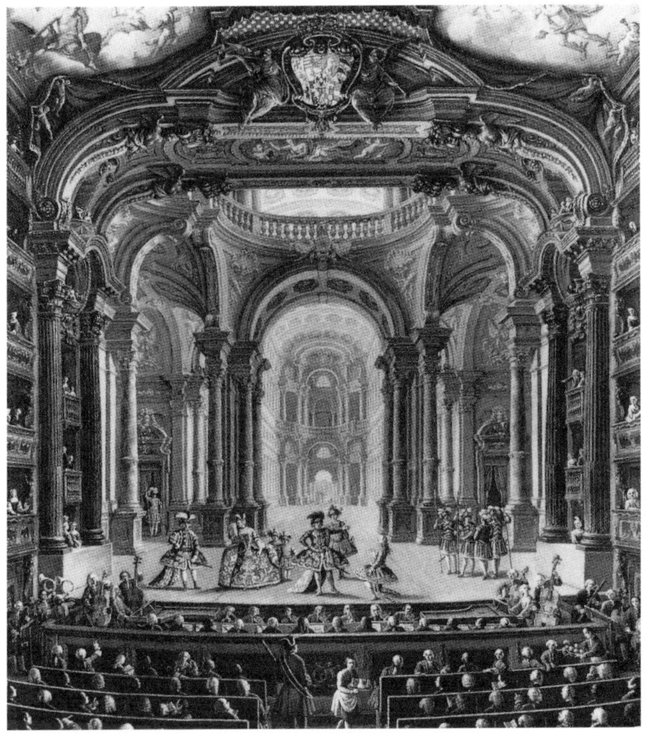

Abb. 57 Durchbrochene Linien in der barocken Architektur

große Kunst übernommen, ganze Landschaften so zu gestalten, als seien sie natürlicherweise so entstanden. In Wirklichkeit sind sie nach energetischen Gesichtspunkten angelegt, die wir heute unter dem Begriff des »Feng shui« zusammenfassen. Versailles weist dagegen eine zwanghafte, starre Struktur auf, deren eigener Reiz in der Konsequenz ihrer Durchführung liegt. Darin offenbart sich etwas zutiefst Sykotisches: Der äußere Schein, die Fassade, täuscht Ordnung vor. Doch innen herrscht Chaos und »Verfilzung« – ganz so wie in den Gemäuern des Versailler Schlosses unter den Ludwig-Dynastien mit dem Intrigantentum und den Verflechtungen seiner Höflinge Wir begegnen damit einem ersten sykotisch kranken Symptom: »Mehr Schein als Sein«.

Der pompöse Gigantismus des Barock zeigte sich zuerst in den bildenden Künsten wie der Architektur, der Malerei, der Bildhauerkunst und der Gartengestaltung. Er beruhte auf dem Bedürfnis nach symmetrischer

Ordnung, wodurch besonders bei der Konzeption von Schlössern oder Gartenanlagen wesentlich mehr Raum benötigt wurde. Genügte bei einem Schloss zuvor ein Turm, mussten es jetzt zwei gleich gestaltete Türme sein und dazwischen wesentlich mehr Raum, damit die Proportion stimmte.

Der herausragende, ganz Europa inspirierende Schöpfer der barocken Baukunst war der Architekt Lorenzo Bernini (1598-1680), der auch die Bildhauer zu den sich frei bewegenden, heroischen und malerischen Gestalten beflügelte.

In der Malerei dominieren weltliche Themen und Landschaften. Der große Inspirator hier war Caravaggio, der den so genannten »Hell-Dunkelstil« einführte. Die barocke Malerei zeitigte Kunstwerke von bleibendem Wert, wenn wir nur an die flämischen Maler deutscher Herkunft Peter Paul Rubens (1577-1640) und Anthonis van Dyck (1599-1641), ein Schüler von Rubens, und an die holländischen Maler wie Rembrandt (1606-1669) oder auch Frans Hals und Vermeer van Delft denken. Die berühmten »Delfter Fayencen« waren im 17. Jahrhundert der erste Versuch, das nach Holland eingeführte chinesische Porzellan nachzuahmen. Erstmalig waren kunstvoll verzierte Nutzgegenstände für die Gestaltung eines gemütlichen Heims interessant. Im Jahre 1707 entstand dann in Meißen, der späteren Geburtstadt Hahnemanns, die erste Porzellanmanufaktur, die weltweiten Ruhm erlangte.

Im barocken Gemälde steht der Mensch im Mittelpunkt. Ein deutliches Zeichen dafür war die aufblühende Mode der Portraitierung. Das Portrait an und für sich ist schon Ausdruck genug für ein gewisses Bedürfnis nach Realismus, denn der Gemalte sollte sich ja wiedererkennen bzw. von anderen erkannt werden. Darin drückt sich auch die sykotische Qualität des Bewahrens und Konservierens aus, die den Expansionsdrang der Renaissance ablöste.

Die barocke Dichtkunst steht unter der Spannung von Leben und Tod, von Menschsein im Sinne von Gut und Böse als den Antipoden des Bewusstseins.

Die Barockepoche wird in jedem europäischen Land etwas verschieden datiert. Der Impuls ging, wie eingangs gesagt, von Italien aus, wo im »italienischen Frühbarock« von zirka 1620-1680 die größte Wende in der europäischen Musikgeschichte eingeleitet wurde, indem die Mehrstimmigkeit der Renaissance sozusagen zur großen Form der Oper und des Orchesters »potenziert« wurde. Dazu waren ein paar entscheidende Veränderungen notwendig. In der Renaissance schuf man die Schichtung der Stimmen Sopran, Alt, Tenor und Bass. Diesen Akkord aus vier Stimmen nannte man einen Tonsatz, da sich auf diese Weise bei jedem Melodieton ein Akkord ergab. Im Frühbarock kam man nun auf die geniale Idee, die eigentliche Melodiestimme wieder deutlicher hervortreten zu lassen und für die Akkorde darunter nicht mehr einzelne Stimmen zu notieren, sondern nur noch die Sopran- und Bassstimme. Die Mittelstimmen wurden lediglich durch Ziffern unter der Bassstimme indiziert. Für diese Notationsweise kreierte man den Fachbegriff des »General-Bass«. Ausgehend von diesem ökonomischen Notendruck wurde der Barock synonym auch als »Generalbasszeitalter« bezeichnet. Durch den Generalbass kehrte auch etwas zurück, was in der Renaissance verloren gegangen war: die Kunst der Improvisation. Zum besseren Verständnis zeigen Abb. 2 und 66 Beispiele für Generalbasslieder. Die Melodie konnte beliebig verziert werden, da nur der grobe Melodieverlauf gedruckt wurde. Nur ein versierter Interpret konnte die Bassstimme und die Ziffern darunter entschlüsseln und sie als Akkorde klingen lassen. Es gab keine Vorschrift, wie dies zu geschehen hatte und oblag allein der Kreativität des Musikers, die emotionale Aussage des Textes in der Melodiestimme durch den »Generalbass« klanglich zu untermalen. Zwei kreative und produktive Elemente zeichnen die Barockmusik also besonders aus: der Verzierungsdrang der Melodiestimme und die dienende Funktion des Generalbasses mit der klanglichen Umsetzung der Ziffern, um die melodische Aussage zum Strahlen zu bringen. Um dies umzusetzen, waren instrumentelle Voraussetzungen nötig:

- Die Begleit- oder Generalbassinstrumente mussten Akkorde spielen können wie es bei der Harfe, dem Cembalo (Vorläufer des Klaviers) oder der Laute der Fall ist.
- Die Basslinie musste als Orientierung für die Melodiestimme hörbar sein. Deshalb wurde sie von der Viola da gamba (wörtlich »Kniegeige«, Vorläufer des Cellos) gespielt.

Das zunächst noch schlichte »Generalbasslied« entwickelte sich bald zur großen Form der Arie, in der der emotionale Zustand einer Person beschrieben wird. Ihr zur Seite stand das Rezitativ, das – wie der Name schon sagt – ein Sprech-Gesang ist. Das Rezitativ ist das dramatische Element, bei dem die Handlung nur mit einigen Akkorden skizziert wird und der Text dominiert. Arie und Rezitativ wurden zu den unverwechselbaren Stilmitteln des neuen Genres der Oper, deren Wiege der Generalbass ist. Aus der schlichten Generalbassbegleitung auf einem Instrument entstand mit der Zeit ein riesiges Orchester, indem die Akkorde zwischen Melodie und Bass noch in einzelne Stimmen für Geigen, Bratschen, Celli und Bläser aller Art aufgeteilt wurden. Die Jahrhunderte alte Herrschaft des Chorgesangs, erst einstimmig, dann mehrstimmig, wurde langsam durch den Sologesang abgelöst. Erstmals entstand der Beruf des Gesangsvirtuosen – allerdings, wie wir noch sehen werden, zu einem hohen Preis.

Auch hier war Italien tonangebend und alle europäischen Länder eiferten den neuen musikalischen Errungenschaften nach. Überall sprossen üppige Paläste und Schlösser, in denen Opern aufgeführt wurden, sowie die ersten eigenen Opernhäuser aus dem Boden. In Deutschland steht Johann Sebastian Bach (1685-1750) für den Hochbarock. In Frankreich währte der Barock am längsten und ging direkt in das Rokoko über. Während in Deutschland und Österreich mit Willibald Gluck, Joseph Haydn und Wolfgang Amadeus Mozart bereits die so genannte »Klassik« ihre Triumphe feierte, führte man am französischen Hof noch spätbarocke Werke auf. In England währte die Renaissancemusik noch fast das ganze 17. Jahrhundert lang und spätbarocke Opern, wie zum Beispiel von Georg Friedrich Händel, wurden dann dort importiert. Spanien brachte um 1700 ein paar zarte Versuche barocker Kompositionsweise hervor, doch waren die italienischen Vorbilder so bestechend und perfekt, dass Künstler aus Italien lieber eingeladen wurden oder man im italienischen Stil komponierte.

3.1 Der energetische Wechsel

Der italienische Impuls zur neuen Epoche des Barock ist für unsere Betrachtung der entscheidende. Ähnlich wie das sykotische Miasma Stau und Schwellung in einem Organismus hervorbringt, wird seine erlöste und lichtvolle Seite in der großen, üppigen Form, mit viel Ornament, sichtbar und hörbar. Gold, Glanz und Pomp dominierten. Gold-, Orange- und alle Nuancen warmer Brauntöne waren gefragt. Der Begriff »protzend« deutet schon lautmalerisch die Art der bodenständigen, Raum nehmenden Energie an. Lag der Zeitgeist der Renaissance noch im Widerstreit zwischen Eroberungsdrang, Abenteuerlust und Sesshaftigkeit, so vermittelte der barocke Zeitgeist Saturiertheit, Sättigung und Mut zur großen Form.

Vom syphilitischen Miasma aus gesehen ist die Sykose die nächstmögliche Heilungsstufe, in der sich das Feste und Harte verflüssigt. Alles kommt ins Fließen, alles wird rund – auch im übertragenen Sinne. Die neuen künstlerischen Errungenschaften mussten in sich ebenso rund und schlüssig sein, wollte ein Orchester oder eine Oper nicht im Chaos enden.

Mit der Oper kam die Bühnenkunst, die ein weiteres sykotisches Merkmal aufweist: die Illusion. Die Bühnenwerke waren nicht etwa dazu gedacht, das echte Leben mit seinen Krisen, Problemen und Alltäglichkeiten nachzuzeichnen, sondern zur überhöhten Darstellung menschlicher Tugenden und als unterhaltsame Schau auf das »Allzumenschliche«, auf die menschlichen Schwächen. Damit die Darbietung nicht als banal oder langweilig galt, musste eine Gabe (wieder) entwickelt werden, die während der Renaissance verbannt war: der Humor.

Zuvor, im Mittelalter konnte das Volk nur gefügig gemacht werden, indem man das Lachen und den lustvollen Tanz aus den Kirchen verbannte. Im wahrsten Sinne wurde das Leben todernst (die Problematik wird in Umberto Ecos bekanntem Werk »Der Name der Rose« aufs Treffendste beschrieben). Die Renaissance brachte den »Mummenschanz« hervor, so dass zumindest zu bestimmten Zeiten im Jahr öffentlich Spaß getrieben und gelacht werden durfte. Dennoch sorgte die Inquisition dafür, dass sich der Spaß und die Lebensfreude in Grenzen hielten. Der »Spaß« der Inquisition war ein rein sadistischer, das Vergnügen an Folter und Terror. Echter Humor dagegen ist eine der größten Geistesgaben. Er ist in der Lage, Fesseln zu sprengen, Tabus aufzulösen und leere Fassaden zum Einsturz zu bringen. Humor ist die Gabe, über sich selbst lachen zu können und die Komik menschlichen Verhaltens von einem erhöhten Standpunkt aus zu betrachten. Dadurch kann er Not, Leid und Krankheit relativieren.

Diesen höheren Standpunkt strebte der barocke Zeitgeist an und schuf Hunderte von Singspielen, kleinen und großen Opern, in denen der Humor zum tragenden Element wurde. Wo Humor ist, kann auch Ernst und emotionaler Tiefgang sein. Darum steht neben der unterhaltsamen, humorvollen Bühnenkunst gleichrangig die des großen Pathos, des Dramas und der Tragödie.

Nach diesem ersten Überblick über die Glanzlichter des Barockzeitalters und seine sykotischen Aspekte möchte ich nun die inneren Strukturen und damit auch das innere Wesen der Sykose tiefer ergründen. Ich möchte die Charakteristika des sykotischen Miasmas durch einen Musikerwitz einleiten, der alle wesentlichen Merkmale enthält, die wir von diesem gewitzten Miasma zu lernen haben:

Ein Bratscher geht in ein Musikgeschäft und sagt: Ich hätte gerne dieses weiße Akkordeon und die rote Trompete dort. Der Verkäufer sagt erstaunt: Das geht nicht, kann ich Ihnen nicht verkaufen. Der Bratscher: Doch, ich muss das weiße Akkordeon und die rote Trompete unbedingt haben, schließlich bin ich doch hier in einem Musikfachgeschäft! Der Verkäufer versucht alles, den Musiker zu überzeugen, dass das nicht geht, aber der Bratscher ist hartnäckig und sagt: Wenn ich Ihnen das doch sage: Ich will dieses weiße Akkordeon und diese rote Trompete. Also, mal dalli! Resigniert antwortet der Verkäufer: Na gut, wenn's denn sein muss. Den roten Feuerlöscher verkauf ich Ihnen, aber der Heizkörper bleibt hier!

Einen Witz zu erklären, ist zwar selbst bereits ein krankhaftes Zeichen des sykotischen Miasmas. Ich nehme dies aber zum Wohl der Leser in Kauf, da die sykotischen Aspekte möglicherweise nicht auf Anhieb klar zu erkennen sind, weil dies ein gewisses Musikwissen voraussetzt:

Das sykotische Charakteristikum eines Bratschers generell liegt in seiner Rolle im Streichquartett oder auch im Orchester begründet, wo er die Mittelstimme zu spielen hat. In der ersten Stimme dagegen brilliert der »syphilitische« Solist, der Primarius, die Diva. In der zweiten Stimme tummelt sich ein nicht minder guter Geiger, der aber stets darunter leidet, nicht der Erste zu sein und meistens Lycopodium braucht. In demokratischen Streichquartetten tauschen sich diese zwei Geiger auch mal aus, was ahnen lässt, wie gut der zweite Geiger sein muss. Von diesem Gerangel ausgenommen scheint der Bratscher, der die Mitte aufrecht hält, denn unter ihm rangiert wieder ein Solist, der Cellist. In guten Werken hat der Bratscher jedoch nicht etwa eine simple Füllstimme, sondern muss durchaus anspruchsvolle Stimmführungen meistern. Seine Leistung besteht darin, das Quartett zu einer Einheit, zu einem Ganzen zu bringen, ohne selbst dabei in den Vordergrund zu treten. Der unerlöste Bratscher nun – Anlass zu unzähligen Witzen – versucht nunmehr, es den virtuosen Geigern auf seiner rechten Seite ebenso recht zu machen wie dem Cellisten auf der linken Seite und ist deshalb oft frustriert. Er braucht ein beachtliches Anpassungsvermögen, eine gute Integrationsgabe und muss ein Ausbund an Sicherheit und Zuverlässigkeit sein, um den ausladenden Virtuosen rechts und links diese Sicherheit und Festigkeit zu vermitteln. Der Bratscher hält das Quartett also gewissermaßen zusammen, doch die Lorbeeren gehen fast immer an seine Kollegen links und rechts. Der beispiellose Egoismus und Narzissmus der Solisten sorgt dafür, dass der »Mann in der Mitte«, der Vermittler, fast völlig übersehen wird. Wenn er jedoch fehlen würde, bräche alles auseinander und die Harmonie der Musik wäre dahin.

In einem Heizkörper ein weißes Akkordeon und im Feuerlöscher eine rote Trompete zu sehen, ist ein bedeutsames sykotisches Phänomen, denn es hat mit Täuschung durch Fixierung zu tun. Der Bratscher ist in der Mitte des musikalischen Geschehens gleichsam gefangen. Er muss sich nicht nur auf seine eigene Stimme konzentrieren, sondern gleichzeitig alle anderen Stimmen bewusst hören: Oft muss er durch Intonationskorrekturen im Bruchteil einer Sekunde dem Gesamtklang den Eindruck perfekter Intonation verleihen. So kämpft er permanent an allen Fronten und ist immer der Schuldige, wenn der Gesamtklang bemängelt wird. Da dies ein enormer Stress ist, kommt es bei manchen Bratschern zu einem Verhalten der Fixierung. Ihr Weltbild schrumpft auf ihre Aufgabe im Quartett zusammen, und der Stress, es allen recht zu machen, führt zu einer Unterdrückung der eigenen Kreativität. Wie zu erwarten, führt die Unterdrükkung schöpferischer Energie zu Staus und Truggebilden. Viele Bratscher werden psychisch krank, weil sie in jedem Dirigenten oder Kollegen einen Feind wähnen und auch außerhalb ihres Berufs kommt es bisweilen zu seltsamen Täuschungen, die aus der Stressbelastung resultieren. Aus miasmatischer Sicht bedeuten sie zwar die Lösung des Staus, sind also im Grunde Heilungsreaktionen und entbehren nicht einer gewissen Komik, können jedoch auch zu ernsthaften Psychosen führen.

Mit der Fixierung geht eine Einschränkung des Gesichtsfeldes und des Weltbildes im übergeordneten Sinne einher. Aus ihr folgen typische Verhaltensweisen wie Beharrlichkeit und Rechthaberei. Selbst wenn der Verkäufer widersprechen würde: »Das ist doch ein Heizkörper, kein Akkordeon!« – so würde der sykotisch kranke Bratscher entweder auf seiner Sicht beharren, weil er tatsächlich so verblendet ist oder weil er seinen Irrtum nicht zugeben kann.

Erfreuen wir uns noch an einem weiteren Witz, der uns das sykotische Miasma näher bringt:

Ein Einbrecher tappt in einem dunklen Haus herum, tastet sich in einen Raum und hört plötzlich eine pathetisch klingende Stimme: Ich sehe dich und Jesus sieht dich!
Erschreckt bleibt der Dieb stehen. Sobald er wieder einen Schritt tut, dröhnt die Stimme aus dem Dunkeln: Ich sehe dich und Jesus sieht dich!
Nun überkommt den Dieb doch die Angst. Er schaltet seine Taschenlampe an und leuchtet den Raum aus. Da sieht er oben in der Ecke einen Papagei auf einer Stange sitzen. Erleichtert sagt der Einbrecher: Gott sei Dank! Du bist ja nur ein Papagei!
Darauf der Papagei: Stimmt, ich bin nur ein Papagei, aber der Rottweiler da in der Ecke, das ist Jesus!

Auch aus diesem Witz können wir einige Charakteristika des sykotischen Miasmas entnehmen:

- Etwas ist immer da, aber verborgen und unsichtbar
- Vorliebe für Drohungen
- Verbale Originalität
- Spaltung in der Mitte
- In der Mitte sein oder nicht sein
- Sinn für Humor, Witz
- Täuschung und etwas vortäuschen

Was sind Zeichen einer Heilreaktion beim sykotischen Miasma? Im Kleinen wie im Großen geht es um die zwei Phänomene: »Stau« und dann »überschießende Energie«. Das ist eine völlig andere Reaktionsdynamik als beim syphilitischen Miasma, das senkrecht in den Himmel oder in den Abgrund strebt. Der sykotische Stau hingegen führt zunächst zur Schwellung. Löst sich ein Stau, so wird Energie nicht einfach nur frei, sondern in heftiger, fast unkontrollierbarer, (über)schießender Weise – entweder in alle möglichen Richtungen oder auch in eine bestimmte Richtung oder Seite oder einen bestimmten Ort. Das hört sich zunächst einmal alles andere als gesund und heilsam an. Wenn ein Patient etwa mit massiven Stausymptomen (Lymphstau, Venenstau, Drüsenschwellung, Wassersucht usw.) kommt oder überschießenden Verhaltensweisen (zum

Beispiel die Neigung, »aus Mücken Elefanten« zu machen oder »große Töne zu spucken«), ist das natürlich auch nicht »gesund«. Schauen wir uns aber den gesamten miasmatischen Heilungsverlauf an, erhalten diese Symptome eine andere Bedeutung. Auf der syphilitischen Ebene finden wesentlich destruktivere und absolut lebensabweisende Verhaltensweisen und Körperprozesse statt. Alles ist dort starr und fest und zersetzt sich schließlich. Dynamisch gesehen, sieht das ungefähr so aus:

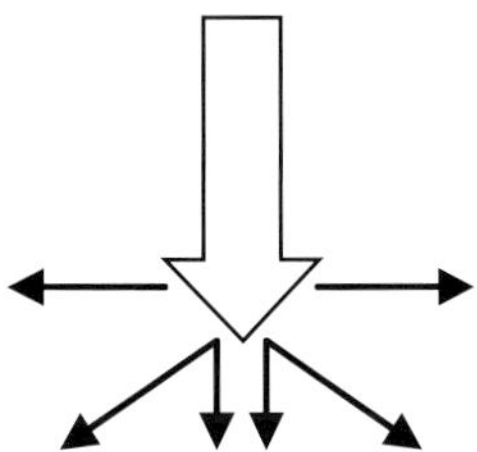

Das syphilitische Miasma hat eine tief nach innen wirkende Dynamik und stößt dabei auf das Härteste im menschlichen Organismus überhaupt: die Knochen und die Zähne sowie die Nägel und Haare. Indem das Miasma mit permanentem Druck in die Materie eindringt, zerfällt sie, zersetzt sich, löst sich auf oder fällt ab (Haare, Zähne), in der Zeichnung durch die Pfeile dargestellt. Bei syphilitischen Krankheiten erkennen wir das an der Rasanz der destruktiven Zerfallsprozesse. Wenn ein bestimmter Punkt erreicht und »das Maß voll« ist, geht alles sehr schnell. Danach kann eigentlich nur noch der Tod kommen, denn der körperliche Zerfall ist der erste Vorbote des Sterbeprozesses. Eine Umkehr auf diesem Weg ist nur durch Erleichterung denkbar und möglich. Folglich muss die Umkehr in eine Richtung angestrebt werden, die destruktive Prozesse mildert und verlangsamt. Dies ist die sykotische Dynamik, die ungefähr so dargestellt werden könnte:

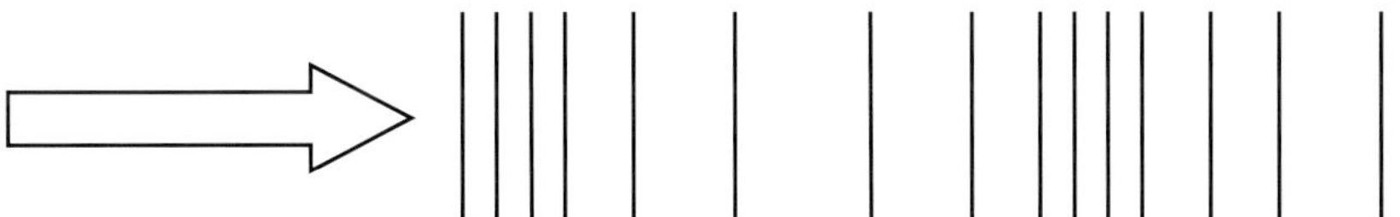

Die Geschwindigkeit der Destruktivität wird verlangsamt, indem sich die Wirkrichtung mehr in die Waagerechte verlagert, auch physisch gesehen – nämlich weg von den lebenswichtigen Organen und vom Härtesten im Körper zu anderen Organen, die länger kompensieren können. Das sykotische Miasma trägt in sich ein besonderes rhythmisches Element von »Verdichtung« und »Verdünnung« (in der Zeichnung durch die senkrechten Striche dargestellt), wo sich wie bei einer gesunden Atmung zusammenziehende und dehnende Kräfte abwechseln. Wir können uns leicht vorstellen, dass bei diesem harmonischen Prozess des rhythmischen Pulsierens im Falle von Stress die bekannten Schattenseiten des sykotischen Miasmas aktiviert werden können: die Bildung eines Staus, wenn etwas zu lange gedehnt oder zusammengezogen verharren muss. Die Folge davon ist dann eine unkontrollierbare Entladung, die wir als überschießende Reaktionen kennen. Doch die Dynamik von Zusammenziehung und Dehnung selbst ist ein erstes Zeichen von beginnendem Rhythmus, und alles, was rhythmisiert geschieht, kann auch Heilung bewirken. Wollen wir uns also zunächst dem heilenden Wesen, dem großen pulsierenden Atem, dem

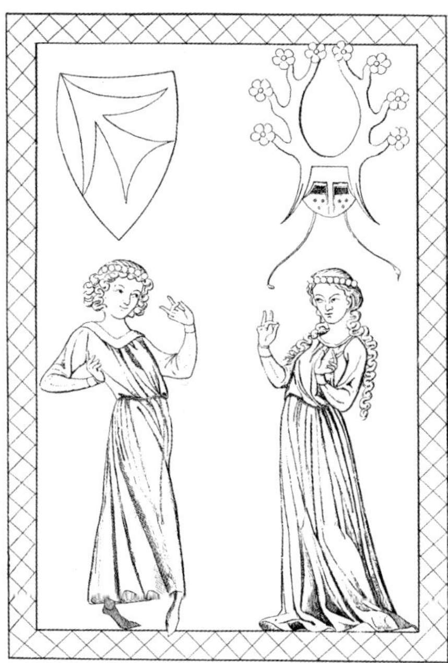

Abb. 58 Der ätherische Mittelaltermensch

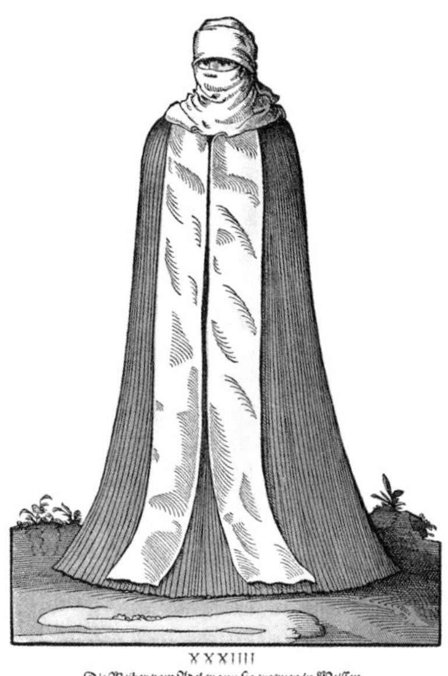

Abb. 59 Der steife Renaissancemensch

Rhythmus des sykotischen Miasmas zuwenden und seine Manifestationen im Barockzeitalter betrachten.

3.2 Das barocke Schönheitsideal

Der berühmte englische Gärtner und Philosoph Beverley Nichols beschrieb einmal auf sehr humorvolle Weise, wie er eine barocke Statue für seinen Garten aussuchte:

Ich war von einem Heer niedlicher Putten umgeben, doch schienen sie mir alle von einer gefährlichen Staukrankheit befallen, einige wiesen deutliche Zeichen der Elephantiasis auf.
B. Nichols: Down the Garden Path, S. 57

Im Barock sind Mensch und Himmelswesen mit prallen Formen dargestellt. Die Barockkirchen wirken mit Gold und Pomp überladen; wohin man schaut, offenbart sich Fülle. Fülle macht ruhig, langsam und bedächtig. Sie erschafft Zeit und Freiräume.

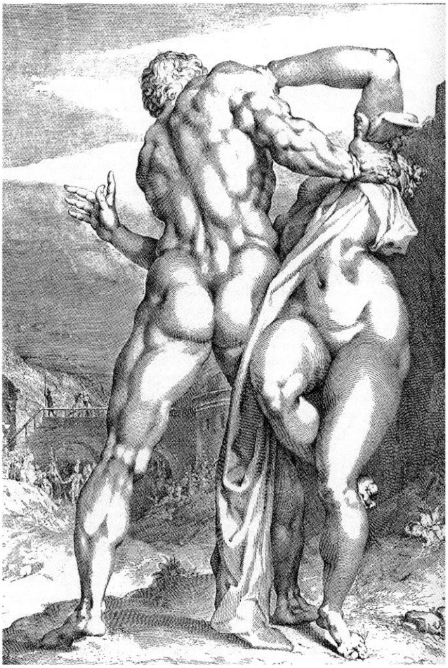

Abb. 60 Der runde Barockmensch

Der Barock steht für das Ornament, für die Verzierung. Der barocke Mensch ist in jeder Hinsicht ein Genussmensch. Seine Üppigkeit zeigt sich in den drallen Körperformen und in der Mode, Gesäß und Hüften durch Polster zu betonen und die weibliche Brust ins Blickfeld zu rücken. Mit den Polstern wird etwas vorgetäuscht, was nicht echt ist, sondern übertrieben und vergrößert, was als Ganzes gesehen jedoch wiederum wohl proportioniert erscheint. Das ist sykotisch!

Vergleichen wir die Darstellungsweise des Menschen in den drei Epochen Mittelalter, Renaissance,

Barock, so fällt auf, dass im sykotischen Zeitalter höchste Präsenz und Leibhaftigkeit vorhanden ist. Wie der Miasmenforscher Peter Gienow treffend erklärt, entspricht die Sykose in der Kosmologie der Heiligen Bejahung den Elementen Erde und Wasser sowie dem Wunsch, eine Idee in vollem Umfang, das heißt auf allen Seinsebenen (physisch, emotional und mental) zu verwirklichen.

Wir hatten in der Renaissance vom Widerspruch gehört, dass Frauen einmal völlig nackt als Venus dargestellt wurden und ein andermal wieder völlig vermummt. Im Barock gibt es zwar viele Darstellungen nackter, praller mythischer Gestalten, doch die bedeutsamste Neuerung war die modische Entblößung der weiblichen Brust durch einen besonderen Ausschnitt – später im Rokoko »Dekolleté« genannt (mehr darüber weiter unten). Bei der Kleidung insgesamt waren Gewänder aus Samt, Brokat und schwerer Seide üblich, zu denen langsame Bewegungen passten.

Wer es sich leisten konnte – und das waren im Barock recht viele – lebte in Räumen mit einer besonderen sykotischen Raffinesse: Man schuf, insbesondere in den italienischen Palazzi, einen Raum um den Raum. Beim inneren Raum handelte es sich um das schön gestaltete und mit üppigem

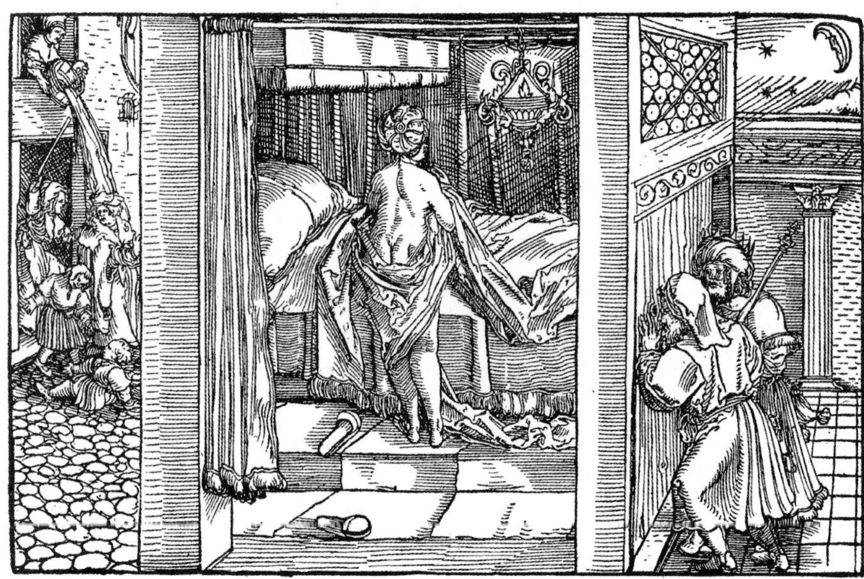

Abb. 61 Der gewollte Voyeurismus im Barock

Stuck, Wandgemälden und Spiegeln versehene eigentliche Gemach. Doch um diesen inneren Raum herum baute man einen zweiten äußeren Raum, von welchem aus man über die Täuschungsspiegel in den Innenraum schauen und als Voyeur alles genießen konnte, was drin geschah (also ein barocker Vorgänger der heutigen Peepshows).

Die Menschen im Innenraum genossen es, unsichtbare Gäste zu wissen und selbst bei intimsten Dingen beobachtet zu werden. Der Reiz bestand darin, so zu tun, als sei man alleine und doch zu wissen, dass es nicht so ist und oft nicht einmal zu wissen, wer von der anderen Seite zuschaut. Ein schöneres Beispiel für sykotisches Verhalten könnte man sich kaum ausdenken. Das »So-tun-als-sei-nichts« war eine Kompensationshaltung, die erst auf dem Hintergrund der damals existierenden Syphilis verständlich ist, die inzwischen ganz Europa durchseucht hatte. Man wurde ihr nicht wirklich Herr, aber das Leben ging weiter. Das Kollektiv als Ganzes musste überleben und die vom Barockmenschen gewählte Alternative war, sich über die Bedrohung zu überheben und so zu tun, als sei das Leben Zerstörende nicht vorhanden, also durch Leugnung und Selbsttäuschung. Es spielt keine Rolle, wie wir das aus heutiger Sicht bewerten. Wir müssen (wie stets in der Homöopathie) das *Phänomen* selbst verstehen, weil jede mögliche Reaktion, die dazu dient, der Destruktion zu entgehen, ihren Sinn und ihre Berechtigung hat. Die kompensatorische Haltung ist in ihrem eigentlichen Sinne ganz natürlich und gehört zu den grundlegenden Lebensprinzipien. Sie sorgt zum Beispiel dafür, dass eine Krankheit im Organismus nicht tiefer, d.h. zu den lebenswichtigen Organen vordringt. Dies gilt entsprechend für den großen Organismus Kollektiv und seinen epochalen Zeitgeist.

Befassen wir uns mit dem Barockzeitalter, springen uns die Schatten nicht sofort ins Auge, weil durch die Verbrämung, Fülle und Überladung, durch den ganzen Prunk und Pomp des damaligen Schönheitsideals das, was sich darunter verbirgt, zunächst unsichtbar bleibt. Wir werden sehen, wie raffiniert selbst die tiefen Schatten und die kranken Aspekte des Zeitgeistes so pompös und majestätisch dargeboten werden, dass man sich kaum traut, sie zu benennen oder kritisch zu betrachten und hinter die Fassade zu schauen, ohne gleich als »lycopodischer Miesmacher« bezeichnet zu werden.

Das barocke Schönheitsideal der Ruhe und Besinnlichkeit, des verhaltenen, kontrollierten Frohsinns, der Abgeklärtheit hat etwas zutiefst Heilsames und fordert dazu heraus, einfach mal Ruhe zu geben, zufrieden zu sein mit dem, was und wie etwas ist. Der sykotische Barock wird zur Heilungsebene der syphilitischen Renaissance, denn nach den vielen Ungereimtheiten und der Unreife des vorausgegangenen Zeitalters repräsentiert er Reife. Das ist auch der Grund, warum zwar zum Beispiel die Machenschaften der Inquisition und Hexenverfolgungen in ganz Europa numerisch ihren Höchststand erreichten, aber immer wieder mit dem Mantel der Verschwiegenheit überdeckt wurden. Das barocke Schönheitsideal geht mit Kerzenlicht, mit warmem, gedämpftem Licht verschwenderisch ans Werk, um den Betrachter davon abzuhalten, einige Dinge ans nüchterne Tageslicht zu holen und die Fassade abzustreifen. Der barocke Zeitgeist mahnt: Gib dich doch zufrieden, hör auf zu meckern, genieße den Tag und das Leben und nimm dich und das Leben nicht zu ernst!

Das ist eine durchaus wunderbare Haltung zu Licht und Schatten einer Zeit. Ich erinnere mich, dass ich zu keiner Zeit so ausgeglichen war und in mir ruhte war wie in den 12 Jahren der Spezialisierung auf (italienische) Barockmusik. Die Dramatik ist unterhaltsam, der Schmerz nicht echt und doch fühlbar, das Virtuose leicht und entspannt. Das Schöne, Harmonische steht im Vordergrund und die Hässlichkeit des Alltagslebens wird ausgeblendet. Auch das Hässliche menschlichen Verhaltens wird gemildert durch den Glauben an das Gute im Menschen. Die Liebe zwischen Mann und Frau und die Dramatik, wenn diese Liebe nicht erfüllt werden kann, steht im Mittelpunkt der »Neuen Musik«, der »Nuove Musice«, die wie in einem riesigen Atemzug ganz Europa erfasste. Das barocke Schönheitsideal ist das Ornament auf der Basis eines langsamen Pulses, der sich sowohl in der Materie als auch in der Energie äußern soll. Man erschuf »atmende Räume«, in denen sich der Klang optimal entfalten kann. Die Kirche San Marco in Venedig ist solch ein atmender Raum, für den das Genie Claudio Monteverdi eine Musik komponierte, die Menschen bis heute auf eine transzendente Ebene zu erheben vermag. Damit sich Klang ausdehnen kann, bedarf er des Raumes und der Zeit. In Raum und Zeit zu leben, heißt mit allen Sinnen wahrzunehmen. Raum und Zeit sind aber auch Ausdruck des materiell begrenzten Seins. Der barocke Zeitgeist wollte diese Begrenzung nicht aufheben, sondern die Fülle innerhalb dieser Grenzen leben und die Gesetzmäßigkeiten von Raum und Zeit, sozusagen den »Lebens-Atem«, erfahrbar machen. Das war etwas vollkommen Neues. In der Renaissance hatte man ja den Raum und die Perspektive erstmalig entdeckt und sann zunächst darauf, die Grenzen der bekannten Räume zu überschreiten. Das Heilende des sykotisch barocken Zeitgeistes bestand darin zu fragen, welche Kräfte denn in einem Raum walten und zu entdecken, dass dieser Raum ein lebendiger atmender Organismus ist. Diese Erkenntnis offenbarte sich, wie schon gesagt, in den üppigen, mit warmem Licht sowie gold- und orangefarbenen Accessoires ausgestatteten Räumen und in einer Musik, die erstmals einen (schier unendlich anmutenden) langen Atem forderte, um den Raum zu füllen. Barockmusik ist bis heute nachweislich musiktherapeutisch höchst wirksam und verhilft im »Superlearning« tatsächlich dazu, schneller und vernetzt zu denken und zu lernen. Sie regt die Alpha-Gehirnwellen (EEG-Wellen bei tiefer Entspannung) an.

Das Phänomen der Fülle ist überall im Barock präsent, denn sie ist das Resultat von Produktivität. In der Musik schufen unzählige Klein- und Großmeister eine Überfülle an Kompositionen. Welcher Stil auch immer ausgeprägt wurde, er erschien in Form massenhaften Notenmaterials. Italien war übersät von kleinen und großen Kirchen sowie von speziellen Räumen, die nur der Aufführung von Musik und Gesang dienten. Italien wurde das Land des Gesangs, des »Bel canto«, des »Schöngesangs« und damit Vorbild für die Kunstmusik der gesamten westlichen Welt.

Auch viele einzelne Komponisten waren überaus fruchtbar und produktiv. Die Krönung war hier zweifellos Johann Sebastian Bach (1685-1750), der nicht nur viele Kinder zeugte, sondern auch ein Werk hinterließ, bei dem man mit Recht fragt: Wann hat der Mann das alles nur komponiert und aufgeschrieben? Solche Produktivität und Fülle sind jedoch nur möglich, wenn anstelle von Pioniergeist und Abenteurertum (Renaissance) Sesshaftigkeit und Ruhe treten. Das barocke Schönheitsideal wird daher von einem Zeitgeist getragen, der sich vom Blick auf das Hässliche erholen will. Er will zur Ruhe kommen und lädt ein, nach innen zu schauen und Werte zu entdecken, die das Leid erträglich machen. Eine solche Innenschau richtet sich in der Regel auf bleibende Werte, auf die Tradition, auf das, was sich bewährt hat. Sie erhebt diese Werte zum Standard, so dass der Barock auch zu einem Inbegriff des Konventionellen und Konservativen, der Tradition, des Stammbaums wird. Er konserviert mit eher leisen, sanften Tönen im besten Sinne menschliche Werte und Tugenden. Auf den ersten

Blick sieht man, wenn man in das 17. Jahrhundert hineintaucht, wenig Auffälliges. Sicher, es gab den leidvollen Dreißigjährigen Krieg (1618-1648), der jedoch Italien, das Ursprungsland des Barockzeitalters, kaum tangierte. Der äußere Friede war jedoch teilweise nur ein Scheinfriede und unter dem Schein werden die Schatten des Barock erkennbar.

3.3 Sykotische Schattenspiele – Die Gonorrhoe

Aus der Sicht der Renaissance wirkte der barocke Zeitgeist zwar heilend und diente der Weiterentwicklung der westlichen Menschheit, schuf aber auch selbst wieder eigene Schatten. Er rief die ihm ähnliche Seuche, die Gonorrhoe, an die Oberfläche, die schon seit Menschengedenken im Untergrund existierte. Sie kam ohne epidemischen Charakter und richtete dennoch als Krankheit viel Unheil an. Ihre »Töne« waren jedoch eher leise, unauffällig und schleichend. Sie ging sozusagen auf »Samtpfoten« durch alle Gesellschaftsschichten und legte im Barock lediglich ihre »Tarnkappe« ab. Während man in der Syphilis schnell eine Geschlechtskrankheit erkannte, war dies im Fall der Gonorrhoe (Tripper) anders. Diese Krankheit war zwar lästig, aber bei weitem nicht so lebensbedrohlich wie die Syphilis. Man konnte sich mit ihr arrangieren und sie endete nicht so schnell mit dem Tod. Schauen wir uns zunächst an, welches Krankheitsbild sie hervorruft:

Die Gonorrhö bewirkt beim Mann im allgemeinen 2-3 Tage nach der Ansteckung im Bereich der Harnröhrenmündung zunächst eine schleimige Sekretion, die sich bald in einen gelben, später auch einen gelblich grünen Eiter umwandelt (Urethritis gonorrhoica acuta). Das Urinieren verursacht brennende, schneidende Schmerzen... Beim Mann kann bereits in der dritten Woche die Infektion von der vorderen Harnröhre auf die hintere übergreifen (Urethritis posterior), wobei es zu starkem Harnzwang und häufigem Harndrang, mitunter auch zu Hämaturie kommt. Vor Einführung der Chemotherapie rechnete man in 20-30 Prozent der Fälle von Urethritis posterior mit dem Auftreten einer Nebenhodenentzündung. Bleiben im infizierten Nebenhoden Schwielenbildungen zurück oder veröden die Nebenhodenkanälchen, so kann der im Hoden gebildete Samen nicht in Samenstrang und Samenblase einwandern, wodurch bei beiderseitiger Nebenhodeninfektion Sterilität bei unbeeinträchtigter Potenz die Folge war. Ähnlich verläuft der Prozess bei der gonorrhoisch infizierten Frau: Die Infektion konnte sich besonders während der Menses über den inneren Muttermund auf die Schleimhäute des Uterus und seiner Adnexe (Tuben und Ovar) ausbreiten.

Infolge narbiger Faltenverklebungen des Eileiters kam es bei doppelseitigem Prozess zu bleibender Sterilität.
S. Winkle: Kulturgeschichte der Seuchen, S. 516

Das Fatale bei einer infizierten Frau war, dass sie im Anfangsstadium keinen auffälligen Ausfluss hatte und allenfalls in der Harnröhre ein mehr oder minder starkes Jucken verspürte. Allerdings konnte auch ein starkes Brennen wie bei einer Zystitis auftauchen. Dies war im Mittelalter als Zeichen einer schweren Krankheit gefürchtet und Frauen durften dann nicht ins Badehaus.

3.3.1 Unfruchtbarkeit, Schuldzuweisung, Spaltung und Polarität

Oder »Ich war´s nicht, die Schlange war´s!«

Das sykotische Miasma ist der Inbegriff des Schöpfungsaktes, des Übergangs des Menschen von der paradiesischen Einheit in die Welt der Phänomene, der Erscheinungen und der Dualität. In unserer christlichen Genesis beginnt dieser Übergang besonders dramatisch, weil die beiden polaren Kräfte, illustriert durch Adam und Eva, ihn nicht klaglos hinnehmen, sondern einen Schuldigen im Außen suchen. Der Sünder ist der Schuldige. Für den »Fall« aus dem Paradies (Einheit) in die Zweiheit wird also jemand verantwortlich gemacht. Es kommt eine dritte Kraft hinzu, die durch die Schlange illustriert wird.

Die alte ägyptische (hermetische) Weisheit lautet:

»Aus Eins wird Zwei,
aus Zwei wird Drei,
aus Drei wird die Vielheit.«

Diese uralte hermetische Weisheit der Ägypter, die ein Naturgesetz beschreibt, fasst das Schöpfungsgeschehen weniger emotional und moralisch zusammen. Das dritte Element im Spiel der Kräfte ist die schillernde Gestalt der Schlange, die im Baum der Erkenntnis weilt und die polaren Kräfte Adam und Eva animiert, den ersten Schritt zum unterscheidenden Bewusstsein zu vollziehen. Unsere Schöpfungsdarstellung will es, dass gleich zu Beginn ein Schatten auf das Naturgesetz fällt, nämlich die Sünde und das Schuldgefühl. Wer will schon gleich zu Beginn des Lebens sündig und schuldig sein? Indem die Schlange (Weisheit) der Verführung beschuldigt wird, wird der »Schlagschatten« des Schöpfungsaktes, das sykotische Miasma, aktiv.

Das Sünden- und Schuldbewusstsein zieht sich zwar durch die gesamte christianisierte Menschheit, aber das Wechselspiel von Erkenntnis, Täuschung, Sünden- und Schuldbewusstsein dringt im Barock besonders deutlich an die Oberfläche unserer Geschichte. Diese Problematik zeigt sich besonders deutlich beim Thema Kinderlosigkeit. Schon vor dem Barock wurde die Verantwortung für Kinderlosigkeit generell meistens der Frau gegeben. Im Hinblick auf das sykotische Miasma und die subversive Seuche der Gonorrhoe, die in dieser Epoche aus dem Versteck gerufen wurde, ist dies besonders augenfällig. Als in der Barockepoche der Familienbund und die Familientradition wieder zentrale gesellschaftliche Bedeutung erhielten, wurde der Frau mit Gonorrhoesymptomen allein die Schuld zugesprochen, wenn eine Ehe kinderlos blieb. Körpersymptome wie das Brennen und Jucken in der Harnröhre und den bisweilen nach Fisch riechenden Ausfluss dienten als Erkennungsmerkmal. Die Frau bekam, wie oben gesagt, Badeverbot, weil man die Ansteckungsgefahr fürchtete. Der Mann, der sich den Tripper als erster eingefangen hatte, sah zu, dass seine Symptome möglichst unentdeckt blieben. Er ging zu »Quacksalbern« oder Ärzten, die mit allen möglichen Salben und Pillen dafür sorgten, dass die Oberfläche wieder sauber aussah. Aber schauen wir mal unter die Kleidung – auf die Symptome im Genitalbereich.

3.3.2 Feigwarzen

Der Begriff »Sykose« leitet sich von dem griechischen Wort für Feigwarze ab. In der Tat gehören Warzen, insbesondere auch Feigwarzen, zum Erscheinungsbild der Gonorrhoe. Schon seit der Römerzeit kannte man die Genitalwarzen zwischen den Gesäßbacken von Homosexuellen – eine Folge der Anal-Gonorrhoe. Die Warzen wurden bei den venezianischen Prozessen gegen die »Sodomiten« sogar als Beweis für Analverkehr gewertet. Schon im Altertum kannte man eine Differenzierung zwischen Feigwarzen, also spitzen Kondylomen und blumenkohlartigen oder hahnenkammartigen Wucherungen.

Als »unreine Krankheit«, die sich ein Mann bei einer Unreinen, d.h. Prostituierten holt, wird die Gonorrhoe bereits in der Bibel mehrfach genannt.

Die Verbindung von Prostitution und dem »Brennen«, wie es kurz seit dem Mittelalter hieß, zieht sich wie ein roter Faden durch die Kulturgeschichte, ohne dass der tatsächliche Übertragungsmechanismus bekannt war.

Infolge der humoralpathologischen Scheuklappen deutete man Ausflüsse aus den Genitalien als die Elimination der materia peccans bei einer inneren Verderbnis der vier Kardinalsäfte. Die Hippokratiker ahnten nicht die Gefahren einer Ansteckung beim Geschlechtsverkehr.
S. Winkle: ebenda, S. 526

3.3.3 Sünde und Unterdrückung der weiblichen Sexualität

Wir sehen, dass eine Realität nur dem entsprechen kann, was ohnehin schon im Bewusstsein besteht. Daher ist es für die moralisierende Sicht der Beziehung Mann-Frau auch gar nicht wichtig, ob man den Infektionsweg kannte oder nicht. Wenn wir eingangs sagten, die miasmatische Betrachtung führe immer wieder auf die Kernfrage zurück, wie man mit der Sexualität und hierbei insbesondere mit der Sexualität der Frau umgegangen sei, so ist das bei der Gonorrhoe und dem sykotischen Miasma überdeutlich. Das sykotische Miasma klebt seit Menschengedenken am patriarchalen System. Es ist der Inbegriff der Sünde und an ihm entzündet sich die Frage nach dem, was Sünde ist und was nicht. Dass der Mann das Recht hat, sexuelle Kontakte neben seiner Frau zu pflegen, stand meistens außer Frage und war zu keiner Zeit ein wirkliches Diskussionsthema. Die weibliche Sexualität wurde jedoch zu allen Zeiten und in den verschiedensten Kulturepochen mal mehr, mal weniger argwöhnisch beäugt, reglementiert, unterdrückt und bestraft. In der primitivsten und vereinfachendsten Bewertung Mann = gut, Frau = böse äußert sich das sykotische Miasma am unmittelbarsten. Folgende Erkenntnis des Hl. Augustinus, nachdem er sein eigenes lasterhaftes Leben aufgegeben hatte, zeigt dies als Beispiel:

Unterdrückt die öffentliche Prostitution, und die Gewalt der Leidenschaften wird alles über den Haufen werfen. Dirnen sind bei einer Ansammlung von Menschen ebenso unvermeidlich wie Kloaken, Schindgruben und Unratsbehältnisse.
S. Winkle: ebenda, S. 531

3.3.4 Die Omnipräsenz der Sykose

Der Schritt hin zu dem Glaubenssatz, dass nicht nur die Prostitution, sondern die Frau selbst ein notwendiges Übel sei, war stets nur klein und führte zu vielen Abirrungen des menschlichen Geistes. Diese Irrungen wurden je nach Epoche und der gerade vorherrschenden Seuche verstärkt und abgeschwächt, doch die Grundhaltung einer Angst vor der weiblichen Sexualität blieb immer präsent und ist es noch. Die Gonorrhoe übernahm in dem gigantischen Theater des Barockzeitalters scheinbar die Rolle eines Statisten, der fast unbemerkt auf- und wieder abtritt und doch lenkte sie die Geschicke, auch wenn vorne die großen Dramen der Seuchen »gespielt« wurden. Ihr Miasma klebte an allem und bestimmte das Grundthema des »Theaterstücks«, nämlich die Sexualität selbst. Die Syphilis spielte gewiss eine der Hauptrollen, auch die Pest, die Cholera und die Tuberkulose. Doch fallen diese Seuchen immer wieder aus der Aktivität in eine Art latenten Schlafzustand und verschwinden (scheinbar) von der Menschheitsbühne. Der Geist, der sie erschafft, muss sich erst wieder neu bilden. Das ist beim sykotischen Miasma anders. Es stellte schon zu Beginn unserer abendländischen Geschichte die Weichen und tritt stets nur ein wenig in den Hintergrund, schläft aber nie. Es ist als Inbegriff unseres dualistischen Bewusstseins immer präsent.

3.3.5 Verharmlosung sykotischer Symptome

Sykotische oder gonorrhoische Symptome wie die Neigung zu weißem Ausfluss (Fluor albus) bei den Frauen oder dem »goutte militaire« oder »Bonjour-Tröpfchen«, wie die Franzosen den männlichen Ausfluss scherzhaft (!) nannten, waren im Vergleich zu anderen Krankheitsbildern harmlos. Man konnte sich mit den Zeichen der Gonorrhoe arrangieren und sie sogar in den Lebensalltag integrieren, so dass das Trugbild der Normalität entstand. Daran hat sich bis heute nichts geändert, trotz der bakteriologischen und pathologischen Kenntnisse und der Definition als »Geschlechtskrankheit«.

»Das Hauptsymptom war, dass er die Sykose übersehen hatte«, sagte Peter Gienow einmal scherzhaft in einem Vortrag. So ist es in der Tat. Die Gonorrhoe wird mit der größten Selbstverständlichkeit unterdrückt und heutzutage mit ein paar Gaben Penicillin einfach weggespritzt. Da die

Schulmedizin die treibende geistige Kraft hinter dieser Erkrankung nicht erkennt, wird auch die sykotische Symptomatik verharmlost, die sich nach der Unterdrückung einstellt. Sie springt erst ins Auge, wenn sich ein Tumor gebildet hat, der nicht geneigt ist, sich einfach wieder aufzulösen, sondern ungefragt weiter wächst. Ist der Tumor gegenüber dem Nachbargewebe gut abgegrenzt oder abgekapselt, so spricht man seitens der Schulmedizin von einem »gutartigen Tumor«, was nur scheinbar eine Beruhigung für den sein kann, der ihn hat. Die Verharmlosung ist die sykotische Weise des Umgangs damit. Die Diagnose »Sie haben Krebs« oder »Sie haben einen bösartigen Tumor« ist dagegen ein syphilitischer Schwertstreich durch ein menschliches Immunsystem. Aus chirurgischer Sicht ist der benigne Tumor angenehm, denn man kann ihn wegschneiden. Doch ist er entfernt und optisch daher nicht mehr existent, fangen die Probleme erst richtig an, denn die Tumor-Operation ist ein syphilitischer Akt und weckt das sykotische Miasma erst recht. Das Bewusstsein hatte den Tumor zuvor erschaffen; wird das Produkt eliminiert, wirkt das Bewusstsein dennoch weiter. Daher ist in der Krebstherapie nichts so hartnäckig und mühevoll wie die Bearbeitung von Konflikten sykotischer Natur, denn das Auge täuscht vor, mit der Operation (oder mit der antibiotischen Unterdrückung des Ausflusses) sei das Problem gelöst. So möchte es die konventionelle Medizin gerne sehen. In der Ganzheitsmedizin sind wir aufgerufen, noch kreativer zu sein als das sykotische Bewusstsein, das den Tumor erschaffen hat.

In der Homöopathie begegnen wir dem sykotischen Miasma bereits recht kreativ, indem wir in der Anamnese nicht nur den Patienten selbst berücksichtigen, sondern auch sein familiensystemisches Feld. Wie oft verbirgt sich dort eine »hereditäre Gonorrhoe«, die dafür sorgte, dass es dem Nachfahren, der nun vor uns sitzt, gar nicht gut geht!

3.4 Das Kurtisanentum

Die Sykose ist ein gigantisches Miasma, dessen Licht- und Schattenspiele wir nun im epochalen Geist des Barock erkunden wollen. Das Barockzeitalter brachte zwei Phänomene hervor, die nicht nur das sykotische Miasma selbst, also den treibenden Geist dahinter, hell beleuchten, sondern aufs Engste mit der Kultur dieser Epoche verbunden sind. Um zu verstehen, warum die Prostitution nunmehr gesellschaftsfähig wurde, müssen wir uns einige Hintergründe aus der Verschleierungstaktik der Kirchenväter näher anschauen. Das erste Phänomen wird vom Sittenforscher Eduard Fuchs beschrieben:

In der Mitte des 17. Jahrhunderts begegnet man in bestimmten Gegenden Deutschlands mehr als je der »Bigamie«, und zwar in der Form, dass ein Mann zwei rechtmäßige Frauen hat, beide bei sich im Hause, unter einem Dache. Das Wichtige jedoch an diesen polygamischen Verhältnissen besteht darin, dass diese Ehen zu dritt absolut nicht heimlich sind, versteckt und kaschiert vor den Augen der Öffentlichkeit...
Deutschland hatte den Dreißigjährigen Krieg hinter sich. Diese furchtbare Leidenszeit hatte aber nicht nur in einer völligen Verwüstung und einer ebenso völligen Verarmung großer Teile Deutschlands resultiert, sondern auch in einer ebenso starken Entblößung von Menschen... Tausende von Ortschaften und Städten waren am Ende des Krieges direkt ausgestorben. Sechzehn bis siebzehn Millionen Einwohner zählte Deutschland vor dem Kriege, ganze vier Millionen betrug die Zahl seiner Bewohner im Jahre 1648; und unter diesen vier Millionen waren obendrein die Männer in bedenklicher Minderzahl. Zweieinhalb Millionen Frauen standen nur anderthalb Millionen Männern gegenüber... Das Zeugen von Kindern, und zwar so vieler wie möglich, wurde die oberste ökonomische Notwendigkeit dieser Zeit und somit die höchste sittliche Pflicht eines jeden zeugungsfähigen Mannes. Da dies mit den seitherigen Grundvorstellungen in Konflikt kommt, ordnet die Obrigkeit diese Pflicht kurzerhand an... Am 14. Februar 1650 faßte der Kreistag von Nürnberg den folgenden Beschluß:
Demnach auch die unumgängliche des heyligen Römischen Reiches Notdurft erfordert, die in diesem 30jerig blutigen Krieg ganz abgenommene, durch das Schwerdt, Krankheit und Hunger verzehrte Mannschaft wiederumb zu ersetzen, so sollen hinfüro innerhalb der nächsten 10 Jahren jedem Mannsperßonen 2 Weiber zu heiraten erlaubt sein.
E. Fuchs: ebenda, S. 40 ff

Hintergrund der gesetzlich erlaubten Bigamie war also der Zwang zu mehr Nachwuchs nach der voran gegangenen starken Entvölkerung. Dies führte in Deutschland letztlich auch zu einer toleranteren Sicht der Prostitution. Da Deutschland ganz unter den Einfluss der französischen Kultur geriet, wo ohnehin mehr Großzügigkeit in sexuellen Dingen bestand, tauchte für eine kurze Zeit der Makel der käuflichen Liebe unter. Dieser Tatsache kam unerwartet ein zweites Phänomen zu Hilfe, das sich in Italien abspielte:

Wie im Zusammenhang mit der Renaissance bereits dargelegt, tauchte in einigen Städten, allem voran in Venedig, das Phänomen der offenen Homosexualität auf, das sich durch keine drastische Strafe unterdrücken ließ. Abgesehen vom Konkubinat zwischen Klerikern und Frauen, das immer bestand und weder verurteilt wurde, noch sonderlich ins Zentrum gesellschaftspolitischen Interesses geriet, gab es bekanntermaßen eine hohe Zahl homosexueller Kleriker. Da der Klerus auch im Barock durchaus noch eine wichtige Rolle im Bildungswesen einnahm und viele Adlige aus finanziellen Gründen dem Klerus beitraten bzw. viele Kleriker adliger Abstammung waren, flossen natürlich auch Kenntnisse der sinnesfreudigen Kirchenväter über das Privatleben in den weltlichen Bereich ein. Die Homosexualität wurde immer mutiger gelebt, wobei ein gesellschaftliches Ereignis in Venedig zusätzlich hilfreich war:

Bei der luetischen Verseuchung des europäischen Adels spielte seit Ende des 17. Jahrhunderts Venedig mit seinem Karneval die Rolle einer Drehscheibe. Trotz des Seesiegs bei Lepanto siechte die venezianische Republik infolge der Verschiebung der See- und Handelswege vom Mittelmeer zum Atlantik bis zum 17. Jahrhundert ständig dahin und endete schließlich in einem Rausch von Festen und Feierlichkeiten. Bis zu 30000 Fremde, meist Adelige aus aller Herren Länder, strömten alljährlich in die Lagunenstadt, um dort den ausgelassenen Karneval erleben zu können. Das von heidnischer Sinnenlust durchwogte Venedig schien sich ganz in eine Art von Insel Kythara der galanten Feste verwandelt zu haben. Bot doch der Karneval unter dem Schutz der Anonymität eine willkommene Gelegenheit zu bacchantischen Exzessen in sexueller Hinsicht, zumal man sich fast allgemein der Gesichtsmaske bediente. Feuerwerke, Gondeln, Regatten auf dem Canale grande, Theater- und Opernaufführungen, käufliche Damen, amouröse Abenteuer machten seit dem 17. Jahrhundert alljährlich die närrischen Wochen in der Lagunenstadt zum sexuellen Dorado des abendländischen Adels, besonders der höfischen Jugend...

S. Winkle: ebenda, S. 580ff

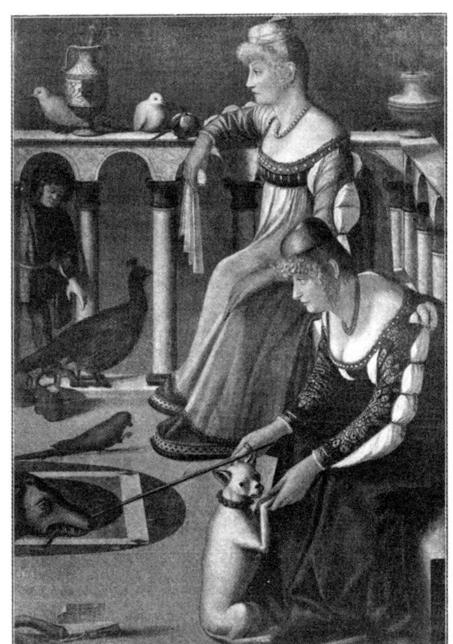

Abb. 62 Venezianische Kurtisanen

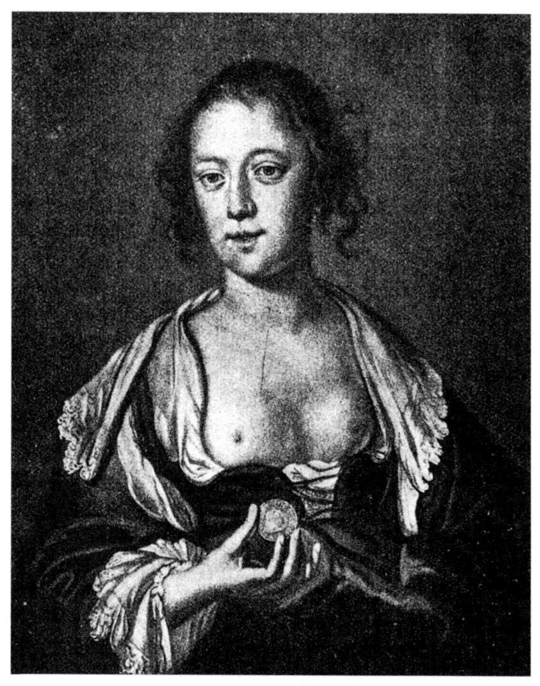
Abb. 63 Die einfache Prostituierte

Als unser Ensemble 1988 in einem venezianischen Palazzo Filmaufnahmen zum Thema »Die Kurtisane Barbara Strozzi« machte, erfuhr ich von einheimischen Musikwissenschaftlern, dass der Karneval schon in seinen Vorformen der »Commedia dell'Arte« dazu diente, sexuelle Freiheit auch im Hinblick auf die Homosexualität zu ermöglichen. Das Problem dieser Variante der Sexualität muss allerdings schon gegen Ende der Renaissance ein solches Ausmaß erreicht haben, dass eine ernstliche Sorge entstand, es könnten nicht mehr genügend Nachkommen gezeugt werden. Folglich musste die Frau wieder attraktiver werden und ins Zentrum des männlichen Interesses rücken. Das wiederum war nur möglich, wenn die Frau dem steigenden Bildungsniveau gewachsen war. Der entscheidende Impuls kam aus dem Vatikan, wo viele Adlige regierten und das besagte Konkubinat zum Allgemeinbild des hohen Klerus gehörte.

Ende des 15. Jahrhunderts bürgerte sich in Rom, wenig später in Venedig der Ausdruck »Kurtisane« ein. ... Die Mätressen der Höflinge, der »cortigiani«, drängten sich an den Fürstenhöfen und wurden deshalb »cortigiane« und abgewandelt »Kurtisane« genannt. ... Besonders in Rom, wo die päpstliche Kurie viele junge Männer mit literarischen Ambitionen anzog, waren Kurtisanen begehrte Gäste für die gepflegte Unterhaltung. Rom wurde die »terra da donne«; die Blütezeit des Kurtisanentums war kurz und heftig: von 1490 bis 1527. Danach begann ein moralischer Klimawechsel (Gegenreformation), der Kunst, Bildung und feine Lebensart mehr und mehr verdrängte durch gesetzliche und finanzielle Maßnahmen. Nur in Venedig war es bis 1650 einer talentierten Frau noch möglich, den einzigen selbstständigen Beruf, der ihr damals offenstand, auszuüben.

War auch die Blütezeit kurz, so zeigte doch das Kurtisanentum in Italien Merkmale wie in Indien:

1. die Kurtisane residierte in bestimmten Vierteln der Stadt (vornehmlich im südlichen);
2. sie hatte einen Vermittler (mezzano), der die Geschäfte tätigte;
3. sie hatte eine Kupplerin (oft die Mutter), die die Treffen in den Salons vereinbarte;
4. ihre rechte Hand war eine Mischung aus Kräuterweib, Wahrsagerin, Friseuse und Kosmetikerin (ruffiana), eine Frau aus dem Volk;
5. ihre künstlerischen Lehrmeister waren immer die führenden Dichter und Komponisten der Zeit;
6. sie suchte den Umgang mit Literaten, denn diese fungierten als Werbeagenten. Schrieben bedeutende Dichter Sonette an eine Kurtisane, so wurde sie bekannt.

R. Sonnenschmidt: Booklet zur CD »Kurtisane und Nonne«, Bayer Records

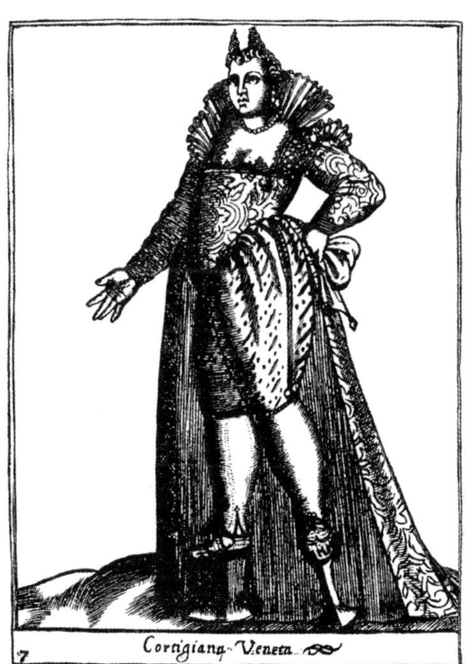

Abb. 64 Kleidung und Stelzenschuhe der Kurtisane

Die neuartige Instanz der Kurtisane setzte einen hohen Bildungsstandard in den Schönen Künsten voraus. Fortan musste die Kurtisane auch in den Liebeskünsten bewandert sein, um für den gebildeten Mann aus dem Bürgertum, Adel und Klerus attraktiv zu sein. Sie musste aus der Masse herausragen. Deshalb trug sie unter den Schuhen hölzerne Stelzen von etwa 20 cm Höhe, wodurch sie mächtiger wirkte und majestätisch einherschritt (Abb. 64) – ein Vorläufer unserer heutigen Pumps. Die Prostitution wurde im Barock erstmalig gesellschaftlich sanktioniert und aus dem Schmutz am Rande der Gesellschaft in ein vertretbares, ethisches Licht gerückt. Das gespaltene Bewusstsein offenbarte sich darin, dass trotz der Sanktionierung des Kurtisanentums durch den Klerus, den Adel und vor allem die reichen Kaufleute – mit einem Wort: der Bildungsschicht – vor der Öffentlichkeit die Fassade des Anstands gewahrt bleiben musste. Deshalb wurde die Prostitution formal-juristisch verboten. Damit dem Gesetz Genüge getan werden konnte, mussten die Kurtisanen und Prostituierten mindestens einmal pro Jahr offiziell »verjagt« werden. Daraus wurde jedoch nichts anderes als ein gigantisches Schauspiel: Die Kurtisanen wurden mit ihrem gesamten Hofstaat durch eines der Stadttore verwiesen und kamen mit Pomp und Getöse durch ein anderes Tor wieder in die Stadt herein. Es waren ihnen bestimmte Stadtviertel zugewiesen, ebenso bestimmte Bekleidungsregeln. Auch diesbezüglich kam es bald zu Problemen, die man sykotisch-kreativ löste, um die Regeln einzuhalten: Die Prostituierten durften einerseits barbusig auftreten, andererseits durften auch sie am sonntäglichen Gottesdienst teilnehmen. Verständlicherweise waren so die Augen der Kirchenbesucher fast nur noch auf die freizügige Darbietung weiblicher Reize gerichtet und die Ohren nicht mehr offen für die Moralpredigten des Priesters. Deshalb wurde das Tragen eines Schultertuchs für die Kurtisane zur Pflicht.

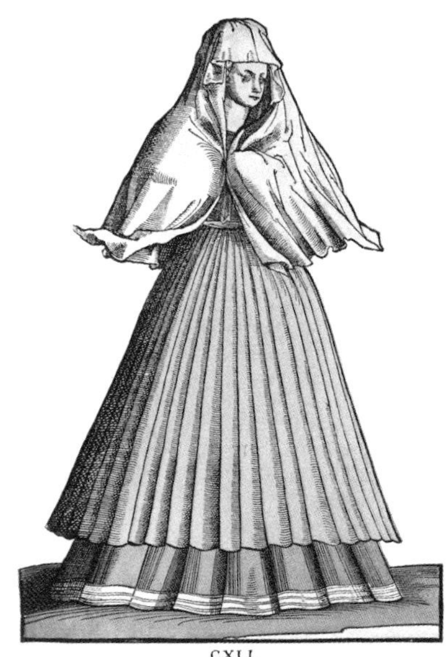

Abb. 65 Das Schultertuch der Kurtisane

Das Pikante dieser Verordnung war nun, dass auch die Kurtisane, gemäß den liturgischen Regeln des katholischen Gottesdienstes, abwechselnd stehen, knien und sich verbeugen musste. Dabei pflegte sie zur Gaudi und Provokation immer wieder mal das Schultertuch zu öffnen, so dass die Kirchenbesucher nun wiederum der weiblichen Brüste ansichtig wurden – und dies weidlich genossen!

Alle Bestimmungen rund um die Kurtisane waren juristische oder amtskirchliche Fassade, die niemand wirklich ernst nahm, denn die wichtigsten Kunden der Kurtisanen waren die Kaufleute, die in den italienischen Städten wiederum für den Reichtum sorgten und somit fast unangreifbar waren. Folglich waren die Verbote nicht wirklich einschneidend.

Eine interessante Frage ist, wie die Frau an die nötige Bildung kam. Zeitgleich zu dieser Entwicklung des italienischen Frühbarock (16./17. Jh.) müssen wir deshalb auf die bahnbrechenden Entwicklungen in der Musik schauen. Dort finden wir den Schlüssel für die Tatsache, dass Frauen in der weltlichen Kunstmusik zum ersten Mal in der abendländischen Geschichte berufsmäßig komponieren und musizieren durften. Diese Entwicklung befruchtete auch die Frauenklöster, so dass hier seit Hildegard von Bingen erstmals wieder eine musikalische Professionalität angestrebt wurde. Das Erziehungsideal der Medici tat ein Übriges, um die Frau aus ihrer Isolation in den Vordergrund zu heben. Durch die Anbindung – hier ans Kloster, dort an die »Salons« – war der Freiraum für die Frau in der Kunst zwar beschränkt, doch gemessen an den Zeiten davor und danach dennoch ungewöhnlich großzügig. Natürlich war seitens der Kirche auch hier ein gewisses Kalkül mit im Spiel und so nahm die Homosexualität zugunsten der Kurtisanen deutlich ab.

3.5 Die Accademia und die Affektenlehre

Die gebildete Kurtisane verkehrte dort, wo Bildung in hohem Kurs stand. Dies war zu Beginn des 17. Jahrhunderts die so genannte »accadèmia«, ein Treffpunkt Gleichgesinnter, die sich mit Literatur, Komposition und Dramaturgie befassten. Dazu wählte man in Rom, Florenz und Venedig größere Räume, die nicht nur geschmackvoll im Stile der Zeit gestaltet waren, sondern die bestimmte farbliche Zeichen für das jeweils gewählte Thema setzten. Diese Salons wurden bekannt und beliebt. Erstmalig trafen sich Männer und Frauen zum ebenbürtigen Gespräch und Austausch und zum gegenseitigen Vorlesen, Deklamieren und Musizieren. Bürgerliche Frauen hatten keinen Zutritt zu den Salons, denn sie galten als »ehrbare« Frauen, während die Kurtisane, die einen Salon leitete oder besuchte, gesellschaftlich nach wie vor eine Außenseiterrolle spielte und nur ihre Bildung die gewöhnliche berufsmäßige Prostitution zu mildern vermochte.

Was war das Thema der Accademias? Um diese scheinbar simple Frage zu beantworten, muss ich dem Leser eine kleine Reise in die Musiklehre und Musikgeschichte zumuten. Man muss das gar nicht alles sofort verstehen. Doch wenn ein gewisses Interesse besteht, den epochalen Geniestreich der Geburt der Oper zu begreifen, muss man dazu nicht erst zehn Bücher lesen, sondern die folgenden Seiten mögen genügen:

Ausgangspunkt war die Affektenlehre, die im Frühbarock eine Neubelebung der antiken Typenlehre der Menschen anstrebte. Bekannt war sie auch als Vier-Säfte-Lehre (humores), deren Körperflüssigkeiten den vier menschlichen Temperamenten zugeordnet wurden. Man unterschied seit Hippokrates den Choleriker, den Sanguiniker, den Melancholiker und den Phlegmatiker. Der bereits angesprochene Umbruch in der Musikästhetik von der vertikal ausgerichteten Homophonie der Renaissance zur anspruchsvollen Entwicklung des Generalbassliedes (vgl. S. 30ff.) ließ ebenfalls das Vorbild der antiken Tragödie aufleben: die Ausdeutung der Poesie durch die Darstellung von Affekten. Unter den Affekten verstand man »mechanische Seelenbewegungen«, die die besagten Säfte im Menschen bewegen und feinste Blutteilchen zum Gehirn leiten und von dort aus die »Lebensgeister« in die Nerven und Muskeln senden – so die altertümliche Vorstellung. Was ebenfalls in der Antike – wie übrigens in Asien schon Jahrhunderte zuvor – erforscht wurde, war die heilende Wirkung von Musik auf den Menschen. So erkannte man, dass die »Lebensgeister« bei verschiedener Affektion unterschiedlich reagieren: bei weiten musikalischen Intervallen mit freudiger Erregung und bei ernster Musik mit engen Intervallen mit Zusammenziehung. Die aus dieser Erfahrung entwickelte rationale Affektenlehre war zwar schon durch die Philosophenschule der Epikureer und Stoiker noch um lustbetonte und unlustbetonte Affekte erweitert worden, sowie um »Begehrungsaffekte«, die wiederum in die Gruppen »Trauer-Freude« und »Verlangen-Furcht« unterteilt wurden, doch der barocke Künstler suchte nach noch mehr Differenzierung. Dies war nur durch das neue Ideal einer musikalischen Textausdeutung möglich. Das Geniale der Idee, ein Dichter, Komponist, Schauspieler oder Musiker müsse in der Lage sein, die »Säfte« bei sich selbst in eine Harmonie zu bringen und sich tief in die menschlichen Leidenschaften einfühlen können, brachte die Oper letztendlich hervor. Der erste Schritt in diese Richtung war schon im 16. Jahrhundert vollzogen worden, als Gioseffo Zarlino um 1558 die Anwendung der musikalischen Intervalle systematisch den Affekten zuordnete: Intervalle ohne Halbton (Ganzton, große Terz, große Sexte, große Duodezime) bestimmte er für die freudigen Affekte. Intervalle mit Halbton (kleine Terz, kleine Sexte, kleine Duodezime) bestimmten die traurigen Affekte. Dies wurde nun weiter entwickelt, indem man mit den Tongeschlechtern (diatonisch, chromatisch, enharmonisch) differenzierter umging und die Tonarten und ihre Affektenwirkung überhaupt genau beobachtete.

Schon seit Pythagoras war auch die Beziehung zwischen Ton und Farbe in ihren Schwingungsproportionen bekannt. Nun griff man diese Theorie auf und stellte sie auf die Probe. Und tatsächlich merkten die Komponisten, dass für die musikästhetische und emotionale Wirkung von Musik die Wahl einer bestimmten Tonart und Modulation in Nachbartonarten sinnvoll war. Man wollte nichts dem Zufall überlassen, sondern durch den Klang der Musik, die Wahl der Musikinstrumente und das räumliche Ambiente beim Zuhörer ganz gezielt eine Wirkung hervorrufen. Was hier zunächst nach Fixierung, Kontrolle und Festlegung klingt, war in Wirklichkeit ein Geniestreich des Barock, der eine unendliche schöpferische Kraft freisetzte. Der Komponist und Dichter forderte nun vom ausübenden Musiker und Sänger die Beherrschung der Improvisationskunst nach bestimmten Regeln. Dabei sollte der schon erwähnte »Generalbass« durch die Bezifferung die große Leitlinie zeichnen, welche Tonart die Basis bildete und wie sich die Harmonien von dort aus modulierend so bewegen, dass die Oberstimme durch das harmonische Fundament zum einen getragen wird und zum anderen die Freiheit der Ausschmückung der Oberstimme (Diskant) erhält. Der Begründer dieser musikalischen Affektenlehre war Giulio Caccini, der 1602 sein bahnbrechendes Werk der »Nuove Musice« veröffentlichte und den neuen »leidenschaftlichen Ausdrucksgesang« (cantare con affetto) forderte.

(10) *Wie das klingt, können Sie in diesem Stück hören. Es ist dabei nicht wichtig, den altitalienischen Text zu verstehen, sondern Sie sollten diese Anfänge der Kunstmusik im Frühbarock einfach auf sich wirken lassen. Im Vordergrund steht die Gefühlsnuance durch Text und Musik. Es leuchtet ein, dass erstmalig eine eigene Gesangstechnik nötig war, denn eine Naturstimme konnte diese perlenden Koloraturen nicht singen. Da viele Aspekte des neuen Musikstils im Vorbild der Antike gesucht wurden, entstand auch die amüsante Idee, das Vorbild der frühbarocken Trillerarten*

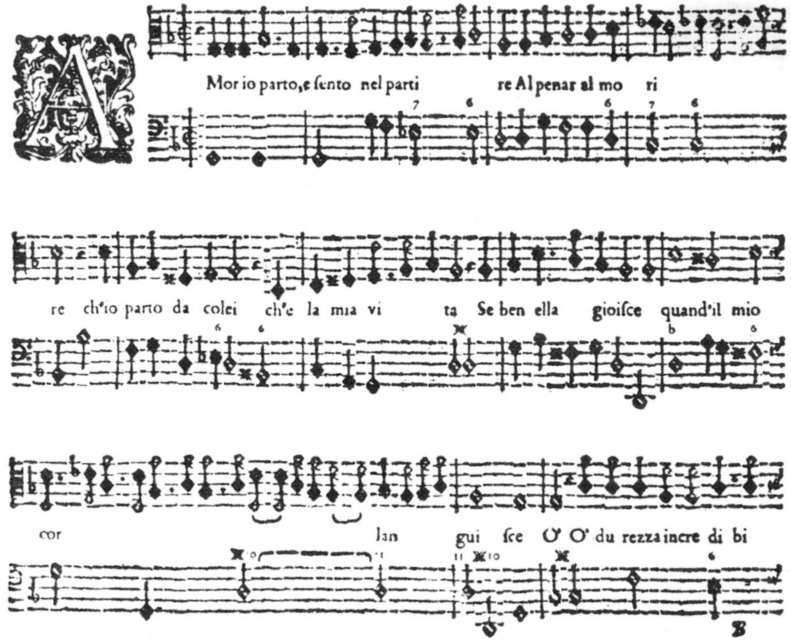

Abb. 66 Ausschnitt aus dem Madrigal »Amor io parto« im neuen Gesangsstil von Giulio Caccini von 1601

bei den Ziegen des heiligen Berges Athos zu suchen. Ihr Gemecker wurde analysiert und unter musikalischen Gesichtspunkten auf die menschliche Stimme übertragen.

Das virtuose Ornament in der Oberstimme und die Kunst, den Generalbass fantasievoll auszudeuten, dominierte diese Vorstufe zur Oper, denn man unterschied schon bald zwischen dem »stile recitativo«, dem Rezitativ, und der Arie. Diese zwei Arten der Dynamik bestimmen die vokale Barockmusik. Im Rezitativ findet die Handlung, das Drama statt. Es kommt zu einem Stau (!) der Gefühle, der nach Lösung drängt. Die Lösung, das Fließenlassen der Energien, das Klären der Gefühle geschieht dann in der Arie. Das Deklamatorische ist nicht mehr Selbstzweck, wie noch in der griechischen Tragödie, sondern sucht die Lösung im gleichförmig schwingenden Rhythmus. Somit finden wir zahllose Arien im Vierer- und Dreiertakt, die einfach nur schön sein und die Wogen der Affekte glätten wollen. Man hatte immer beide Seiten – Komponist/Musiker und Zuhörer – im Blickfeld. Es gab nicht »l`art pour l'art«, die Kunst um der

Kunst willen, sondern man wollte das Herz des Menschen bewegen und Trost, Hoffnung, Leid, Schmerz, Freude, Liebe und Wonne vermitteln. Dem Menschen sollte es nach dem Hören der Musik besser gehen und das Menschliche lediglich künstlerisch überhöht werden. Dies geschah nicht naiv, sondern höchst virtuos und enorm anspruchsvoll. Hunderte von frühbarocken »Mini-Opern« sind überliefert und durch die heutige »Historische Aufführungspraxis« wieder belebt worden. Preziosen von unglaublicher Schönheit und Dramatik auf engstem Raum aus dem Frühbarock belegen, dass das Wesentliche auch in Kürze ausgedrückt werden konnte.

(11) *Eines der besten Beispiele, das auch die Thematik des Übergangs vom syphilitischen zum sykotischen Miasma beleuchtet, ist die Mini-Oper von Pietro Cesti (1623-1669), von der hier Ausschnitt zu hören ist (»Tu m´aspetasti al mare«, Du erwartest mich am Meer). In der kleinen Oper von insgesamt nur knapp 7 Minuten Länge geht es um die miteinander ringenden Kräfte des Feuers der Tyrannei mit dem Wasser der liebenden Hingabe.*

Noch tiefere Einsichten in die Affektenlehre gewann der Großmeister der frühen Oper, Claudio Monteverdi, der in seinen 1638 veröffentlichten »Madrigali Guerrieri et Amorosi« (Kriegerische und Liebeslieder) die Affekte um die dramatischen des Zorns und der Verachtung (stile concitato) erweiterte. In seinen frühen Oratorien, ganz besonders aber in seinem genialen Opus der »Marienvesper« setzte er alle Stilmittel ein, um ein dramatisches Gesamtkunstwerk entstehen zu lassen und um gleichzeitig zu demonstrieren, wie wichtig der Klangraum ist. Da er seine Werke in San Marco, der Hauptkathedrale von Venedig, aufführte, passte er sie den akustischen Proportionen des Kirchenraumes an und nutzte die Echowirkung für die Komposition. Er setzte erstmalig demonstrativ das Tremolo als Ausdrucksmittel für den »Stile concitato« im Orchester ein und revolutionierte damit die Sakralmusik und die weltliche Kunstmusik. Wir können heute kaum noch ermessen, was es damals bedeutete, in den heiligen Hallen der Kirchen derartig leidenschaftliche Musik zu zelebrieren. Doch war Monteverdis Genius so gewaltig, dass dem Klerus in Italien nichts anderes übrig blieb, als diese neue Kunst zu tolerieren, denn sie hatte den unschätzbaren Vorteil, dass die Kirchen und Dome sich mit begeisterten Zuhörern füllten.

Die Affektenlehre fand auch in Frankreich ein großes Echo, wo vor allem René Descartes um 1630 die Relativität der Intervall-Affektenästhetik um folgende Erkenntnisse erweiterte: die Affektwirkung hängt nicht nur von den Intervallen ab, sondern auch die musikalische Umgebung ist wichtig, in die der Komponist sie hineingestellt hat. Er und seine Zeitgenossen kamen auch zu der Überzeugung, dass die Musikinstrumente selbst in ihrer jeweiligen Signatur und ihrem spezifischen Klang nach wesentlich zur Wirkung auf den Komponisten, Musiker und Zuhörer beitragen.

Da nach wie vor die Vokalmusik die Oberherrschaft im Musikpantheon innehatte, forderte die neue Musik erstmalig die Schulung einer virtuosen Gesangsstimme. Giulio Caccini bildete seine Frau und Töchter mit der größten Selbstverständlichkeit aus und ließ sie in den Salons auftreten. Er setzte sich auch vehement dafür ein, dass von Musikerinnen der Makel der Prostitution genommen werde und trat für die Gleichberechtigung zwischen Männern und Frauen in der Kunst ein. Dies machte insofern durchaus Schule, als auch andere Sängerinnen auftraten und die gesellschaftlichen und moralischen Grenzen hier und da ein wenig aufweichten, weil die Menschen allgemein eine unglaubliche Begeisterung für die »neue Musik« beseelte. Wann hatte es zuvor jemals die Idee gegeben, den Zuhörer in das intime Denken und Fühlen des Komponisten und Musikers einzubeziehen?! Kein Wunder, dass der Aufforderung, die Musik an und in sich selbst zu erleben auch gerne gefolgt wurde. Die Generalbassmusik ging tatsächlich jeden etwas an und brachte Unterhaltung auf höchstem Niveau.

Die musikalische Affektenlehre beeinflusste auch die Farbenwahl. Vereinfacht ausgedrückt ergab sich folgende Zuordnung:

Ton	Dreiklang	Tonart	Farbe
C	C – E – G – C'	C-Dur, c-moll	Rot, Rotorange
D	D – F – A – D'	D-Dur, d-moll	Orange
E	E – Gis – H – E'	E-Dur, e-moll	Gelb
F	F – A – C – F'	F-Dur, f-moll	Grün
G	G – H – D – G'	G-Dur, g-moll	Blau
A	A – C – E – A'	A-Dur, a-moll	Indigo
H	H – Dis – Fis – H'	H-Dur, h-moll	Violett

Tab. 2 Affektenlehre

Im Frühbarock dominierten die Tonarten d-moll (Orange), e-moll (Gelb) und a-moll (Blau), weil sie als »weich«, sanft und leidenschaftlich galten und das Gemüt mehr bewegten als die hellen, fröhlichen Dur-Tonarten. Auch das Ambiente der Aufführungsorte zeigte durch die Wahl der warmen orangenen, goldenen und gelblichen Farbtöne den Vorzug der Musik, die dort gespielt wurde. Man traf sich, um gemeinsam im Gefühl zu schwelgen, ja, auch um miteinander zu weinen. Zahllose Madrigale sprechen in ihren Texten über die »lagrime mie« (meine Tränen), aber die musikalische Überhöhung des Leides und der Trauer ließ nie eine wirkliche Ernsthaftigkeit aufkommen. Im Frühbarock wollte der Musiker die Menschen aus dem einfachen Konsum in den Genuss geleiten und erkannte die emotionale Berührung als möglichen Weg dahin. Es war also wichtig, die Menschen zu Tränen zu rühren und zugleich das Gesetz der Bühne zu beachten, als Künstler nicht selbst beim Vortrag zu weinen. Wohl aber verlangte die musikalische Affektenlehre, dass der Komponist und Interpret sich von den Affekten berühren und inspirieren ließ. Diesen Zielen dienten die vielen Salons oder Accademias des 17. Jahrhunderts. Die Erlaubnis des Kurtisanentums kam ihnen sehr entgegen, denn wo konnte über Liebesglück und Liebesleid poetisch und musikalisch überhöht besser »geklagt« werden, als in den Häusern der Liebe?

Bis hierhin können wir die erlöste und heilende Seite des sykotischen Zeitalters unschwer nachvollziehen. Doch gab es noch immer ein ungelöstes Problem für die künstlerische Verwirklichung der neuen Musik: die weltliche Frau durfte nicht als Musikerin in der Kirche auftreten, während die Ordensfrau zwar Musik ausüben durfte, aber nicht komponieren. Es ist bewundernswert, wie sich auch hier beinahe unmerklich (Sykose!) eine Lösung einschlich. Wollte eine ausgebildete Musikerin auftreten, stand die Accademia zur Verfügung. Wer aber unter den Frauen den »stile nuovo« beherrschte, musste sich auch in der Musiktheorie auskennen; daher war der Schritt nahe liegend, eigene Madrigale und Monodien zu komponieren. Wenn aber eine Frau als Komponistin in Erscheinung trat, war die Frage, wer das Geld für den Notendruck bereitstellte? Sie brauchte somit finanzielle Gönner. Klarerweise waren diese nur in den Salonkreisen zu finden, denn dort verkehrte der gebildete Adel, der viel Sinn für die neue Dicht- und Musikkunst mitbrachte. Es war unmöglich, diese Entwicklung zu tolerieren, ohne auch den Nonnen einen Raum zu schaffen und alte Verbote, wenn auch nicht aufzugeben, so doch umgehen zu lassen. Man argumentierte also nach dem sykotischen Motto »Das eine tun und das andere nicht lassen«. Die musikalisch talentierten Nonnen strebten nun ein immer höheres Niveau an. Sie bekamen sehr guten Musikunterricht und erlernten also alles, was zur Professionalität gehörte. Durch die Musik weichten die lange gehegten kulturellen Grenzen zwischen Kloster und Palazzo auf, so dass Werke von Komponistinnen, sei es aus Kloster, Adel oder Salon im Druck erschienen. Das war ein unerhörter Eingriff in die bis dahin rein männliche Domäne des Publizierens. Doch war das schöpferische Potenzial des Generalbasszeitalters so gewaltig, dass Glaubenssätze die Lawine einer ersten weiblichen Emanzipation nicht aufhalten konnten. Während in Italien die Kurtisane institutionalisiert und die beschriebenen Impulse in der Kunstmusik die kulturelle Entwicklung in Gang brachten, loderten woanders, vor allem im deutschsprachigen Raum weiterhin die Scheiterhaufen für »Hexen«.

Die totale Ablehnung der Weiblichkeit und die Förderung derselben waren zwei Auswüchse derselben Wurzel: der Kirche und ihrem Dogma. Daran änderte auch die Reformation durch Luther nichts, denn der »Hexenhammer« wurde als europaweit reichender Arm der Inquisition und als Grundlage für die vermeintliche Rechtssprechung gegen Hexen auch in evangelischen bzw. lutherischen Gemeinden genutzt. Die Hexenprozesse hatten überregionalen und überkonfessionellen Charakter und standen über den neuen Glaubenssätzen der Reformation, obgleich gerade in diesem destruktiven und menschenverachtenden Bereich eine Reform dringend nötig gewesen wäre.

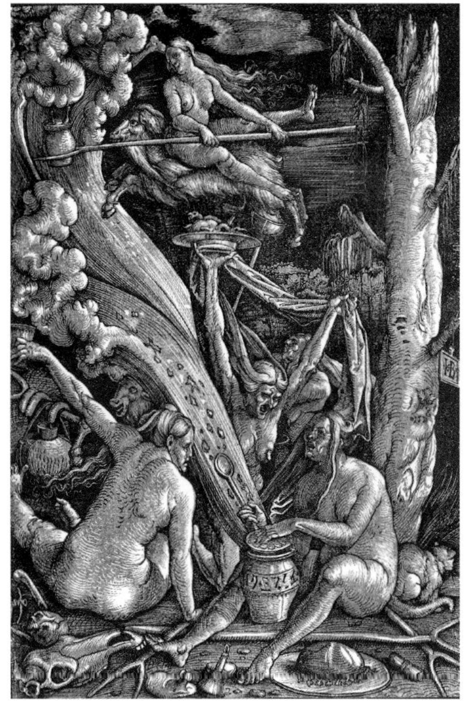

Abb. 67 Hexen im Barock

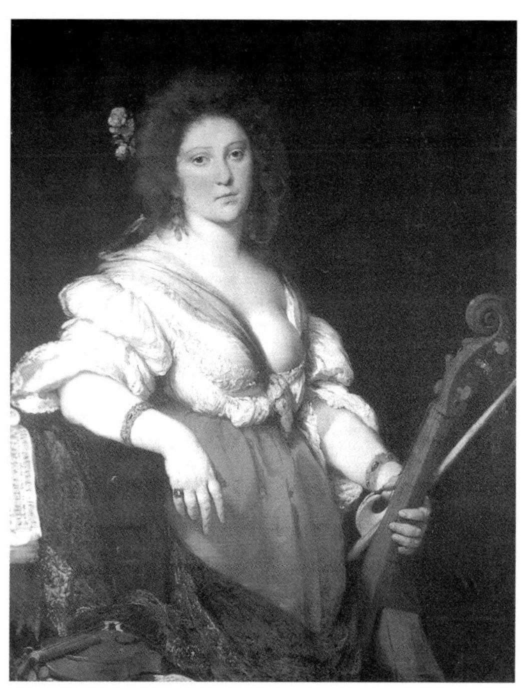

Abb. 68 Die Kurtisane und Komponistin Barbara Strozzi

3.6 Die Musik der frühen Komponistinnen

Ein wichtiges Dokument des frühbarocken Zeitgeistes ist auf dem Album »Kurtisane und Nonne« (siehe Anhang »Diskographie«) meines ehemaligen Ensembles »Sephira« zu hören. Es handelt sich um Kompositionen der Kurtisane Barbara Strozzi (1619- ca. 1664) und der Nonne Isabella Leonarda (1620-1704), deren Werke von reichen Gönnern gedruckt wurden und uns deshalb als Glanzlichter des italienischen Frühbarock erhalten sind[6]. Das Werk der Kurtisane und Komponistin Barbara Strozzi verdient, etwas näher beleuchtet zu werden, weil in ihm der Zeitgeist und das hohe Niveau der Accademias zum Ausdruck kommen.

Als künstlerisch professionelle Komponistin, Sängerin, Gambistin und Cembalistin hatte sie sich eine Sonderstellung unter den Kurtisanen erworben. Die besten Librettisten (Dichter) ihrer Zeit boten ihr Texte zur Vertonung an und sie war die uneingeschränkte Meisterin in der musikalischen Umsetzung von poetischen Texten. Dazu wählte sie außergewöhnliche Stilmittel, die dazu dienten, den Zuhörer nicht nur zu unterhalten, sondern zum genauen Zuhören zu zwingen. Sie verwendete in großem Umfang chromatische Tonschritte (Halbtonschritte), um verborgenes Leiden zum Ausdruck zu bringen und benutzte ungewöhnlich oft übermäßig große Tonschritte (Tritonus, Septimen, Duodezimen), die den

6 Im Booklet zu dieser Doppel-CD wird ausführlich auf die Thematik eingegangen

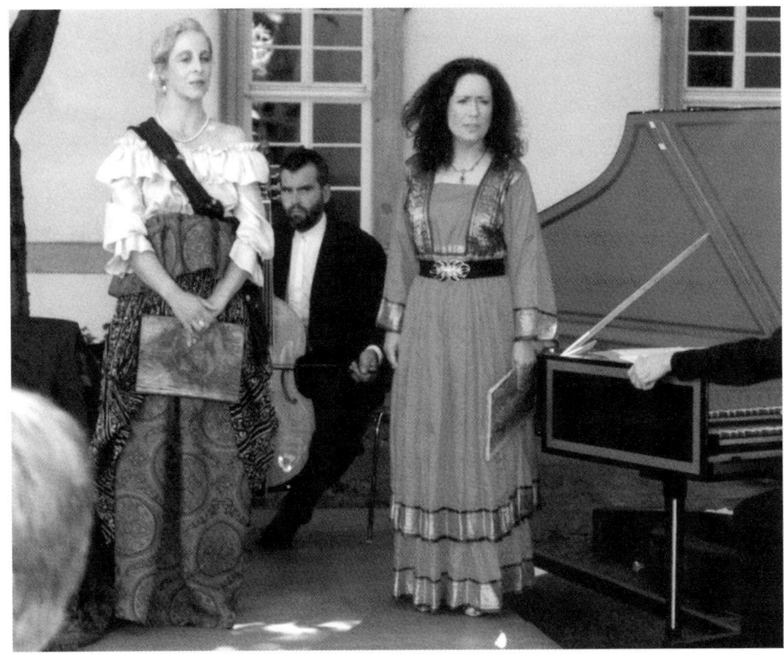

Abb. 69 Musiktheater 1997: Das Leben der Barbara Strozzi in Wort und Ton (links: Schauspielerin Dietmuthe Zlomke, rechts: die Autorin)

Melodiefluss unterbrachen. Sie verlangte zudem dissonante Generalbassharmonien, die selbst modernen Interpreten viel Fantasie abverlangen. Als Venezianerin kam sie häufig mit Orientalen in Kontakt. So flossen auch orientalische Stilelemente in ihre Musik ein. Strozzi komponierte eine unbequeme Musik und forderte ihre Zeitgenossen heraus – seien es Vertreter der weltlichen oder der klerikalen Bildungsschicht – ihre kritische Sicht der Gesellschaft, der Einschränkung weiblicher Bildungsmöglichkeiten und ihr eigenes Schicksal anzuhören. Als Kurtisane bestimmte sie die Themen, wenn sie ein Treffen in der von ihrem Vater geleiteten Accademia ausrief. Keines der Werke aus acht gedruckten Musikbänden ist oberflächlich-unterhaltsamer Natur, sondern alle sind äußerst anspruchsvoll. Als Musiker muss man sich ganz in die unbekannte Gefühlswelt der Strozzi-Musik einlassen, um ihre in alle Richtungen gehenden Provokationen zu verstehen.

(12) *Dieser Ausschnitt aus der Kantate »Voglio si, vo cantare« (Ja, ich will singen) vermittelt nicht nur einen Eindruck von ihrer ungewöhnlichen Kompositionsweise. Im Text reflektiert Barbara Strozzi ihre Situation als Kurtisane, indem sie aus dem Blickwinkel eines Geliebten, der sich um das Los seiner Geliebten grämt, zu dem Schluss kommt: »Ja, singen will ich, Blätter mit Noten füllen. Die Musik hilft, das Leid zu tragen«. Es war einer Frau nach wie vor nicht gestattet, ihre eigenen Gefühle direkt auszudrükken – sie mussten aus männlicher Sicht betrachtet und gefühlt werden.*

Barbara Strozzi provozierte die Gesellschaft auch als Frau, indem sie in aller Öffentlichkeit mit ihrem Liebhaber, Adamo Franck, auftrat. Das Pikante der Liaison war, dass Adamo ein Sopranist, also Kastrat war und sie aus ihrer Liebe zu einem »ungefährlichen Mann« keinen Hehl machte. Sie schrieb und dichtete für ihn virtuose Werke, die er wiederum zu verschiedenen Anlässen öffentlich sang.

(13) *Der Ausschnitt aus der Kantate »Luci belle« (Schöne Augen) belegt aufs Beste, dass Barbara Strozzi mit den Besonderheiten der Kastratenstimme bereits vertraut war, denn dieses Vokalwerk stellt andere Anforderungen an eine Sopranstimme als die übrigen Kantaten und ist zudem ihrem Liebhaber gewidmet. Die Virtuosität liegt hier nicht nur im Gesangspart, sondern auch in der anspruchsvollen Rhythmik der Begleitung.*

Gemäß dem barocken Zeitgeist konnte sich die professionelle Musikerin entweder als Kurtisane oder als Nonne verwirklichen. Die bürgerliche Frau hatte seit 1630 keine Chance mehr, sich öffentlich zu profilieren. Es gehörte zum guten Ton, dass immer mindestens eine der Töchter kinderreicher Familien ins Kloster ging. Dort waren die Sitten und Gebräuche sehr locker geworden, sodass ein Mädchen eine erstklassige Musikausbildung genießen konnte, sowohl innerhalb der Klostermauern als auch durch auswärtige Musiklehrer, die im Kloster unterrichteten. So erging es auch der bedeutenden Komponistin Isabella Leonarda (1620-1704), einer Nonne, die aus reichem Hause stammte und wie Strozzi ein großes, gedrucktes Werk hinterließ. Isabella Leonarda schrieb Kantaten und Instrumentalwerke, die ganz dem Zeitgeist sakraler Musik entsprachen. Dazu gehörte, die »affetti musicali«, die musikalisch ausgedrückten Gefühle, im Rahmen kirchlicher Aufführungsmöglichkeiten zu verwirklichen. Deshalb musste thematisch Jesus als der allein erlaubte Geliebte herhalten, wenngleich durch den emotionalen Ausdruck deutlich wird, dass die Liebe eines echten, lebendigen Mannes ersehnt wurde[7]. Viele andere Werke von Frauen sind entweder nur handschriftlich erhalten oder – was häufiger der Fall ist – seit der frauenfeindlichen Gesinnungsänderung in der Zeit nach dem Barock und Rokoko verschollen.

3.7 Das Kastratentum im Hochbarock

Damit wir diese Ungeheuerlichkeit der abendländischen Kulturgeschichte begreifen, müssen wir noch einmal ein paar Wesenszüge des sykotischen Miasmas benennen, um sie im Kastratentum wiedererkennen zu können:

Ein wichtiges Charakteristikum der Sykose ist die geschlechtliche Neutralität und damit eine fehlende oder wechselnde sexuelle Identität. Ein weiteres Merkmal besteht in dem Credo »Der Zweck heiligt die Mittel«. So verhält es sich mit der Kastration zu Gesangszwecken von 1490 bis 1857 und mit dem Einsatz von Kastraten von 1490 bis 1909 (!), wobei die Hochblüte ins 17. und 18. Jahrhundert fällt. Dieses Phänomen war eines der am besten gehüteten Geheimnisse, denn seitens der Kirche war die Kastration offiziell strikt verboten, inoffiziell aber »zum Lobe Gottes« erlaubt. Der musikalische Nutzen kastrierter Männer im Vatikan und in der Sixtinischen Kapelle überwog. Widersprüche über Widersprüche, Vortäuschungen, Lügen, totale Faszination und Tausende verschwiegener Toten begleiten Jahrhunderte lang das Kastratentum. Der sexuell neutrale Mensch bzw. das Zwitterwesen wurde zum Ideal erkoren.

Die Faszination für das Unmögliche, das möglich gemacht wurde, ist durchaus verständlich. Wenn heute ein Kastraten-Riese die Bühne beträte, wäre nicht nur das Theater voll, sondern jeder würde sich dem Nervenkitzel und der Fantasie hingeben, dass der Kastrat quasi Mann und Frau in einer Person ist.

Das Kastratentum ist deshalb schwer zu beurteilen und entgleitet den kritischen Blicken der Forscher, weil es eng mit der Entwicklung der Kunstmu-

7 Wir haben einige der schönsten Kantaten der Nonne auf der Doppel-CD »Kurtisane und Nonne« eingespielt, um ein zeitgenössisches Bild zu entwerfen.

sik verbacken ist. Das eine ist ohne das andere nicht vorstellbar und beides bedingt einander. Wie raffiniert der sykotische Zeitgeist ist! Schauen wir, wie raffiniert er auch eingefädelt wurde: Die ersten Nachrichten über kastrierte Sänger in der Sakralmusik gelangten von Spanien nach Italien. Sie waren dort die Folge eines musikalischen Notstandes gewesen.

Es gab hohe Männerstimmen, die sogenannten Fistulanten. Doch waren ihre Mängel bekannt: häufige Schärfe des Tons, Intonationsprobleme, Überdruß am Klang der flachen Kopfstimme. Die Ausbildung der Falsettstimme hatte nur begrenzte Möglichkeiten. Gesucht war eine Stimme, die sich für Verzierungen, Diminutionen bzw. »passaggi« eignete. Dieser Anspruch auf der einen Seite und der wachsende Unmut der Kirche über die zunehmenden Freiheiten weiblicher Kreativität und weiblichen Künstlertums auf der anderen Seite führten letztlich zum Kastratentum. Der Fluß schöpferischer Kraft wurde gewaltsam innegehalten durch ein Edikt des Papstes Clemens IX. (ca. 1680): »Keine Weibsperson bei hoher Strafe darf Musik aus Vorsatz lernen, um sich als Sängerin gebrauchen zu lassen; denn man wisse wohl, dass eine Schönheit, welche auf dem Theater singen und dennoch ihre Keuschheit bewahren wollte, nichts anderes tue, als wenn man in den Tiber springen und doch die Füße nicht naß machen wollte.«
R. Sonnenschmidt: Booklet der CD »Die Kunst der Kastraten«, Bayer Records

Wir können uns kaum vorstellen, was es bedeutete, das schöpferische Potenzial der natürlichen Frauenstimme, die bereits ein hohes Maß an Virtuosität erreicht hatte, durch dieses Edikt einfach abzuwürgen. Erinnern wir uns, dass der virtuose Bel canto eines Caccini, Cesti oder Monteverdi eigentlich für Frauenstimmen gedacht und geschrieben war. Für ein paar Jahre lief die Schaffenskraft der Komponisten daher nun sozusagen ins Leere: Die Werke konnten nicht adäquat aufgeführt werden, weil die entsprechenden Gesangsstimmen fehlten. Auch mochte man die so genannten »Fistulanten« (Männer, die mit der Kopfstimme = Fistelstimme sangen) genauso wenig als Ersatz. Man behalf sich zunächst mit Knaben, die Frauenrollen übernahmen oder mied Frauenrollen in den Opern – sehr zum Unbehagen der Zuschauer! Unter diesem Druck wurde schließlich ein ganz neuer Sängertyp geschaffen – der Sopranist, ein kastrierter Mann. Bezüglich der Kastration berief man sich auf frühere Papstedikte von Paul IV. von 1550 und Clemens VIII. von 1592, in denen es hieß:

Zum Lobe Gottes ist es den Eunuchi erlaubt,
in der Kirche zu singen,
nicht aber den Frauen.

Papst Paul IV. hatte in seiner Verordnung auch alle verheirateten Sänger aus der päpstlichen Kapelle verwiesen – darunter auch den berühmten Kirchenmusiker Giovanni Pierluigi da Palestrina (1525-1594). Das geheime Kalkül lag darin, dass diese Verbote, in denen die Kastration bei Todesstrafe untersagt wurde, von denen ausgesprochen wurden, die gleichzeitig selbst die »Fabrikation« von Sängerkastraten in Gang setzten. Die Kirche verbot den Kastraten zu heiraten, stellte sie außerhalb der Gesellschaft und missbrauchte sie darüber hinaus als Spione. Die Schattenseite des sykotischen Zeitgeistes, Verlogenheit, Heuchelei und Selbsttäuschung – offenbart sich hier in der reinsten Form: als Sanktionierung der Ungeheuerlichkeit, Jahrhunderte lang Knaben zu kastrieren und zu argumentieren, dies sei für den Fortschritt in der Kunstmusik notwendig. Das Naheliegendste und Natürlichste, die Frau als Sängerin und Musikerin einzusetzen, wurde unterdrückt und ausgeblendet.

Man redete sich ein, durch die Kastration werde Keuschheit und Liebesunfähigkeit erzwungen. Und da die Zeugungskraft fehlte, hatte der Mann nach damaliger Meinung nicht viel zu verlieren. Diese Annahme war der Grund für die Skrupellosigkeit, mit der man tausende von Knaben zu Gesangszwecken kastrierte.
R. Sonnenschmidt: ebenda, Booklet

Die Größenordnung des Kastratenwesens wird erst durch die Relationen deutlich. Hunderte erstklassiger Sänger sind in die Annalen der Kulturzentren in Italien, England, Frankreich, Deutschland und Österreich eingegangen. Sie waren die erste Garde und machten etwa 2% der sangesbegabten Knaben aus. Es gibt über die Zahl der Kinder, die gleich an Wundfieber oder sonstigen postoperativen Problemen starben, nur Vermutungen. Etwa 60% der Kinder verloren ihre schöne Stimme, 30% tingelten durch die Kaschemmen und ländlichen Gasthäuser, 7% kamen in guten Kirchenchören unter. Damit sich Hunderte exzellenter Sänger die »Pyramidenspitze« teilen konnten, musste massenhaft kastriert werden. Wir können nur ahnen, wie groß die Basis der Pyramide war.

3.8 Der weiße und schwarze Eunuch

Die Kastration als Strafmittel ist so alt wie der kriegerische Mensch. Aus dem Orient ist uns der Eunuch bekannt. Wurden alle Geschlechtsteile entfernt, nannte man ihn »schwarzer Eunuch«, weil die meisten als Haremswächter eingesetzten Eunuchen dunkelhäutig waren. Wurden »nur« die Hoden entfernt, nannte man ihn »weißer Eunuch«, weil diese Maßnahme meistens bei Nichtorientalen vorgenommen wurde, seien es Feinde oder die späteren westlichen Sängerkastraten. Im Mittelalter gehörte die Kastration zu den gängigen Foltermaßnahmen, war aber auch ein Mittel der gerichtlichen Bestrafung bei Verbrechen, z.B. Vergewaltigungen. Von einigen Volksstämmen Indiens sowie von den russischen Skopten ist bekannt, dass die Selbstentmannung auch aus religiösen Gründen durchgeführt wurde. Die Kastration als solche, aus welchen Gründen auch immer, war allgemein bekannt. Durch die fortschrittliche Medizin während der Maurenherrschaft in Spanien des 8. und 9. Jahrhunderts wusste man schon, dass die Pubertät mit einem Hormonwechsel einherging und sich beim Jungen die Stimme von der kindlichen Sopranlage in die tiefere Tenor- oder Basslage verlagerte. Wollte man die Sopranstimme erhalten, musste somit die Pubertät unterbunden werden. Durch die lange Tradition der Eunuchen im Orient war andererseits hinreichend bekannt, wie sich ein Junge als Erwachsener körperlich und psychisch veränderte, wenn die Hoden entfernt wurden. Die Verweiblichung war geradezu sprichwörtlich, und deshalb lag der logische Schluss nahe, eine Kastration im vorpubertären Alter werde die hohe Stimme erhalten.

Im 17. und 18. Jahrhundert bestand der medizinische Eingriff, der an jungen, zu Sängern ausersehenen Knaben vorgenommen wurde, aus einem Einschnitt in die Leiste; durch diesen wurden die Hoden entfernt. Die Samenleiter wurden sodann mit einem Messer durchtrennt und anschließend abgebunden. Wurden die Hoden nicht entfernt, ließ man sie an Ort und Stelle verkümmern. Auf jeden Fall war durch ihr Fehlen die Bildung von Testosteron nicht mehr möglich und der Knabe verlor seine männlichen Geschlechtsmerkmale. Diese sehr rasch durchgeführte Operation, die im besten Fall durch qualifizierte Chirurgen, im schlimmsten Fall durch Dorfbarbiere vorgenommen wurde, fand ohne jede Betäubung statt. Das Eintauchen in ein Milchbad oder in Eiswasser waren, in Kombination mit der Kompression der Halsschlagadern, die einzigen Mittel, um die Knaben gegen den Schmerz unempfindlich zu machen. Die eventuelle Einnahme von Opium war der Genesungszeit (etwa zwei Wochen) vorbehalten, in der die Gefahr von Infektionen und Blutungen groß war.
P. Barbier: Über die Männlichkeit der Kastraten, S. 124

Wir fragen zu Recht, wer seine Söhne kastrieren ließ? Drei Dinge müssen wir in Erwägung ziehen, um die Entscheidung zahlloser Eltern, aber auch vieler Kinder, die sich sogar gegen den Willen der Eltern kastrieren ließen, nachzuvollziehen. Da ist zunächst einmal die flächendeckende Tradition des kirchlichen Chorgesangs in Italien zu nennen. Jedes Dorf hatte eine Kirche oder Kapelle und unterhielt einen gemischten Kinder- und Männerchor. Italien war immer ein überdurchschnittlich sangesfreudiges Land.

Zweitens war die Mehrzahl der Bevölkerung arm. Italien war immer ein Agrarland gewesen und die dünne Oberschicht der Gesellschaft lebte von der Arbeit der Bauern. Familien mit zehn bis zwölf Kindern waren keine Seltenheit; viele Kinder starben in jungen Jahren und nur wenige erreichten das Erwachsenenalter gesund. Drittens lag in Italien die Bildung ganz in den Händen des Klerus.

Ohne die Unterstützung der Kirche und der ihr nahe stehenden Gesangsschulen wurde den Kindern keinerlei Ausbildungsmöglichkeit geboten. Für viele Eltern bedeutete die Kastration ihres Sohnes die Entscheidung für eine Karriere als Sänger, die durchaus mit der Berufung zum Priester oder dem Eintritt in einen Mönchsorden vergleichbar war. Die musikalische Ausbildung gewährleistete ebenso wie die theologische für den Sproß mehrere Ausbildungsjahre, deren Kosten von kirchlichen Einrichtungen übernommen wurden... Die gelungene Flucht vor dem Elend und dem Tod war nur um den Preis entsprechender Opfer zu haben!
R. Sonnenschmidt: ebenda, Booklet

3.9 Die individuellen Folgen der Kastration

Zunächst verhindert die Kastration die normale pubertäre Entwicklung vom Knaben zum Mann. Folgende Körpersymptome tauchten auf:

- Fehlen von Körperbehaarung
- Bartloses Gesicht
- Fehlen des Adamsapfels
- Fehlen des Stimmbruchs
- Tendenz zu weiblichen Rundungen, Brustbildung, Hypertrophie der Brustdrüsen
- Anomales Größenwachstum – damals maß der Mensch durchschnittlich 1.50 bis 1.60 m, die Kastraten wuchsen auf 1.80 bis 1.90 m

- Verzögerung der Skelettverknöcherung
- Magerkeit, Trockenheit des Körpers, selten Dickleibigkeit wegen des Gesangstrainings
- Die Menschen erreichten im Durchschnitt ein Lebensalter von 55 Jahren, die Kastraten wurden meistens 20 bis 30 Jahre älter
- Erhaltung der Knabenstimme (Sopran, Alt), weil der Kehlkopf sich nicht senkte
- Stimmritze und Stimmbänder größer als beim Kind, aber kleiner als bei der Frau
- Kehlkopf blieb knorpelig
- Brustkorb und Lungen eines Erwachsenen
- Doppelt so großes Atemvolumen wie beim normalen Mann
- Außergewöhnlicher Stimmglanz
- Extrem durchdringende Stimme
- Extrem strapazierfähige Stimme
- Extrem ausdauernde Gesangsstimme, da wenig Luft verbraucht wird
- Eine Kantilene konnte inklusive reicher Verzierungen 50 Sekunden ausgeführt werden. Maximum beim normalen Sänger: 20 Sekunden
- Extrem großer Stimmumfang von 4 Oktaven, bei Koloratursopranistinnen 3 Oktaven

Wurde die Operation erst zwischen dem 14. und 21. Lebensjahr vorgenommen, waren die Kastraten weniger weibisch, ihre Stimme war weicher und ihre männliche Erscheinung vorteilhafter. Allerdings war dann die Stimmlage eher im Alt als im Sopran angesiedelt. Der Fokus lag jedoch auf der Bühnenwirksamkeit der Hauptdarsteller, insbesondere des Primarius des Gesangs (»primo uomo«) und auf der Sopranstimmlage. Der strahlende, reine, glänzende, virtuose Sopran war gefragt und dafür wurden die Jungen meist schon als Kinder kastriert. Schäden der Kastration wie eine Vergröberung der Gesichtszüge und Extremitäten (Akromegalie) wurden durch Maskenbildnerei und Bühnenpomp im wahrsten Sinne übertüncht.

Niemand konnte wirklich vorausahnen, dass die Kastraten einst zu den bedeutendsten Trägern der abendländischen Kunstmusik würden. Es war ein Experiment, aus der Not eine Tugend zu erzwingen. Tatsächlich gab es jedoch gar keine wirkliche Not, sondern das Bewusstsein blendete die natürliche (weibliche) Besetzung der hohen Stimmen einfach aus und kürte das Neutrum zum Non plus ultra, zum Ideal. Die logische Folge der reichlichen Erfahrungen mit kastrierten Sängern war ein Impuls an die Komponisten, eine Musik adäquat zu den Möglichkeiten des Soprans zu schaffen und die bestmöglichen Ausbildungen zu ersinnen.

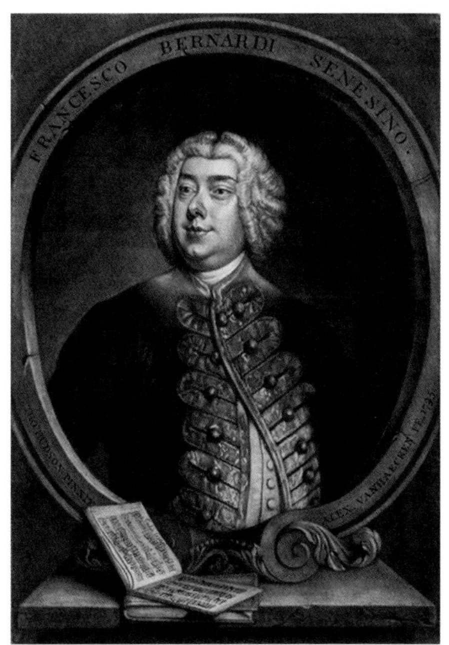

Abb. 70 Kastraten als Stars ihrer Zeit: Francesco Bernardo Senesino

Das ungeahnte Faszinosum des Sängerkastraten, dem sich niemand entziehen konnte, lag in seiner Sonderstellung. Er sah aus wie eine Frau und war doch keine. Er sah auch aus wie ein Mann und war doch keiner. Er besaß eine enorme erektive Potenz, war aber unfruchtbar und konnte seine Sexualität geradezu exzessiv ausleben, jedoch nicht schwängern. Er war der Inbegriff der Rundumbildung, gehörte jedoch nicht zur Gesellschaft. Seine Welt, die ihm niemand streitig machen konnte, war die Bühne. Das Abendland hat im Kastraten den reichsten und gebildetsten Paria erschaffen, der je über die Erde wandelte. Nachdem klar war, welche künstlerischen Superleistungen ein Sängerkastrat erreichen konnte, waren die Verbote gegen die Kastration nur noch eine schlecht verhohlene Farce und eine offensichtliche Vortäuschung, die jeder durchschaute. Die Kirche spielte mit und zog sich schließlich auch noch den Mantel des Ruhms an, durch die Kastration der Kunstmusik den größten Gefallen getan zu haben. Sie sonnte sich in der Einbildung, seherisch gewirkt zu haben und spielte sich als Retter der Kunst auf. So avancierte der Kastrat zum Ideal des Barock.

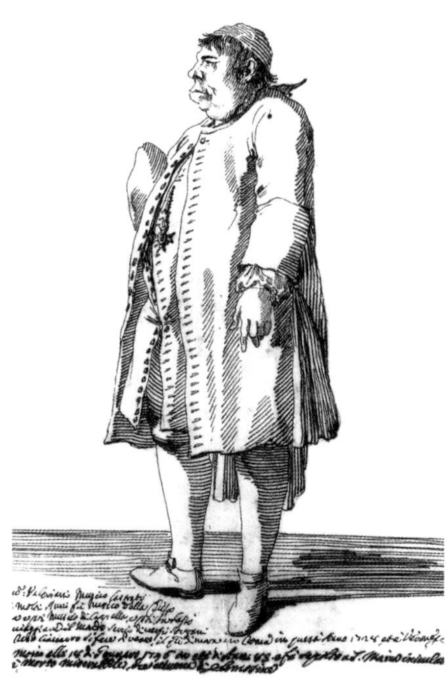
Abb. 71 Kastratensänger mit Akromegalie (Vergröberung des Gesichts und der Extremitäten)

Der Kastrat als Bühnenfigur versinnbildlichte das ewig Jugendliche der den Göttern so nahen Sängerhelden. Männliche Kraft drang mit Übergewalt durch ein knabenhaftes Stimmorgan... Selbst Goethe bewunderte noch die berühmten Kastraten seiner Zeit und durchschaute sehr gut ihre Funktion: »Es entsteht ein doppelter Reiz daher, dass diese Personen keine Frauenzimmer sind, sondern solche vorstellen. Der Jüngling hat die Eigenheiten des weiblichen Geschlechts in ihrem Wesen und Betragen studiert. Er kennt sie und bringt sie als Künstler wieder hervor. Wir lernen diese dadurch umso besser kennen, weil sie jemand beobachtet hat und uns nicht die Sache, sondern das Resultat der Sache vorstellt.«... Der Held als Nicht-Mann oder Neutrum sang mit einer Frauenstimme von dem Liebesschmerz eines Mannes. Alle Poesie der Barockmusik dreht sich um das eine Thema: die unerfüllte Liebe, die Todessehnsucht als Folge des Liebesschmerzes, die Anschuldigung des Himmels, der Sterne, der Götter, die kein Erbarmen haben. Und immer der moralisierende Schluß: der Sieg Amors über das Herz des Menschen bringt nichts als Leiden hervor.
R. Sonnenschmidt: ebenda, Booklet

Weder die Todessehnsucht noch das Liebesleid hatte in dieser Epoche tiefe Wurzeln. Die Poesie der Vokalmusik wollte die Affekte deutlich machen und dies gelang, wie schon beschrieben, durch die Stilelemente der Barockmusik und die Stimme des Kastraten. Mit dem Kastraten erfüllte sich zum Schein zudem der uralte Menschheitswunsch des ewigen Lebens, der ewigen Jugend.

Hatte man doch hier einen Mann vor Augen, der einige weibliche Merkmale aufwies, jedoch gleichzeitig lebenslang einen Teil der Kindheit in sich bewahrte. Diese Dreiheit Mann/Frau/Kind trug dazu bei, dass ein Mensch verehrt wurde, der sich jenseits des

üblichen menschlichen Schicksals zu bewegen schien... Der Kastrat bot mit seiner virtuosen Stimme...alle Vorteile der Frauenstimme, außerdem kindliche Anmut und androgyne Sinnlichkeit im Körper eines Mannes.
Die Kirche beeilte sich daher, den Einsatz solcher Sänger zu rechtfertigen, indem sie den unvergleichlichen Glanz, den sie dem Lobe Gottes verliehen, ins Feld führte: »Die Stimme«, schrieb der Theologe Robert Sayer zu Beginn des 17. Jahrhunderts, »ist ein wertvolleres Gut als die Männlichkeit, denn durch die Stimme und durch die Vernunft unterscheidet sich der Mensch vom Tier. Wenn es also zur Verbesserung der Stimme notwendig ist, die Männlichkeit aufzugeben, kann man dies, ohne gottlos zu sein, tun. Nun sind aber die Sopranstimmen dermaßen nötig, um das Lob Gottes zu singen, dass man den Preis für sie gar nicht hoch genug ansetzen kann.« Desgleichen bemerkte 1642 der Theatinermönch Zaccaria Paquaglio, dass seiner Ansicht nach die Kehle eines Knaben mehr wert sei als seine Hoden.
P. Barbier: ebenda, S. 129ff

Wer wollte gegen solche Argumente vorgehen? Mit welchem Raffinement wurden die Spuren zur eigentlichen Ursache verwischt! Der Opportunismus schaffte es, alle Wogen zu glätten und das Absurde zur Normalität zu erheben. Diese kritische Sicht schmälert keinesfalls die Leistung der barocken Starsänger und Komponisten. Wir sollten nur im Auge behalten, was und wie raffiniert agiert wurde, denn in dieser Raffinesse liegt ein zentrales Charakteristikum des sykotischen Miasmas und eines jeglichen sykotisch geprägten epochalen Zeitgeistes.

3.10 Die Sängerkastraten als Standard der Kunstmusik

Das Unechte der Kastraten entsprach dem Unechten, das aller Bühnenkunst, insbesondere aber der Oper zueigen ist. Nichts ist so gemeint, wie es gesagt, gesungen und dargeboten wird. Folglich musste die Täuschung perfekt sein und beim Zuschauer die gewünschten Illusionen erzeugen. Das geschah nun in der Tat auf höchstem künstlerischem Niveau.

Die Ausbildung, die man den Sängerkastraten angedeihen ließ und die von reichen Mäzenen – darunter auch vielen hohen Klerikern – finanziert wurde, stellt alles in den Schatten, was je auf dem Gebiet der Musikpädagogik bis auf den heutigen Tag geleistet wurde. Dies gilt vor allem für das 17. und 18. Jahrhundert. Das Zentrum war Neapel, wo die führenden Konservatorien bald großen Ruhm erlangten. Das Besondere war die

Ganzheitlichkeit einer Ausbildung für die Bühne:

- Gesangstechnik, Bel canto-Stile
- Musikalische Improvisationskunst
- Pflichtmäßiges Erlernen von Instrumenten wie Cembalo, Harfe, Laute
- Tonsatz, Komposition
- Schauspielkunst
- Schminkkunst
- Dichtkunst
- Allgemeinbildung
- Feines Benehmen

Diese umfassende Schulung über viele Jahre hatte zur Folge, dass die Kastraten nach einer langen Sängerkarriere oft noch eine zweite Karriere als Musiklehrer oder Komponisten erlebten. Sie wurden ja fast doppelt so alt wie der Durchschnittsmensch; ein Alter von 70 oder 80 Jahren war keine Seltenheit! Mit Beginn der Kastration zu Gesangszwecken entstanden erstmalig im Abendland ein Starkult und ein internationales Agenturwesen, das die Sängerkastraten an die führenden europäischen Bühnen vermittelte. Von verschiedenen Impressarios und Dirigenten wird zwar berichtet, dass manche Kastraten Allüren hatten, aber ihre Professionalität in musikalischen Dingen war überragend. Sie verstanden die Kompositionen und konnten aus dem Stand improvisieren und verzieren. Sie kannten die Bühnengesetze und sprangen oft ohne längere Probenarbeit in die Opern ein. Jeder Komponist »schneiderte« seine Rezitative und Arien einem bestimmten Kastraten auf den Leib. Es gab keinen Schwierigkeitsgrad im Gesang, den die Kastraten nicht hätten meistern können, denn sie besaßen eine fundierte Technik und konnten etwas bewältigen, was sonst allen Sängern Probleme bereitet: Koloraturen und lange Kantilenen auf einen langen Atem zu singen. Sie überschritten musikalisch jede bis dahin gültige Norm. Das hatte wesentliche Konsequenzen: So wurden die natürlichen Männerstimmen des Tenors, Baritons und Bass in den Schatten gestellt und nur für unbedeutende Rollen eingesetzt. Man gab ausgerechnet der männlichsten aller Männerstimmen, dem Bass, nur noch komische Rollen!

Die Musikschulen, die den Namen Konservatorium dadurch erhielten, dass sie anfänglich mit Hospizen und Waisenhäusern verbunden waren, wo man Kinder »aufbewahrte« (=conservare), wurden zumeist durch private Spenden und fromme Stiftungen begründet und unterhalten; musikalisch begabte Zöglinge erhielten in ihnen sowohl Unterhalt als auch Ausbildung, und zwar gab es Anstalten sowohl für Knaben als auch für Mädchen... Neapel hat den Ruhm, das überhaupt erste Konservatorium Italiens besessen zu haben: das Conservatorio della Madonna di Loreto, welches 1537 von Giovanni di Tappia, einem spanischen Priester, der 9 Jahre lang zu diesem Zwecke mit der Sammelbüchse durch die Campagna gezogen war, begründet wurde und begabten armen Waisen den Unterricht in der Musik ermöglichte...
Der Unterricht war patriarchalisch; es war ein vollkommenes Ineinandergreifen von Theorie und Praxis, es waren wirkliche Lehrlings- und Gesellenjahre bei richtigen Meistern, die selbst sangen, produzierten und lehrten; von richtigen Schülern, die, mitten im Kunstbetrieb lebend, nach dem Maß des Könnens mitwirkend, sich versuchend, stets unter der Kontrolle des Meisters übend, sein Urteil erprobend an den künstlerischen Ereignissen des Tages, das Entstehen und die Aufführung von Kunstwerken mitmachend, sich mit ganzer Hingebung nur dem Studium widmeten; kurz, es war die wahre Kunstschule.
H. Haböck: Die Kastraten und ihre Gesangskunst, S. 315 und 319ff

In diesem Zitat wird gerechterweise auch die lichtvolle Seite des barocken Zeitgeistes gezeigt.

Die so genannten »Ospedale«, Waisenhäuser für Jungen und Mädchen, waren nicht einfach Anstalten zur »Kinderaufbewahrung«, sondern ein Hort zur Begabtenförderung. Das wird erst verständlich, wenn wir einen übergeordneten Standpunkt einnehmen und die italienische Kultur fokussieren. Italien gab die Impulse sowohl zur Entwicklung der Renaissance als auch des Barock.

Während in den anderen europäischen Ländern Kunst- und Volksmusik mehr oder weniger getrennt waren, flossen in dem von Grund auf sanges- und spielfreudigen Italien die vielen Zweige folkloristischer Musik, der Comedia dell`Arte und der Schaustellerei in die Kunstmusik hinein. Auch umgekehrt befruchtete die Hofmusik das Niveau der Volksmusik, die allerdings im Gegensatz zu anderen Volksmusiktraditionen ohnehin äußerst virtuos war. Das heißt, die italienische Musikszene war bereits von einem Virtuosentum durchdrungen und durch die Sangesfreudigkeit mit unzähligen kleinen und großen Chören in Stadt und Land gesegnet. Die italienische Mentalität war schon immer von Leichtigkeit, Lebensfrohsinn, Tanz und Gesang durchdrungen, so dass auf diesem Nährboden sowohl der virtuose Aspekt der Barockmusik als auch eine Begabtenförderung gedeihen konnte. Ohne die tiefgreifende Erkenntnis, dass Musik das Leben und das Leiden leichter macht, wäre ein solcher Gedanke, begabte Waisenkinder bei guten Lehrern musikalisch zu fördern, nicht aufgekommen.

Die Knaben standen im Früh- und Hochbarock im Zentrum des Interesses, aber ihnen wurden immer mehr die kastrierten Knaben vorgezogen, die bessere Räume, bessere Verpflegung und intensiveren Unterricht genossen.

Parallel zum Kastratenwesen wuchs mit der Zeit auch der Wunsch nach echten Frauenrollen und echten Frauen in der Musik. Ein Genie, das hierbei den Vorreiter spielte, war Antonio Vivaldi, der sich der Ausbildung der Mädchen widmete und seinen Mädchenorchestern zu internationalem Ruhm verhalf. Die italienische Musikkultur hatte bis zur Klassik bzw. bis zum Rokoko im späten 18. Jahrhundert eine ungebrochene Schöpferkraft, die Meilensteine in der darstellenden und bildenden Kunst setzte und unsere abendländische Kulturgeschichte nachhaltig geprägt hat.

Der andere Aspekt ist die Tatsache, dass die Lehrzeit auf Zeit und Reife aufgebaut war. In den meist neun Jahren Intensivschulung wuchsen das Kind und der Jugendliche langsam in die Bühnenarbeit hinein. Deshalb hören wir nichts über das sonst so häufige Lampenfieber oder über Versagensängste, obgleich viele genaue Beobachtungen und Details im Verhalten der Nachwuchskünstler durch internationale Besucher der Konservatorien überliefert sind.

Jedes andere europäische Land tat es den Italienern auf seine Weise nach. Oper und Orchesterwerke verlangten nach guten Musikern und überall entstanden Opernhäuser und Konzertsäle. Dadurch winkte auch ein lukratives Geschäft. Nun waren aber die Sängerkastraten teuer; zudem galt bei den Engländern und Franzosen ein eindeutiges Nein, selbst Kastraten zu »produzieren«. In Deutschland war das kritische Geschrei aus den Reihen der protestantischen und vor allem pietistischen Anhänger gegen den Pomp der Oper und das Kastratenwesen laut und derb, doch im Hintergrund lief etwas ganz anderes ab. Es ist wiederum ein typisches Zeichen des sykotischen Miasmas. Denn »vorne« wurde laut getönt und eine weiße

Weste vorgetäuscht...

Deutschland war das einzige Land nördlich der Alpen, das nicht leugnen konnte, die welsche Mode ausgiebig am eigenen Fleische mitzumachen, zumal man dort selten die Namen der Opfer ins Italienische übersetzte...
Der Münchner Hof hat sich redlich bemüht, hinsichtlich der Kastraten nicht hinter anderen weltlichen und geistlichen Fürstenhöfen zurückzubleiben. Der im Jahre 1580 nach Italien und Spanien gesandte Geheimschreiber Wilhelms V., Anselm Stöckl, hatte den Auftrag, nebenbei auch »Kunst- und andere Seltenheiten, auch Kapaunen oder Kastraten aufzubringen«...
Immerhin scheint das Verschneiden in Deutschland mehr ein fürstliches Privileg für den Hausgebrauch gewesen zu sein und keine Volkskrankheit wie in Italien.
Am ärgsten kompromittiert ist der württembergische Hof, welcher den traurigen Ruhm für sich beanspruchen kann, mindestens schon vor Beginn des 17. Jahrhunderts bis gegen Ende des 18. unentwegt und ohne Scheu vor der Öffentlichkeit seinen Bedarf an Kastraten tunlichst mit den eigenen Landeskindern gedeckt zu haben.
H. Haböck: ebenda, S. 249ff

In Ludwigsburg wurden Chirurgen aus Bologna angestellt, die für den Kastratennachschub sorgten. Der König von Württemberg richtete in der Nähe des Sommersitzes, dem Schloss »Solitude«, eine Schule für die Künste ein, wo arme verlassene Kinder in Musik unterwiesen wurden, so sie denn Begabung zeigten. Die besonders begabten Jungkastraten wurden zur Ausbildung nach Italien geschickt, mit einem italienischen Namen versehen und kehrten, als »Italiener« angepriesen, an den württembergischen Hof zurück.

Die württembergischen Gepflogenheiten machten Schule und so gab es bald auch in München, Wien, Salzburg, Marburg und Dresden Sopranisten eigener »Herstellung«, vor allem aber das Bemühen, die führenden Sängerstars an die eigenen Opernhäuser zu holen.

3.11 Die Musik von Kastraten

Nachdem wir uns mit der Problematik des Kastratentums ein wenig befasst haben, ist es nun an der Zeit, sich einmal gefühlsmäßig auf die Musik für und von Kastraten einzulassen, um auch den Unterschied zu anderer, geläufiger Barockmusik zu spüren.

(14) *Der Ausschnitt aus der Kantate »Lasciate mi, o pensieri« (Oh entfliehet nur Gedanken, damit ich Trost finden kann), demonstriert die filigrane Schönheit der Musik, die für Kastraten geschrieben wurde. Den Höhepunkt bildet die Arie auf der Basis von nur 4 Akkorden (Ostinato), die ständig wiederholt werden. Damals war das Publikum gespannt, wie ideenreich Kastraten darüber improvisieren. Als vollendete Bühnenfiguren erwartete man von ihnen eine starke erotisch-emotionale Ausstrahlung in Pose und Tanz. Bei Marc`Antonio Pasqualini, der für Kastraten Kantaten und Opern schrieb, können wir ahnen, welche Faszination vom »Primo uomo«, vom Bühnenstar ausging, wenn er deklamierte, das Liebesleid stilistisch überhöhte und sich im schweren Brokatgewand im eleganten Dreiertakt der Arie über die Bühne bewegte.*

Es sei mir an dieser Stelle ein kleiner Rückblick in mein eigenes Empfinden als Ausübende der Musik von und für Kastraten erlaubt. Es ist schon hinreichend von der Virtuosität der Kantaten und Arien gesprochen worden. Doch ist das nicht alles. Da gibt es Werke, die wie feinste Seide oder Spitze wirken, so zart und duftig, dass der Gesangspart elegant, dahin gehaucht und zugleich von einer Zuckersüße ist und auch der Generalbass zart und filigran klingt. Das Unwirkliche, das dem Kastraten als Kunstgeschöpf anhaftet, ist hier auch in der Musik spürbar. Deshalb wählten wir im Rahmen von Aufführungen für diese Stücke meist eine Besetzung mit Lauteninstrumenten. Dann gibt es auf der anderen Seite dramatische, ungemein furiose, männlich wirkende Werke, die eine innere Geradheit von den Interpreten forderte, weshalb wir hier eine üppige Generalbassbesetzung rund um das Cembalo wählten. An den unterschiedlichen Besetzungen ist die stilistische Bandbreite der barocken Kammermusik zu erkennen.

Eines blieb für mich als innere Erfahrung beim Spielen dieser Musik stets gleich: das Gefühl von zwei Seelen in einer Brust. Wenn ich den virtuosen Part der Gesangsstimme interpretierte, empfand ich in der vokalen Barockmusik Italiens immer eine Erotik, die ich noch am ehesten mit »elegant, schwülstig-heiter« beschreiben könnte. Ob bei orchestralen Kastratenarien oder Kammermusik von und für Kastraten, erlebte ich einen erotischen Ausdruck von Text und Musik, den ich nur bildhaft beschreiben kann: eine zarte, reine Blüte, die in einem Käfig gefangen ist und dennoch eine Heilkraft besitzt. War die Gesangsliteratur aus technischer Sicht auch noch so schwer, so fühlte ich mich doch reich beschenkt, so heil und ganz und dennoch sehr hin und her gerissen. Ein unbeschreiblicher Zustand, den auch Kollegen erlebten und nicht müde wurden zu beschreiben, weil diese Musik völlig unbekannte Gefühle auslöste, die sich deutlich von solchen im Umgang mit anderer, zeitgenössischer Barockmusik des 17. Jahrhunderts unterschied.

3.12 Die Wirkung von Barockmusik

Die Tatsache, dass Barockmusik noch heute musiktherapeutisch von höchstem Wert ist, berechtigt die Frage, worin eigentlich das Heilende besteht. Das bedeutet auch, aus dieser Sicht die lichtvolle Seite des sykotischen Miasmas zu betrachten. Der direkteste Weg zur Antwort führt jedoch nicht über die Therapie, sondern über den ausführenden Musiker. Während zum Beispiel moderne klassische Musik bei Musikern nachweislich massive Aggression, Ausrasten und Missmut während der Proben auslöst, beschreiben Interpreten von Barockmusik Gefühle von Ordnung und Struktur.

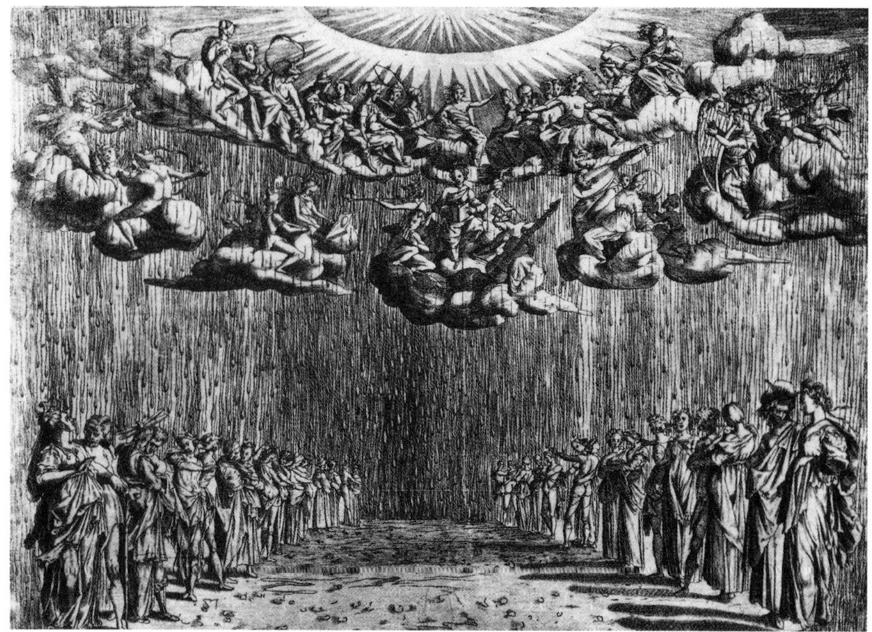

Abb. 72 Die Herabkunft von Harmonie und Rhythmus

Der geistige Überbau des Barock bestand aus zwei Aspekten: Harmonie und Rhythmus. Abb. 72 repräsentiert dies auf anschauliche Weise. Der barocke Mensch empfand die Blüten seiner Zeit: Bildung, neue Ideen in der Musik und die Erschaffung eines Theaters, als Geschenke des Himmels, die die Erde befruchteten. Wie auf der allegorischen Darstellung zu sehen, ist der fruchtbare Boden bereit, diesen Segen zu empfangen. Die Menschen, hier als willige Künstler gedacht, sind ebenfalls bereit, sich darauf einzulassen. Diese Vorstellungen haben etwas zutiefst Gesundes, denn Himmel und Erde nähern sich an.

Die Barockmusik spielt in geordneten Bahnen, auch wenn im Detail Dramatik und Entspannung, Verdichtung und Verdünnung einander dynamisch abwechseln. Barockmusik beruhigt und lässt Wünsche nach Ruhe, Besonnenheit, Erde, Mitte und Heimat aufkommen.

In der Musikszene der »Alten Musik« konnte man auch den deutlichen Unterschied erkennen zwischen den Ensembles für Mittelaltermusik und denen für Barockmusik. Im Mittelalter-Ensemble das ätherische Abgehobensein, im Barock-Ensemble das irdisch »Habhafte«. Es hieß unter den Musikern sinnigerweise: »Die Barockleute sind so normal«. Das sollte ausdrücken, dass es zwar eine prachtvolle Musik ist, aber trotz (oder gerade wegen?) aller Affektenlehre keine emotionalen Ausuferungen gibt. Die Grenze zum Absurden wird nicht überschritten. Es bleibt alles in einem Rahmen, auch wenn es innerhalb des Rahmens manchmal »hoch hergeht«. Es ist alles unter Kontrolle, intellektuell nachvollziehbar oder kann auf eine neutrale Ebene gehoben werden.

3.13 Die Rückkehr zur weiblichen Stimme

Der barocke, sykotische Zeitgeist brachte Absurdes hervor und feierte Triumphe über die naturgegebene Unterscheidung von Mann und Frau, indem er gewissermaßen das Neutrum schuf. Aber auch das ist nur *ein* Wesenszug. Im Barock manifestierte sich auch die vernunftbegabte Seite des menschlichen Bewusstseins, die ohne großes Drama und Getöse still am Werke war und in gewisser Weise das sykotische Zeitalter zur Krönung brachte. Antonio Vivaldi war eines der Genies des Spätbarock, der seine Musik, von Mädchen aufgeführt, in den Waisenhäusern aufführte und damit eine stille Revolution auslöste. In Deutschland kam ein anderes

Genie ebenfalls im schlichten Gewand daher: Johann Sebastian Bach mit seinen unerreichten Schöpfungen.

Es gibt viele musikwissenschaftliche Forschungsarbeiten über die Bachschen Fugen. Man hat sie bis in ihre kleinsten Bestandteile zerlegt. Man weiß um ihre Zahlenmystik und um ihre Proportionen. Doch kein einziger Komponist nach Bach konnte jemals auch nur eine annähernd ähnlich gute Fuge komponieren. Während eines Musikstudiums lernt im Fach »Komposition« auch jeder Student, eine Fuge zu schreiben. Was selbst die begabtesten Musikstudenten abliefern, ist Stümperei verglichen mit einer einfachen »Invention« (Erfindung) von Bach. Er ist der Inbegriff des unspektakulären Genies, das aus der Ruhe und Ordnung schöpfte. Bach ignorierte den Wirbel um das Kastratentum und schuf in weiser Voraussicht Vokalwerke, die sowohl von Kastraten als auch von Frauen gesungen werden konnten. In seinem Bewusstsein gab es schlichtweg keine Kastraten, deshalb erschienen sie auch nicht. Für ihn war es nur eine Frage der Zeit, wann man wieder zur natürlichen Ordnung zurückfinden würde und Frauen auf der Bühne und in der Kirche auftreten konnten. Er ließ seine Musik sprechen und äußerte nie ein ablehnendes Wort gegen Kastraten. Mit dem Genie Johann Sebastian Bach ging das Barockzeitalter zu Ende. Seine begabten Söhne läuteten mit ihren Kompositionen einen neuen Zeitgeist ein. Das Kastratenwesen blieb jedoch noch lange erhalten und feierte in der herannahenden Epoche des Rokoko neue Triumphe.

3.14 Der Weg zur nächsten Epoche und Heilungsebene

Der Schatten des barocken Zeitgeistes lag also in der sykotischen Tendenz zur Starre, zur Selbstgefälligkeit, zum Stau, sowie zur Bewegungsarmut im körperlichen wie geistigen Sinne. Im Spätbarock sind die dekadenten Züge unschwer in Kirchen, in der Musik oder in der Malerei zu erkennen. Alles wirkt nun überladen und schwer. Der Geist ist gesättigt und wird deshalb unwillig zur Veränderung. Er neigt zum Dogmatismus und zur Rechthaberei. Der Starkult der Sängerkastraten wurde immer selbstgefälliger; die Zuhörer wurden müde von der ständigen Virtuosität. In den Kreisen schöpferischer Musiker war Unmut und Unzufriedenheit zu spüren. Eine neue Geistesströmung manifestierte sich in Frankreich, wo die Kastration von Knaben zu Gesangszwecken nicht nur verboten war, sondern die Frau als Inbegriff der Erotik ins Rampenlicht trat. Der neue epochale Geist wollte zarte, leise Töne, nicht die laut dröhnenden Stimmen der Kastraten. Man wollte endlich wieder echte Frauen auf der Bühne hören und auch sehen. Damit brach die kurze Epoche des Rokoko an, in der Kastraten und Sängerinnen zunächst miteinander auftraten. Geniale Komponisten wie Wolfgang Amadeus Mozart (1756-1791) »schneiderten« Arien auf den Leib von Frauen, Männern und Kastraten, je nachdem, welche Solisten sie bekommen konnten.

Ein Zeitgenosse und Freund des berühmten Arztes Anton Mesmer[8] war der Komponist Christoph Williband Gluck. Ihm war der Durchbruch zu einem völlig neuen Operstil zu verdanken, der die damalige Kulturwelt revolutionierte. Zwar setzte auch er noch Kastraten ein, eliminierte aber die so genannte »Da-capo-Arie«. Darunter war eine Arie im Aufbau A-B-A zu verstehen, bei der der Sänger in der Wiederholung des A-Teils seine ganze Verzierungskunst darbieten konnte. Indem Gluck den Solisten nun die Möglichkeit nahm, in den Arien technisch zu brillieren, zog er sich den Ärger der Traditionalisten zu. Doch ersetzte er die Da-capo-Arie durch ausgearbeitete Rezitative und Arien von solch vollendeter Schönheit und Leichtigkeit, dass die Musikwelt allmählich anderen Sinnes wurde.

Damit ist auch schon angedeutet, wohin sich der Zeitgeist entwickelte: zu mehr Leichtigkeit und Flexibilität, zu mehr Unterhaltsamkeit und zu einem grazileren Schönheitsideal.

Betrachten wir wiederum in Abb. 25, wohin sich die kulturhistorische Entwicklung und damit der sykotische epochale Geist bewegten. Unschwer können wir das Naturgesetz erkennen, dass alle Entwicklungen wellenförmig verlaufen. In der Natur gibt es keine Geraden – sie sind menschengemacht. Der Barock war die sykotische Heilungsreaktion der syphilitischen Epochen Mittelalter und Renaissance. Das Ordnende und Heilsame des barocken Zeitgeistes mit seiner versöhnenden, das Leben bejahenden Kraft sackte kulturhistorisch nicht gleich wieder auf eine destruktive Ebene ab. Das ist insofern bemerkenswert, als die Syphilis im Barock weiter grassierte und die Inquisition mit Hexenverbrennungen weiterhin viele traurige Triumphe feierte. Der sykotische Zeitgeist warf im Barock auch unverkennbar düstere Schatten, doch können wir auch

8 Der Begriff »Mesmerismus« geht auf Mesmer zurück und bedeutete, über dem Körper eines Kranken magnetische Heilstriche auszuführen.

erkennen, wie viel Licht und Heilendes in der barocken Kunst angelegt war, dass die destruktiven Schattenmächte nicht überhand nehmen konnten und sich der abendländische Geist schließlich sogar eine noch leichtere Ebene als die sykotische erschaffen konnte. Wir sehen auf der Zeichnung, wie unsere Kultur einem Höhepunkt zustrebte.

Indem sich der Barock zum Rokoko verfeinerte, heilte sich auch das sykotische Miasma über das psorische aus. Mit dem Rokoko erleben wir einen psorisch geprägten Zeitgeist, der sich auf der einen Seite von Enge und Bevormundung, von Leib- und Lustfeindlichkeit, von Kirchendogma und allen möglichen Konventionen noch mehr befreite. Auf der anderen Seite kann sich die Psora als »Urmutter« aller Miasmen in jede Richtung und zu jedem Krankheitsgrad entwickeln. Ihr größter Schatten ist die Schwäche, mit der jede Krankheit beginnt. Schwäche, Faulheit und Dekadenz sind daher ebenfalls die Schatten des Rokoko-Bewusstseins. Lebenslust, Kreativität und erstmals in der europäischen Kulturgeschichte eine gewisse sexuelle Freiheit sind seine Lichtseiten. Mit dem Rokoko öffnete sich auch der Vorhang für das Genie Samuel Hahnemann, der unserer abendländischen Heilkunst ein ganzheitliches Medizinsystem bescherte, das Seite an Seite neben den altehrwürdigen Medizinsystemen der Menschheit wie die Chinesische Medizin und der Indische Ayurveda bestehen kann. Bereits in der Renaissance war Theophrastus Bombastus Paracelsus zu der Erkenntnis gelangt, dass die Verdünnung eines stofflichen Arzneimittels mehr Heilkraft entfalten kann. Doch erst Samuel Hahnemann verwirklichte in seiner pragmatischen Wissenschaft diese grundlegende Erkenntnis über homöopathische Arzneien.

4. Rokoko – Zeitalter des psorischen Miasmas

Freie Sexualität – Auflösung von Konventionen – Absolutismus – Dekadenz

Zu keiner Zeit wurde in Europa so viel kreatives Potenzial frei wie im Rokoko, als die genial-ganzheitliche westliche Heilkunst der Homöopathie hervorgebracht wurde. Diese Epoche zum Ende des 18. Jahrhunderts bildet auch den Wendepunkt zum Industriezeitalter, ausgelöst durch die französische Revolution. Sie bringt grundlegende Veränderungen in der Hygiene und der Medizin und ist die einzige Epoche, in der es keine sexuelle Unterdrückung, sondern eine Freiheit in zuvor nie gekannter Dimension gab, die in aller Öffentlichkeit gelebt wurde – mit allen Licht- und Schattenseiten. Die Energie des Rokoko war »kurz, heiß und heftig«.

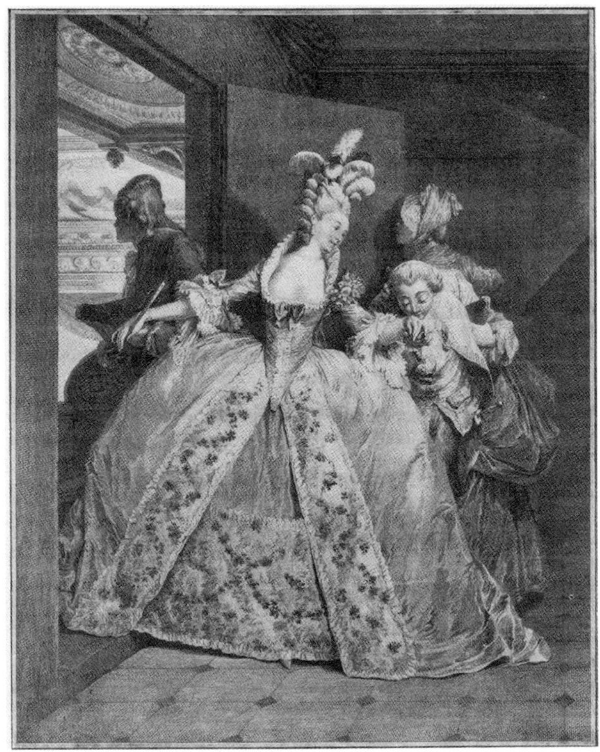

Abb. 73 Rokoko-Dame mit Verehrer

Erstmalig ging eine geistige Strömung von Frankreich aus und erfasste mit ihrer erotisierten Sprache ganz Europa. Sie schuf eine höchst verfeinerte Etikette und Mode, die im wahrsten Sinne atemberaubend war. In der gängigen Geschichtsschreibung und erst recht im Geschichtsunterricht wird dem Rokoko kaum eine Bedeutung beigemessen, denn während dieser Zeit sind weder kriegerische Heldentaten zu verzeichnen, noch großartige Eroberungszüge, noch spektakuläre Hexenverbrennungen, sondern nichts außer *Wollust* und erstmaliger Befreiung von Jahrhunderten sexueller Unterdrückung. Wie noch zu sehen sein wird, spielen sich seine Gefechte nur auf sexuellem und geistigem Gebiet ab. Es scheint, als habe die kulturelle Verfeinerung des Rokoko die männlichen Muskeln verweichlicht und unfähig gemacht, scharfe Geschütze zu bedienen oder ein Gewehr zu halten. Der psorische Geist manifestierte sich durch Verfeinerung dessen, was noch im Barock pompös daher kam und in sich zu ruhen schien. In seinem flächendeckenden und oberflächlichen Charakter durchdrang dieser Geist alle Gesellschaftsschichten mit seinem »Savoir vivre« und seiner vornehmen Sprache. Das war neu in unserer Kulturgeschichte! Die Epochen der Renaissance und des Barock hatten von Italien aus auf ganz Europa ausgestrahlt und dafür gesorgt, dass in den Schönen Künsten der italienische Stil vorherrschte. Aber deshalb sprach man – außer im Musikjargon – noch lange nicht in allen Ländern Italienisch und erst recht nicht im alltäglichen Leben. Anders im Rokoko. Wer etwas auf sich hielt, sprach nun Französisch. Wer »à la mode«, also modern sein wollte, französisierte seine Sprache. Die anderen europäischen Sprachen wurden im Rokoko in den Hintergrund gedrängt und von französischen Wörtern und Redewendungen durchtränkt. In Deutschland ging es sogar so weit, dass in der mittleren und unteren Gesellschaftsschicht die eigene Sprache immer mehr zum Kauderwelsch degenerierte, weil man sie mit Französisch vermischte.

Das Wort »Rokoko« stammt von dem französischen Substantiv »rocaille«, das man mit »Geröll, Steinboden« übersetzen kann. Eine zweite Ableitung stammt von dem Adjektiv »rocambolesque«, was übersetzt »haarsträubend« bedeutet. Sowohl die eine wie die andere Bedeutung wirft ein interessantes Licht auf die so benannte Epoche des französischen Rokoko, die auch die »Galante Zeit« genannt wird und ungefähr von 1715 bis zur großen Revolution 1789 währte. »Geröll« kann man in zweierlei Weise verstehen. Zum einen bezeichnet es eine minderwertige Steineansammlung, die sich von einem Berg abgespalten hat. Es steht symbolisch damit auch für den Dreck und Unrat, den das Rokoko in nie da gewesener Masse produzierte. Zum anderen steht »Geröll« auch für die Verkleinerung massiven Gesteins, das unberechenbar in eine Mulde rollt und sich dort ansammelt. Auch dies gehört zum psorischen Wesen des Rokoko: das chaotisch anmutende und nur der Lust und Laune verpflichtete Ansammeln und Verwirklichen von Ideen.

Das Haarsträubende ist ebenfalls im doppelten Sinne zu verstehen, denn die französische Lebensart sprengte alle Konventionen und setzte nicht die Tugend, sondern die erotisch verbrämte Untugend auf den Thron. Das war unerhört und aus der Sicht der Anrainerländer in der Tat haarsträubend. Tatsächlich wurde auch im engeren Sinne das Haar gesträubt, und da das eigene Kopfhaar dafür nicht imposant genug aufgetürmt werden konnte, entwickelte man die wahren Ungetüme der Allonge-Perücken. Da diese Perücken höchstens alle zwei Monate gereinigt wurden, kann man sich leicht vorstellen, wie viele Läuse darin hausten. Waschen war verpönt. Kein Wunder, dass das »wollüstige Jücken« und der Krätzebefall an der Tagesordnung waren. Wir machen uns heute als bisweilen hygiene- und duschsüchtige Menschen keinen Begriff davon, welchen Gestank die ungewaschenen Leiber verursachten. Das Riechorgan lag bei vielen Menschen anscheinend lahm. Offenbar gab es nur vereinzelte Nasen, die noch funktionierten und auf Abhilfe sannen. Das Naheliegendste wäre die pragmatische Anordnung von Körperpflege gewesen. Aber man setzte auf den Gestank noch die Krönung obenauf und »erfand« das Parfüm. Wer einmal einen wochenlang ungewaschenen Leib plus Parfümierung erlebt und überlebt hat, hat unmittelbar etwas Wesentliches über das psorische Miasma und über den Geist des Rokoko erlebt. Man möchte sofort die Flucht ergreifen und die beleidigte Nase an der frischen Luft reanimieren. Aber die Geschichte will es nun mal anders und offeriert uns die geistige Freiheit im stinkenden, eingeschnürten Leib und aufgedonnerten »Läuseturm« weißer Perücken.

Die Idee, die kurze Epoche von 1750 bis etwa 1820 als »Klassik« zu bezeichnen, ist der Versuch der Spätromantik und des beginnenden Industriezeitalters, das Rokoko in der Mottenkiste verschwinden zu lassen. Es hört sich sauberer und sachlicher an, von einer klassischen Zeit zu sprechen und eliminiert das Emotionale. Als Folge davon hat sich auch in unserer Form der Heilkunde der Begriff der »Klassischen Homöopathie« eingeschlichen. Genies – das lehrt jedoch die Kulturgeschichte ganz generell – wurden meistens an der Schwelle zwischen zwei Epochen geboren, denn sie brauchen besonders viel transformatorische Kraft, um etwas Neues zu vermitteln. Eine Schwelle zu überschreiten heißt im übertragenen Sinne, von einem geistigen Raum in einen anderen zu wechseln. Sowohl beim Akteur als auch beim Adressaten findet eine Potenzierung, eine Transformation statt. Das ist ein uraltes Bühnengesetz, das jeder darstellende Künstler beherrschen muss. Ist die unsichtbare Schwelle auf der Bühne überschritten, ist der Künstler nicht mehr der Privatmensch, sondern der Botschafter höherer Ordnungen seiner Kunst.

Im Rokoko betrat das Genie Samuel Hahnemann (1756 geboren), der Begründer der Homöopathie, in der kreativsten Zeit des Abendlandes die Weltbühne der Heilkunst. Die Verwirklichung seines Auftrags erhielt durch den Wechsel vom Rokoko zum Bürgerlichen Zeitalter nach der Revolution 1789 die nötige Schubkraft. Ein Pionier, ein Erfinder, ein Innovator wirkt in einem größeren Zusammenhang und verwendet nicht nur seine eigene, individuelle Energie. Er oder sie nutzt die Dynamik des Zeitgeistes. Für Hahnemann rollte das Rokoko den passenden Teppich aus und verkündete ihm:

Alles ist möglich.
Lust um jeden Preis!

Trotz aller Schatten, die das extrem parasitäre Verhalten des Adels gegenüber der arbeitenden Bevölkerung warf, bot das Rokoko erstmalig eine Befreiung und Erholung von der Knechtschaft der lebens- und lustfeindlichen Amtskirchen. Wenn zutrifft, was alle großen Sittenforscher und Kulturhistoriker behaupten, dass Kulturgeschichte sich grundsätzlich darin offenbart, wie sie mit Sexualität und weiblicher Schöpfungskraft umgeht, dann dürfen wir das Rokoko als einen Lichtblick unserer Kultur betrachten – eine Erholungspause unserer Geschichte.

Mit dem Credo »Alles ist möglich« mögen wir ja noch umgehen können. Aber »Lust um jeden Preis« und »Wollust hat oberste Priorität« lässt sich rational schwer begreifen. Fast angewidert weichen wir zurück. Wir können uns gar nicht mehr vorstellen, dass ein frivoles und schamloses Verhalten, wie wir es zum Beispiel von einer Hyoscyamus-Persönlichkeit kennen, dereinst zur Normalität erhoben wurde. Die in den 68er-Jahren des 20. Jahrhunderts propagierte liberalisierte Sexualität erscheint gegenüber der rücksichtslosen Offenheit des Rokoko wie ein naiv-schüchterner Versuch. Wir selbst sind heutzutage verklemmt und prüde und tilgen deshalb das Rokoko gerne aus dem Bewusstsein und schauen auf das 18. Jahrhundert lieber durch die klassisch-abgeklärte Brille. Wir wollen aber an dieser Stelle das Licht- und Schattenspiel der psorischen Epoche wertfrei angehen und uns einmal auf die Frivolität und Unkonventionalität einlassen. Nur so bekommen wir auch ein Gefühl für das Wesen des psorischen Miasmas, das in einem Patienten aktiv geworden ist.

Wie wahr es ist, dass sich die kranke Sykose über die Psora ausheilen kann und die psorische Ebene das schließliche Ziel jeder miasmatischen Behandlung ist, erfahren wir durch Licht und Schatten des Rokoko.

Peter Gienow hat den treffenden Satz geprägt: »Die Psora macht alles möglich.« Dies bedeutet, dass aus der Psora wiederum alle Grade chronischer Erkrankung hervorgehen können. Aber er sagt auch: »Die Psora ist die heilige Versöhnung.« Sie ist die oberste Instanz im Heilungsprozess, denn hier gelangt die Krankheit an die Peripherie des Organismus, vor allem an die Haut und kann von dort aus den Organismus verlassen.

Das Rokoko erfasste mit seinem Geist ganz Europa und wurde in Kultur, Sprache, Sitte, Mode, Kunst und Geschmack zum Vorbild. Es hätte die Chance gehabt, durch diese Kraft ein milderes, lustbetonteres Antlitz für Europa zu bewahren. Doch zum flächendeckenden und durchdringenden Wesen der Psora gehört auch die Trägheit und Selbstgefälligkeit. Somit sank das Rokoko vom prunkvollen Lebensstil in die dekadente Schwäche.

4.1 Die Zeichen des Absolutismus im Ancien Régime

Das ist das Paradies, an das die Überlebenden bis in ihre letzte Stunde mit düsterer Wehmut zurückdachten. Und die glühenden Gedichte, die köstlichen Kupfer und die duftigen Gemälde des Rokoko, die heute noch die Seligkeiten vor unsre Blicke zaubern, lügen nicht. Dieses Paradies hat wirklich existiert und es ist für immer von dieser Erde verschwunden.
Alles ist hier schön: niemals waren die Frauen so verführerisch, nie die Männer so elegant, und selbst die Wahrheit geht in dieser Zeit nicht nackt einher, sondern ihr Gewand ist immer sprühender Esprit...Alles ist nur Duft, Grazie und verzauberter

Glanz. Keine Tragik, keine Schmerzen und Verbrechen verzerren die Gesichter. Auf allen Mienen thront Frohsinn und Seligkeit. Man lebt eine ewige Jugend und scherzt und schäkert noch auf dem Totenbett. Alles ist Sinnlichkeit und Wollust und das ganze Leben eine einzige wollüstige Ekstase. Aber auf den Rausch folgt keine peinliche Ernüchterung, sondern neue Lust. Die Sinnlichkeit wird durch keine Prüderie verlästert und verzerrt, sie ist ein großer verzauberter Wundergarten, aus dem die Sünde verbannt ist...Die Natur hat ihre ehernen Gesetze verändert, sie hat den Ekel von der Unnatur geschieden. Denn dies alles ist in strahlende Schönheit getaucht. Man lebt und stirbt in Schönheit.
E. Fuchs: Illustrierte Sittengeschichte, Bd. 2 (»Die galante Zeit«), S. 2

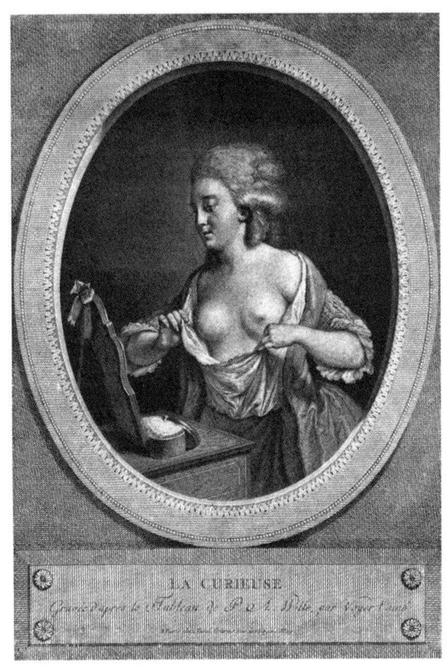

Abb. 74 »Die Neugierige« (La Curieuse)

Viele Autoren übersehen gerne in ihren Darstellungen des Rokoko, dass es nur einem sehr kleinen Teil der Bevölkerung vergönnt war, in diesem Paradies zu leben.

Das waren die wenigen, denen die absolute Gewalt ein Drohnenleben ermöglichte, wie es die Geschichte der europäischen Menschheit kaum ein zweites Mal gesehen hat, auch in der Antike nicht.
E. Fuchs: ebenda, S. 3

Die Entwicklung dieses unbeschränkten Absolutismus war nur möglich, weil zusätzlich zum Adel die Bourgeoisie in ihrem Kapitalisierungsprozess unaufhaltsam voranschritt und sich so einen Platz im maßgeblichen gesellschaftlichen Leben sicherte. Dadurch entstanden ein Wettkampf sowie ein gegenseitiges Sich-in-Schach-halten. Die dabei erzeugte Spannung konnte nicht lange gehalten werden und wie die Geschichte zeigt, zerbrach das Ancien Régime mit der Revolution, also dem Tag, an dem die neuen Mäch-

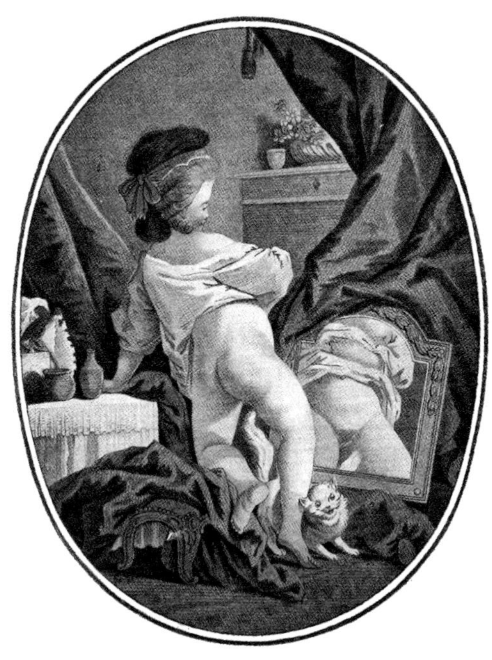

Abb. 75 »Der eitle Spiegel« (Le beau miroire)

te der Gesellschaft so stark waren, dass sie dem Adel die materiellen Mittel, die er zum Unterhalt brauchte, erfolgreich verweigern konnten. Unter dem absoluten Königtum bestand die Auffassung: Menschsein fängt überhaupt erst beim Baron an. Darin lag eine grenzenlose Geringschätzung aller nicht adeligen Volksklassen. Der absolute Fürst erkor sich vor sich selbst und der Welt zum höchsten irdischen Wesen, von »Gottes Gnaden«, ja, zum Gott selbst. König Karl Eugen von Württemberg fasste dies mit den Worten zusammen: »Ein Regent ist das Ebenbild Gottes. Er hat das Recht, nach Herzenslust Böses und Gutes zu tun.«

Im Rokoko ist alles Sein auf Pose, Repräsentation und Größe angelegt. Nichts im Leben wird wirklich ernst genommen, alles muss spielerisch sein, wie die Unterhaltung für ein Publikum von einer Bühne herab. Auch in diesem Unernst zeigt sich das psorische Wesen des Rokoko. Zwar kommt es zu allen möglichen »Funktionsstörungen« (beispielsweise Atemnot durch die Wespentaille, Hautkrankheiten durch die Unsauberkeit usw.), aber die Lebenslust war so groß und so egozentrisch, dass sie die schreiende Ungerechtigkeit gegenüber den Arbeitenden der Mittel- und Unterklassen unhörbar machte. Wir finden sogar Kopien der Oberschicht bis in die sozialen Schichten des Bürger- und Bauerntums hinein, so dass man der Täuschung erliegen könnte, allen Menschen sei es gut gegangen und alle hätten das Leben genossen. Die Psora durchdringt in der epochalen Gestalt des Rokoko tatsächlich alle Lebensbereiche und überdeckt sie mit einer Leichtigkeit, dass bis heute kaum ein Kritiker es wagt, den Finger auf die Wunden des Rokoko zu legen. Wo sollte man auch den moralischen Rotstift ansetzen, wo doch Licht und Schatten so eng miteinander vernetzt sind und dieses Netzwerk der geistige Nährboden für solche Genies wie Wolfgang Amadeus Mozart, Anton Mesmer oder Samuel Hahnemann war?!

Die Repräsentation, die Pose fordert den Spiegel. Nichts ist profan, alles Parade des Göttlichen. Des Herrschers Schlaf ist Schaustück. Die Gärten und Parks sind die strahlenden Gefilde des Olymps. Ewig heiter, ewig lachend. Der Frühling wird zum früchteschweren Herbst, der Winter zum düfteschwangeren Sommer. Die Gesetze der Natur sind aufgehoben, und nur der Wille des Herrschers gebietet der Natur... Der höchste Wahnwitz wird zur Vernunft... Der Herrscher hegt nicht den geringsten Zweifel daran, dass Gott in ihm selbst tätig wird. Die Könige von Frankreich heilen durch Handauflegen Krankheiten und Gebrechen. Und sie heilen wirklich hin und wieder Kranke... Das Vorbild, das speziell der französische Sonnenkönig Europa an Prunk, Prachtbauten und Verschwendung gab, möglichst zu erreichen, hielt jeder absolute Fürst Europas für seine selbstverständliche Pflicht... Das Volk hatte keinen anderen Existenz- und Lebenszweck als den, die Genussmöglichkeiten des mit der Macht begnadeten Herrschers und seines Hofstaates stets so weit zu steigern, als es deren individuelle Willkür gerade fordert.
E. Fuchs: ebenda, S. 32ff

Damit die Wenigen des Adels schrankenlos jeder Laune, auch der absurdesten, frönen konnten, mussten 95% der Bevölkerung hungern und in Not und Sorge leben, denn es wurden ihnen maximale Steuerabgaben abgepresst. Dies wurde zudem noch zum Credo, zu der von Gott gewollten Ordnung der Dinge, zum unabänderlichen Weltgesetz erklärt, wodurch alle Hemmungen aufgehoben waren. Das Rokoko war also durch und durch parasitär und so ist es auch nicht überraschend, dass eine parasitäre Krankheit, die Krätze, so gegenwärtig war. Man ist geneigt, das Rokoko deswegen besonders anzuprangern, doch lehrt die Kulturgeschichte, dass es weder vor noch nach der Revolution eine Epoche gab, in der nicht ebenfalls eine herrschende Schicht (König, Adel, Klerus und schließlich das aufstrebende Bürgertum) von der Arbeit der Unterschicht gelebt hätte. Das Besondere im Rokoko bestand in dem unendlich Egomanen, Protzigen und Trotzigen sowie in der zur Tugend erhobenen Faulheit und Genusssucht. Dies zeichnete das parasitäre Verhalten in so ungekanntem Maße aus und provozierte den Groll der Arbeitenden.

Wie reagierte die in Armut gehaltene Masse der Bevölkerung darauf? Stumpfe Resignation war die eine Seite, der Drang, es den »Oberen« gleich zu tun, die andere. In Frankreich war der adlige Absolutismus am stärksten ausgeprägt, weil ihm die größten ökonomischen Quellen zuflossen. Paris war der Sitz der Zentralgewalt und diese Stadt war kein künstliches Gebilde, sondern aufgrund ihrer günstigen geografischen Lage schon frühzeitig der wichtigste Knotenpunkt des internationalen Welthandels und damit auch die selbstverständliche Hauptstadt der absolutistischen Welt. Die materielle Überlegenheit führte auch zur geistigen Überlegenheit. Frankreich war der größte Auftraggeber und somit auch der Tonangeber Europas, nicht nur in den Wissenschaften, sondern besonders in der Kunst. Hier entstand die höchste künstlerische Verklärung, die zum Kunststil des Rokoko wurde. Ohne Geld und materiellen Reichtum wäre das undenkbar gewesen. So konnten auch nur jene Länder oder Kleinstaaten dem französischen Beispiel folgen, die ebenfalls entsprechende verschwenderische Summen für den Luxus herbeischaffen konnten. In Deutschland war dies Sachsen, denn dort florierte schon seit dem Mittelalter der Silberbergbau, der die Künste und die Wissenschaften unterstützte. Dresden repräsentierte die höchste künstlerische Kultur, die Deutschland in jener Zeit aufzubieten hatte; auch Leipzig zeigte der damaligen Welt, dass seine bürgerliche Gesellschaft auf dem Höchstpunkt ihrer Entwicklung stand. In Dresden und Leipzig waren Kunst und Wissenschaften tatsächlich zu Hause – denken wir nur an Bach, Lessing, Goethe und die Universitäten, von denen der neue Zeitgeist in Deutschland zuerst ausging. Schauen wir, was tonangebend war und für ganz Europa zum Vorbild wurde:

Im Treiben des französischen Hofes findet man stets den Gipfel des Geschmacks und die beste Formel des Schicklichen. Und wie die kleineren Fürsten die strahlenden Träger der absolutistischen Gewalt nachahmten, so das Bürgertum in jedem einzelnen Lande die Gebräuche, Sitten und Moden. So wurde stets Mode, was der Hof aufbrachte... Dem König kommt die Laune, einmal Schwarzbrot zu essen, sofort isst alle Welt wochenlang Schwarzbrot... Diese sklavische Nachahmung der höfischen Sitten wurde vom Bürgertum erleichtert durch die immer mehr steigenden Geldmittel. Wo daher das Bürgertum in bewussten Gegensatz zu den höfischen Sitten trat, war dies in den meisten Fällen mehr ein Beweis seiner unüberwindlichen Armut als seiner besonderen Charakterstärke.
E. Fuchs: ebenda, S. 80ff

Mit dem fürstlichen Absolutismus geht ein neues Phänomen einher: Das Regiment der Mätressen, es wird zur Institution erhoben. Wer sich keine Mätresse leisten konnte, bezeugte damit den beschämendsten Mangel seiner bürgerlichen Existenz.

Repräsentation und Pose sind das Hauptmerkmal dieses Zeitalters; der Absolutismus ist ein einziges Ausstattungsstück und zwingt jeden einzelnen Menschen, zu repräsentieren und zu posieren. Wer posiert, muss auch alles kontrollieren können. Das zeigt sich in den Palästen des Adels wie in den Wohnungen des Bürgertums durch die Sucht nach Spiegeln an den Wänden und an der Decke. Spiegel waren die Hauptgegenstände in jeder Raumausstattung.

Man wollte sich außerdem selbst schauspielern sehen, Gelegenheit haben, sich selbst zu beklatschen, und so konnte man sich nicht genug selbst sehen. Sogar von der Höhe des Betthimmels leuchten Spiegel herab, damit man in der Pose einschläft, in der man von einem Neugierigen überrascht zu werden wünscht, oder dass man auch in den Minuten der scheinbar völligen Hingabe seine Pose korrigieren und stilgerecht gestalten kann. Auch alles geistige Tun ist nichts anderes als Konstruieren eines Spiegels... Ausstattungsstück und Pose vertragen sich nicht mit Intimität, denn der oberste Zweck ist, bei allem gesehen zu werden. Darum wird die Intimität aus dem ganzen Leben ausgeschaltet und alles Tun ist ein einziger öffentlicher Akt.
E. Fuchs: ebenda, S. 85

Diese Gestaltung der Innenarchitektur jener Zeit führt uns ihre Mittel vor Augen, zu posieren und gesehen zu werden. Der Mann ist nur dann ein Held, wenn man ihn als solchen sieht. Man spricht nur, wenn es gehört wird und damit man es hört. Alle Welt denkt deshalb laut. Daher liebte man zu jener Zeit besonders den Witz, den geistreichen Einfall, den Esprit, die Pointe. (viele noch heute gültige Begriffe aus diesem Bereich stammen aus dem Französischen) oder die kurze Anekdote. Jeder sollte Einblick in das eigene Intimleben haben. Die Ausschaltung der Intimität löste die Heimlichkeiten auf. Selbst Intrigen und Ränkespiele waren darauf angelegt, zuerst– wie es hieß – »köstliche Verwirrung« zu stiften und dann aufgedeckt zu werden. Schmerz und Freude hing man stets an die große Glocke. Jeder war Mitwisser und Teilnehmer. Das Leben wurde zur Pikanterie und zur pikanten Pose, in der man gerne überrascht werden wollte. Die bildlichen Darstellungen des Rokoko strotzen vor Lust auf Überraschung. Realität und Wahrheit als solche waren in dieser Zeit nicht gefragt. Das Ausstattungsstück forderte die Kulisse des Waldes, nicht den Wald selbst, die Pose des Heldentums, nicht den Helden selbst oder gar die wirkliche Heldentat. Das Rokoko selbst wurde zur gigantischen Kulisse eines epochalen Theaterstücks.

4.2 Die Galanterie

Auch das französische Wort »galant« kam in der deutschen Sprache erstmalig Ende des 17. Jahrhunderts in Mode, um eine wohlgefällige Sache zu bezeichnen. Man sprach von galanter Kleidung, galanter Art, sich zu bewegen, galant essen, galant schlafen, galant ruhen. Ein schönes Pferd war ein galantes Pferd, ein hübsches Kind war ein galantes Kind. Man konnte die Blumen galant gießen, man konnte galant kochen, spinnen, nähen und Briefe schreiben. Auch Mobiliar, Zimmer, Farben und Gegenstände aller Art konnten als galant gelten. Ab etwa 1740 schliff sich dieser allgemeine Gebrauch ab und wurde zum Inbegriff des spezifischen Liebesgebarens im Ancien Régime und das Synonym für höchste Lebensverfeinerung und höchste Eleganz, für das am stärksten Spielerische und Verfeinerte. Die Galanterie wird am deutlichsten im Umgang der Geschlechter miteinander und ist insbesondere die Proklamation der Frau zur Herrscherin auf allen Gebieten.

Die Frau ist von 1700 bis 1789 nicht nur die einzigartige Triebfeder, die alles in Bewegung setzt: sie erscheint wie eine Macht höherer Ordnung. Sie ist die auf dem Gipfel der Gesellschaft aufgestellte Idee, zu der alle Augen erhoben sind...Alles was eine Religion an Illusionen, Gebeten, an Trachten und Sehnen in ihren Bann zieht, wendet sich wie selbstverständlich der Frau zu... Sie hat sogar in den Provinzstädten Dichter, die sich ihrer Verehrung widmen...Die Prosa, die Verse, die Pinsel, die Meißel und die Leier schaffen zu ihrem Entzücken gleichsam eine Gottheit: und die Frau wird schließlich für das 18. Jahrhundert nicht nur die Göttin des Glückes, der Wonne, der Liebe, sondern das poetische Wesen, das Ziel jedes seelischen Aufschwunges, das in einem menschlichen Geschlecht verkörperte menschliche Ideal.
E. Fuchs: ebenda, S. 88

Die Frau ist der Mittelpunkt der Galanterie. Sie wird, ausgehend von Frankreich zur kulturellen Physiognomie des Rokoko. Das Wesen der Galanterie will die Frau als Genussinstrument und als lebende Verkörperung der sinnlichen Wollust. Sie *ist* die personifizierte Wollust und ihrem Geist und ihrer Fantasie huldigen alle. Das Credo lautete: Der Mensch ist weder da, die Wahrheit zu erkennen, noch getäuscht zu sein. Das ist so gleichgültig. Er ist da, sich zu freuen und zu leiden; genießen wir und versuchen wir nicht zu leiden.

Die Wollust wird in dieser Epoche zum reinen Selbstzweck. Galant zu sein hieß damit, in allem und jedem wollüstig zu sein. Dazu bedurfte es einer Umkehrung der bis dahin bestehenden Sitte und Moral. Leidenschaft und Kampf wurden kategorisch ausgeschaltet und das gegenseitige Erfüllen aller sinnlichen Wünsche und Begierden wurde zum Gesetz erhoben. Das Zögern der Frau, darauf einzugehen, wurde nur als Mittel zum Zweck der Lusterhöhung gewertet. Ihre Weigerung war Pose. Brutaler Sex war unerwünscht, Eifersucht und Neid wurden als überflüssig erklärt und der Hass auf den Nebenbuhler als komisch deklariert.

Man kreuzt die Degen, aber sie durchbohren nicht das Herz, sondern ritzen nur die Haut.

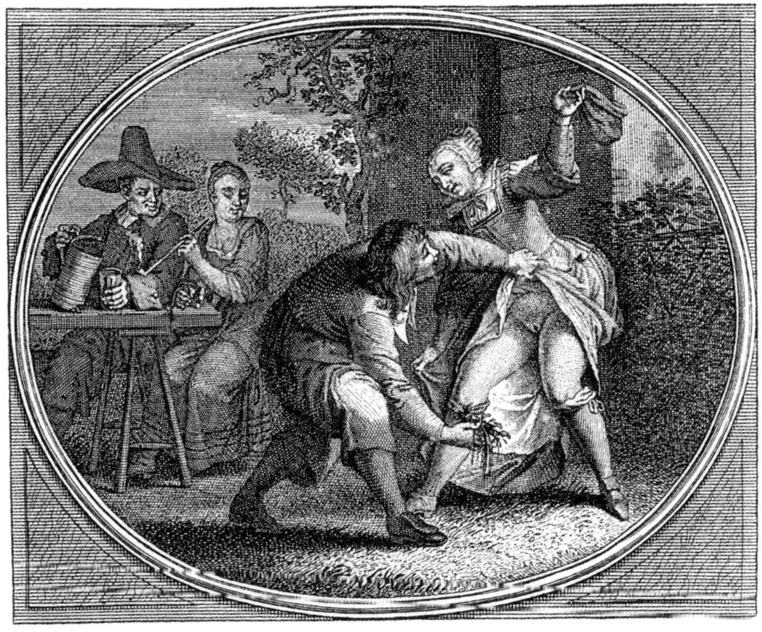

Abb. 76 Der Scheinprotest

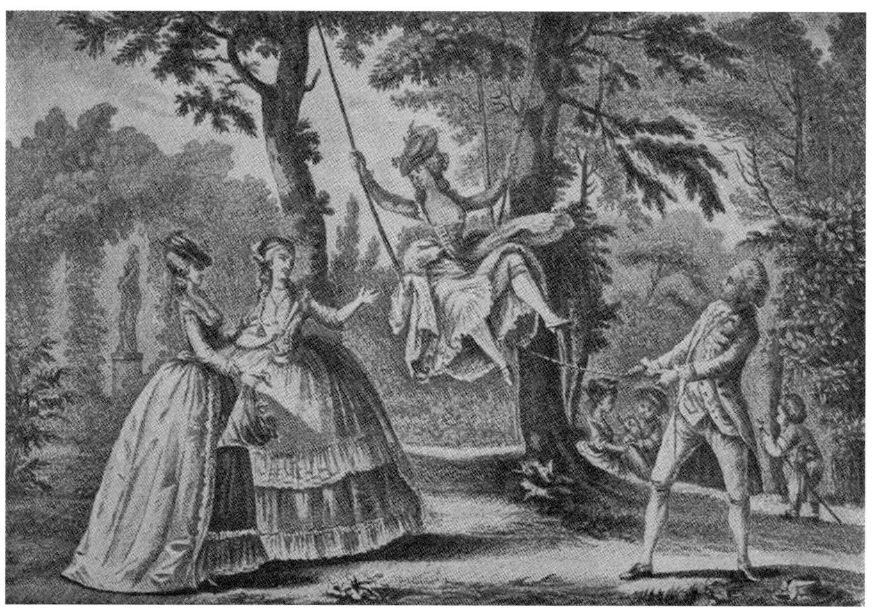

Abb. 77 Die Lustschaukel

Man spricht im Rokoko von der »entbestialisierten« Auffassung der Liebe, bei der die Frau als Delikatesse und als Leckerbissen des Sinnengenusses hergerichtet wird. Jede Art des Verkehrs garantierte dem Mann Wollust und reizte ihn unausgesetzt zur Wollust. Jede Frau sollte allen gehören und die Kunst besitzen, die Genussfähigkeit bei sich und dem jeweiligen Partner ins Endlose zu steigern. Die wollüstige Frau musste sich gewissermaßen vervielfältigen. Ihre erotische Meisterschaft demonstrierte sie durch Sprache, Bewegung, Gebärden, Mode, Scherze und Spiele. Die bildende Kunst huldigte dem lüsternen Frauentyp auf tausendfache Weise, in zahllosen Malereien, Kupferstichen und Plastiken. Die Aktivitäten des Mannes waren wie das Echo auf das weibliche Gebaren. Der Mann verehrte in der Frau das kostbarste Gefäß der Wollust. Er machte aus ihr ein Idol, das er zum einzigen Sinn seines Daseins erhob. So hielt er einen ununterbrochenen, verschwenderischen Kultus in Worten und Werken lebendig. Die Rokokodame hatte nur Vorzüge, nur Tugenden, nur Schönheit. Sie nahm den Thron einer Königin ein.

Dieses Ziel und diese Wirkung formt das ganze Gebaren des Mannes: es moderiert seine Stimme, denn der Ergebenheit und Huldigung widerstrebt alles Lärmende. An die Stelle der Wahrheit und Offenheit tritt die Höflichkeit und Schmeichelei... die Frau hat immer den Vortritt, kommt immer zuerst, ihr macht man Platz und Weg und Steg.
E. Fuchs: ebenda, S. 95

Ein Zeitgenosse, Retif de La Bretonne, sagte über die Moralanschauungen:

»Die Moral hat alle Übel in die Liebe gebracht. Wenn uns die Tugendhaftigkeit nicht glücklich macht, wozu zum Teufel ist sie da?! Also schickt man sie zum Teufel, die Treue und die ihr anhaftende Langeweile!«
Zit. in E. Fuchs: ebenda, S. 132

Das Laster wurde gesellschaftsfähig und oberster Lebenszweck war das Genießen. Die Prostituierte wurde zur erfahrenen Liebeskünstlerin, die untreue Frau für den Gatten und Freund pikanter. Das kirchliche Dogma und seine Moral hatte angesichts des exzessiven Wunsches nach Genuss

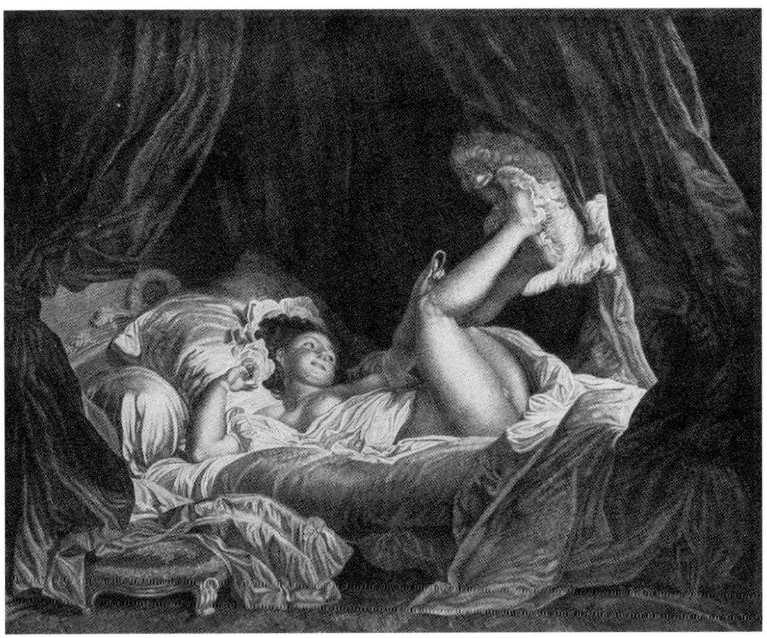

Abb. 78 Der Schoßhund

und Auflösung aller Begrenzungen keine Macht mehr, ja, sie wurde sogar lächerlich gemacht, indem es hieß: Wir schaffen eine neue Eva, einen neuen Adam; und diesmal beginnt die Schöpfung mit der Frau. Der Zeitgeist des Rokoko lässt sich gut in dem einen Satz fassen: Alles ist möglich und das was noch unmöglich erscheint, muss zum Wohle des totalen Genusses umgedreht werden. Dieses Leben in Saus und Braus war natürlich nur möglich, weil eine dünne Oberschicht die Arbeit verachtete und sich von einer arbeitenden Mittel- und Unterschicht aushalten ließ. Wer körperlich arbeitete, bot eine Schande. Auch darin war die Vornehmheit des Adels einem Parasiten vergleichbar, denn Nichtstun (zumindest nichts selber zu tun) war erste Pflicht. Dadurch wurde alles Grobe, Robuste und Handfeste als nicht zum »guten Ton« gehörig erklärt. Diese Ideologie schuf sich das dazu passende Luxusgeschöpf, die Dame mit den schönen, zarten Händen, die zwar für jegliche Arbeit untauglich sind, zum Liebkosen aber allzeit bereit. Sie musste auch ein kleines schönes Füßchen haben, das zwar tänzeln, aber nicht gehen oder womöglich kräftig auftreten kann. Auch für die Schwangerschaft sollte sie sich als ungeeignet erweisen. Als schön galten kleine niedliche Brüste und nicht etwa eine strotzende Nährquelle für ein Kind. Der schöne Körper des Rokoko war nicht trainiert, nur gepflegt und zierlich, anmutig, graziös und zerbrechlich. Das galt auch für die Haltung, die Bewegungen, Gesten, alles sollte spielerisch wirken.

In den typischen Linien des förmlich zum Nichtstun prädestinierten Menschen schafft und findet das Ancien Régime schließlich das wirklich aristokratische Ideal des Schönen. Der Mensch wird zum Luxustier, der Nichtstuer erhebt sich zum Gipfel der menschlichen Vollkommenheit... Der Typ des Majestätischen in dieser Zeit war nur die Pose der Kraft, nur ihre schauspielerische Demonstration... Der Nichtstuer ist der raffinierte Genießer.
E. Fuchs: ebenda, S. 103ff

4.2.1 Die Rokoko-Mode

Im Rokoko kokettierte man erstmals auch mit dem Alter, indem das Altwerden ignoriert und die Jugend durch Raffinement verlängert wurde. Alle Welt puderte sich, sogar die Kinder wurden schon weiß gepudert, um Reife vorzutäuschen. Das Rokoko war auch das Zeitalter der Schminke, die hier tonnenweise verbraucht wurde. Nicht die natürliche Gesichtsfar-

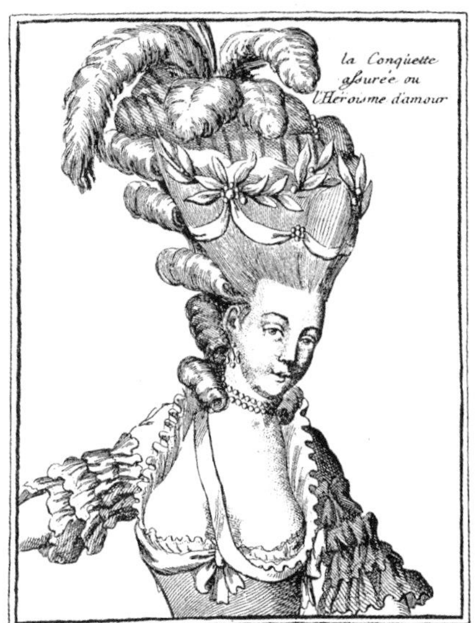

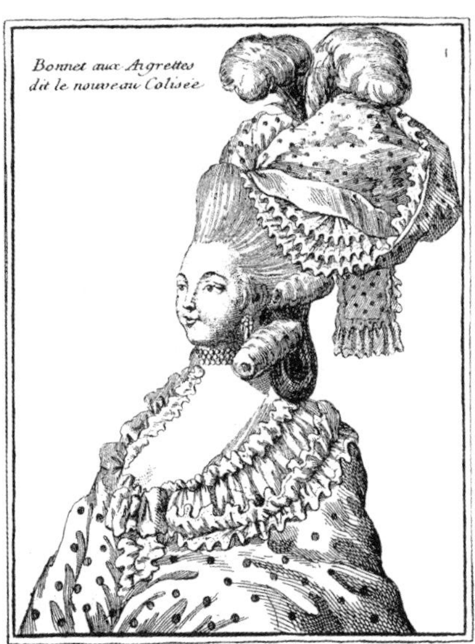

A Paris chez Mondhare rue S.t Jacques près S.t Severin .

Abb. 79 Haarmode

be war gefragt, sondern die künstliche – in allen Farbnuancen. In dieser Absicht schminkten sich damals Mann und Frau. Schminke und Puder machten alle Menschen gleich. Dadurch schaltete man auch die Wertschätzung der Reife aus. Man wollte die Blüte, aber ohne die Frucht, das Vergnügen ohne die Konsequenzen. Es dominierte nur die Schönheit der Jugend, folglich wurde alles getan, um die Jugend künstlich zu erhalten.

Ein weiterer Irrwitz des Rokoko waren die Perücken, die ebenfalls dazu beitrugen, das Männliche und Weibliche anzugleichen. Das eigentlich Männliche verschwand aus dem Typ des Mannes. Seine Kleidung, seine Manieren und sein Gebaren wurden weibisch. Mit gelocktem Haupt, hochhackigen Schuhen, Seiden und Spitzenbändern an der prunkvollen Kleidung, mit Handschuhen, geweißten Zähnen und geschminktem Gesicht erinnerte der Mann eher an eine Dame.

Der Mensch als solcher konnte von seiner Kleidung nicht mehr unterschieden werden. Sie musste majestätisch wirken und durch ihre ausladenden Formen machte sie den Menschen darin tatsächlich unnahbar und zwang jeden zunächst zur respektvollen Distanz. Das galt besonders

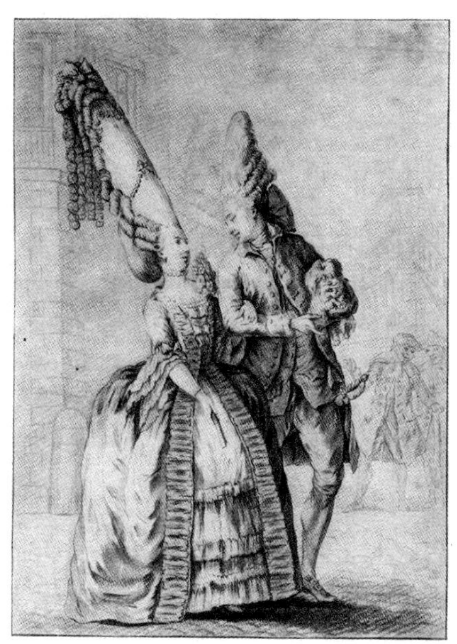

Abb. 80 Perücken bei Mann und Frau

für den Reifrock. Das Vorbild des Majestätischen bot Ludwig XIV., der zwar unwissend und ungebildet war, aber es *»…als größter Komödiant der Gottesgnadenidee fertig brachte, keine Sekunde seines Lebens aus der Rolle zu fallen..«.* (E. Fuchs: ebenda, S. 156ff)

Die Einführung der Allongeperücke war beim Mann das erste Mittel, die Macht und Größe des Göttlichen zu repräsentieren. Bei der Haartracht musste es anfangen, denn diese ist als die für eine bestimmte Zeitdauer unverrückbare Umrahmung des Kopfes unbedingt das geeignetste Mittel der Repräsentation, sich, das heißt, seine Wesenheit, den andern augenfällig zu präsentieren... Durch die Allongeperücke wurde der Kopf des Mannes zum hoheitsvollen Jupiterhaupt...Um diese Wirkung auf die Spitze zu führen, musste übrigens die Hauptzierde des Mannes, der Bart, weichen.
E. Fuchs: ebenda, S. 156ff

4.3 Die neue Frau

Was unternimmt ein Genießer, um den Reiz des Genusses zu erhöhen? Er zerlegt das Ganze in köstliche Einzelteile. Genau das geschah im Rokoko, indem die Frau in lauter einzelne Werkzeuge der Lust aufgeteilt wurde. Der Körper hörte auf eine Einheit zu sein und verwandelte sich zu einem Kompositum Lust erzeugender Einzelteile: der kleine Fuß, die schmale Hand, die delikaten Brüste, das Becken und der Schambereich. Die Frau wurde wie ein Menü mit verschiedenen Gängen dargeboten. Galt von Mittelalter bis Barock noch der nackte Körper als Schönheitsideal, so war es nun der bekleidete und wieder entkleidete Körper. Die modischen Begriffe dazu hießen »dekolletiert« (die Entblößung der Brust) und »retroussiert« (das Anheben des Rockes, damit das Bein sichtbar wurde). Die Frau wurde in Brust, Schoß und Lenden aufgeteilt.

In diesem Zeitalter des Luxus, der Genuss- und Verschwendungssucht wurde alles zerlegt, sei es die Liebe in hundert Einzeleroberungen, sei es eine simple Aussage in hundert zweideutige Gedichte oder eine Mahlzeit in 12-16 Gänge. Nicht die Sättigung war erwünscht, sondern der immer neue Reiz. Das Pikant-Wollüstige trat an die Stelle des Gesunden und Handfesten. Die Farbe der Haut war in dieser Zeit weiß und nicht blühend und frisch. Die schmachtende Gesichtsblässe galt als pikant und interessant, weil sie Symbol physischer Zartheit war und ein Zeichen von Übernächtigung durch lange Liebesorgien.

Die weiblichen Brüste hießen »köstliche Zuckerballen der Lust« oder »wollüstige Hemisphären der Glückseligkeit«. Sie waren nicht als Nahrungsquelle gedacht, sondern als »Becher der Lust«. Man lehnte natürliche, pralle und ausladende Hüften ab und »goutierte« die Feingliedrigkeit.

An der Frau wurde nur das Schöne geschätzt. Die absolute Vorrangstellung hatte die Französin, die a priori als das Schönheitsideal galt, dem man in ganz Europa nacheiferte. In Deutschland pries man auch die Schönheit der Braunschweigerinnen, Sächsinnen und Hannoveranerinnen; hingegen galten die Berlinerinnen niemals als schön. Es hieß: »Man kann eine Französin nicht anschauen, ohne auf wollüstige Gedanken zu kommen« und machte dies besonders an der Schönheit ihres Ganges fest. Dazu kamen die unzähligen Variationen des Dekolletés, um die Brüste zur Schau zu stellen. Um die Schönheit der weiblichen Lenden in pikanter Pose zu zeigen, bediente man sich der ungewöhnlichen Darstellung, wie ein Klistier verabreicht wird.

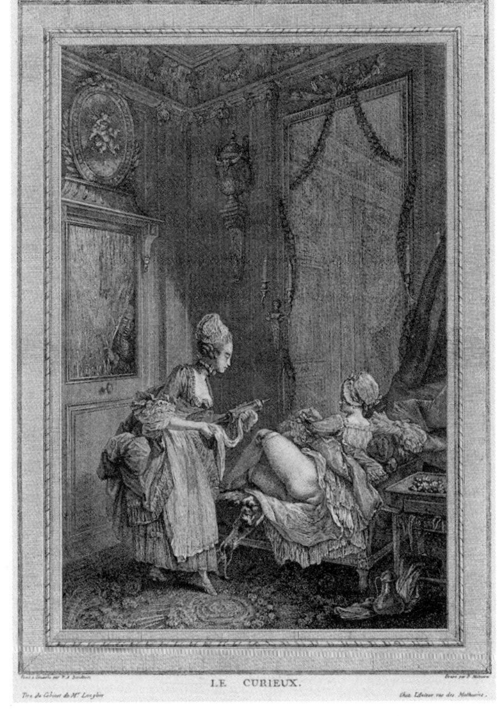

Abb. 81 Das Klistier

Obgleich sich auch der Mann dieser Prozedur unterwarf, zeugen doch die hundertfachen Bilddarstellungen von Frauen, dass es eigentlich nur um das typische Retroussement der weiblichen Schenkel ging und nicht etwa um eine Demonstration von Darmreinigung.

Wie der Mann, so trug auch die Frau Insignien des Majestätischen: beispielsweise die Schleppe (2-13 m Länge!) als Verlängerung des Rockes oder die Fontange, der Kopfschmuck, der ungeheure Ausmaße annahm und ein Gegenstück zur männlichen Allongeperücke bot. Die weibliche Perücke, auch Coiffure genannt, wurde zum Spielfeld irrwitziger Ideen, darin ganze Stillleben, Landschaften, Jagdszenen, Mühlen, Festungen, Theaterszenen oder Fregatten einzubauen und so die Fontange zu einem gigantischen Gebilde aufzutürmen. In Deutschland hieß sie etwas prosaisch »Sturmhaube«. Dieser immer absurder werdende Kopfschmuck gab Anlass zu vielen Moralpredigten, doch hinderte das die Rokokodamen nicht daran, Ungetüme bis zu 1.30 m Höhe zu tragen.

Das Augenfälligste weiblicher Erscheinung war zweifellos die Krinoline, der Reifrock, der ebenfalls absurde Ausmaße annahm. Die Frau wurde damit zu einer wandelnden Tonne, die nur mit kokett ausgestrecktem Arm die Hand eines Begleiters erreichen konnte.

In der Perücke und angetan mit dem gold- und edelsteinbordierten Rock, dem spitzenbesetzten Jabot und so weiter konnte sich der Mann immer nur in gemessenen Schritten bewegen. Die Dame mit der Wespentaille und dem tonnengroßen Reifrock musste überhaupt fast jede Bewegung vermeiden, sie musste jeden einzelnen Schritt abwägen, wollte sie nicht den komischsten Anblick provozieren, wenn nicht gar das Gleichgewicht verlieren und in peinlichster Weise zu Falle kommen. Die Schleppe ist ebenfalls ein Charakteristikum des Nichtarbeitenkönnens, des Festlichen. Bei den Klassen und Schichten, deren ganzes Leben ein Festtag war, wurde sie darum der offizielle Bestandteil der Kleidung.
E. Fuchs: ebenda, S. 163

Die Grazie der Rokokomode war durch und durch künstlich und sie war das ins Höchste gesteigerte Raffinement, wie es das nie zuvor in der westlichen Geschichte gegeben hatte. Die Auflösung der Ganzheit, die Vortäuschung, sinnliche Werkzeuge zu sehen und zu zeigen, fassten die Franzosen in den Begriff »c`est du sexe«. Wir würden heute sagen »das ist sexy« und damit an die fünfziger Jahre des 20. Jahrhunderts erinnern, als in Amerika der »sex appeal« in der Figur von Marylin Monroe angebetet wurde. Wir sehen, die Zerlegung der Frau in Brust, Becken, Beine wiederholt sich.

4.3.1 Das Raffinement der Mode

Worin lag das Besondere dieser Mode? Da ist zum Beispiel der erhöhte Schuhabsatz zu nennen, eine revolutionäre Errungenschaft, die eine ganz neue Epoche der Präsentation des Körperlichen einleitete. Durch den hochhackigen Absatz wurde die ganze Körperhaltung verändert: der Bauch ging herein, die Brust heraus. Um das Gleichgewicht zu halten, wölbte sich der Rücken nach hinten und das Gesäß wurde umso prominenter. Gleichzeitig wurden die Knie gestreckt. Diese Haltung wirkte jugendlicher und unternehmungslustiger, das Becken und die Brust strotzender. Der Körper strahlte Aktivität aus. Der Absatz bewirkte außerdem, dass die Fußstellung graziöser erschien. Der Absatz am Schuh erfüllte gleich zwei Ideale: der Fuß selbst erschien kleiner und durch die prätentiöse Haltung des Körpers wirkte der Fuß zierlich. Auf dem Stöckelschuh konnten Frau und Mann zwar nicht wirklich gehen, aber trippeln und dadurch Ängstlichkeit in Koketterie umwandeln. Die Absätze unter den Schuhen von Ludwig XIV. waren bis zu 15 cm hoch und wurden bei Frauen und Männern selbstverständlich eifrig kopiert. Keine Frage, dass ein solcher Absatz der Wahnidee des Rokoko, von Gottes Gnaden zu sein und als Majestät auf der Erde zu wandeln, sehr entgegen kam. Die jeweils allgemein gültige Höhe des Absatzes galt als Beweis und Maßstab der Herrschaft der Frau als angebetete erotische Macht. Es ist bezeichnend für die innere Haltung, dass mit der fortschreitenden Absatzhöhe der Slogan einherging: »Après nous le déluge«, nach uns die Sintflut.

Ein weiteres unerhörtes Raffinement war das Dekolleté (genau übersetzt: »den Hals entblößen«). Wenn wir Bilder der Renaissance betrachten, fällt die Halskrause auf, die sich im Spätbarock und Rokoko zum Jabot entwickelte, jenem plissierten Latz aus geklöppelten Spitzen, aus dem später der Schlips des 19. Jahrhunderts hervorging. Für die Frau bedeutete die Entblößung ihres Halses, einen Schritt mehr in die Offenbarung eines erotischen Reizes zu wagen. Das Unerhörte war das schrittweise Zeigen von Schultern und Busen im Barock und schließlich die völlige Zurschaustellung der Brüste. Man muss sich vorstellen, dass die Frauen im Rokoko nicht nur bei festlichen Angelegenheiten dekolletiert auftraten, sondern ständig – im Haus, auf der Straße, sogar in der Kirche – kurz überall! Man bedenke außerdem, dass es damals keine sonderlich gut geheizten Räume gab. Selbst in den Schlössern sorgten die großen offenen Kamine nur in unmittelbarer Nähe für Wärme; die starken Luftbewegungen und Luftzüge, durch die ständig offenen Türen sowie das Aufeinandertreffen kalter und warmer Luftströme, sind für uns heute unvorstellbar. Unsere heutige Luftzugempfindlichkeit ist eine Farce im Vergleich zu dem, was unsere Vorfahren in den vornehmen Häusern ausgehalten haben.

Die dekolletierte Frau bot ihre Reize als Ware an, denn jeder konnte sie sehen und berühren. In der Renaissance ließ man die Brust bedeckt, wie man Gesicht und Hände unbedeckt ließ. Das ist organisch, denn in dieser Epoche diente die Kleidung als Dekoration des nackten Körpers. Im Rokoko wurde dies umgekehrt. Die Kleidung wurde raffiniert, indem das, was der Logik nach bedeckt gehörte, nun entblößt und aufgedeckt wurde. Das Credo der Frau hieß: Ich zeige meine Erregung mit Absicht, damit die Sinne des Mannes in Aufruhr geraten.

Eine weitere Raffinesse kam noch hinzu: es wurde nicht nur einfach die Brust gezeigt, sondern die Frau ließ sich korsettieren. Mittels eines Harnischs aus Fischbein erhielt sie die eigentliche Gussform des Rokoko. Der Oberkörper wurde so geschnürt, dass die Schultern und Arme zurückgedrängt wurden und sich dadurch der Busen unvermeidlich ostentativ herauspresste (siehe Abb. 73). Dies bedeutete: Der weibliche Busen bot sich den Blicken stets so dar, wie ihn die Natur eigentlich nur im Zustand wollüstiger Erregung zeigte. Man täuschte also eine ständige Erektion des Busens vor, denn die Erfahrung hatte erwiesen, dass in diesem Zustand seine Wirkung am unwiderstehlichsten ist. Rein technisch gesehen, musste das Korsett so geschnürt werden, dass die Brüste so weit wie möglich in die Höhe gedrückt wurden.

Ihr Busen, der bei den jetzigen aufgeklärten Zeiten ganz entschleiert ist, liegt wie zwei Fäuste über der Schnürbrust, welche so an dem Leibe angeschlossen ist, dass die Gedärme sich fast verwickeln möchten, herausgepresst, wenn man gleich Maschinen, ihn herauszuzwingen anwenden muss, und heftet die Augen der Stutzer gerade auf die Festung der Lust hin.
E. Fuchs: ebenda, S. 176

Durch die Möglichkeit des Emporschnürens der Brust konnte auch die schon ältere Frau einen schwellenden Busen vortäuschen und jene, die eigentlich eine kleine Brust hatten, konnte zusätzlich täuschende Mittel anwenden, wie zum Beispiel künstliche Wattierungen unterhalb der Brüste.

Wir sehen auch hier, dass das Erbe des Rokoko im 20. Jahrhundert durchaus immer wieder durchbrach, indem Büstenhalter sowohl der erschlafften als auch der zu kleinen Brust durch entsprechende künstliche Raffinements nachhalfen.

Die Rokokodamen entschieden über die Größe des Dekolletés: es muss so groß sein, dass zwei Männerhände bequem hinein fassen können, aber besser war es, wenn es noch größer war. Von den Satirikern der Zeit hört man immer wieder die Äußerung, dass die Frau wohl am liebsten ganz nackt umher gegangen sei, damit sie dem geilen Mann außer dem Busen auch gleich die »anderen Dinge« darböte.

Das nächste modische Raffinement bestand in der »Adrienne«, dem Volant oder Überwurf, der zwar kokett um die Schultern gelegt wurde, aber erstens war er durchsichtig und zweitens zeigte er bei jedem genutzten Luftzug die freien Brüste. Dazu ist noch zu erwähnen, dass die Frau in ihrem erotischen und erotisierenden Aufzug schließlich auch regelmäßig die Gottesdienste in der Kirche besuchte und es genoss, in scheinheiliger Weise Tugendhaftigkeit, Einsicht und Frömmigkeit vorzutäuschen und dabei doch den Männern jede Menge Gelegenheiten bot, beim Verneigen oder Knien scheinbar zufällig die Reize zur Schau zu stellen. Kein Wunder, dass sich der Klerus hier um eine Eingrenzung durch Anstandsregeln bemühte. Die Adrienne, deren Namen auf eine spanische Fürstin zurückzuführen ist, war eine geniale Idee gegen solche klerikalen Regeln. Das Pikante daran war der durchsichtige Tüll, der mehr zeigte als verhüllte. Die Sittenwächter hatten ihre liebe Mühe, die Frauen in ihre Schranken des öffentlichen Verhaltens zu verweisen, weil mit dem Dekolleté nicht nur die weltliche Frau ihre Reize zur Schau stellte, sondern auch die Nonne! Das wiederum ist nicht so erstaunlich, weil die Klöster im 17. und 18. Jahrhundert zu Pensionaten der adligen Töchter degeneriert waren. Casanova schildert in seinen Memoiren zur Genüge, welche Orgien und Ausschweifungen in den so genannten Klöstern üblich waren. Kein Wunder also, dass die kirchlichen Angriffe gegen das Décolleté ziemlich wirkungslos blieben und die kreative Idee des Gazeüberwurfs diese förmlich entwaffnete.

Kommen wir noch einmal auf den Reifrock, die Krinoline zurück In Renaissance und Barock existierte bereits der so genannte »Wulstrock«. Angeblich war es die Maitresse de Montespan unter Ludwig XIV., die auf die Idee kam, den Wulstrock ins Absurde zu steigern. Die Idee dazu soll sie bekommen haben, weil sie so lange wie möglich eine Schwangerschaft verbergen wollte, um weiter an den erotischen Lustbarkeiten am Hof teilnehmen zu können. Sie war als Nymphomanin bekannt. Um die Absurdität des Reifrockes ganz zu erfassen, müssen wir nachvollziehen, dass die Frau trotz der Einführung des ersten praktikablen Kondoms (laut Fuchs genannt nach dem Baron und Lüstling Kondon) und trotz der möglichen Liaison mit einem kastrierten Mann – darüber später mehr – natürlich tagtäglich der Gefahr einer außerehelichen Schwangerschaft ausgesetzt war. Es war eine tolerierte Tatsache, dass die Frauen wegen der Promiskuität eher durch einen Liebhaber als durch den eigenen Ehemann schwanger wurden. Die Ehe war zu dieser Zeit nicht viel mehr als ein formeller Kontrakt und nicht auf eine ebenbürtige Liebesbeziehung angelegt. Aus diesem Grunde nannte man den Reifrock auch »cache batard«, das »Versteck des Bastards«. Aber auch die legitimen Schwangerschaften wollte die Frau so lange wie möglich vertuschen, weil sie den Genuss über alles stellte. Die Schwangerschaft wurde nicht mehr als ein Zeichen der Fruchtbarkeit, dessen sich die Frau rühmen könnte, angesehen, sondern als »faux pas«, als Fehlritt beurteilt, weil die Dame nicht klug genug gewesen war, sie zu vermeiden. Schwanger zu sein war lächerlich! Wie dumm, wenn sie auf das Konto des Gatten kam, wie ungeschickt, wenn der Liebhaber der Schuldige war. Konnte es mehr Verdrehung des Natürlichen geben?!

Das Prinzip des Reifrocks war die groteske Verbreiterung der Hüften. Der Reifrock führte zur Markierung der engen Taille, die als Schönheitsideal der Frau galt. Darüber hinaus wurde das Mieder so herausgearbeitet, dass im vorderen Teil des Reifrockes eine auffällige Pointierung des weiblichen Schoßes entstand, die so genannte »Schnebbe«, die die Blicke unweigerlich auf den Beugungswinkel des Rumpfes lenkte. Sie hieß in der galanten Sprache des Rokoko »l`endroit sugestif«, womit gemeint war, dass der Blick suggestiv auf den Lustort des weiblichen Geschlechtsteils fiel. Dies wurde als die vollkommene Lösung des geheimen Zweckes angesehen, die Blicke eines Betrachters in jeder Situation dorthin zu leiten. Die Satiriker nannten den langen spitzen Winkel, in den das Mieder auslief auch den »Wegweiser ins Tal der Freude«.

Durch Reifrock und Wespentaille wurde übrigens noch ein anderes Ideal des Rokoko erreicht: Jede Frau, selbst wenn sie noch so kräftig gebaut war, erschien in dieser Kleidung zierlicher und graziöser.

Wie sah solch ein Reifrock nun im Detail aus? Am Ende des Mieders waren seitlich und hinten riesige Polster, so genannte »Bouffantes« angebracht, die den Rock aufbauschten. Der Unterleib war von einer riesigen Glocke aus Gestänge und Stoff verhüllt. Doch die Verhüllung war nur eine scheinbare, denn es kam zu gewollten und grotesken Enthüllungen, weil der Rock zunächst ein starres Gerüst hatte und die Frau beim Treppensteigen oder Verneigen ungeheuerliche Einblicke bot, trug sie doch keine Unterhosen und wenn überhaupt Beinkleider, dann solche, die im Schritt offen waren! Das Dessous bestand nur aus einem kurzen Unterrock. Eine Unterhose war verpönt. Der Reifrock war also nur scheinbar eine Verhüllung, sondern in Wirklichkeit eine Form der raffiniertesten *Ent*hüllung, die ganz auf den Moment, den »Zufall« ausgerichtet war. Konnte es etwas Pikanteres geben, als wenn eine Frau in harmlosen Situationen mit ganz unbeteiligter Miene ihre intimsten Reize darbot? Wir sehen auch darin, wie das Groteske der Mode auf die Pose, das Schauspiel und die Erotik ausgerichtet war.

War die Krinoline zunächst noch aus einem Stück, so ging man allmählich zum »Vertugadin« (Tugendwächter) über, dem Reifrock mit Gelenken. Von dieser Variante behauptete man, dass sie noch besser jeden Augenblick die Tore ins Paradies öffnen konnte.

Bis in die niederen Stände hinein wurde die höfische Mode kopiert und nicht mal die Magd verzichtete auf den so genannten »französischen Steiß«, das runde, weiche ausgestopfte Kissen, das sie sich auf das Gesäß aufband, um den Mann zu locken – zumal der Koitus »von hinten« absolut in Mode war und das riesige Hinterteil geradezu dazu aufforderte.

Auch das bereits erwähnte »Dessous« (das »Darunter«) hatte seine Geburtsstunde im Rokoko. Es ging dabei nicht, wie man meinen könnte, um »Unterhöschen«. Die Rokoko-Frau trug nichts dergleichen. Es ging vielmehr um das Retroussé, die Kunst sein Bein zu zeigen. Dies erfolgte zunächst in Form hochhackiger Schuhe und Stiefel, mit Strümpfen und Strumpfbändern. Auf diese drei Bestandteile beschränkte sich das Dessous für lange Zeit. Zuerst stand der Strumpf im Vordergrund, der bis dato mit einem Strumpfband unter dem Knie befestigt wurde. Im 18.

Jahrhundert wanderten Strumpf und Band dann immer weiter hinauf. Damit rückten auch die Grenzen des freiwilligen Retroussé so weit wie möglich nach oben. Damit war die Frau oberhalb des Knies nicht mehr nackt. Die Tiefe des Einblicks, wenn sie den Rock hob, sollte die Blicke des Mannes weiterleiten und seine Fantasie bis zum Letzten führen. Strümpfe und Strumpfbänder wurden zu den wichtigsten Modeartikeln.

Weil die begehrteste Pointe des Retroussé im Sichtbarwerden der Strumpfbänder bestand, so bevorzugte die Zeit mit Vorliebe solche Unterhaltungen und Spiele, die am leichtesten und sichersten zu diesem Ziele führten. Keine Gelegenheit war dazu wohl geeigneter als sich auf der Schaukel keck durch die Luft zu schwingen. Also kam die Schaukel damals in allen Formen in Mode. Hunderte von zeitgenössischen Bildern und Kupfern orientieren uns darüber. Weil das Schaukeln nicht Selbstzweck ist, sondern nur Mittel zum Zweck des Retroussé, darum befindet sich immer nur die Frau auf der Schaukel, und der Mann ist stets Zuschauer oder Akteur. Im künstlich und systematisch herbeigeführten Retroussé gipfelt die Ausschaltung der Intimität und die Proklamation der Liebe zum öffentlichen Schauspiel auf offener Tribüne.
E. Fuchs: ebenda, S. 201ff

Es bleiben noch die Farben zu erwähnen, die das Rokoko bevorzugte. Durch die im Frühbarock entwickelte Affektenlehre war die Beziehung zwischen Wort und Gefühlsauslösung und -darstellung, Farbe und Gefühl sowie die Beziehung zwischen Farbe, Ton und Tonfarbe von höchstem Interesse. Auch Kleiderfarben wurden als Reflex der jeweiligen Bluttemperatur und daher als eigentlicher Träger der Gefühle verstanden. Das Blut galt als materialisiertes Leben und Leben als betätigte Sinnlichkeit. Pulsierte die Sinnlichkeit in mächtigen und stürmischen Wogen und tobte sie wie Feuer durch die Adern, dann waren die Farben in dieser Zeit voll und tief. Sie sollten leuchten und strahlen wie Feuer und weniger gemischt sein. Die Kompositionen waren dann auf kühnste Kontraste eingestellt. In der Renaissance und im Frühbarock finden wir vorzugsweise schwere Farben wie Purpurrot, tiefes Blau, schwüles Violett, sattes Orange. Das Lebensgefühl dieser Epoche – im Haus, auf der Straße, in der Kirche – war wie flüssiges Feuer. Vor dem Rokoko war das Ideal die gesättigte Harmonie.

Im Zeitalter des Absolutismus wurde die Sinnlichkeit erst zur Pose, dann zum frivolen Spiel. Im Zuge dieser Entwicklung entstand eine kalte Pracht der Farben durch das Übermaß von Gold – Sinnbild für das Starke, Majestätische. Das Gold ersetzt das strahlende Feuer. Gold auf Schwarz und Weiß, das ist der Ausgangspunkt in der Farbgestaltung der Kirchen- und Schlossräume zu Beginn des Rokoko. Indem die Frivolität zunahm, wurde das Gold durch Silber ersetzt und dazu passend erstmalig Pastelltöne: Lichtes Himmelblau, zartes Rosa, blasses Gelb, blasses Grün. Die Kontraste wurden auf ein Minimum reduziert. Helles Lila, Graublau, Graugelb, Hellrosa und Resedagrün waren die beliebtesten Farben, vor allem in der Damenbekleidung und in der Kunst. So wie die Lebensführung nun tausend Nuancen aufwies, wurden auch die Farben tausendfach nuanciert. Eine Zeitlang war »puce«, flohfarben der »dernier cri«, der letzte Schrei. Diese Nuancierung trieb absurde Blüten, indem zum Beispiel die Flohfarbe noch unterteilt wurde in: Floh, Flohkopf, Flohrücken, Flohbauch, Flohschenkel, Floh im Milchfieber. Dann war die Fleischfarbe beliebt, die man ebenfalls unterteilte in: Nönnchenbauch = zartestes Rosé, Frauenbauch = gesättigt, Nymphenschenkel = atlasfarben, Jungfernsteiß = duftig-mollig.

Die neue Frau des Rokoko war ein Luxusgeschöpf. Der Mann als potenzieller Liebhaber stand ihr weder in der Kleiderpracht, noch in der Sucht nach Luxus etwas nach. Mit der allgemeinen Verschwendungssucht ging selbstverständlich auch die Investition von Unsummen für Kleidung und Schmuck einher. Mann und Frau waren oft wandelnde Juwelierläden. Die Damen des Adels gaben oftmals an einem Tag soviel Geld für kostbare Tuche oder Edelsteine aus, dass davon ein ganzes Dorf oder ein Stadtteil hätte bequem einen Monat lang leben können.

4.4 Sexuelle Pädagogik

Die Begriffe Genuss und Wollust gehören untrennbar zum Zeitgeist und Lebensgefühl des Rokoko – sie sind gewissermaßen sein eigentlicher Lebenssinn. Die konventionelle Wertigkeit von Liebe und Beziehung war aufgelöst. Ein Liebesverhältnis war nur noch ein Leihvertrag ohne dauerhafte Verpflichtung und daher in jedem Stadium lösbar. Die Ehe bestand zwar als konventionelle Instanz zwecks Fortpflanzung des Menschengeschlechts weiter, aber auch sie wurde zur Farce, weil beide Partner fremdgehen konnten und die eheliche Liebesbeziehung als solche öffentlich lächerlich gemacht wurde. Nichts war dem Rokokomenschen heilig, daher ist diese relativ kurze Epoche auch die einzige vor der Neuzeit, in der die Macht der Amtskirche völlig am Boden lag. Der Klerus frönte ohne Vertuschung dem Genuss und der Wollust genauso wie die Oberschicht, deren Leben als ununterbrochene Orgie verstanden wurde. Das Ernste und Tiefgründige wurde nur insofern akzeptiert, wenn sich daraus eine schöne Pose ergab, ansonsten hieß es »fais le bien« (mach es gut). Die Liebe musste maximales Vergnügen erbringen und in aller Öffentlichkeit unverbrämt möglich sein. Es gibt ein vielsagendes Zitat einer Italienerin, die sich um 1774 in Paris aufhielt:

Alles ist hier ein Nichts, und alles dreht sich um ein Nichts, man beschäftigt sich mit einem Nichts, man regt sich um ein Nichts auf, man versöhnt sich um ein Nichts, man macht große Ausgaben, obgleich man nichts hat, man heiratet eine Frau wegen nichts. Die Schöngeisterei reduziert ihre Seele und ihre Religion auf ein Nichts, und seitdem ich mich französisiert habe, unterhalte ich Sie über nichts.
E. Fuchs: ebenda, S. 217

Der Mann wollte nicht mehr zeugen, die Frau nicht mehr empfangen. Ein Kind wurde zum peinlichen Unglücksfall abgestempelt. War im Barock die Kinderlosigkeit noch als Gottesstrafe angesehen worden, so wurde sie jetzt als Gnade gepriesen. Es galt als verächtlich, viele Kinder zu haben. Diese systematische Ausschaltung der Naturgesetze in der Liebe, nämlich, dass neben dem Genuss auch eine Zeugung stattfinden darf, musste ihre Konsequenzen haben – die allgemeine physische Dekadenz. Sie zeigte sich im Hang zu jeder nur erdenklichen Raffinesse beim Geschlechtsgenuss. Beim sinnlichen Genuss mussten besondere Sensationen erzielt werden; die natürlichen Reize reichten nicht mehr aus. So kam es, dass gleichzeitig die höchsten Gipfel der Wollust erklommen wurden und es, angeregt durch Goethes »Leiden des jungen Werther«, »á la mode« war, wenn das Schmachten und Leiden eine kraftlose, aber wirkungsvolle Pose einnahm. Wo gegen Ende des Rokoko die skrupellosen Orgien drastisch zunahmen, konnte als Schatten nur tiefe Resignation und Verzweiflung entstehen, die sich in der Sentimentalität manifestierte. Sie wurde zur Weltanschauung der machtlosen Individuen und war Zeichen der Schwäche und Dekadenz in der Abenddämmerung einer Epoche.

Abgesehen von dem Weg, den die »libertinage« des Eros ins Frivole und Dekadente ansteuerte, müssen wir auch fragen, wie diese zügellose Freiheit hervorgebracht und gefördert wurde. Im Rokoko gab es zum ersten

Mal in der abendländischen Geschichte so etwas wie einen Sexualunterricht, denn Männer und Frauen strebten danach, auf dem Gebiet des Eros nicht als bloße Stümper angesehen zu werden. Die sexuelle Pädagogik spielte daher sogar eine herausragende Rolle. Die Kunst der Verführung von Frauen war die beliebteste Unterhaltung der Männer; sich mit Geschick und Raffinesse, mit Grazie und Galanterie immer wieder zum reich beschenkten Objekt der Verführung zu machen, war das vorherrschende Thema des weiblichen Scharfsinns. Der Jüngling wurde oft von einer mütterlichen Freundin auf die Freuden des Eros vorbereitet. Das geschah, indem sie ihn scheinbar wie ein Kind behandelte, dann aber von ihm Dinge verlangte, die seine Sinnlichkeit entzündeten. Man entkleidete sich vor ihm, empfing ihn im Bett und ließ sich von ihm bei den intimsten Dingen bedienen. Das waren die Anfangsgründe der »sexuellen Pädagogik«; der Junge wurde direkt und praktisch in die Erotik eingewiesen.

Bei den Mädchen verlief die Einführung etwas anders, aber mit dem gleichen Ziel. Vor allem in den bürgerlichen Kreisen war es die ehrgeizige Mutter, die ihrer Tochter eine »Karriere« wünschte und sie deshalb skrupellos als »begehrenswerten Leckerbissen« für Feinschmecker zubereitete. Man spekulierte auf die Sinne als wirkungsvollstes Verführungsmittel und förderte die Eitelkeit. Die Eitelkeit des heranwachsenden Mannes forderte, dass er bei der Eroberung einer Frau unter allen Umständen Sieger bleiben musste. Die Eitelkeit der Frau forderte, dass sie den Mann mit Raffinement hinhalten musste.

Zur sexuellen Pädagogik gehörten folgende »Lernfächer«:

- Sämtlichen Liebestechniken
- Verführungskünste
- Führung eines »galanten« Gesprächs
- Wollust entzünden und steigern
- Das Lesen erotischer Romane und Memoiren bekannter Lüstlinge
- Die Anregung durch das Betrachten erotischer Bilder

Dem Rokoko verdanken wir die »Ars erotica«, die an Deutlichkeit der Darstellung sexueller Lust nichts zu wünschen übrig lässt. Dazu eine kleine Anekdote: Als wir in unserer Musikerzeit einen Fernsehfilm über das Rokoko drehten, sollten ein paar Kupferstiche aus der Ars erotica ausgewählt werden. Der Regisseur blätterte schweigend in den drei Bänden und sagte schließlich kleinlaut: »Was sind wir doch naiv!« Kaum eines der Bilder traute er sich für den geplanten Film auszuwählen. Der Vergleich mit Pornografie stand im Raum. Schließlich starrten die Kameraleute, der Regisseur und wir Musiker ratlos auf die künstlerisch wertvollen und inhaltlich obszönen Bilder. Die Spannung stieg ins Unerträgliche. Da wurde (endlich!) der psorische Geist des Rokoko in uns wach. Wir lachten, schauten uns strahlend an und machten lauter spaßige Bemerkungen. Mit einem Mal war alle Verklemmtheit verflogen und jeder versuchte in seinem Bereich Lockerheit und Leichtigkeit zu bewahren, um die ernsthafte Aufgabe eines Films mit dem Spaß an der Arbeit zu verbinden. Dieser Funke sprang über, denn der Fernsehfilm bekam hervorragende Kritiken. Man hob hervor, wir Musiker hätten die Leichtigkeit der virtuosen Musik des Rokoko wunderbar vermittelt.

Diese kleine Begebenheit am Rande erinnerte uns, dass man als Interpret ganz in den Zeitgeist eintauchen muss und dass dieser Zeitgeist in uns

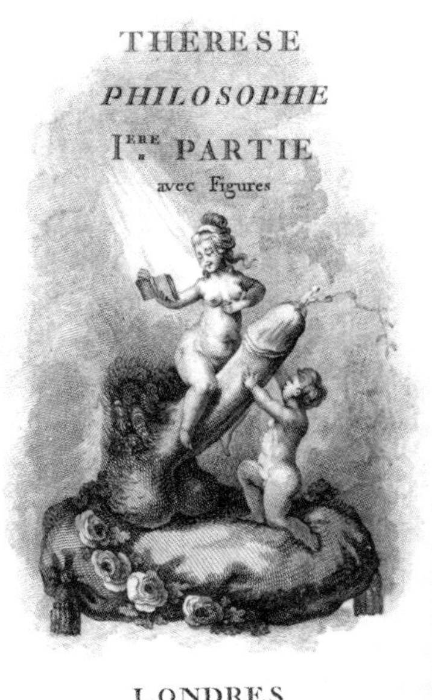

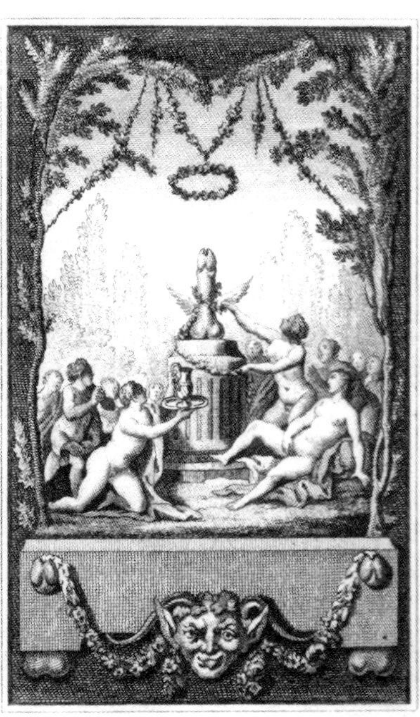

Abb. 82-83 Die Verherrlichung des Phallus

etwas bewirkt. Plötzlich erschien es ganz natürlich, das psorische Miasma mit »Haut und Haaren« zu erleben: das Spielerische, Unterhaltsame, Lustvolle. Auch die Schattenseiten, die wir so gut vom wichtigsten psorischen Heilmittel Sulphur kennen, durften sein:

Lust- und Wollustorientierung, Leichtigkeit, Unernst, Abneigung gegen Anstrengung, Eitelkeit, Egomanie, Schein statt Sein, Schamlosigkeit, Frivolität.

Da Liebe und Sexualität im Rokoko vor allem Libertinage des Geistes bedeuteten, war die sexuelle Pädagogik nichts anderes als ein Kultus der erotischen Techniken. Nicht gelehrt wurde dagegen der gegenseitige Respekt zwischen Mann und Frau, nicht die Liebe als Vereinigung zu einem Höheren. Im Grunde wurden Obszönitäten und Pornografie lediglich zum Standard erhoben. In dieser Haltung können wir auch unschwer einen weiteren grundlegenden Aspekt des psorischen Miasmas erkennen: die Schamlosigkeit (Sulphur!). Wer das schon damals anders sah, wurde als Langweiler und Pedant deklariert.

Einige Bildbeispiele von Kupferstichen aus der Ars Erotika, die zu Hunderten in allen Variationen als Wandschmuck produziert wurden, mögen das bizarre Licht- und Schattenspiel der Rokoko-Erotik verdeutlichen:

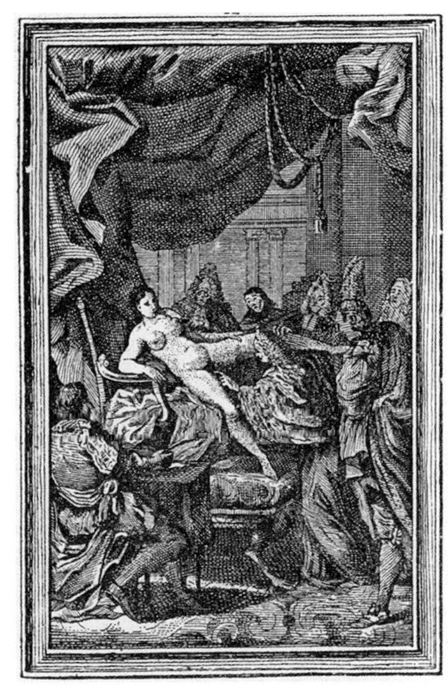

Abb. 84 Gruppensex

Zweifellos hat es immer schon solche Darstellungen an der dünnen Grenze zwischen sexueller Freiheit und Schamlosigkeit gegeben. Verwirrend für uns heute ist, wie öffentlich alles zur Schau getragen wurde, so dass nichts mehr intim blieb. Jeder schaute jedem zu. Die Schamgrenze wurde nicht nur überschritten – es gab keine mehr! Um das psorische Miasma aus dieser Zeit heraus verstehen zu können, müssen wir versuchen, den gewaltigen Druckausgleich, den man sexuelle Freiheit nannte, nachzuvollziehen. Das Pendel, das über 1000 Jahre so einseitig in Richtung sexueller Unterdrückung und Verteufelung des Weiblichen ausgeschlagen hatte, schlug im Rokoko nun in die entgegengesetzte Richtung des »Alles ist erlaubt« aus.

Wollen wir gelassen auf diese Attitüde reagieren, bleibt nur zu sagen: »Na und?!«

Der psorische Zeitgeist stellte alles in Frage und auf den Kopf, was bis dato Wert und Gültigkeit hatte. Indem er die Sexualität und den Eros in eine nie gekannte Freiheit entließ, wurde die Anmaßung und Ungeheuerlichkeit, die in der Umkehrung der Werte steckte, bagatellisiert. Wir können uns dem Verständnis der Psora jedoch nur annähern, indem wir aufhören, den Kopf zu schütteln – was übrigens im Rokoko als unechte Äußerung eines »Nein« und deshalb als Ermunterung gewertet wurde, ein Verbot aufzuheben. Alles darf sein. Also lassen wir es doch auch einmal zu!

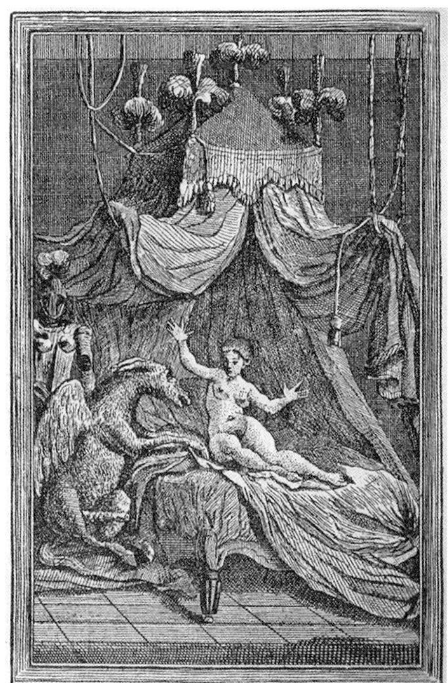

Abb. 85 Erotische Phantasien

Betrachten wir uns noch ein paar weitere interessante Details der sexuellen Pädagogik jener Zeit: Eine Frau bewies Geschmack und galt als charmant, wenn sie die obszöne Bedeutung von Worten und Dingen sofort verstand und graziös erwiderte. Die Grazie rechtfertigte jede nur denkbare Obszönität. Wichtige Lerninhalte waren der Flirt und die Koketterie als die wichtigsten Werbemittel der Frau um den Mann – wie in allen Epochen und zu allen Zeiten. Im Rokoko erreichten sie ein nie zuvor ausgeprägtes Maximum. Das Wesen der Koketterie bestand in Demonstration und Pose; das Begehrte wurde geschickt ins rechte Licht gerückt.

Dabei standen der weiblichen Koketterie auch viele technische Hilfsmittel zur Verfügung, von denen wir weiter oben schon einige kennen gelernt haben: Das Busentuch (Volants), der Fächer, die Gesichtsmaske (Schminke), der Schmuck und die Mouches oder Schönheitspflästerchen. Der Fächer war das wichtigste nonverbale Verständigungsutensil, um dem Verehrer Zeichen zu geben, wann, wo und wie es zum Rendezvous kommen konnte. Es gab eine eigene Fächersprache, die jede Frau erlernte, wenn sie gesellschaftsfähig sein wollte.

Auch das Schönheitspflästerchen (»Mouche«) kam und ging mit dem Rokoko. Eine Art Rückerinnerung ist das heute modische kleine Tattoo. Anfangs waren die Mouches nur ein Mittel, unliebsame Flecken im Gesicht und an anderen entblößten Körperstellen der Frau zu verbergen. Doch bald wurden sie zu »Venusblümlein«, weil sich die schwarzen Mouches gegenüber der weißen Haut interessant abhoben und höchste Schönheit bekundeten. Sie erschienen nicht nur im Gesicht, sondern im Dekolleté, auf den Schenkeln, in der Leiste und über dem Venushügel (Schambein).

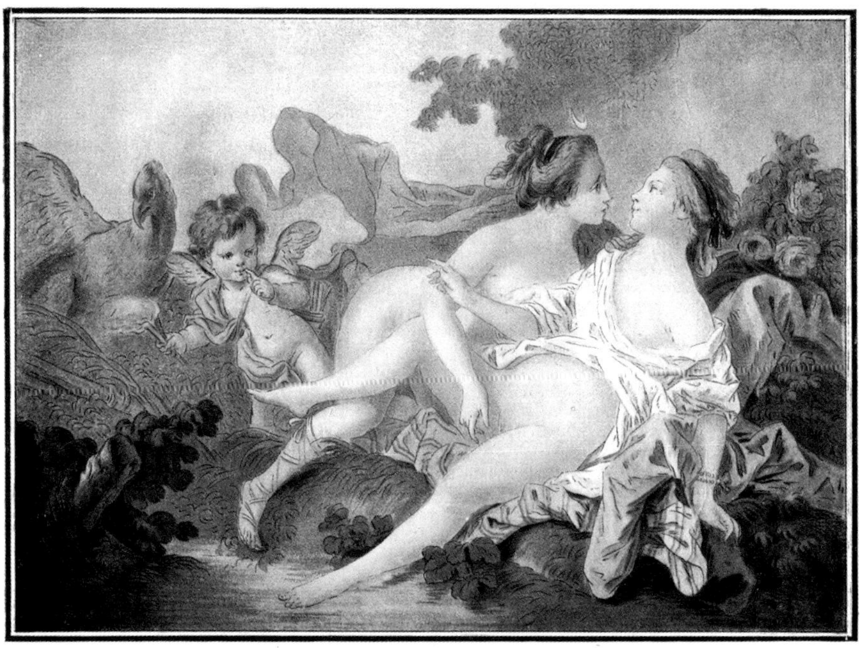

Abb. 86 Die Selbstbefriedigung der Frau

Dazu muss man wissen, dass die Damen sich sämtliche Schamhaare ausrupfen ließen und deshalb die Pflästerchen auch im Genitalbereich anbringen konnten.

Ein weiteres Mittel der sexuellen Pädagogik war die Unterweisung im Flirten und seinem delikatesten Höhepunkt – dem Kuss. Der wollüstige (»französische«) Zungenkuss stand ganz hoch im Kurs, aber auch der Kuss des Mannes auf die dekolletierte Brust der Frau.

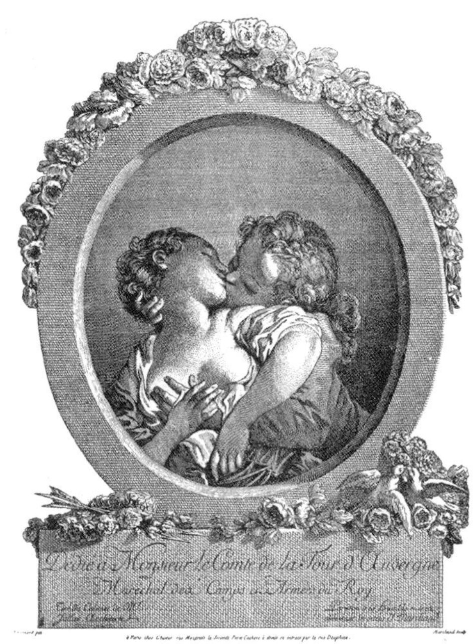

Abb. 87 Der Kuss

Kuß, oder Mäulgen, auch Schmätzgen, und Heitzgen genannt, ist eine aus Liebe herrührende und entbrannte Zusammenstossung und Vereinigung derer Lippen, wo der Mund von zwey Personen so fest aneinander gedrücket wird, dass die Lippen bey dem Abzug einen rechten und deutlichen Nachklang zum Zeichen des Wohlgeschmackes von sich geben.
E. Fuchs: ebenda, S. 257

Ein weiterer Inbegriff der Unterweisung in den Liebeskünsten war die Hauptattraktion des sinnlichen Genießens beim »Lever« (sich erheben) der Dame. Dieses war nicht etwa als simples Verlassen des Bettes am Morgen angelegt, sondern als betont erotisch-umständliche Aktion, meist ohnehin erst gegen Mittag, das einige Stunden in Anspruch nahm. Zum Lever wurden bewusst Freunde eingeladen, aber es konnte auch unerwartet ein Fremder kommen, was – wie zu erwarten ist – den Reiz erhöhte. Die Zahl der Männer, die einer Dame beim Lever zusahen, war für sie selbst ein Hinweis auf den Grad ihrer Begehrtheit.

Es leuchtet ein, dass die tägliche Auftakelung der Frau im Rokoko, in der ihre Entwicklung zum Luxusgegenstand die groteskeste Entfaltung erlebte, stundenlange Vorbereitungen erforderte. So logisch das klingt, so logisch ist aber auch, dass das Notwendige auch hier zum Selbstzweck umfunktioniert wurde und das Lever zu einer eigenen Attraktion des Genusses gemacht wurde.

Wie bereits erwähnt, wollte man im Rokoko in ewiger Jugend verbleiben. Altwerden war démodé, altmodisch und langweilig. Das hatte zum einen zur Konsequenz, das Alter so lange wie möglich hinauszuzögern, zum anderen die Pubertät zu forcieren. Man hörte schon im frühesten Alter auf, Kind zu sein. Teenagerzeit und Flegeljahre fielen aus. Oft schon mit 10, 11 oder 12, spätestens aber mit 15 Jahren wurde der Junge, mit 10 oder 11 Jahren das Mädchen in der Galanterie unterwiesen. Die Sinne wurden somit häufig schon lange, bevor es die Natur gebietet, aufs Höchste gereizt. Paradoxerweise wurde trotz der allgemeinen Promiskuität die Jungfräulichkeit hoch gehandelt. Da aber voreheliche Beziehungen an der Tagesordnung waren, lieferte man sich auch in dieser Hinsicht ein scheinheiliges Spiel. Es gab aufwendige Beweisführungen, bei denen eine »Virgine« (Jungfrau) genau zu untersuchen war, was den meist älteren Männern Gelegenheit gab, das Mädchen intim zu berühren. Viele Tricks und Reparaturmechanismen existierten, das Jungfernhäutchen zu erneuern – vom Einsetzen einer kleinen Tierhaut bis zum Zunähen entsprechender Regionen in der Vagina. Es ist unfassbar, welche Torturen Frauen hinnahmen, nur um nach ihren sexuellen Ausschweifungen wieder jungfräulich zu werden. Adstringierende (zusammenziehende) Tropfen florierten sowie Einreibungen von Dekokten aus Eicheln, Schlehen, Myrrhen, Zypressennüssen. Ein zeitgenössischer deutscher Arzt berichtet:

»Sollte denn wol einer jungfer, welche etliche Jahre ihres lebens in unziemenden wollüsten zugebracht, nicht verstatt seyn, bey ihrem ersten hochzeitstage ihres mannes gemüthe zu gewinnen, wenn sie ein wenig lammesblut nähme, welches sie vorhero ausgetrocknet, solches in den Hals der schaam hernach einstecke, und etwan 2 oder 3 kügelgen daraus formieret? Sollte es ihr nicht zugelassen seyn, sage ich, den frieden in der haushaltung zu erhalten, und alle dergleichen dinge zu thun, damit sie sich bey ihrem manne weislich einführe?«
Zit. in E. Fuchs: ebenda, S. 292

Das Frühreife war »à la mode«. Nicht nur Casanova, auch andere Männer waren mit 11 Jahren schon intensiv sexuell aktiv und galten mit 16 Jahren schon als versierte Kavaliere. Es gibt unzählige Memoiren und Romane des Rokoko, in denen offen und gerne preisgegeben wird, dass ein Mädchen mit 10 Jahren die Geliebte eines reiferen Mannes war. Auch die Eheschließung fand bereits in diesen frühen Altersstufen statt.

Ein beliebtes Lernfeld in galanten und sexuellen Dingen war auch mit dem Studium gekoppelt. Es galt als selbstverständlich, dass ein junger Mann die Universität besuchte und zugleich Schützling einer »Studentenmutter« war, die ihn ganz praktisch in die Liebeskunde einwies. Der Vater gab seinem Sprössling den guten Rat, möglichst viele Frauen zu genießen, ehe er sich zum Bund fürs Leben entscheide. Somit wurde zumindest im Ancien Régime die Ehe im Grunde eine leere Form. Weder ging man die Ehe ohne Erfahrung in Liebesdingen ein, noch war Treue gefragt. Diese Umkehrung aller sonst üblichen Werte der Zweisamkeit war zeitgemäß.

Als weitere Folge der gesellschaftlich sanktionierten Promiskuität florierten alle möglichen Methoden der Fruchtabtreibung. Zahlreiche Frauen »abortierten« im Rokoko jahrein und jahraus. Aufgrund der unzulänglichen Methoden kam es dabei auch zu vielen Todesfällen. Das bekannteste Mittel war Antimonium.

Auch wurden Kinder heimlich, an verschwiegenen Orten, zur Welt gebracht und viele von ihnen wurden danach einfach ausgesetzt oder getötet. Der »dernier cri« (der letzte Schrei) war natürlich das aus England importierte Kondom, das der Arzt Kondon vom Hofe Karl II. erfand. Im Rokoko hieß die Schutzhülle noch Sarg der Gefahr, Panzer der Ehrbarkeit, bester Freund aller heimlich Liebenden.

Die allgemeine Mannstollheit der Frauen war nicht nur auffällig, sondern erwünscht und man differenzierte zwischen dem »gemeinen Liebesverlangen« und der Geilheit. In einem zeitgenössischen Werk »Frauenzimmerlexikon« heißt es unter letzterem Begriff:

Geilheit, denen Medicis Salacitas genannt, ist bey denen Weibes-Bildern eine continuirliche Begierde und steter Appetit nach dem Liebes-Werk, so von einer hitzigen, safftreichen, zärtlichen und wollüstigen Structur derer Theile des Leibes herrühret, und sie daher immer mehr und mehr zur Wollust anreitzet.
E. Fuchs: ebenda, S. 301

Sowohl die Tatsache, dass es ein eigenes Lexikon für weibliche Belange gab, als auch die ausschließlich »galanten« Themen darin sprechen für eine Freizügigkeit der Sexualität, wie sie weder vor noch nach dem Rokoko jemals im Abendland wieder erreicht wurde.

Bei Liebschaften außerhalb der gesetzlichen Ehe war der Nervenkitzel des Entdecktwerdens ein wichtiger Anreiz. Damit ging eine beinahe suchtartige Leidenschaft für Liebesorakel einher, sowie Glück verheißende Amulette und die Deutung unzähliger alltäglicher Zeichen, die samt und sonders bezüglich der Erfolge in Liebesfragen gedeutet wurden. Dabei kam man auf geradezu groteske Ideen, dem Glück nachzuhelfen. Der heilige Andreas, als Schutzpatron der liebeslustigen Frauen, wurde »befragt«, indem die Frau sich splitternackt auszog und in diesem Zustand auf unheilige Botschaften des Patrons horchte. Oder sie schlief unbekleidet und hoffte auf eine Erscheinung des St. Andreas im Traum. Auch steckte manche Frau ihren Kopf ins Ofenloch, reckte ihren entblößten Hintern so hoch wie möglich in die Luft und wartete darauf, welche gefühlsmäßige Botschaft sie unter Ausschluss des Sehsinns hinten wahrnähme. Der erotisierte Aberglaube entbehrt nicht einer gewissen Komik und war auch schon damals nicht wirklich ernst gemeint, sondern ein weiteres Mosaiksteinchen im Spiel mit der ungezügelten Liebeslust.

Ein nicht unwesentlicher Aspekt der sexuellen Pädagogik war eine Form von Toleranz, die man noch am ehesten mit dem Spruch »Der Zweck heiligt die Mittel« umschreiben kann. Um den verschwenderischen Lebensstil der dünnen Oberschicht des Adels zu ermöglichen, mussten Unmengen Geldes beschafft werden. Im Zuge dieser »Notwendigkeit« machte man sich auch den Reichtum der Juden zunutze. So wurde die Judenfrage nunmehr sehr tolerant gehandhabt. War bis dato eine Vermischung von Christen und Juden verboten und suchte man einen Juden nur auf, um Geld zu leihen, so fielen nun die Schranken, indem reiche jüdische Brautwerber pro forma getauft und ihnen damit die Salons des Adels geöffnet wurden. Die Hauptsache war das Geld, das dem Adel auf diese Weise zufloss. Die Ehe war ein Geldgeschäft und die Hochzeitsnacht oft das einzige, was der Frau als Erinnerung an eine eheähnliche Gemeinsamkeit blieb. Der Kontrakt war erfüllt und die Mitgift sowie das Vermögen des Gatten flossen vor allem unter Ludwig XIV. dem Staat zu. Die gigantomane Vorstellung, dass dem König alles gehöre, Menschen und Dinge, war keine übertriebene Aussage, sondern eine Tatsache und zeigt, zu welchen Übertreibungen das Ancien Régime neigte.

Es ist schon angeklungen: Im Rokoko war die Ehe im Grunde zu einer leeren Form geworden. Weder ging man die Ehe ohne Erfahrung in Liebesdingen ein, noch war Treue gefragt.

Die sexuelle Pädagogik schloss selbstverständlich auch Liebestechniken ein, den sexuellen Höhepunkt so lang wie möglich hinauszuzögern. Auch wurde vor allem die Frau belehrt, wie sie sich helfen konnte, wenn sie »hitzig« war und keinen Liebhaber zur Verfügung hatte. Was bis zum 18. Jahrhundert undenkbar war, wurde jetzt hundertfach ohne Scham dargestellt: die Onanie sowie die Befriedigung mit dem Schoßhund oder dem »Dildo« (der künstliche Penis aus Glas oder Alabaster), der sinnigerweise wie Cupido mit zwei Flügelchen ausgestattet wurde. Er war bereits in den Klöstern als Hilfe zur Selbstbefriedigung bekannt, erlangte aber im Rokoko seine größte Popularität. Die öffentlich anerkannte und oft genug bildlich und literarisch präsentierte Selbstbefriedigung der Frau war eine unerhörte Libertinage des Rokoko. Dementsprechend war auch der zweite Schritt, der Einsatz des Schoßhundes, der mitnichten nur *auf* dem Schoß saß, sondern auf die Linderung der weiblichen Geilheit *im* Schoß abgerichtet war, nicht weiter verwunderlich.

Alle zuvor erwähnten Phänomene und Eigenarten des Rokoko dienen dazu, den Geist, das Bewusstsein des psorischen Miasmas nachvollziehbar zu machen. Wenn wir ehrlich sind, fühlen wir uns vom Miteinander sexueller Freiheiten und parasitären Verhaltens überfordert. Wir hätten es gerne anders: sexuelle Freiheit Ja, aber bitte in ordentlichen Bahnen. Die Psora lehrt, dass es so nicht geht. Lässt man die Zügel der Moral los, erscheint die Energie, die vorher unterdrückt war. Wir müssen noch ein wenig tiefer in den Schatten eindringen, um die Folgen der Unterdrükkung natürlicher, menschlicher Bedürfnisse in ihrem vollen Ausmaß zu begreifen. In der Abenddämmerung des späten Rokoko glitt die verfeinerte Kultur mehr und mehr in die Dekadenz und Absurdität ab. Das bringt uns schmerzhaft zu Bewusstsein, dass die Psora alles vermag und sich auch in alles wandeln kann – auch in das Hässlichste.

4.5 Von der Galanterie zu Orgie und Bordell

So unfassbar es erscheint, zählte auch die Schaffung der offiziellen Figur des »Wüstlings« zu den Charakteristika des 18. Jahrhunderts, besonders in der zweiten Hälfte. Der Mann lernte nicht nur von Kindesbeinen an, eine Frau zu erobern und mit allen Tricks zum allein gültigen Ziel des Koitus mit einer begehrten Frau zu gelangen, es war auch die Art und Weise entscheidend, wie er dies erreichte. Er musste zum galanten Draufgänger werden. Der Wüstling war eine Figur, die man zwar nicht durchweg achtete, wohl aber stets anstaunte und bewunderte. Ein solcher Wüstling war in der vornehmen Gesellschaft gesucht und war die Heldenfigur seiner Zeit! Im Wüstling kulminierte die Freiheit der Sexualität, deshalb erwartete man von ihm die totale Erfüllung aller Begierden. Man gestand dies auch offen ein und verzichtete dabei auf jede Heuchelei. Bei der tiefen Kluft zwischen der herrschen Obersicht und dem gemeinen Volk gab es ja niemanden, der diese Machenschaften hätte kritisieren oder irritieren können. Das Wesen des Wüstlings bestand – in männlicher wie weiblicher Gestalt – darin, keine Spur von Herz zu zeigen und das Gemeine, Niedrige zur höchsten Ehrensache zu erheben. Der Wüstling war berechnend; jeder Genuss war reiner Selbstzweck, bei dessen Befriedigung das Gewissen ausschied. Das wohl eindrücklichste Beispiel bot der Marquis Donathien-Alphonse-Francois de Sade (1740-1814), der wegen Giftmord und brutaler Ausschweifungen 27 Jahre im Gefängnis verbrachte. In seinen skandalösen Romanen forderte er das absolute Recht auf Egoismus und die höchste Verwirklichung der Verneinung von Gefühlen durch Mord. Er war der Meinung, die Literatur müsse alles, auch das Schauerlichste schildern und war dadurch ein Vorläufer der »realistisch-exakten Literatur« des 19. Jahrhunderts, die wir bei Autoren wie Flaubert, Baudelaire, Verlaine und anderen verwirklicht finden.

Die moderne Geisteswissenschaft der Romanistik hat zwar oft versucht, den gesellschaftskritischen Aspekt des berühmten und kranken Lüstlings in den Vordergrund zu stellen. Doch liest man das Werk mit gesundem Menschenverstand, fällt die künstliche Fassade ab und es kommt das Musterexemplar des Rokoko-Wüstlings ungeschminkt zum Vorschein. Bis heute sind die nach ihm benannten schweren Verhaltensstörungen des »Sadismus« eine Herausforderung für jeden Therapeuten, den Zugang zu dem Menschen zu finden, der andere quält, sexuell missbraucht und aus perverser Lust tötet.

Schwachheit, die bis dato ein Zeichen von Menschlichkeit war, wurde nun zur Schande abgestempelt. Über die Jahrzehnte ist deutlich zu beobachten, wie die Galanterie des »petit maitre« zum »grand maitre« der Perversion degenerierte. Der Wüstling war jedoch mitnichten ein Primitivling oder grober Klotz – nein, er war ein Galan von höchster Liebenswürdigkeit, Eleganz und Bildung. Doch waren dies nur die tadellosen Formen, die das Gemeine verhüllten. Die Frau als Wüstling charakterisierte sich dadurch, dass sie die Allüren der männlichen Ausschweifung annahm. In den zeitgenössischen »Réflections nouvelles sur les femmes par une dame de la cour« von 1727 heißt es: *Sie will mit Bewusstsein den Verlust der Achtbarkeit genießen.*

Zwischen den europäischen Ländern liefen sich die Wüstlinge in einem fragwürdigen Wettstreit den Rang ab. Mal galten die englischen Wüstlinge (rakes) als die besten, mal die französischen (grands maitres).

Die Orte des Wirkens waren die Orgien, die ungeheure Ausmaße annahmen und nur mit der Dekadenzphase des römischen Reiches verglichen werden können. In Deutschland mehrten sich die weiblichen Wüstlinge, die man »Vestalinnen« nannte und die in den öffentlichen Häusern (Bordellen) tonangebend waren. An den Königshöfen herrschte das Maitressenregiment, gekennzeichnet dadurch, dass die Laune der Frau höchstes Gesetz für Staat und Gesellschaft war.

Hierbei ist zu bedenken, dass unter Ludwig XIV und Ludwig XV. nur die bekannten Maitressen überhaupt namentlich erwähnt wurden und damit nur die Spitze eines Eisberges bildeten. In Wirklichkeit war die Zahl der Ungenannten, die dem König und dem Hochadel täglich zur Verfügung stehen mussten, Legion. Jede Dame, die am Hof erschien, hatte sich der Laune des Königs zu unterwerfen, was bedeutete, dass er so lange mit ihr schlief, wie es ihm gefiel. Danach gab er sie an die Höflinge ab. So waren die Frauen Maitressen der verschiedensten Männer und nicht etwa nur die *eines* Königs. Es war alltäglich, dass ein Mann Mutter und Tochter gleichzeitig als Maitresse hielt und eine Dame Vater und Sohn als Liebhaber hatte. Wie weit die Sanktionierung des Lasterhaften ging, zeigt sich in einer Grabinschrift: »Hier ruht die Mutter aller Laster«, angefertigt vom Neffen Ludwigs XIV., dem Herzog von Orléans, der von Kindesbeinen an das Lasterleben seiner Mutter, der Marquise de Maintenon, miterlebt hatte. Kein Wunder, dass unter Philipp von Orléans die Frechheit der

Zügellosigkeit alles bisher Dagewesene überstieg. Sein einziges Gesetz war: »Amüsieren wir uns«, worunter man allerdings nur die ordinärsten Formen verstand. Die Ausschweifung wurde so allmählich aller Grazie entkleidet. Es regierte das »Tambour battant«: sich sehen und sofort sich vermischen, egal ob Männer mit Frauen, Männer mit Männern, Frauen mit Frauen oder beide mit Tieren. Zeitgenössische Kritiker sagten über den Herzog von Orléans, er benutze Frauen wie seinen Nachttopf (d`aller comme à votre chaise percée). Die Frauen dieser Kreise empfanden es als höchste Schmeichelei, wenn ihnen jemand direkt mitteilte, er wolle mit ihr schlafen.

Der bekannteste Sammelplatz für Orgien und zugleich das Vorbild für Orgien andernorts war das berühmte Palais Royal, das jener Herzog von Orléans mitten in Paris als Schloss und Lusthaus erbauen ließ. Es machte Schule und entsprechende Abbilder finden sich in den »Salons particuliers«, den besonderen Salons, zu denen die »besten« Wüstlinge weiblicher und männlicher Natur Zugang hatten. An diesen Orgien teilzunehmen, war der höchste Ehrgeiz. Da die Ausschweifungen logischerweise bisweilen auch als Strapaze empfunden wurden, erfand der Herzog für sich und seine Freunde den Begriff des »Roué«, des »Geräderten«. Es war sofort à la mode, zu den »Roués« zu gehören. Das ist insofern von paradoxer Bedeutung, als es im 18. Jahrhundert durchaus noch die Folter durch Rädern zur Erzwingung eines Geständnisses existierte.

Eine natürliche Folge der ständigen Orgien war die Ermüdung. Also stellte sich die Frage, wie man das aufgestellte Programm der Sinneslust nicht nur weiterhin verfolgen, sondern die sexuelle »Leistungsfähigkeit« sogar noch weiter steigern könnte. Die Antwort ist ebenso unfassbar wie frivol: Weg mit der anstrengenden Gewaltanwendung, hin zum so genannten »anständigen Ton«. Weg von der Brutalität des Lüstlings oder Wüstlings hin zum dekadenten »Lieben von kleinen Kindern« oder zur Hingabe an das bloße Stimulans, ohne anstrengende Aktivität. So entstanden unzählige Lusthäuser, bei denen das gesamte Interieur auf Erotik ausgerichtet war. Das war die große Stunde der Kupferstecher, Maler, Gobelingestalter und Skulpteure, denn Wände und Decke der Räume mussten mit erotischen Darstellungen verziert werden. In der Kunstgeschichte hat es nie wieder eine solche massenhafte Bestellung von »Ars erotica« gegeben. Dies führte natürlich auch zu einer höchsten künstlerischen Verfeinerung. Jedes Bild, jedes Figürchen, jedes Möbelstück war galant und wurde zu einem Altar der Wollust. Indem die privaten Lustschlösser Mode wurden, gab es keinen Einfall mehr, den man nicht aussprechen, keine Laune, die man nicht erfüllen konnte; störende Einflüsse von außen gab es nicht mehr, denn was im »chambre séparée« geschah, ging niemanden draußen etwas an. Doch handelte es sich dabei nicht wirklich um eine Geheimhaltung im hermetischen Sinne. Freundeskreise konnten hier ihre erotischen Fantasien ganz unter sich ausleben und dann ihre neuesten Gags und Hits nach außen bekannt gaben. Kein Wunder, dass jeder, der etwas auf sich hielt und über genug Geld verfügte, sich entweder selbst einen Salon leistete oder zumindest zu einem dazu gehören wollte.

Alles, was erotische Fantasie sich im Abendland jemals ausgedacht hat, fand hier seine Verwirklichung, ja, seine täglich sich überbietende Wirklichkeit. Das »entre nous«, »unter uns« sein, zeitigte eine sexuelle Freiheit, die man am ehesten noch durch die pornografischen Romane, allen voran die von Marquis de Sade, ermessen kann. Masochismus und Sadismus waren die Schattenseiten der zügellosen Sexualität. Man nannte sie »Flagellantismus«. Das Schlagen mit Gerten, Ruten und Peitschen auf Gesäß und Genitalien war das non plus ultra, um noch den letzten Rest an Reizbarkeit anzufachen.

Ein weiterer »Kick« war das Vergnügen in der Rolle des Voyeurs. Heimlich Zeuge zu sein, wie die Geliebte oder sogar die eigene Frau es mit jemand anderem trieb oder ein Mann homosexuelle Praktiken ausübte, war die Pikanterie, auf die man stolz war. Auch Casanovas literarische Ergüsse sind ein aufschlussreicher Hinweis auf die Aktionen in den »Liebesnestern«, die entweder im eigenen »petite maison« oder in extra dafür gemieteten Wohnungen stattfanden. Dabei war jeder Liebhaber für die Frau eine Durchreise; jede Frau war nicht mehr als ein Abkühlungsobjekt der momentanen Geilheit. Niemand gehörte irgendjemandem und jeder gehörte jedem, egal ob Kind, Erwachsener, Greis, Adliger oder Kleriker.

Sollte es einmal zu toll getrieben worden sein, schritt auch die Polizei ein, aber im Wesentlichen ließ man die Salons, Absteigen oder Lustschlösser unbehelligt, weil natürlich auch die »Staatsraison« oft genug Mitglied solcher Einrichtungen war. Was allerdings allein die Pariser Polizeiberichte über das Treiben in den Salons festgehalten haben, bestätigt das fortgeschrittene Stadium der Dekadenz.

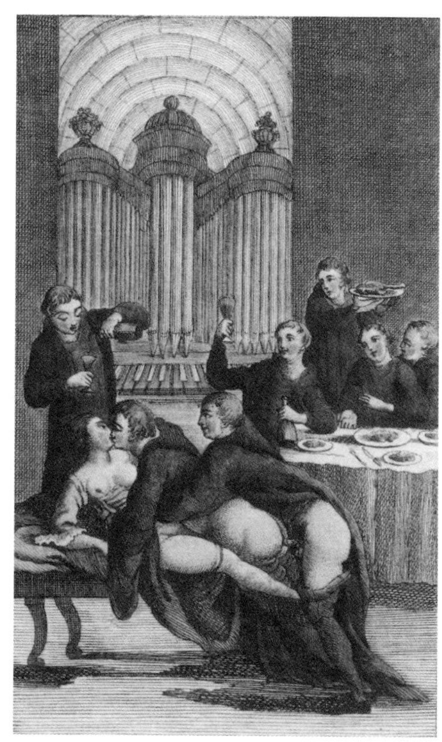
Abb. 88 Klerikale Wollust

Das französische Vorbild machte Schule. So entstanden auch in Deutschland, Polen oder England Lustschlösser und Treffpunkte in Privathäusern, um nur drei Staaten zu nennen, die sich gegenseitig den Rang abliefen. Wir mögen heute die künstlerischen Bauwerke bewundern, ahnen aber in den seltensten Fällen, was sich darin abgespielt hat. Im Zuge der langen Phase der Prüderie des 19. und 20. Jahrhundert wurden die erotischen Kunstwerke nämlich aus fast allen »petites maisons« entfernt, weil sie dem Betrachter nicht mehr zumutbar schienen.

Nach der französischen Revolution blieb kein geistiger Raum mehr, um noch zu erkennen, dass gerade in der freizügigen Bilddarstellung und der jedermann zugänglichen Literatur auch etwas Gutes lag, nämlich für das Ausschweifende ein Ventil zu schaffen, anstatt es zu unterdrücken. Aus heutiger Sicht entsteht leicht der Eindruck, das Lasterhafte sei im Wesentlichen doch ein französisches Phänomen gewesen. Die Ausschweifungen in üppigen Lasterhöhlen und im großen Stil genossen jedoch ebenso großes Ansehen am Hof August des Starken in Sachsen in Dresden und Warschau, am Kasseler Hof unter Lord William Wraxall, in Baden-Durlach unter dem Herzog von Baden, am Münchner Hof unter Karl Albrecht und am Stuttgarter Hof unter Herzog Karl Eugen. Von diesen Höfen gibt es zeitgenössische Beschreibungen, die an Deutlichkeit nichts übrig lassen und viele Kupferstiche der Ars Erotica stammen von diesen Höfen[9].

9 In der Stuttgarter Staatsbibliothek gibt es eigene Archive zu diesen Themen.

Bleiben noch die Klöster zu erwähnen, die als Lasterhöhlen ebenfalls einen zweifelhaften Ruhm erlangten, wobei dem zum Zölibat verpflichteten katholischen Priester eine besondere Aufmerksamkeit galt, da man von ihm, sowie den Mönchen und Nonnen, die größte angestaute Geilheit erwarten durfte. So sprechen denn auch verschiedene Kupferstiche eine mehr als deutliche Sprache (wie in Abb. 88). Im 18. Jahrhundert fehlte den Klöstern jeder asketische Zug, denn das Rokoko wäre wohl kaum das Zeitalter der Galanterie geworden, wenn es nicht auch die Moral des Klerus verdreht hätte. Eigentlich deckte die Integration des Klerus in die Orgien nur auf, was ohnehin schon vorher bekannt war. Wiederum ist Casanova hier ein guter Reporter für die scheinheiligen Ordensregeln und die große Wollust unter den Nonnen und Mönchen. Novizen zu verführen, war eine besondere Pikanterie der »petites maisons«. Oft wurden die Klöster selbst zu Freudenhäusern, indem die ausgelaugten Herrschaften der Oberschicht in klösterlicher Abgeschiedenheit vermeintlich Ruhe und Erholung suchten, doch bald wieder zu neuen erotischen Abenteuern aufgerufen waren.

4.5.1 Vom Lustschloss zum Bordell

In den Lustschlössern florierten unzählige Stimulanzien von ausgewählter, erhitzender Nahrung bis zu Pillen, Pülverchen, Elixieren und Essenzen aller Art. Es entstand eine erotische Wissenschaft, die verständlicherweise sehr populär war und dem Bedürfnis entsprach, sich geistig nicht zu sehr anzustrengen, sondern Wissen in leicht verdaulicher Form serviert zu bekommen. Pflanzliche und animalische Düfte erregten die Begierde. Man entwarf sogar eine Art Konstitutionslehre, welche Frau mit welchem Körperbau am besten mit welchem Duft zu einer Wollustmaschine anzustacheln sei.

Das Rokoko war auch deshalb die Geburtsstunde des Parfüms. Für die kostbarsten Öle wurden Unsummen ausgegeben. Man kann sich heute selbst bei den teuersten Parfüms nicht vorstellen, von welcher Intensität die damaligen waren, da sie keine chemischen Zusätze zur Verdünnung beinhalteten. Echte Parfüms haften wochenlang, manchmal sogar monatelang am Körper, selbst wenn er gewaschen wird. Allerdings erzeugte im Rokoko die brisante Mischung aus dem permanent ungewaschenen Körper und dem lang anhaltenden Parfüm einen Gestank, der für uns jenseits aller Vorstellung liegt. Ausgerechnet das Zeitalter der Eleganz war nämlich zugleich das der widerlichsten Unreinlichkeit. Der äußere Duftzauber war nur Tünche.

Eine weitere Quelle unsäglichen Gestanks boten die ungeheuerlichen Frisuren, die Arbeit vieler Stunden. Man verzichtete darauf, sich täglich zu kämmen oder frisieren zu lassen. Selbst vornehme Damen ließen nur alle zwei Wochen einen Kamm durch ihre Haare streichen. Daher wimmelte es auf den Köpfen von Ungeziefer, ganz abgesehen von dem Gestank ranziger Pomade. Dazu gesellte sich ein oft beschriebener abscheulicher Mundgeruch, denn Zahn- und Mundpflege waren nicht bekannt.

Mehr als die Hälfte aller Menschen im Rokoko hatten Pockennarben im Gesicht und man bediente sich dicker Schminke, um diese zu übertünchen. Ferner sollten die Spuren vorhandener oder überwundener venerischer Krankheiten überdeckt werden. Das Kaschierungsmittel machte aus der Not eine Tugend, denn es enthielt oft stimulierende Zusatzstoffe, die wie Aphrodisiaka wirkten. Daneben gab es oral verwendbare Aphrodisiaka, allen voran Gewürze zum Zwecke des »reveiller le chat, qui dort«, das Wecken der Katze (= Lust), die schläft. Im Rokoko war das Heilmittel der »Spanischen Fliege« (Cantharis) sehr begehrt, die man jedoch damals mehr als Aphrodisiakum schätzte und weniger als Heilmittel bei Miktionsstörungen. Wenn die Blase undicht war, lief beim Mann der Urin in die Beinkleider und bei der Frau in die Unterröcke. Unnötig zu sagen, dass der Uringestank, vermischt mit Parfüm eine weitere Qual für die Nase war, weshalb sie denn auch aus Ohnmacht ihren Dienst oftmals versagte.

Aus den Vorbildern der Lustschlösser und »petites maisons« entwickelten sich allmählich die Bordelle. Sie hießen zunächst »maison de tolérance« oder »maison close«, dann »bordel«, was »Kleines Hüttchen« bedeutet. Man kann in den Bezeichnungen auch gut den gesellschaftlichen Abstieg von den prachtvollen Etablissements bis zur simplen Wirkungsstätte von Prostituierten nachvollziehen. Bordelle aller Qualitätsstufen waren durchaus nicht nur Orte, an denen man weibliche »Liebe« kaufen konnte, sondern auch viele Ehemänner boten ihre Liebesdienste an. Die gehobenen Bordelle wurden von eleganten Kupplerinnen organisiert, die für die Bildung der Kurtisanen sorgten. In diesen Kreisen war der Begriff der Prostituierten verpönt, denn diese zeigte sich ja draußen und stellte sich wie eine Ware in Schaufenstern aus. Das Kurtisanenwesen vollzog sich im späten Rokoko immer in den erwähnten Kreisen der Oberschicht. Wie

Casanova so treffend sagt: »*Der Dirnen bedarf man in dieser glücklichen Zeit gar nicht, weil man so viel Willfährigkeit bei anständigen Frauen findet.*«

In den europäischen Großstädten entstand eine rege Prostitutionsszene. Wegen grassierender Geschlechtskrankheiten – Gonorrhoe und Syphilis – wurden die Dirnen statistisch erfasst. In Paris gab es um 1780 40.000 gemeldete Prostituierte, in London 50.000, in Berlin dagegen waren »nur« 100 Bodelle bekannt mit durchschnittlich sieben bis neun Mädchen. Dennoch war diese Zahl wesentlich größer als im 20. Jahrhundert. Am Ausgang des 18. Jahrhunderts avancierte Berlin zu dem zweifelhaften Ruhm, Warenhäuser der Liebe anbieten zu können, das heißt alle nur denkbaren Perversionen sowie Mädchen aller damals bekannten Nationen. Vom unwissenden Kind bis zur überreifen Frau war alles zu haben. Es wurden pikante Soupers veranstaltete, bei denen nackte Dirnen servierten und es gab Folterkammern mit den jeweils neuesten Erfindungen zur sexuellen Stimulation. Nackte Bälle und Massenorgien, erotische Schauspiele, bei denen man Zuschauer und Teilnehmer zugleich sein konnte, waren »en vogue«. Die Edelbordelle waren großzügig angelegt, oft mit einem Ballsaal und einem Billardsaal, in dem man nackt Billard spielte sowie Restaurant, Privatzimmern und Café.

Dem ungeheuren Heer der Prostitution im Rokoko und den ebenso ungeheuren Anforderungen der Nutznießer entsprach ein ähnlich großes Heer von Maklern und Agenten, die den Markt mit immer neuer »Ware« versorgten. Die professionellen Kuppler und Kupplerinnen fehlten selbst in den kleinsten Städten nicht. In den meisten Fällen war der Friseur nebenberuflich auch in dieser Eigenschaft tätig, denn bei ihm traf sich die Gesellschaft und plauderte ganz unbedarft über ihre Bedürfnisse.

Indem organisierte Bordelle auftauchten, kam es aber auch zu einer gravierenden Änderung: Was vorher das allgemeine Genießen der Sinnenfreude bedeutete, wurde jetzt zum Stücklohn für Sexualbefriedigung. Das bedeutete, vorher hatte man einfach genügend Geld, um ein ausschweifendes Leben mit allen Raffinessen zu leben. Jetzt musste man in ein Etablissement gehen und für den Sex direkt bezahlen.

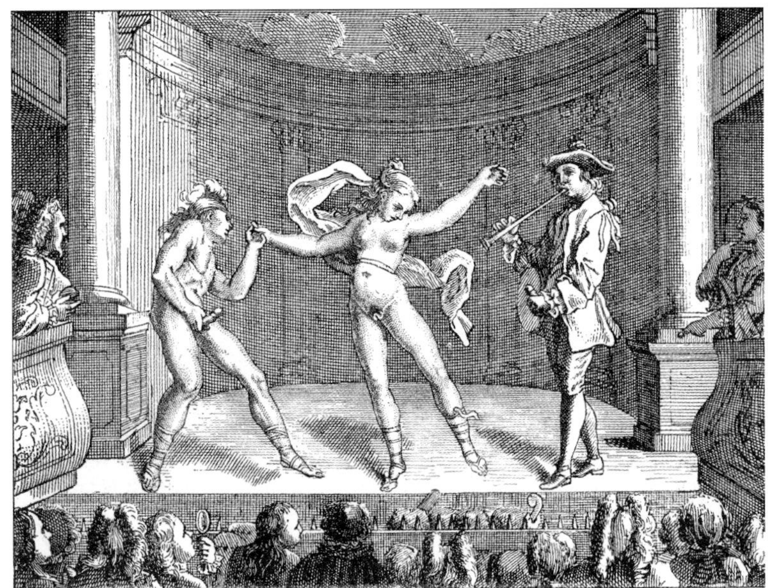

Abb. 89 Theaterszene

4.6 Theateramüsement

Neben den erotischen Vergnügungen war der Theaterbesuch das Hauptvergnügen des Rokoko. In allen Ländern galt ganz allgemein für diese Epoche, dass sich Possen und Pantomimen an die Aufführung ernster Theaterstücke anschlossen. Das Theater war die Öffentlichkeit der Gefühle, des Plakatierens von Gefühlen, deshalb huldigte man gerade in dieser Zeit der Ablehnung jeglicher Intimität. Man wollte sich nicht nur aktiv an der Galanterie beteiligen, sondern sich als Zuschauer auch passiv an der Erotik anderer ergötzen. Dieses Bedürfnis befriedigten die Possen und Komödien, deren Inhalt meist eine Art dramatisierter Pornografie war, mitunter von gröbstem Kaliber.

Wie in der Renaissance und im Barock zuvor waren Schaustück und Publikum ein Ganzes; die Bühne war nur Vollstrecker und Interpret der Wünsche des Publikums. Die auf der Bühne vorgeführten dramatisierten und getanzten Zoten wirkten auch auf die Zuschauer stimulierend. Mit den Bacchanalien auf der Bühne gingen ebensolche im Zuschauerraum einher. Die Logen waren mit Polstermöbeln üppig ausgestattet.

In den Logen gab es häufig Ruhebetten, um mit der Maitresse alsbald die eigene Glut kühlen zu können, die der Anblick der verwegenen Darbietungen und Dialoge in ihnen selbst hervorgerufen hatte.
E. Fuchs: ebenda, S. 469

Von den »Dunkellogen«, die auch in Deutschland modern waren, heißt es:

Wir haben in unsern deutschen Theatern nun auch gepolsterte Logen, die auf ein ganzes Jahr gemietet werden. Manche unserer Zuschauer wollen auch während der Zwischenakte beschäftigt sein und ihrer durch unmoralische Vorstellungen erhitzten Phantasien freien Spielraum lassen. Solche Duodramen werden durch das Vorziehen der Gardinen dem Publikum angekündigt, und wenn diese auch offen bleiben, so geht die Handlung im finstern Hintergrunde vor.
E. Fuchs: ebenda, S. 469

Die Theatergeschichte berichtet von Orgien, die in den verdunkelbaren Logen an der Tagesordnung waren. Aber auch in den unverdunkelten Logen trieb man es toll und zeigte in aller Öffentlichkeit ein schamloses Gebaren.

Im Rokoko war das Klistier eine sehr ambivalente Anwendung, die einerseits auf vielen Kupferstichen zur Darstellung pikanter Einblicke diente, aber auch in den Theaterlogen begeisterte Anhänger fand. Man mag sich kaum vorstellen, unter welchen Bedingungen hier Sex, Darmentleerung, Gestank und Obszönität eine Liaison eingingen.

Zum Theater gehörte seit Ludwig XIV. auch das Ballett. Es war nur zum Teil eine neu erwachte künstlerische Disziplin und Wiege des Spitzentanzes. Das Ballett am Hofe war noch am ehesten der Kunst verpflichtet. Doch in den öffentlichen Theatern wurde das Ballet häufig zur allgemeinen Bedürfnisanstalt für zahlungsfähige Lebemänner. Selbst die königlichen Akademien der Musik, des Tanzes und der Oper, beispielsweise in Paris und Stuttgart, waren als Harem oder »maison publique« für Prinzen und feine Herren verschrien. Die Tänzerinnen am Stuttgarter Hof rühmten sich, den gnädigen Herren mindestens einmal »zu Diensten« gewesen zu sein.

Um die Gunst eines berühmten Schauspielers, Sängers oder Tänzers rissen sich selbst die vornehmsten Damen, denn man war davon überzeugt, dass ein guter Künstler auch ein guter Liebhaber sei.

Das Theater war im Ancien Régime der große Kuppler, der alles und alle miteinander verkuppelte, die Zuschauer unter sich und die Bühne mit den Zuschauern – die erfolgreichste Zeittendenz, denn das Ideal war ja auch, verkuppelt zu werden.
E. Fuchs: ebenda, S. 475

Die Hochblüte der Oper als gigantisches Musiktheater fällt in die Zeit des Rokoko. Machen wir uns klar, dass solch erfolgreiche Komponisten wie Christoph Willibald Gluck, Joseph Haydn und Wolfgang Amadeus Mozart, die wir als Klassiker bezeichnen, aber in Wirklichkeit ihre Kunst in Rokoko-Metropolen wie Paris oder Wien schufen und Kinder ihrer Zeit waren. Die Oper vereinte auf geniale Weise alles objektiv Sinnliche in seinen gesteigerten Formen: Gesang, Musik, Tanz und Farbenpracht, zu einer harmonisch zusammenklingenden, grandiosen Einheit. Die Oper, wie wir sie heute als Genre der Kulturszene kennen, war ausschließliche Schöpfung des fürstlichen Absolutismus. Um wollüstige Liebe drehte sich der Stoff der meisten Opernlibretti, Arien und Ballettchoreografien, auch wenn wir das heute kaum noch so empfinden. Aber aus damaliger Sicht war die Oper mit ihren Balletteinlagen ein Werk der Sinnlichkeit und in Bewegung, Klang und Farbe bis aufs Raffinierteste ausgereizt. Gerade im Ballett ließen sich die Wesenszüge des Absolutismus – Prunk und Pose – ins Märchenhafte steigern. Die Sinnesreize der Wollust waren lediglich künstlerisch überhöht und hochstilisiert, indem mythische Gestalten des antiken Griechenlands auf der Bühne erschienen, mit denen sich der Zuschauer aber mühelos identifizieren konnte. Besonders verehrt wurden natürlich Gottheiten wie Venus, Diana, Apollo, Amor und Bacchus sowie Satyre und Faune. Den beiden Opernreformern Christoph Willibald Gluck und Wolfgang Amadeus Mozart ist es zu verdanken, dass außer dem Unterhaltungswert auch ernste Themen und Töne, ja, sogar spirituelle Werte der damals florierenden Freimaurerbewegung Eingang in die Oper fanden. Denken wir nur an Werke wie »Die Zauberflöte« oder »Don Giovanni«.

4.7 Die geistige Haltung

Die verschiedenartigen Dokumente einer geistigen Kultur wie Sprache, Literatur, Kunst, Theater oder Pamphlet geben Auskunft über den Zeitgeist und sind ein direkter Ausdruck des kollektiven Bewusstseins. Eduard Fuchs, der hier oft zitierte Sittenforscher, lässt in einem eigenen Band zum Thema der galanten Zeit mittels vieler Zitate aus der prosaischen und poetischen Literatur erahnen, wie umfangreich die Quellen zur Zeit des Rokoko sind. Es würde den Rahmen unseres Themas sprengen, würden wir hier ausführlicher auf diese Literatur eingehen. Was uns aber interessieren sollte, ist die geistige Haltung, die aus den Quellen spricht.

Da das Rokoko auf sinnlichen Genuss eingestellt war und alles Sinnliche in der Wollust gipfelte, war auch das Denken, Sprechen und Schreiben davon durchtränkt. Die Epoche glich einer einzigen Erotomanie; alles Geistige war in eine Atmosphäre der Erotik getaucht. Man empfand galant, man dachte galant, also sprach man auch galant. Der Wort- und Sprachschatz und der Tenor der Sprache waren einzigartig und neu. Er hatte eine solche Kraft, dass er ganz Europa beeinflusste. Bislang verwendete Worte genügten für die neuen Dinge und Erscheinungen nicht mehr. Unzählige neue Wörter und Metaphern mussten erdacht werden, die dem Zeitgeist entsprachen und zu Modewörtern werden konnten. Das Rokoko brachte eine Sprachumwälzung hervor. Nicht nur ein neuer Wortschatz entstand, sondern eine ganz neue Melodie des Sprechens, eine besondere Musik der Sprache war »á la mode«. Auch in Europa kam es nun zu einem Phänomen, das beispielsweise in Indien, China und Japan längst existierte: eine klare Trennung innerhalb der Sprache zwischen vornehmem und plebejischem Jargon. In den Jahrhunderten zuvor war die Bildungssprache im europäischen Raum stets Lateinisch und Griechisch gewesen, da die Bildung in der Hand des Klerus lag. Nun vollzog sich innerhalb des Französischen erstmals eine Unterscheidung in vornehme und niedrige Sprache. Dies ist nicht zu verwechseln mit der Verschiedenheit von Hochsprache und regionalen Dialekten, wie sie in anderen europäischen Ländern üblich war. Französisch war bereits länger eine kultivierte Hochsprache gewesen und wurde im Rokoko nur noch einmal unterteilt, so dass wir unter Berücksichtigung der ländlichen Dialekte in Frankreich drei Sprachschichten vorfinden. Dazu trug auch der Absolutismus bei, weil das Land mit Paris (bzw. Versailles) als »Nabel« zentralisiert war. Die

Standes- und Klassenunterschiede wurden so wesentlich markanter. Die herrschenden Klassen schufen sich den Salon als neuen gesellschaftlichen Mittelpunkt und entwickelten dabei eine eigene Salonsprache.

Man muss sich vorstellen, dass sich die Gesellschaftsschichten bis zum Rokoko trotz der Könige und Fürsten näher standen und das Leben mehr draußen stattfand. Der Marktplatz war der allgemeine Treffpunkt aller Schichten. Entsprechend war die Sprache eher laut. Denken wir nur an Italien, wo Lautstärke bis heute ein deutliches Element der Sprache und der Musik ist, was auch in ihrer höchsten Verfeinerung des Belcanto (Schöngesang) zum Ausdruck kommt. Auch im Englischen und Deutschen war die Tonlage der Sprache eher hoch, damit sie weithin hörbar war. Es ist durchaus spannend, sich die Lebensverhältnisse früherer Epochen auch einmal akustisch vorzustellen.

Im Zeitalter des fürstlichen Absolutismus vollzog sich nun also eine drastische Veränderung durch die Etablierung der Oberschicht-Salons. Das Sprechen verlor seinen lärmenden Charakter. Anstelle dröhnender Worte trat das Lispeln und Flüstern, das zur Geheimnis-Koketterie ohnehin besser passte. Lautes Sprechen im höfischen Umfeld galt nicht nur als geschmacklos, sondern als Ehrfurchtsverletzung und Majestätsbeleidigung dem König oder Fürsten gegenüber. Die laute, kraftvolle Äußerung ist der adäquate Ausdruck einer eigenen Meinung. Der Untertan, zu dem der Absolutismus das Volk degradierte, hatte aber keine eigene Meinung zu haben. Damit wurde leises Sprechen zum Inbegriff der Ehrerbietung und Unterwürfigkeit und zum Gesetz im Verkehr mit Behörden und Regierenden. Auch im Umgang zwischen Männern und Frauen wurde die Sprache durch die Dämpfung der Lautstärke galant – sie sollte Musik sein, mit schmeichelnden Klängen. Ein Gespräch diente der Liebkosung der Sinne, schon in der delikaten Verschleierung durch Flüstern und Hauchen lag ein Hauptteil des Genusses, den sie Sprecher und Hörer bereiteten.

Eine weitere sprachliche Entwicklung war die Aufhebung der inhaltlichen Klarheit und Eindeutigkeit. Direktheit und Deutlichkeit im Ausdruck galten jetzt als plump und anstößig, zudem unerotisch und langweilig. Da der Kontakt in den Salons enger war als auf der Straße, trat Mehrdeutigkeit an die Stelle von Eindeutigkeit. Damit wurde die Sprache sehr viel reichhaltiger, interessanter und geschmeidiger. Der geistige Genuss stand im Zentrum und die geistreiche Zweideutigkeit mit Ésprit wurde die begehrteste und am meisten geschätzte Kunst. Selbst das harmloseste Gespräch über die nichtigsten Dinge konnte bei kluger Wahl und Betonung der Worte schon Aufmerksamkeit erregen. Sprache und Sprechen sollten stets amüsant sein. Wer Meister in der Kunst war, eine vermeintlich keusche Haltung einzunehmen und dabei unterschwellig ganz unkeusch zu sprechen, war gesucht und wurde geehrt und gefeiert – als Sieger geistiger Schlachten. Wer hingegen etwas durchaus Bedeutendes zu sagen hatte, dabei jedoch den sprachlichen Anforderungen des »bon ton« nicht entsprach, wurde völlig ignoriert und als ungenießbarer Langweiler oder Pedant abgestempelt. So kam es, dass selbst ernste Fragen über Politik und Wissenschaft eine galante Note erhalten mussten, um sich Gehör verschaffen zu können. Dies war beispielsweise auch der Grund, warum man Anton Mesmer, dem Arzt und Handaufleger, kaum Aufmerksamkeit schenkte und ihn als Langweiler verpönte. Wer etwas sagte oder schrieb, musste den Hörer oder Leser unterhalten und möglichst erregen.

Auch Samuel Hahnemann, der Deutschland bekanntlich verließ, weil er bei den hiesigen Ärzten auf zu wenig Resonanz für seine Entdeckungen traf, tat sich anfangs in Paris sehr schwer, weil er in seinem sächsisch geprägten Sprachstil zu direkt wirkte. Man kann an seinen Pariser Behandlungsnotizen sehr gut erkennen, dass er sich redlich um eine sehr diskrete Art bemühte, mit Patienten der Oberschicht umzugehen. Dazu passte er sich der damals üblichen Sprache an.

Einige Beispiele aus Texten jener Zeit mögen die blumig-mehrdeutige Sprache anschaulich machen:

Berührten deine kleinen Zauberfinger
Cupidens Scepter leis´ und sanft verschämt,
Wie schlugen dann die Adern ihm,
Wie hob er sich träufelnd
Und schwoll auf von Lust zum Dank!

Aus den lustigen Erzählungen des Abbé Grécourt (Ars Erotica)

Es war der kleine Brunn, die Funken-reiche Stelle,
Wo Etna Feuer holt: die Wunder-volle Quelle,
Wo Hecklens Flammen-Fluß aus Schnee-Gebirgen quillt,
Und der dem Celadon die Adern angefüllt.

Er wusste nicht, was er vor Hitze sollt beginnen;
Er fing wie weiches Wachs vor Ohnmacht an zu rinnen;
Und hätt ich weiß nicht was, vor Raserei vollbracht,
Wenn Cloris nicht davon zum Unglück aufgewacht.
Sie stieß, noch voller Schlafs, mit ihren beiden Händen,
Den fremd und kühnen Gast von ihren weißen Lenden,
Der ihre zarte Schooß durchwühlet und verheert,
Und sprach, als sie ihn sah: Du bist des Stranges wert.

Alleine Celadon fiel gleich zu ihren Füßen
Und wusste selbige so fest an sich zu schließen,
Daß sie, was sie auch that, bei ihm darnieder sank,
Und er sie zum Gehör nach vielen Klagen zwang.

Was selbst der Götter Mund begierig hat geküsst,
Und was der Inbegriff von deiner Schönheit ist.
Es ist ja deine Schooß der Auszug aller Zierde,
Der enge Sammel-Platz der schmeichelnden Begierde.

Wen der Gedanke nicht alsobald entzündet,
Wer diesem Schooß-Altar zu opfern nicht begehrt:
Der ist viel billiger des engen Stranges wert…

Auszug aus dem Gedicht »Die Schooß der Geliebten« des Hofdichters Monsieur Bessers »an die verwittibte Hertzogin von Orleans aus dem Churhause Pfaltz« (Ars Erotica, Bd. 1)

Da im Rokoko die Sprache also primär der Unterhaltung diente, musste auch das Lernen spielerisch sein. Der vorherrschende Ton war außerordentlich frei, durfte aber nicht grob sein. Schlüpfrige Witze und anzügliche Wortspielereien waren selbst bei politischen Gesprächen üblich. Das »Découvrieren«, also das Enthüllen des Wortsinns, war ein Hochgenuss. Ein weiteres Charakteristikum war das Sprechen in der dritten Person. Dadurch konnte man alles sagen, ohne kritisiert oder angegriffen zu werden. Man schuf sich durch diese Gepflogenheit sozusagen einen neutralen Standort, von dem aus eine durchaus subjektive Meinung oder Aussage kundgetan wurde.

Bei der Betrachtung dieser Sprachverfeinerung dürfen wir nicht außer Acht lassen, dass Wortspielereien eine fröhliche und ausgelassene Atmosphäre erzeugen. Es wurde gerne und viel gelacht. Lachen ist mit der Leichtigkeit verschwistert. Nichts wurde so richtig ernst genommen und alles Schwere und Bedrückende wurde beargwöhnt.

Die Sprache als Ausdruck von Bewusstsein lässt hier erneut ein wichtiges Merkmal des psorischen Zeitgeistes erkennen. Nicht Sarkasmus oder Zynismus dominieren (wie beim sykotischen Miasma), sondern das ironisierende Spiel mit Wort und Sprache steht im Vordergrund. Natürlich gebar der neue Sprachstil des galanten Französisch auch jede Menge feinster Gehässigkeiten, aber die galante Sprache war vor allem Ausdruck für die Leichtigkeit des Seins.

Hier drei Kostproben aus dem deutschen »neuen Vademecum für lustige Leute«:

Der Hahn, den man in den Kochtopf steckt zum Kochen
Aufgedeckt, hineingesteckt,
die Knie gebogen, frisch nachgeschoben.

Definition der Nähnadel:

Ich bin steif, rund und lang, dem Frauenvolke wert,
eine jede Kammermagd des morgens mein begehrt.

Definition von Schreibfeder und Tintenfass:

Das Ding, das lang genug, wenn's eine Spanne misst,
und steif nur zu gebrauchen ist.
Vorn an der Spitze hat es einen Schlitz,
ohne diesen wär es gar nichts nütz.
Ein schräges Loch, nicht allzu klein,
da steckt man dieses Ding hinein.
Dann giebt es aus sich einen Saft,
der viele Wunderdinge schafft,
die Eine weint, die Andre lacht,
doch ja gewiss erfahren macht.
Manch Mädchen nahm es in die Hand,
die es zu brauchen nicht verstand.
Könnt ihr den dunklen Sinn nicht finden,
so rathet, doch nehmt euch in Acht,

sonst wird man dem den Mund verbinden,
der früher spricht als er gedacht.

E. Fuchs: Ergänzungsband »Die galante Zeit«, S. 236ff

An diesen kleinen Beispielen sieht man schon, dass in der geselligen Unterhaltung viel Spaß am Wortspiel und an der Doppeldeutigkeit bestand, durchaus oft völlig harmloser Natur. Es war geradezu ein Sport geworden, neue Synonyme für bestehende Begriffe zu finden. Dabei bediente man sich entweder direkt der französischen Sprache oder französisierte die Muttersprache. Das Französische selbst erfuhr eine unglaubliche Bereicherung im Wortschatz und schuf als einzige Kultur eine Sprache für die Erotik. In allen anderen europäischen Sprachen existierte diesbezüglich nur die lateinische Fachsprache oder eine Vulgärsprache.

Wir ahnen, in welcher Vielfalt sich der gesamte erotische Sprachschatz bewegte und viele Begriffe daraus versteht man erst auf dem Hintergrund des damaligen Zeitgeistes. Oft wechselten Angehörige der gehobenen Gesellschaft ins Französische, wenn es um erotische Themen ging. Um nur ein Beispiel zu nennen:

Hatte die Dame der feinen Gesellschaft in der Schweiz oder in Österreich neben ihrem Ehegatten einen Liebhaber oder gleich mehrere, gab es spezielle vornehme Hotels für das Stelldichein mit dem Liebhaber. Das nannte man nicht etwa »Rendezvous«, wie vielleicht zu erwarten wäre, sondern »Le cinq à sept«. Dazu muss man wissen, dass für die wollüstige Zweisamkeit in den Salons oder »petites maisons«, wo die Treffen stattfanden, oft zwei Stunden am Nachmittag, zwischen 17 (cinq) und 19 (sept) Uhr, anberaumt wurden. Wenn also vom »cinq à sept« die Rede war, wusste jeder Eingeweihte, dass dies nicht irgendein Termin war, sondern ein sexueller Kontakt.

Die erotisierte Sprache schuf sich auch eigene Arten der Veröffentlichung. Das Pamphlet, eine Karikatur in Wort und Bild, waren im Rokoko an der Tagesordnung. Eigentlich ist das »giftige« Pamphlet aus dem Hinterhalt eine fast unvermeidliche Konsequenz des Absolutismus, der das Recht zur Kritik ablehnt. Doch fand man dies komisch und entrüstete sich keineswegs darüber, vorausgesetzt, das Pamphlet war geistreich. Wenn schon die Wahrheit gesagt wurde, dann im »bon ton«, so dass jeder sich darüber amüsieren konnte. Jene Nuance, die einen Pamphletschreiber schnell hätte in den Kerker oder an den Galgen bringen können, war darin nicht enthalten oder gut versteckt: beißender Zynismus oder Sarkasmus. Diese Art der Schmähschrift war eine der wirkungsvollsten Waffen, wenn es der Verfasser verstand, eine skrupellose Verdächtigung zu äußern, etwas Pikantes zu enthüllen oder die Schwächen eines Herrschers so darzustellen, dass dieser dennoch sein Gesicht wahren konnte. Dazu brauchte er einen scharfen Verstand und musste ein Meister des Wortes sein. Viele Pamphlete waren primitiver Natur, vor allem, wenn sie aus den Reihen der Bürger kamen, die mit Recht die Missstände anklagten. Doch nur der Ton machte die Musik und man musste die Sprache der Oberschicht kennen und verstehen, wollte man auch nur einen Hauch von Veränderung bewirken. Ansonsten wurde man einfach nicht gehört oder als »lästige Fliege« gar eliminiert. Der große Schatz französischer Schmähschriften zeigt, dass Paris die Hochschule des verbalen Esprit und des schlagfertigen Witzes war. Die Pamphlete wurden meist in Reimform »durch die Blume« verfasst und ließen an Zweideutigkeit nichts zu wünschen übrig.

Hier das Beispiel eines »Paternoster des Jammers«, ein Pamphlet gegen den verhassten König Ludwig XV.:

Vater unser, der du in Versailles bist,
geheiligt werde dein Name nicht mehr;
dein Thron ist sehr erschüttert. –
Dein Wille geschehe nicht mehr,
weder im Himmel noch auf Erden.
Unser täglich Brot gib uns heute wieder,
das du uns gestohlen hast;
und vergieb unserm Parlement,
das die Gesetze verteidigt hat,
wie wir vergeben deinen Ministern,
die sie vernichten wollen.
Laß dich von der Du Barry nicht mehr in Versuchung führen,
sondern erlöse uns von dem Kanzler! – Amen.

Als Ludwig XV. starb, entstanden unter anderem folgende Grabschriften:

Hier ruht Ludwig – Gott schenk ihm die Ruh!
Man sagt, er war gut. Fragt sich nur, wozu.

Oder

Hier ruht Ludwig, genannt der Fünfzehnte,
und von den »Vielgeliebten« der Zweite,
Gott schütze uns vor dem Dritten!

Auf den »Vielgeliebten« kamen Ludwig XVI. und vor allem Marie Antoinette an die Reihe. Diesen beiden gegenüber bot zuerst das Ausbleiben der Nachkommenschaft ein dankbares und darum immer wieder von neuem aufgegriffenes Motiv in zahlreichen Spottgedichten.

Je kritischer sich die allgemeinen politischen Zustände Frankreichs im Zeitalter Ludwigs XVI. gestalteten, und je mehr sich die Revolution vorbereitete, umso größer schwoll die Zahl der Pamphlete an und umso heftiger wurde die Sprache.

E. Fuchs: ebenda, S. 256ff

4.7.1 Die Selbstreflexion im Rokoko

Ein Letztes möchte ich in diesem Kapitel noch beleuchten: Wie reagierten die Chronisten der Zeit? Aufgrund der ungeheuren Fülle gedruckter Literatur kann man sagen, dass die Chronisten im Rokoko eine vorher nie vorhandene Qualität vorweisen und auch dafür gesorgt haben, dass wir heute einen sehr guten Eindruck vom Zeitgeist bekommen können. Zur Aufgabe des Chronisten gehörten nicht nur schriftliche Zeugnisse, sondern auch bildliche. Die Aufgabe der Kunst folgt immer dem Prinzip, die Haupttendenzen ihrer Zeit ideologisch zu erklären – im Rokoko der grenzenlose Lebensgenuss. Diese Tendenz konnte umso reiner zur künstlerischen Form werden, je mehr alle anderen Tendenzen ausgeschaltet waren. Außerhalb der herrschenden Klasse gab es auch keine Abnehmer von Kunst. So diente auch die Kunst ausschließlich dem Amüsement, dem Vergnügen und der Stimulation. Aus dieser Sicht konnte die Verherrlichung der Daseinsideale keine wirkliche nüchterne Chronik hervorbringen. Die Künstler jener Zeit, auch solche berühmten Geister wie Haydn oder Mozart, dachten ausschließlich mit dem Gehirn ihres Auftraggebers. Darum atmen die bildlichen oder klanglichen Auftragswerke eine Atmosphäre der reinen Grazie, der Anmut und Eleganz, des Charmes und des zauberischen Wohlklangs – denn das waren die Ideale der Genießenden. Das Tragische, das Entsetzliche oder der Hass wurden in der Kunst des

Ancien Régime eliminiert. Wollte ein Künstler einen Auftrag erhalten, musste er solche Elemente tunlichst vermeiden. Die Werke des größten Rokokomalers de Greuze strotzen von freimütiger Verherrlichung des Lasters. Ein Genie wie Wolfgang Amadeus Mozart schrieb leicht verdauliche Werke für den französischen Hof, die noch heute ihre künstlerische Gültigkeit haben. Auch die Fabeln von Lafontaine waren gesellschaftskritische Poesie, die nur deshalb so großen Anklang fanden, weil sie mit äußerst galanten Bildern illustriert waren, so dass Lafontaine trotz der oft beißenden Kritik salonfähig blieb. Seine Fabeln sind übrigens in heutigen Ausgaben von eindeutigen Elementen der Ars Erotica gesäubert, weshalb wir nur ahnen können, welche Rolle sie einst spielten und was der Verfasser dabei riskierte.

Sollte man also der Arroganz erliegen, der dem Genuss verfallenen Oberschicht kein Kunstverständnis zuzugestehen, versteht man nichts vom Rokoko. In dieser Epoche erreichte die bildende und darstellende Kunst ein Niveau, das wir heute noch anbeten und das Maßstäbe für die folgenden Epochen gesetzt hat – trotz Wollust und Dekadenz! Oder vielleicht gerade deshalb?

Der Künstler war zweifelsfrei von den Aufträgen der Herrschaftsschicht abhängig und somit auch deren Launen ausgesetzt, aber auch zur Höchstleistung herausgefordert. Im Rokoko erwuchsen für den bildenden Künstler zwei Aufgaben: Bei der Wahl seiner Themen musste er vornehmlich pikante Motive wählen und jede Situation, auch die normalste oder neutrale, erotisch verbrämen. Die Maler, Kupferstecher und Buchdrucker wussten, dass alles Nichterotische als langweilig empfunden wurde und dass nicht die Wahrheit einer Situation maßgebend war, sondern ihre pikante Note. Auf diese Weise wurden alle alltäglichen Gegenstände in phallische oder weibliche Symbole verwandelt oder mit erotischen Szenen verziert. Die Erotik musste allgegenwärtig sein, denn nur durch diese »Brille« wollten die zahlenden Kunden schauen.

Wir machen uns heute keinen Begriff, was dies für das damalige Handwerk und Kunsthandwerk bedeutete und wie sehr die Nachfrage den Fortschritt emporhob. Kein Wunder, dass es allen Herstellern von erotisierenden Gegenständen gut ging und die große Konkurrenz das Geschäft und den künstlerischen Ehrgeiz belebte.

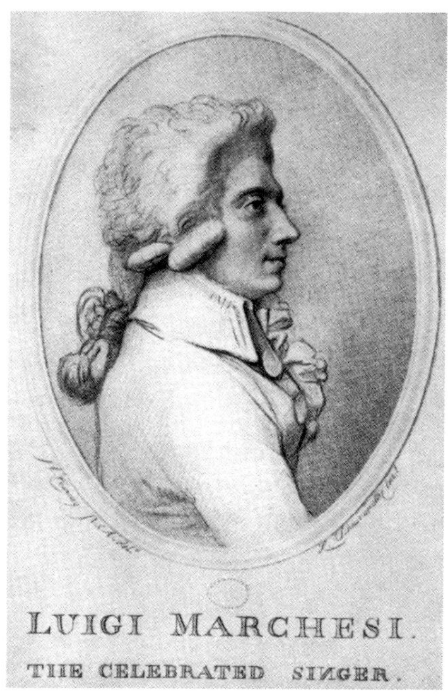

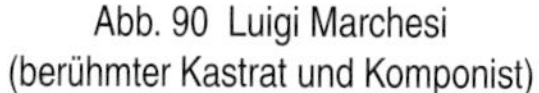
Abb. 90 Luigi Marchesi
(berühmter Kastrat und Komponist)

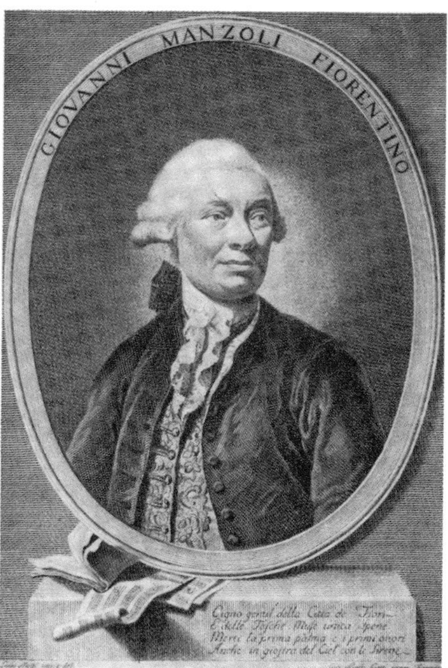

Abb. 91 Giovanni Manzuoli
(Kastrat, Komponist und Kastratenausbilder)

4.8 Die Haltung zum Kastratentum

Obgleich ich auf das von 1490 bis 1906 bestehende Phänomen der Kastration schon im Rahmen des Barockzeitalters ausführlich eingegangen bin, muss an dieser Stelle die Haltung der Gesellschaft des Ancien Régime zu diesem Phänomen noch einmal besonders erwähnt und gewürdigt werden. Die Bühnengiganten der Kastraten wurden, sowohl in körperlicher als auch gesanglicher Hinsicht, in ganz Europa gefeiert. In der ersten Hälfte des 18. Jahrhunderts standen die internationalen Sängerstars in der absoluten Hochblüte ihrer Kunst und wurden an alle Opernbühnen eingeladen. Jeder bekannte Komponist huldigte den Stars und komponierte für sie maßgeschneiderte Arien. Jeder bekannte Librettist achtete darauf, die individuellen Fähigkeiten eines Stars zur Geltung zu bringen und wählte entsprechende Heldenfiguren. Der »Primo uomo«, die männliche Diva, war zunächst stets der Sopranist, der Kastrat. Dann jedoch taten sowohl Johann Sebastian Bach als auch Christoph Willibald Gluck und Wolfgang

Amadeus Mozart erste Schritte, das damals geltende Verbot der Frau auf der Bühne zu brechen, indem die Arien sowohl von Kastraten als auch von Frauen gesungen werden konnten. Dies ist ausschließlich dem Genie jener Komponisten zu verdanken und der unbestrittenen Qualität ihrer Musik. Besonders Mozart war hier sehr geschickt, indem er in den Opern die Hosenrolle einführte und damit dem Geschmack des französischen Hofes sehr entgegen kam. Eine Frau in der Männerrolle bedeutete höchste Erotik. Was in Paris, Versailles oder Fontainebleau gut ankam, wurde schließlich in ganz Europa tonangebend.

Die Oper lebte vom Belcanto, einer sowohl auf Lautstärke als auch auf Virtuosität ausgerichteten Stimme, denn die Opernhäuser wurden immer größer und der Lärm darin (ganz anders als heutzutage) ebenfalls, weil man, wie schon erwähnt, im Theater aß, liebte und sich unterhielt. Nur wenn der Star auftrat, wurde es vorübergehend leiser. Italien ist sowohl die Heimat des Belcanto als auch des Kastratentums; von hier ging der für uns unvorstellbare Siegeszug der Sängerstars aus, mit höchsten Gagen, die durchaus mit denen unserer heutigen Popstars zu vergleichen sind. Was also die Qualität des Operngesangs anging, war Italien für ganz Europa tonangebend. Sogar England war zu jener Zeit sehr frankophil und lud alle großen Kastraten nach London ein. Sie traten nicht nur in den Opern auf, sondern waren auch begehrte Privatlehrer für die »haute volée«. Die Kastration von Jungen war in England selbst kategorisch verboten; man begnügte sich mit dem Nervenkitzel, das männliche Neutrum aus anderen Ländern zu erleben und genoss seine hervorragende Bildung. In den Opern sangen die Kastratenstars ebenfalls in den Hauptrollen und nur in den Nebenrollen agierten auch englische Sänger, die den italienischen Belcanto allerdings ebenso beherrschen mussten, um neben den Kastraten zu bestehen.

Die Situation in Frankreich selbst war eine vollkommen andere. Die Verfeinerung der Hofsprache, das leise Parlieren und der hauchige Ton boten keine Voraussetzung für eine entsprechende Gesangskunst. Das Singen mit der Naturstimme, das heißt, ohne irgendeine Gesangstechnik, war »á la mode«, und die konnte keinen Saal füllen. Das übliche Gesangsgenre war hier das Lied (chanson) oder das kleine Kammerensemble. Für die großen Opern lud man dagegen bekannte Solisten und somit auch Kastraten ein. Frankreich war und ist das einzige Land ohne Belcantotradition, während überall sonst in Europa der italienische Gesangsstil maßgebend

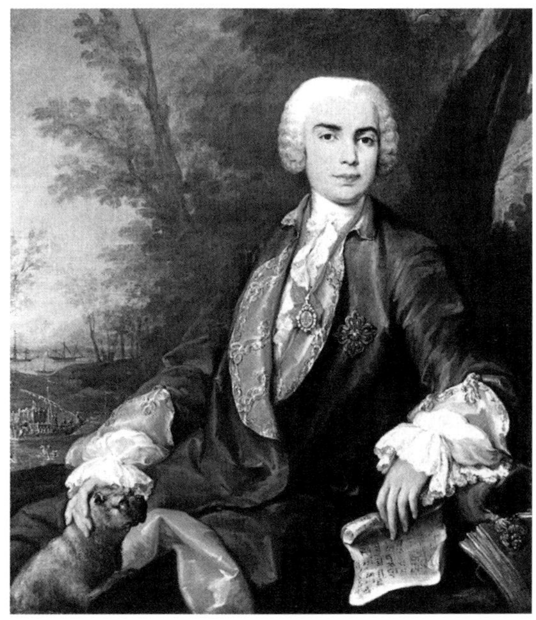

Abb. 92 Carlo Broschi alias Il Farinelli, der berühmteste Kastrat aller Zeiten

bzw. tonangebend war. Wie unschwer zu erraten ist, fand man im Ancien Régime die Idee, einen Jungen zu kastrieren, empörend und lehnte sie genau wie England kategorisch ab. Dennoch übten die Kastraten auch in Frankreich eine ungeheure Faszination vor allem auf die Damenwelt aus. Der Kastrat wurde zum heimlichen Inbegriff des galanten Rokoko und spiegelte das kollektive Bewusstsein perfekt wider. Auch wenn nicht jede Frau der Oberschicht direkten Kontakt mit einem Kastraten hatte, so wusste man von seiner gleichzeitigen Liebesfähigkeit und Zeugungsunfähigkeit und sehnte sich nach einem Stelldichein.

Die Betrachtung des Rokoko muss den Kastraten einbeziehen, weil eben nicht nur die Frau zu einem Luxusgeschöpf hochstilisiert wurde, sondern auch der Mann – in Gestalt des Kastraten. Die sexuelle Libertinage, die Genusssucht und die Erschaffung einer Traumwelt, in der nur Spiel und Spaß herrschten, waren eng verbunden mit der Entwicklung der Oper. Die Oper ist ein gigantischer Spiegel, in dem sich alle körperlichen, emotionalen und mentalen Bedürfnisse des Zeitgeistes sammeln und erkennen lassen. Die Entwicklung dieses Spiegels zu einem prunkvollen Schaustück war von einer unbändigen schöpferischen Energie getrieben, die einem Höhepunkt an Perfektion zustrebte. Sie zog alle anderen Künste – Schauspiel, Ballett, Malerei, Dekoration, Bühnentechnik – mit in ihren Bann und forderte auch hier höchste Qualität. Die Tatsache der 350 Jahre langen Kastrierung von Jungen einerseits und der Inquisition und Verbrennen von Frauen auf dem Scheiterhaufen andererseits zeigt, wie tief die Wurzeln der Unterdrückung reichen. Da aber die schöpferische Energie im-

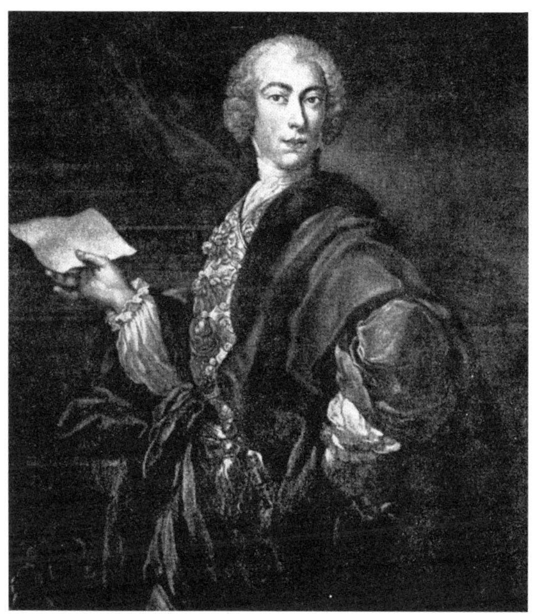

Abb. 93 Angelo Maria Monticelli, einer der großen Frauendarsteller

mer überlebt, weil sie Lebensenergie ist, sucht sie sich ihre Überlebensmöglichkeiten. Das Schreckliche und Kranke kann nur überlebt werden, wenn es in ein »verdauliches« Maß gebracht und transformiert wird. Hierbei spielen die vom menschlichen Bewusstsein geschaffenen Kunstwerke eine bedeutende Rolle, weil Kunst mit Transformation zu tun hat. Aus diesem Blickwinkel ist es verständlich, warum zeitgleich zu unendlichem Elend eine große Kunst entstehen kann, denn sie ist die Lösung, die Heilung. So betrachte ich auch das Rokoko als gelungenen Versuch der menschlichen Natur, eine Lösung für den schöpferischen Druck in der Kunst einerseits und die sexuelle Unterdrückung andererseits zu finden. Wenigstens für knappe hundert Jahre verlor alles Gültige der Moralvorstellungen und ihrer klerikalen Wächter an Bedeutung und alles war erlaubt.

4.9. Die Musik des Rokoko

Wenn wir im Rahmen der Miasmen aus kulturhistorischer Sicht die Musik des Rokoko beleuchten wollen, so müssen wir uns drei Charakteristika des psorischen Zeitgeistes in Erinnerung rufen:

1. Alles soll leicht und unterhaltsam sein,
2. Eleganz und Verfeinerung,
3. Die Erotisierung des gesamten Lebensbereichs.

Die »Koloratur«, die verzierte, virtuose »Färbung« einer Melodie stellte zwar hohe Anforderungen an die Sopranstimme und die hohen Soloinstrumente (Geige, Flöte, Oboe, Cembalo, Harfe usw.), aber es durfte nicht nach Anstrengung klingen, sondern sollte leicht und locker »herüberwehen«. Selbst Etüden (Tonübungen) zum Erlernen eines soliden Musikhandwerks waren unterhaltsam aufbereitet, weil die Lernenden sonst schnell die Lust verloren hätten. Der psorische Mensch hat keine Ausdauer und braucht viel Abwechslung.

(15) *Ein Beispiel für die beliebte Doppeldeutigkeit und Erotisierung von Sprache und Musik ist die Romanze »La Comtesse des Saulx«, in Begleitung eines weiteren Lieblingsinstruments der Zeit, der »Barockgitarre«. Im Text heißt es:*

Zarte Herzen, ich werde euch, ohne zu weinen, erzählen
von den Unannehmlichkeiten, Ärgernissen und üblen Gerüchten,
unter denen die Comtesse des Saulx zu leiden hatte.
Von solcher Schönheit, Anmut und Tugend,
von solchem Glück gesegnet, sie, die Schwester des Lüstlings Olivier,
Helas! Warum sie nicht heiraten?!

Diese Verse klingen wie eine Mitteilung des neuesten »Tratschs«, des neuesten Gerüchts, das im Rokoko höchsten Unterhaltungswert genoss – zweifellos in eine sehr annehmbare musikalische »Preziosa« gekleidet. Interessant ist, wie im ersten Teil die vermeintlich traurige Nachricht in Moll (a-moll) vermittelt wird, während der zweite Teil, der enthüllt oder zumindest ahnen lässt, wer die adelige Dame wirklich ist, in Dur (A-Dur) komponiert ist. Das ist Textausdeutung auf kleinstem melodischem Raum, wie man es erst im Barock, dann in der Kammermusik des Rokoko, liebte.

Die größere musikalische Form mit dem höchsten Unterhaltungswert war, wie schon gesagt, die Oper. Diese Form dürfen wir uns nicht wie aus einem Guss vorstellen, sondern sie hatte ihre »Schlager« oder »Hits«, die von den »Stars« (meistens Kastraten) zelebriert und vom Publikum bejubelt wurden. Possen und Ballette sorgten für auflockernde Unterhaltung und unterbrachen die Handlung, damit etwaige tragische Themen abgemildert wurden.

Die beiden Form- und Stilelemente waren das Rezitativ (der Sprechgesang) und die Arie. Im Rezitativ wurde das Drama der Handlung erzählt, während in der Arie der Gemütszustand beschrieben wurde. Wir erinnern uns, dass diese Polarität insofern typisch für die Lichtseite des sykotischen Miasmas ist, als sich der emotionale Stau (Rezitativ) in das Meer der Gefühle (Arie) ergießt und es deshalb zu einer Lösung und nicht zu einer überschießenden Reaktion kommt.

(16) *Einer der Kastraten-Hits des Rokoko war die Arie »Care luci del mio bene« (»Schöne Augen meiner Liebsten«) von Tommaso Traetta (1727-1779), in der die erwünschte Leichtigkeit und harmlose Dramatik der Unterhaltung zum Ausdruck kommt. Traetta komponierte zwar gemäß dem Geschmack seiner Zeit für Kastraten, aber er galt auch als der fortschrittlichste Komponist, weil er bereits mehr Frauenstimmen einsetzte und wie Antonio Vivaldi Mädchen in Venedig in Musik unterrichtete.*

5. Die Seuchenkrankheiten des Rokoko

5.1 Die Krätze – Zeichen mangelnder Hygiene

Wenn es auch bei einem Miasma nicht primär um die reale Krankheit geht, sondern um den Geist, der eine bestimmte Krankheit ruft, so ist es doch auch aus epidemiologischer und miasmatischer Sicht interessant, welche seuchenartigen Phänomene zu einer Zeit grassieren und welche Krankheit aus dem Sumpf menschlichen Leidens besonders herausragt. Im Rokoko war dies die Krätze (Scabies), die auf einem Milbenbefall beruht.

Die Milben bevorzugen spezielle Körperstellen: Es sind dies vor allem die zarten Hautfalten zwischen den Fingern, die vorderen Achselfalten, die Streckseiten der Ellenbogengelenke, die Gegend der Geschlechtsteile, der Warzenhöfe, des Nabels, ferner Hautstellen, die anhaltendem äußeren Druck ausgesetzt sind, z.B. Schnürfurchen von Kleidern, Riemen, Gürteln, und die Gesäßhaut... In der befallenen Hautregion graben sich die Milben Gänge und rufen dadurch einen starken Juckreiz hervor. ...Besonders stark ist das Jucken unmittelbar nach dem Schlafengehen, da sich die Milben in der Bettwärme lebhafter bewegen. Die hierdurch verursachte Schlaflosigkeit kann bei nervösen Personen zu einer ernsten Störung des Wohlbefindens führen.
Durch den Reiz, den die Milben und ihre Ausscheidungen auf die Haut ausüben, kommt es in der Umgebung der Gänge zu Entzündungen. Oft entstehen Bläschen und Pusteln, die mitunter auch vereitern. ...Bei sehr torpiden Personen, die sich wenig kratzen, bei Hautanästhesie (daher bei Leprösen) können sich die Borkenmassen auf der Haut so anhäufen, dass sie eine Höhe von mehreren Zentimetern erreichen. ...Die Skabies ist sehr oft in verschiedenen Epochen zum Doppelgänger vorherrschender Hautausschläge (Lepra, Pocken, Lues) geworden.
S. Winkle: Kulturgeschichte der Seuchen, S. 1050

Schon im frühen Mittelalter hatte man erkannt, dass die Erreger in den Milbenhügeln sitzen und sich damit beholfen, sie mit einer Nadel herauszuholen. Als Heilmittel wurden meist Salben mit den Wirkstoffen Schwefel und Quecksilber eingesetzt. Nach der Entdeckung Amerikas kam es zu einer Verwirrung, da auch die rapide sich verbreitende Syphilis heftige Hautausschläge erzeugte, so dass man sie zunächst ebenfalls für eine besondere Art von Krätze hielt und »Scabies grossa« nannte. Die erfolgreiche Wirkung von Quecksilbersalben sowohl bei skabiösen als auch luetischen Hautausschlägen bestätigte die vermeintliche Verwandtschaft beider Krankheiten. Folglich wurden Krätzekranke und Syphilitiker in den Spitälern des 18. Jahrhunderts zusammen eingesperrt und behandelt. Erst als man aus seuchenprophylaktischen Gründen die öffentlichen Badestuben schloss und mit der Zeit die Körperreinigung mit Wasser generell unüblich wurde, wurde deutlich, dass es sich um zwei grundverschiedene Krankheiten handeln musste.

Die Verpönung des Badens im Zeitalter der Gegenreformation vermochte zwar die Verbreitung der Lues nicht einzudämmen, sie bewirkte aber durch Vernachlässigung der Körperkultur ein noch nie dagewesenes Überhandnehmen der Krätze. ...es war erschreckend, wie selten man selbst in den vornehmsten Kreisen die Unterwäsche wechselte... Noch Ende des 19. Jahrhunderts klagte Hufeland über die Wasserscheu seiner Landsleute: Bei weitem die meisten Menschen empfangen außer dem Bade der heiligen Taufe in ihrem ganzen Leben die Wohltat des Bades nicht wieder.
S. Winkle: ebenda, S. 1059

Aus diesen Worten ersehen wir, dass

- die Krätze *die* dominierende Krankheit im Rokoko war
- die Krätze keine Elendskrankheit war, sondern wegen mangelnder Hygiene in allen Gesellschaftsschichten vorkam

War in Mittelalter und Renaissance das Wasser zur Körperreinigung stets gelobt worden, so war genau dies jetzt verpönt; selbst ein weit blickender Geist wie Goethe wetterte gegen den Gebrauch des Wassers. Also stank man vor sich hin, ohne Anstoß daran zu nehmen und erhob diese Haltung zum Glaubenssatz.

Die ersten wissenschaftlich arbeitenden Hygieniker, die so genannten »Vitalisten«, stammen bereits aus jenem 18. Jahrhundert. Sie proklamierten für die Krätze die nahe liegende Lösung, nämlich sich zu waschen. Doch, was im gesellschaftlichen Bewusstsein nicht präsent ist, kann sich nicht manifestieren. Daher stießen die Hygieniker auf taube Ohren. Für das Verständnis der hygienischen Situation im Rokoko muss man wissen, dass die aus dem griechischen Altertum stammende Vier-Säftelehre nach wie vor ein unerschütterliches Bollwerk der damaligen Schulmedizin gegen die neuen Ideen und Beobachtungen darstellte und dies jeglichen medizinischen Fortschritt enorm behinderte. Den Vitalisten ist es zu verdanken, dass den unsichtbaren Gerüchen und Ausdünstungen des Körpers überhaupt mehr Beachtung geschenkt wurde; daraus entstand eine olfaktorische Lehre, die den Gestank bis ins kleinste Detail differenzierte. Diese neue Wissenschaft forderte sogar etliche Todesopfer, weil die Gase der großen Latrinen an der Seine (Paris) giftig waren. Den Bemühungen der Vitalisten, die Funktionen des Körpers und seiner Absonderungen besser zu verstehen, stand massiv der Volksglaube im Weg:

Intensive Ausdünstungen, Zeichen einer starken Animalisierung, bezeugen die Manneskraft des Individuums oder des Volkes. Damit wird uralten therapeutischen Verfahren eine wissenschaftliche Grundlage geliefert. Der Tradition gemäß war in den mit Jungtieren bevölkerten Viehställen das Heilmittel gegen alle Übel einer unzulänglichen Animalisierung zu finden. Der alternde David hatte durch die Anwesenheit nackter junger Mädchen in seinem Bett wieder zu Kräften gefunden... Manche alten Schullehrer erklären sich überzeugt von der wohltätigen Wirkung der jungen Luft der Schulknaben in den Klassenzimmern.
A. Corbin: Pesthauch und Blütenduft, S. 55

Der größte Teil der Ärzteschaft wetterte heftig gegen die Vitalisten und machte paradoxerweise den leichtfertigen Umgang mit Wasser sogar für mancherlei Missstände verantwortlich: Allzu häufige Waschungen, insbesondere aber Bäder, schwächten die »Animalisierung« (das ist schon insofern unrichtig, als die Ungewaschenen wie Tiere stanken) und damit die sexuelle Lust und Fähigkeit. Sie behaupteten, durch Waschen werde zwar die Haut sauber und die starken Ausdünstungen ließen nach, aber auch die Libido schwinde.

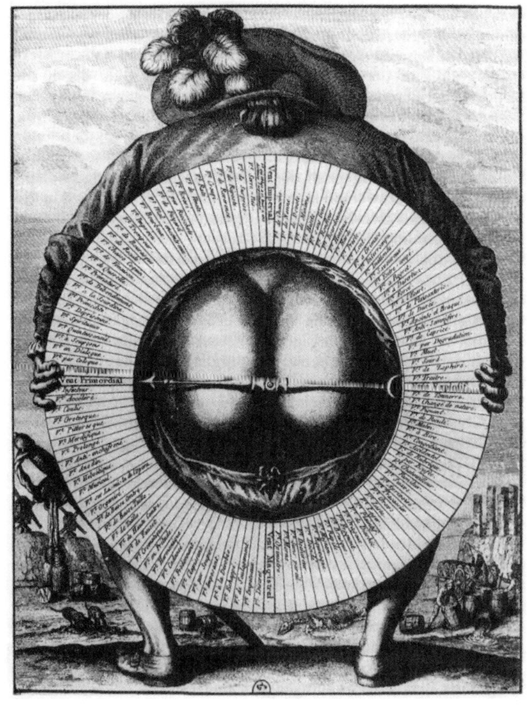

Abb. 94 Geruch-Kompass

In dieser durch und durch erotisierten Zeit plädierten sie stattdessen für die »Aura seminalis« (Spermageruch), weil durch ihn die Verführungskraft erhalten bliebe. Sie warnten die Städter vor dem »Luxus der Sauberkeit«, der bei Wöchnerinnen und schwitzenden Kranken unheilvolle Folgen hätte. Mit vielen wissenschaftlichen Belegen nährten sie den Glaubenssatz, dass die von den Ausscheidungsorganen abgesonderten Sekrete zu einer unverwechselbaren, individuellen Atmosphäre beitrugen.

Merkwürdigerweise nimmt die medizinische Wissenschaft der damaligen Zeit kaum Notiz von den spezifischen Geruchseigenschaften, die dem Temperament oder auch der Haut- und Haarfarbe zugeschrieben werden. Gewiß, man spricht vom besonderen Geruch der leicht aufbrausenden Hitzköpfe und dem scharfen Geruch der Rothaarigen, aber nur nebenbei, als handele es sich um eine Selbstverständlichkeit. Da die Leidenschaften auf die Körpersäfte einwirken, beeinflussen sie auch den individuellen Geruch. Manche wirken langsam, aber in der Tiefe; sie hemmen die organischen Bewegungen, behindern die Sekretionen: so hören die Traurigen allmählich auf zu riechen. Andere setzen sich schlagartig durch, in regelrechten Schüben, und fordern heftige Geruchsabsonderungen heraus. Zorn regt die zersetzende Gallentätigkeit an und äußert sich in stark riechendem Atem. Angst und Schrecken verleihen dem Achselschweiß eine widerwärtige Nuance, Stuhl und Blähungen werden unerträglich.
A. Corbin: ebenda, S. 57

Diese ärztlichen Befürworter des animalischen Geruchs beklagten eigentlich nur ein Problem: die Wortarmut, um die unzähligen Nuancen des Gestanks zu benennen. So differenzierten sie zum Beispiel, wie eine eiternde Wunde riecht, wenn der Patient ruht und wie sich der Geruch unterscheidet, wenn er sich aufregt. Davon leiteten sie auch die Qualität der Wundheilung ab. Ferner widmeten sie sich dem Zusammenhang zwischen der Ernährung und dem Geruch der Ausscheidungen und empfahlen Diäten, um diese zu korrigieren bzw. zu harmonisieren. Diese Erkenntnisse und die Methode der akribisch differenzierenden Beobachtung flossen sicherlich auch in Hahnemanns wissenschaftliches Denken ein und zeigen sich in der genauesten Unterscheidung von Symptomen und Modalitäten. Gerade in Bezug auf Geruchsqualitäten weist die alte Homöopathie eine olfaktorische Palette auf, die wir heute leider kaum noch nutzen.

Nahe liegender Weise interessierten sich die Mediziner des Rokoko darüber hinaus für die Phänomene der Wollust und des Ekels. Sie unterschieden einerseits auf der emotionalen Ebene zwischen Sympathie und Antipathie

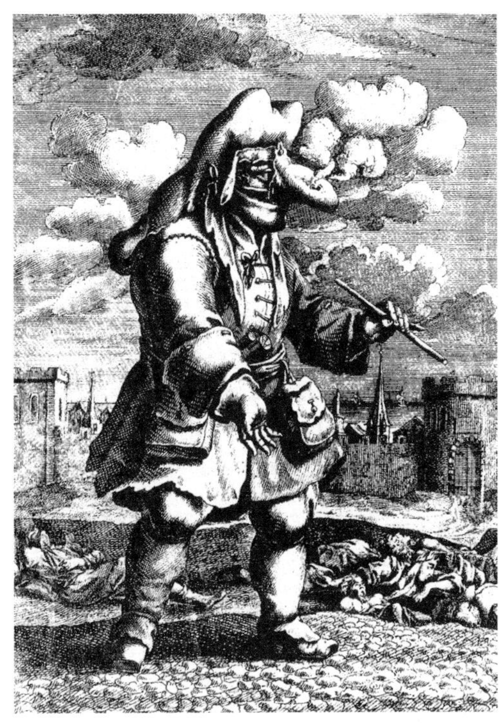
Abb. 95 Der »Pestarzt«

und nahmen andererseits aber auch die Ansteckungsgefahr ernst. Auch hier bildeten sich zwei Lager unterschiedlicher Auffassung, die Sympathisten und die Moralisten. Die »Sympathisten« kaprizierten sich auf unzählige Nuancen der Spannung, wie die »Fasern der sympathischen Materie«, die als »Ausdünstungsstoff« verstanden wurde, zwischen Mann und Frau wirken. Damit war die »animalische« Anziehungskraft zwischen den Geschlechtern gemeint. Das Menstruationsblut nahm hierbei eine besondere Stellung ein, denn man hatte beobachtet, dass dieses Blut Metall verfärben kann (!) und war sich sicher, dass der Geruch und die Oxydationsfähigkeit Zeichen der Fruchtbarkeit waren und der Mann deshalb begierig wurde, eine menstruierende Frau zu begatten.

Den weiblichen Ausdünstungen wurde eine starke Verführungskraft zugeschrieben, denn der Geruchssinn antizipiert Verliebtheit und erschafft Begierde. Die »aura seminalis« (Samengeruch) des Mannes wiederum schürte die Begierde der Frau.

Das Modell der tierischen Brunft geht den Ärzten nicht aus dem Kopf. Sie sind und bleiben überzeugt, dass der verführerische Reiz viel mit dem Geruch der Regel zu tun hat... Aus der Sicht der montepellierschen Vitalisten bezeugt die Frau in diesem Augenblick des Zyklus die ganze Lebenskraft der Natur. Sie scheidet stark animalisierte Produkte aus, verlockt die Männer zur Befruchtung, verströmt die Reize der Verführung.
A. Corbin: ebenda, S. 64

Es war allgemein bekannt, dass weibliche Tiere erst nach vollzogenem Koitus mit einem besonderen Geruch behaftet sind. Daraus zog man den Schluss, dass der Geschlechtsverkehr die Weiblichkeit in jeder Hinsicht vollende.

Dagegen wetterten nun die Moralisten. Sie tischten ihrerseits viele Argumente auf, denen zufolge exzessiver Geschlechtsverkehr die Säfte der Frau zum »Zusammensturz« bringe und die Zersetzung der Flüssigkeiten im Körper zu einem unerträglichen Gestank führe. Man brandmarkte natürlich besonders die Prostituierten mit diesem Makel und nannte sie »Les putains«, die »Stinkenden«. Damit wurde auch die Überzeugung gerechtfertigt, dass Prostituierte gefährliche Wesen seien. Hier schloss sich die zweite Wirkungsebene an, jene von Ekel, Ansteckung und Infektion. Es war im Rokoko zwar bekannt, dass man sich bei Prostituierten anstecken konnte, doch nur als Vorläufer eines Verständnis, dass es eigene Geschlechtskrankheiten gab und die Übertragung durch den Koitus selbst geschah. Auch hier war die altertümliche Säftelehre das größte Hindernis, die eigentlich kontagiöse Ursache bei Tripper und Syphilis zu erkennen.

Die Vitalisten schritten weiter mutig voran und analysierten minutiös die Gerüche in kleinen und großen Räumen, in Hospitälern, Gefängnissen, auf Schiffen, Märkten, in Schulen, Klöstern und Kirchen – kurzum überall dort, wo Menschenansammlungen waren. Die Tod und Krankheit bringenden Gerüche wurden »Miasma« genannt – aus diesem Hintergrund stammt unser heutiger Begriff. Da die Gerüche zumeist aus der Erde und aus den Leibern strömten, verwendete man den Begriff des Miasmas für giftige Ausdünstungen als solche. Den Vitalisten war nicht zuletzt auch eine Sensibilisierung des Geruchsorgans zu verdanken: Die Toleranzschwelle für den Gestank wurde gesenkt und das Unerträgliche neu definiert. Es hieß zum Beispiel, dass die Pariser das essen, was schon vom Geruch her Übelkeit erzeuge. Überhaupt wurde die Gesundheit immer mehr darüber definiert, dass schädliche Gerüche ausgemerzt werden müssten. Da kein Licht ohne Schatten ist, nimmt die mit der Zeit aufkommende Hysterie nicht weiter wunder, der zufolge jetzt überall nach schlechten Gasen und Gerüchen gefahndet wurde und plötzlich alles und jedes als »Odeur« (Gestank) bezeichnet wurde. Erstmals kam es so zu heftigen Auseinandersetzungen zwischen den städtischen Kloakenreinigern und den Bürgern. Das Ausschlämmen der Senkgruben wurde nun als eine »abscheuliche Marter« bezeichnet. Die Entrüstung über die großen

Sammelgruben flammte überall in Frankreich auf. Unrat und Schlamm beleidigten die neue Sensibilität. Der Zorn der Bürger erhielt eine neue Zielscheibe: die Verursacher des Gestanks. Die logische Folge wäre nach unserer modernen Auffassung einfach eine bessere Hygiene durch Körperpflege und Wasser gewesen. Aber was war im Rokoko schon logisch?! Vor die einfache Lösung kam zunächst die, die nach damaliger Auffassung am wenigsten den Genuss und die Wollust behelligt, sondern sogar noch zu ihrer Steigerung beiträgt: das Parfüm. Damit konnte sich die Oberschicht, die sich alleine die teuren Parfüms leisten konnte, zudem noch deutlicher vom stinkenden Volk abheben – was bei Wasser und Seife kaum möglich gewesen wäre. Mitte des 18. Jahrhundert herrschte in der Oberschicht ein verschwenderischer Umgang mit aromatischen Stoffen, der zur Geruchsbildung auf geradezu abenteuerliche Weise beitrug, denn nichts ist schlimmer als die fatale Kombination eines stinkenden Körpers mit der Tünche eines schweren Parfüms. Die Parfüms dienten alleine der Ästhetik, dem Luxus und der Galanterie und noch nicht dem, was etwa zwanzig Jahre nach der Revolution als Des-Odorant, als Antigeruchsmittel ins Leben gerufen wurde und einen gewaschenen, reinlichen Körper sowie saubere Kleidung als Voraussetzung forderte. Bis dahin jedoch wurden die Kleider nicht gereinigt, sondern ungewaschen an andere weiter gegeben. Auch dadurch konnten Ungezieferkrankheiten wie Floh- und Läuseplage epidemische Ausmaße annehmen.

Die Vitalisten untersuchten aromatische Stoffe aus der Natur und bald galten Myrrhe, Kampfer, Kamilleblüten und Chinarinde (!) als die wirksamsten Mittel zur Fäulnisbekämpfung. Duftende Nadelhölzer oder ein Gemisch aus Essig und Kampfer sorgten schon damals für eine bessere Raumluft. Hier ist anzumerken, dass die französischen Hygieniker vor allem von ihren englischen Kollegen viele praktikable Anregungen übernahmen, denn in England gab es bereits Wasserklosetts sowie Filter- und Lüftungssysteme für Häuser. Überall war ein häufiges Gesprächsthema, was man tun könne, um gut zu riechen und dadurch ein Zeichen für Gesundheit zu setzen: an roten Nelken zu riechen, seine Kleidung mit einem Pulver aus Engelwurz zu bestreuen, an einem Parfüm so oft wie möglich zu riechen, um krankmachende Gifte abzuwehren. Es wurde empfohlen, eine Riechkapsel in der Tasche zu tragen, sich ein Amulett aus Kampfer um den Hals zu hängen oder kleine Schwämmchen mit Kampfer zu tränken und sich diese öfter mal an die Nase zu halten. Selbst den Totengräbern empfahl man, den Mund täglich mit Essigwasser zu spülen, um mögliche Leichengifte auszubringen. Die aromatischen Düfte gingen in alle Lebensbereiche ein.

Nach 1750 werden die zu Kopf steigenden Gerüche um so stärker verpönt, als die neue Mode der Natürlichkeit (retour à la nature) es für besonders anziehend erklärt, wenn der natürliche Hautgeruch, untermalt von einem Hauch lieblicher Blütendüfte durch die luftiger werdenden Kleider dringt. Es folgt (im Bürgertum) eine allgemeine Abrechnung mit dem Luxus und der Künstlichkeit. Im gleichen Zuge wie das aufdringliche Parfüm werden hier auch die balsamischen Gerüche verdammt. Der gute Abbé Jaquin hält nur Essig, Schwefel und Schießpulver für gesunde Parfüms. Er verflucht die Aromata, die Kurtisanen, die Gerüche am Leib tragen.
A. Corbin: ebenda, S. 97

Dic Kampagne gegen die Aromen galt allen Tendenzen zur Verweichlichung, Galanterie und Dekadenz.

Dazu muss man wissen, dass auch alle Genussmittel aromatisiert wurden: der Tabak mit Jasmin, der Wein und Zucker mit Ambra. Doch die Oberschicht ließ sich von dem Für und Wider wenig beeindrucken. Sie wollte Genuss und Duft und entwickelte eine eigene »Aerotherapie«, damit die Erholung von den Genüssen gewährleistet blieb. Auf die Spitze einer Inszenierung der Geruchsatmosphäre trieb es der Herzog von Richelieu, der in seinem Domizil ein ausgefeiltes Ventilationssystem einrichten ließ, das für eine »wohlgeordnete« Duftzufuhr sorgte.

Eine weitere Erkenntnis aufgeklärter Ärzte des Rokoko ist im Zusammenhang mit unserer miasmatisch-epidemiologischen Betrachtung wichtig. Es gab verschiedene Ärzte, die erkannten, wie schädlich es sei, Hauterscheinungen zu unterdrücken. Bezeichnenderweise wurden jene Ärzte besonders verlacht und verhöhnt.

Es gibt Ausschläge der Haut, welche nicht zurückgetrieben werden können, ohne die Kranken in Lebensgefahr zu stürzen... Die Krätze, die Finnen (Mitesser) und der Kopfgrind (Favus) sind von dieser Art. Ein böser Geist beeinflusst das niedrige Volk, diese Ausschläge mit Schwefel, Quecksilber und anderen gefährlichen Mitteln zu vertreiben. Von der zurückgetriebenen Krätze sieht man allzu oft,... nämlich Schlagfluss, Schwindsucht und lauter solche Krankheiten, welche bald oder später tödten.
S. Winkle: ebenda, S. 1061

Berichte existierten, denen zufolge nach einer unterdrückten Krätze die Leute »toll« geworden sind.

Um solches zu verhindern, hatte Unzer (ein Arzt) das »Herauslocken der zurückgetriebenen Krätze« durch Auflegen eines »Pflasters von spanischen Fliegen« empfohlen.
S. Winkle: ebenda, S. 1061

Der Geist für eine neue Heilkunst war also schon vorhanden; er rief lediglich die passenden »Häupter« und manifestierte sich schließlich im Genie Samuel Hahnemanns und in den entsprechenden Heilmethoden und -mitteln.

Noch eines lehrt dieser exemplarische Einblick in die Schichtung verschiedener und teilweise auch gänzlich konträrer Strömungen jener Zeit: Nicht die Quantität, also die Zahl der Menschen, die einer modischen Idee folgen, ist entscheidend, sondern die Qualität der Gedanken und Ideen. Deshalb war es nicht so wichtig, wie viele Ärzte an den Zusammenhang zwischen der Unterdrückung von Hausausschlägen und lebensbedrohlichen Erkrankungen glaubten, sondern dass es überhaupt welche gab, die dies erkannten.

Der im Zitat erwähnte Arzt Unzer ging noch einen Schritt weiter und behauptete, dass damals schon übliche Krankheiten wie Masern, Scharlach und Pocken zu den natürlichen Exanthemen gehörten, die als Selbsthilfe der Natur zu verstehen seien und als physiologische Reinigungs- und Ableitungsvorgänge für innere Leiden. Er forderte daher, dass man sie nicht hemmen, sondern unterstützen sollte. Welch ein genialer Weitblick dieses relativ unbekannten Arztes! Er half mit, das neue morphogenetische Feld, das einmal Homöopathie getauft werden sollte, aufzubauen, und an seiner Seite standen etliche Ärzte, die unerkannt und ungenannt mitwirkten. Auch sie trugen zu einem neuen kollektiven Bewusstsein bei und schufen einen lichtvollen Aspekt des Zeitgeistes.

Aus solchen Vorstellungen heraus entwickelte man verschiedene Verfahren mit dem gemeinsamen Zweck, auf der Haut einen Reiz zur Beeinflussung innerer Leiden hervorzurufen, ...d.h. »hilfbringende Krankheiten«. Zur letzteren gehört vor allem die Krätze. Der berühmte Hallenser Kliniker Johann Christian Reil (1759-1813) versprach sich... viel von einer Krätzeinokulation zur Kur von Melancholikern.
S. Winkle: ebenda, S. 1062

Im obigen Zitat wird eine Vorstufe zur späteren Impfung und eine Art isopathischer Behandlung sichtbar, denn Reil und seine Kollegen empfahlen, Gleiches mit Gleichem zu heilen. So zog man einem depressiven Patienten das Hemd eines Krätzekranken an, weil man im Rokoko die Schwermut als wesentlich kränker einstufte als die Krätze. Schließlich ging die Krätze ja mit der Lust einher, entstand sie doch durch engen Körperkontakt. Sie war im Vergleich zum Lebensüberdruss normal.

Während der französischen Revolution erreichte die Krätze unter den Soldatenkrankheiten – abgesehen von der Syphilis – einen einsamen ersten Platz. Auch Napoleon erkrankte an der Krätze. Sein Leibarzt empfahl eine »Schmierkur« (Salben), die zwar die äußeren Hauterscheinungen zum Verschwinden, aber einige andere Eigenheiten des Kaisers zu Tage brachte. Er verbrauchte neben viel Wasser täglich Unmengen an Eau de Cologne, mit dem er sich richtiggehend übergoss. Wie es allgemein üblich war, kratzte auch er sich in Gesellschaft ungeniert und ausgiebig. Eine weitere Folge war sein extrem kurzer Schlaf von nur drei bis vier Stunden, worin sich unschwer die innere Unruhe erkennen lässt. Die äußere Skabies war zwar verschwunden, aber die innere des psorischen Miasmas war noch aktiv.

5.2 Die Tuberkulose im Rokoko

Im Zuge der allmählich aufkommenden Massenproduktion trat im Rokoko verstärkt die Tuberkulose als Elendskrankheit auf. Sie war als »Phthisis« auch schon bei den Adelsgeschlechtern bekannt und gefürchtet, doch glaubten bedeutende Ärzte, dass es sich bei der Schwindsucht um eine rein hereditäre Krankheit handle. Man hatte beobachtet, dass in einer Familie viele Mitglieder jeder Generation unter der Auszehrung litten und bereits in jungen Jahren daran starben.

Es dauerte Jahrzehnte, bis man begriff, dass in der großen Untugend, jederzeit und überall hinzuspucken, eine Quelle der Kontamination lag. Ein Problem der Phthisis war, dass man sie im Grunde nur anhand der Sektion an Verstorbenen feststellen konnte. Auf diese Weise hatte man im 17. Jahrhundert auch schon die »Tubercula« beobachtet, verbunden mit der Erkenntnis, dass es ohne die vereiternden Knoten in der Lunge keine Phthisis gab. Zu Beginn des 18. Jahrhunderts widmeten sich vor allem italienische Ärzte der Ergründung des Zusammenhangs zwischen

Lungentuberkulose und der Kontamination durch Schmutzpartikel bei den »staubigen Handwerkern«. In der Tat fielen Bergarbeiter, Färber, Glasbläser und Weber dem Asthma oder der Schwindsucht oft frühzeitig zum Opfer.

Zu Beginn des 18. Jahrhunderts haben italienische Anatomen wiederholt beobachtet, dass Hautverletzungen, die man sich bei der Obduktion von Leichen Schwindsüchtiger zuzog, nach drei bis vier Wochen eine tuberkulöse Infektion erkennen ließen.
S. Winkle: ebenda, S. 122

Bahnbrechend war die Entdeckung physikalischer Untersuchungsmethoden. Joseph Leopold Auenbrugger (1722-1809) begründete in Wien die Perkussion, also die Klopfmethode am Brustkorb des Kranken. Er erkannte anhand des Schalls auditiv, ob das darunter liegenden Gewebes mit Sekret gefüllt war, ob sich darunter ein luftgefüllter Hohlraum (Kaverne) oder ein Erguss im Pleuraraum befand. Mit der Perkussion hatte Auenbrugger erstmals eine sichere Methode zur Erkennung von Lungenkrankheiten gefunden.

Gaspard Laurent Bayle (1774-1816), der 1810 ein hervorragendes Werk über die Tuberkulose geschrieben hatte und später selbst an Lungenschwindsucht starb, verwandte die direkte Auskultation, indem er das Ohr unmittelbar an den Brustkorb legte.
S. Winkle: ebenda, S. 124

Während Bayle noch mühevoll sein Ohr am Leib des Patienten anlegte – was bei unsauberen Patienten eine sehr unhygienische Angelegenheit war, verdanken wir dem französischen Arzt René Théophile Hyacinthe Laennec (1781-1826) die Entwicklung des Stethoskop, das er so anwandte, wie wir es heute noch tun.

Dennoch stand die Medizin im 18. Jahrhundert der Tatsache noch hilflos gegenüber, dass ganze Ortschaften in Frankreich, England und Italien von der Tuberkulose hingerafft wurden. Nach der Revolution, der Erfindung der Dampfmaschine durch James Watt (1765) sowie der Feinspinnmaschine durch James Hargreaves, wurde die Tuberkulose zu einer regelrechten Industriekrankheit mit großer Breitenwirkung. An die Stelle des ausgebildeten Handwerkers trat immer mehr der Hilfsarbeiter und die Maschinenerfinder riefen die »Werkstadt der Welt« aus. Die einfache Bedienung der Spinnmaschinen, die statt einem Faden bis zu 80 Fäden verspinnen konnten, ermöglichte es, Arbeitskräfte ohne Ausbildung direkt in der Produktion anzulernen. Damit begann auch das traurige Kapitel der Kinderarbeit. Ab 1780 stieg, vor allem in England, die Tuberkulose in den Webereien drastisch an. Die immer häufiger vorkommende Knochen- und Gelenktuberkulose führte bei den Kindern zu jahrelangem Siechtum und lebenslänglichen Verkrüppelungen an der Wirbelsäule sowie an Beinen und Armen.

Die ebenfalls grassierende Hauttuberkulose hielt man zunächst fälschlicherweise für eines der Leprastadien und die Knochentuberkulose meistens für Rachitis. Hinzu kam, dass selbst die besten Ärzte der Zeit nicht an Ansteckung glaubten, sondern auf die Idee einer erblichen Krankheit geradezu fixiert waren.

5.3 Die Syphilis im Rokoko

Das Erscheinungsbild der Syphilis war, wie oben schon beschrieben, seit der Renaissance um 1496 als Horrorbild präsent.

Seitdem war bis zum 18. Jahrhundert die Syphilisation bis in die obersten Gesellschaftsschichten hinein vorgedrungen; sie war omnipräsent und verlor deshalb ihren anstößigen Charakter. Man rühmte sich sogar schon, die Lues zu haben. Die Damen nannten die luetischen Hautausschläge »avoir ses fleurs« (fleur = Blume für Geschwür). Die Lues eines Adligen galt als »Kavaliersdelikt« und Zeichen galanter Abenteuer. Daher nannte man sie auch »die vergifteten Pfeile Amors« oder »der Speer der Venus«. Durch die Erkrankung fielen Männern wie Frauen die Haare aus. Sicher leistete auch dieser Umstand der Entwicklung der Allongeperücke erheblichen Vorschub. Darüber hinaus entstanden besonders am Hals und an den Händen Geschwüre, die hässlich vernarbten und die man durch das Spitzenjabot zu verschleiern versuchte. Das allgemeine Tragen von Handschuhen in der Oberschicht diente auch dazu, die Schwären der Hände mit Eleganz zu tarnen.

Besonders die Oberschicht des Ancien Régime nahm die Syphilis also kaum ernst, zumal man auf die »Heilung durch Mercurius« vertraute.

Dennoch brachte die syphilitische Durchseuchung der Menschen die hilflosen Ärzte zur Verzweiflung und vielerorts wurde nach neuen Heilmethoden geforscht. Hier tat sich besonders der deutsche Arzt Johann

Friedrich Struensee (1737-1772) in Altona (damals die zweitgrößte Stadt Dänemarks) hervor. Er erkannte den Zusammenhang zwischen der wachsenden Prostitution in den Seehäfen und der Luesverbreitung. Er arbeitete viel in den Armenvierteln und wetterte gegen die üblichen »Salivationskuren«, bei denen man den Kranken Unmengen an Quecksilber einflösste, damit die heftigen Entleerungen angeblich das Gift aus dem Körper treiben konnten. Als Folge dieser harschen Behandlung produzierten die Patienten literweise Speichel, mussten grauenvolle Schmerzen ertragen und starben am Ende in der Regel. Struensee schaffte diese Rosskur bei seinen Spitalinsassen rigoros ab. Stattdessen setzte er den »Liquor mercurialis Swietenii« ein: auf 35 g Kornbranntwein wurden 0,036 g Sublimat von Quecksilber gegeben (eine Art homöopathischer Größenordnung!). Im Übrigen setzte er bei der Jugend auf Prophylaxe und klärte sie über die Gefährlichkeit der Syphilis auf. Er hielt nichts davon, lange Moralpredigten zu halten, sondern lud junge Männer lieber in sein Krankenhaus ein und zeigte ihnen dort zur Abschreckung die verschiedenen Luesstadien von Patienten.

Der Freiburger Chirurg Mederer von Wuthwehr (1739-1805) empfahl aus seuchenprophylaktischen Gründen das Präservativ – die erste Form einer »safer sex«-Methode! Aber Struensee wie Wuthwehr ernteten aus den Reihen der prüden Zeitgenossen nichts als Empörung. Struensee ging seinen Weg jedoch unbeirrt und ließ sogar Kirchen zu Krankenhäusern für Luetiker umbauen. Er wurde nicht müde, auch den hohen Verbrauch von Schnaps anzuprangern – was die pietistisch-prüden Kreise schockierte und ihn schließlich den Kopf kostete.

Zusammenfassend ist zu sagen, dass die Syphilis als Lustseuche im Rokoko zwar weiterhin aktiv florierte, aber von der oberen Gesellschaftsschicht ebenso wenig ernst genommen wurde wie andere Krankheiten. Dies gilt auch für den Tripper. Im Rokoko war man noch der Meinung, die Gonorrhoe sei eine Art Vorstufe der Syphilis. Ihr erstes Zeichen wurde scherzhaft »la goutte du bonjour« (Morgentröpfchen), »goutte militaire« (Militärtropfen) oder auch »chaude pisse« (heiße Pisse) genannt. Besonders die Memoiren des aus Venedig stammenden Abenteurers und Frauenhelden Casanova (1725-1798) liefern viele Hinweise darauf, dass es ständig zu Tripperinfizierungen kam. Er fand die Tatsache der Weiterreichung einer Gonorrhoe an seine Bettgefährtinnen und deren Familien eher amüsant und aufregend als vermeidenswert.

6. Das Bürgertum in England und Frankreich – Zeitalter des tuberkulinen Miasmas

Erfindergeist – Materialismus – Heimatlosigkeit – Idealismus

Die Zeitpunkte, seit wann eine Krankheit existiert und wann sie als Seuche in Erscheinung tritt, sind verschieden. Im Augenblick ihres seuchenhaften Auftretens sind wir Menschen nur daran interessiert, sie so schnell wie möglich zum Verschwinden zu bringen und sinnen auf Eindämmungs- und Heilungsmöglichkeiten. Erst viel später sucht man nach Sinn, Ursachen und Auslösern und erkennt mögliche Zusammenhänge. Es ist, als stünde man auf einer geistigen Anhöhe und überschaue von dort aus viele einzelne Teile, in denen man dann auch ein Muster erkennen kann. Das versuchen wir auch an dieser Stelle der kulturhistorischen Betrachtung der

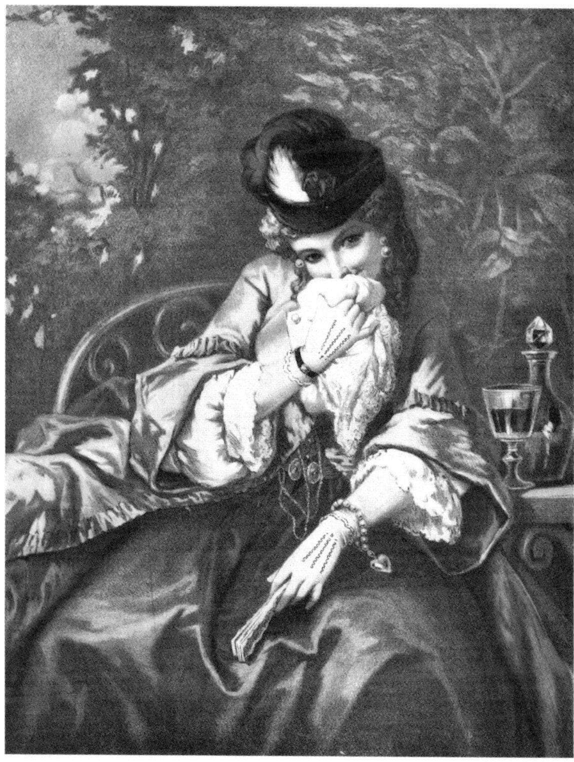

Abb. 96 Die Kokotte

Miasmen. Mit dem Zeitalter des Bürgertums überschreiten wir die Schwelle zu unserer eigenen Zeit und betreten sozusagen bekanntes Terrain. Die Licht- und Schattenseiten unserer Epoche der Elektronik und Informatik haben hier ihre Wurzeln. Damit deutlich wird, welches ursprüngliche Bewusstsein unseren Lebensstandard und Lebensinhalt so nachhaltig geprägt hat, wollen wir zusammenfassen, was bis hierher klar geworden ist. Das ist auch insofern wichtig, als Samuel Hahnemann, der Entdecker des ersten dreifachen Miasmenmodells, ebenfalls in dieser Umbruchzeit lebte und uns die großartigste Heilkunst westlicher Provenienz schenkte.

6.1 Der kulturhistorische Wendepunkt

Wenn wir wiederum Abb. 25 (S. 111) anschauen, erkennen wir die aufsteigende Wellenlinie von der syphilitischen (Mittelalter und Renaissance), sykotischen (Barock) zur psorischen (Rokoko) Epoche. Trotz aller Wirrnisse, Seuchen und Kriege stellt dies im großen Maßstab einen Heilungsverlauf dar. Er offenbart sich in drei Miasmen und der Begründer der Homöopathie, Samuel Hahnemann (1755-1835), gelangt am Übergang von der alten absolutistischen Epoche zur Epoche des aufstrebenden Bürgertums zu seinen tief greifenden Erkenntnissen der miasmatischen Grundlage chronischer Krankheiten. Zeiten des Übergangs von etwas Altem zu etwas Neuem sind wie eine Schwelle. Eine solche Schwelle wirkt wie eine Transformation oder Potenzierung und setzt ein ungeheures schöpferisches Energiepotenzial frei.

Große Genies, die zur Weiterentwicklung eines epochalen Bewusstseins beitrugen, indem sie eine neue Geistesströmung einleiteten, lebten meist an erkennbaren Schwellenpunkten. Das Ausmaß wird jedoch in der betreffenden Epoche selbst nicht oder nur von sehr wenigen Menschen erkannt. Im Rückblick ist diese Schwelle leichter zu erkennen.

Der gesellschaftlich-politischen Revolution von 1789 ging auf vielen geistigen Gebieten ein Umbruch voraus. Man könnte sie als »stille Revolutionen« bezeichnen, wobei dem Umbruch in der Heilkunst eine große Bedeutung zukommt. Das Genie Samuel Hahnemann kam in dieser Umbruchzeit zu drei wesentlichen Erkenntnissen. Sie waren zwar allesamt nicht wirklich neu, vereinten aber erstmals in genialer Weise das alte Wissen zu einem neuen Ganzen.

1. Hahnemann kannte die Schriften der alten Ärzte, allen voran des Priesterarztes Hippokrates, der schon in der Antike zu der Erkenntnis kam: durch das Ähnliche entsteht die Krankheit und durch die Anwendung des Ähnlichen wird die Krankheit geheilt. Wenn wir das Jahr 1790 (Chinarindenversuch Hahnemanns) als die Geburtsstunde der Homöopathie bezeichnen dürfen, so können wir das Jahr 1796 als den Augenblick ansehen, in dem das Ähnlichkeitsgesetz »Similia similibus« in seiner Forschung Gestalt annahm. In der 1. Auflage seines Organons vervollständigte er dieses Prinzip zu dem bekannten Lehrsatz: »Ähnliches werde durch Ähnliches geheilt (similia similibus curentur)«.

2. Theophrastus Paracelsus, ein berühmter Arzt der Renaissance, hatte sich schon vor Hahnemann dafür ausgesprochen, giftige Arzneien so lange zu verdünnen, bis sie nicht mehr toxisch waren. Besonders wetterte er gegen die Torturen der Quecksilbereinreibungen bei Syphiliskranken. Er hatte die Erfahrung gemacht, dass Arzneien oft sogar heilsamer wirkten, wenn sie stärker verdünnt waren – Qualität vor Quantität! Samuel Hahnemann ging noch einen Schritt weiter, indem er die Heilkraft einer verdünnten Arznei durch Rhythmisierung (Verschüttelung oder Verreibung) wesentlich verstärkte.

3. Das dreiphasige Miasmenmodell von Hahnemann ist ebenfalls eine geniale Entdeckung aus dem Zeitgeist dieser Übergangsphase heraus. Er selbst lebte in der psorisch betonten Epoche des Rokoko, was ihm wie eine karmische Fügung zu der Erkenntnis verhalf, dass die chronisch Kranken zu 80% von der Psora und zu jeweils 10% etwa von der Sykose und der Syphilis affiziert sind. Die Psora zeigte sich im Rokoko mit all ihren Licht- und Schattenseiten in voller Pracht und befruchtete mit ihrer Kreativität einen genialen Geist.

Das kurze, heftige Aufblühen der Psora im Rokoko reichte aus, uns über das Genie Hahnemanns das Drei-Miasmen-Modell zu bescheren. Der Zeitgeist der Psora führt uns deutlich vor Augen, dass Heilung immer mit der Freisetzung schöpferischer Energie einher geht und diese Energie nur frei fließen kann, wenn auch die Sexualität von jeglicher Unterdrückung befreit wird. Dies gelingt im Rokoko – trotz aller gesellschaftspolitischen und wirtschaftlichen Schattenseiten. Diese Epoche setzte ein gigantisch großes schöpferisches Potenzial frei, das zwar an ihrem Ende auch in die Dekadenz versank, aber mit der Wende zum Bürgertum sein Ausmaß erkennen lässt.

Das endende 18. Jahrhundert bringt den Ausklang des Rokoko und des »Ancien Régime« und den Auftakt zum Industriezeitalter. Diese beiden Epochen waren gesellschaftlich, wirtschaftlich und politisch extrem unterschiedlich und existierten doch lange gleichzeitig nebeneinander. Dies lehrt, dass größere gesellschaftliche Entwicklungen nie *nacheinander* folgen, sondern stets ein Wechselspiel und eine Überlappung verschiedener Vorgänge mit sich bringen. Zwischen 1800 und 1920 bestand eine ungeheure Dynamik, die zunächst unübersichtlich wirkt und scheinbar keine einheitliche Epoche bildet. Der psorisch kreative Geist wirkte über die Revolution von 1789 hinaus in das 19. Jahrhundert hinein. Erfindung auf Erfindung folgte: Dampfmaschine, Eisenbahn, elektrisches Licht, Photographie, Kinematographie (Film), Telegrafie, Auto und am Ende das Flugzeug. Unfassbar, was plötzlich alles möglich wurde und den Wirkradius im Leben erweiterte, die Arbeit erleichterte und die Kommunikation förderte. Im frühen 19. Jahrhundert wurden auf engstem zeitlichen Raum mehr Erfindungen gemacht als im gesamten langen Lauf der Menschheitsgeschichte zuvor. Aus der Sicht des Industriezeitalters schrumpfen die vorhergehenden Epochen auch von daher allesamt zur »Alten Zeit« zusammen. Auch war ihnen trotz aller feinen Unterschiede – bis auf wenige kurze Ausnahmen (Rom, Griechenland) – das hierarchische Prinzip einer monarchistischen Gesellschaft gemeinsam. Auch dieses Prinzip begann nun zu zerbrechen – vehement durch den Auftakt der französischen Revolution und schließlich, nach verschiedenen reaktionären Gegenschlägen, die Durchsetzung und Ausbildung einer Demokratie.

Die Tatsache, dass diese gewaltige schöpferische Energie erstmals aus der *Mitte* des gesellschaftlichen Organismus (dem gebildeten Bürgertum) strömt, macht deutlich, wie der psorische Zeitgeist über gesellschaftliche Barrieren hinweg produktiv wird, sofern er Kanäle zur Verwirklichung seiner Ideen findet. Diese Kanäle waren nun zum ersten Mal in der Kulturgeschichte nicht die Schönen Künste, sondern der praktische Lebensstil, d.h. der Komfort des Alltags. Die Künste waren über Jahrhunderte an den Adel und an die Kirche gebunden gewesen. Mit dem Beginn des Industriezeitalters traten sie daher zunächst in den Hintergrund. Die schöpferische Kraft des Bürgertums ergießt sich primär in die Technisierung des Lebens sowie in die Forschungen in Medizin und Naturwissenschaften. Da die Dynamik des psorischen Miasmas stets in die Breite geht und somit flächendeckend wirksam ist, diente sie auch als Basis des neuen Globalisierungsgedankens.

6.1.1 Die geistigen Folgen der Revolution

Die beiden wichtigsten »Entladungen« der angestauten Energie gegen den Absolutismus waren die Revolution in England (1648-1688) und die große französische Revolution von 1789.

Der bürgerliche Staat machte den ehemaligen Untertan und Hörigen zum Staatsbürger, verlieh ihm Menschenrechte und proklamierte: Freiheit, Gleichheit, Brüderlichkeit. Das hatte auch eine deutliche Änderung der Stellung der Frau zur Folge. Sie war nicht länger die Sklavin und das »Lusttier« des Mannes, sondern wurde seine Genossin.

Die individuelle Geschlechtsliebe wurde bei allen Klassen und von allen Klassen als einzige sittlich berechtigte Basis der Ehe gefordert... Dem menschlichen Schönheitsideal wurden die höchsten psychischen und physischen Zwecke des Daseins zum Vorbild und Maßstab dekretiert. In dieser Weise wurden alle Formen und Werte des Lebens, alle Künste, Philosophie, Recht, Sprache, Wissenschaft und so weiter vom bürgerlichen Zeitalter korrigiert und redigiert. Der moderne bürgerliche Staat wollte die Krönung der gesamten historischen Entwicklung in Familie, Staat und Gemeinde sein; ein Gebilde, das höchstens noch einige Schönheitsfehler haben konnte. Also wollte er auch förmlich die Inauguration einer »wahrhaft sittlichen Weltordnung« darstellen... Jeder Tag führt in den Wissenschaften und den Künsten zu neuen und immer kühneren Konsequenzen. Die Revolution ist auf allen Geistesgebieten in Permanenz... Gleichwohl ist alles dies, was den Begriff einer wahrhaft sittlichen Weltordnung ausmachen könnte, höchstens die Ideologie des bürgerlichen Staates, nur sein künstlicher Schein und nicht seine absolute Wirklichkeit. Es ist die Gloriole, die er sich in seiner Jugend Maientage selbst ums Haupt wob, als mit ihm die neue Zeit mit ehernen Schritten über die Erde stürmte und alles revolutionierte, alle alten Formen zerbrach und mit neuem Inhalt erfüllte. Der reale Inhalt dieser Ideologie zerbrach jedoch alsbald und aufs grausamste an der prinzipiellen Unvereinbarkeit der Idee mit der reellen wirtschaftlichen Basis der Zeit, deren letztes und hauptsächliches Ziel immer die Steigerung der Profitrate ist... Der Mensch als Masse musste befreit werden, weil nur dadurch die Kräfte

entstanden und die Arme verwendbar wurden, deren das neue Wirtschaftsprinzip in immer umfangreicherem Maße zu seiner Welteroberung bedurfte.
E. Fuchs: Illustrierte Sittengeschichte, Bd. 5 (»Das bürgerliche Zeitalter «), S. 4ff

Eduard Fuchs, der diese Worte 1909 schrieb, rollt die Problematik kurz und deutlich auf. Das bürgerliche Zeitalter verlieh allen Menschen ein prinzipielles Selbstbestimmungsrecht. Das wiederum bedingte als Ausgleich ein Bewusstsein für Selbstverantwortung. Zum Recht gesellte sich also die Pflicht und das wiederum drückte sich in dem vermehrten Sprachgebrauch von »du sollst, du musst« aus und einer Neuordnung der gesamten Moral voraus.

Seit Beginn des 19. Jahrhunderts änderte sich zudem die gesamte visuelle Wahrnehmung des Menschen, denn durch die Erfindung der Werbung auf Postkarten, Plakaten oder in Zeitungen wurde der Mensch auf Schritt und Tritt von »unentbehrlichen« Gebrauchsgegenständen geradezu verfolgt und dies beeinflusste seine Sicht der Welt. Die Fotografie bildete die Realität überprüfbar ab – ohne den Filter des künstlerischen Gestaltens und Wahrnehmens. Der visuelle Sinn nahm nun unter allen Sinnen den ersten Rang ein und läutete damit auch das reduktionistische Denken in den Wissenschaften ein, wo nur noch das geglaubt wird, was man auch anfassen oder zumindest sehen kann.

Diese Entwicklung fand zunächst bei den Franzosen und Engländern, die eine Revolution durchgeführt hatten, statt. Anders in Deutschland. Hier war der Zwiespalt zwischen Ideal und Wirklichkeit ungleich stärker und es fehlte an Tatkraft, weil die bürgerlichen Ideale nicht aus den deutschen Verhältnissen heraus entstanden, sondern die Anregung von Frankreich nur übernommen worden war. Erstmalig erfasste eine neue geistige Strömung deshalb zunächst nur einen Teil von Europa.

6.2 Das Erwachen des tuberkulinen Miasmas

Das tuberkuline Miasma erwachte, als die Loslösung von der Mitte, der familiären Sicherheit und der Mutter Erde einen krankhaften Grad erreichte. Es manifestierte sich in einem neuen Verständnis von Zeit als solcher. Die Zeit – und insbesondere das, was in ihr geschah – wurde in viele kurze und damit schnelle Einheiten unterteilt. Erstmals wurden Uh-

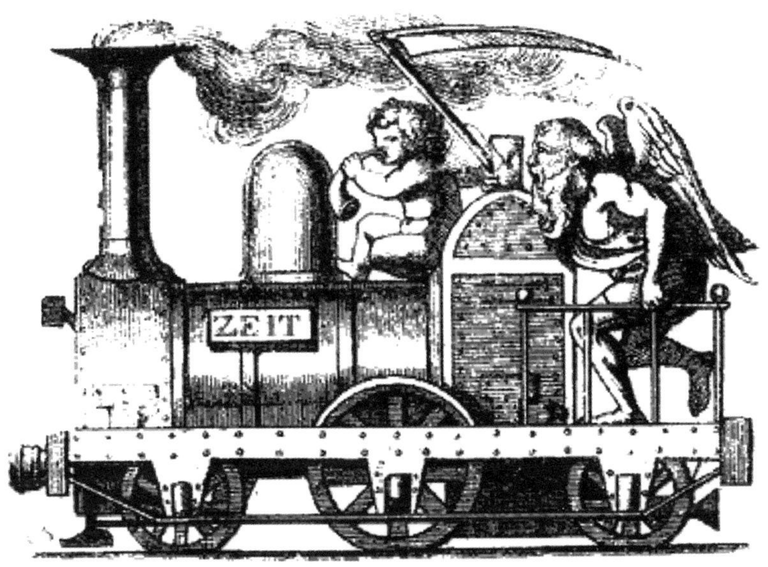

Abb. 97 Die Zeit

ren öffentlich aufgestellt, so dass jedermann zu jeder Zeit wusste »wie spät es ist«. Zeit wurde mit Zweck gefüllt und so schallt der Slogan durch das 19. Jahrhundert: »Time is money«. Muße, Müßiggang, überhaupt Zeit zu haben – das war nun verpönt. Man hatte keine Zeit mehr; die wenige, die zur Verfügung stand, musste laufen wie ein Uhrwerk, wie eine Maschine. Der Lebensrhythmus wurde durch die Umdrehung der Dampfmaschine vorgegeben. Diesem musste sich der Erfinder eben dieser Maschinen, der Mensch, nicht nur anpassen, sondern unterwerfen. Indem die Zeit in Minuten und Sekunden gemessen wurde, entstand der Eindruck, es sei immer zu spät für irgendetwas.

Der tuberkuline Geist ist stets vollkommen nach vorne, in die Zukunft, gerichtet. Er ist frei in dem Sinne, dass er weder an eine bestimmte Gesellschaftsschicht, noch an Religion, Zunft oder alte Tradition gebunden ist. Sein Potenzial besteht aus der Begeisterung für Neues, für den Fortschritt und für Unabhängigkeit. Dafür mobilisiert er enorm viel Energie und Leistungswillen. Dem in die Tradition eingebundenen Menschen steht nun erstmalig der öffentlich anerkannte »Selfmademan« gegenüber, also jemand, der sich aus eigener Kraft empor gearbeitet hat und der sich alles selbst beibrachte, um im Leben Erfolg zu haben. Nicht die lange Schulbildung, das ausführliche Studium oder die gründliche Handwerksausbildung waren gefragt, sondern quasi aus dem Nichts etwas zu machen. Das hatte zur Folge, dass kaum noch der Beruf im Sinne einer inneren Berufung gefragt war, sondern der »Job«, die Gelegenheitsarbeit, die heute hier und morgen dort sein konnte. Verständlicherweise wuchs im Bewusstsein des »Selfmademan« ein gesunder Stolz heran, durch eigener Hände Arbeit aus der Masse der »Niemands« herauszuragen. Das Aushängeschild war der materielle Reichtum. Der Slogan hieß:

»Hast du was, bist du was!«

Eine gesellschaftlich anerkannte Position zu erreichen, hieß jetzt an erster Stelle, zu Geld und damit zu einer einflussreichen Machtposition zu gelangen. Nie zuvor war die enge Verschmelzung von Arbeit, Geld und Macht so bedeutsam gewesen. Der Zweck heiligte mehr denn je die Mittel und Wege zu dem Ziel, »jemand zu sein«.

In Frankreich, England und Nordamerika, wo man sich bereits 1776 von dem unterdrückenden Mutterland England gelöst hatte, herrschte eine revolutionäre Gesinnung und die stolze Fanfare mit der Botschaft erklang: Alle Menschen sind gleich. Jeder hat ein Recht auf Leben und Freiheit. Die nun herrschende Bourgeoisie brachte die Technisierung, den Fortschritt und den Kapitalismus. Die gesamte Lebensäußerung war von Bewegung, Kommunikation und Profitdenken durchdrungen. Bei der Arbeit ging es nicht mehr um das große Ganze, also den ganzheitlichen Prozess der Entstehung eines Werks aus Meisterhand, sondern die Arbeitsgänge wurden entsprechend den Möglichkeiten der Maschinen und gemäß der neuen Zeitvorstellungen in lauter kleine Teile aufgeteilt. Die Fabriken glichen einem einzigen Räderwerk, in dem jeder Arbeiter im Zeitakkord seine Aufgabe zu erfüllen hatte und erst die zusammengesetzten Einzelteile die komplette Maschinerie ergaben. Akkordarbeit, schlechte hygienische Verhältnisse an den Arbeitsplätzen und der permanente Leistungsdruck schwächte die Arbeitenden kolossal. In den Fabriken starben Menschen wie die Fliegen; Elendskrankheiten wie Cholera und vor allem die Tuberkulose mit ihren vielen Gesichtern forderten ihren Tribut für den bürgerlichen Reichtum. Wir erkennen hier unschwer die Zeichen des sich manifestierenden tuberkulinen Miasmas, das eine schnelle, zickzackartige und sprunghafte Dynamik aufweist. Sein Zeitgeist drängt nach Manifestationen im Außen; jeder will expandieren, will die schnelle Investition und den schnellen Erfolg. Wir können schon bis zu diesem Punkt einige Wesenszüge des tuberkulinen Miasmas erkennen: die Begeisterung, die Tatkraft, die Schnelligkeit und die Bewegung in alle Richtungen.

Das tuberkuline Miasma rief die passende Seuche, die Tuberkulose, die wie der Zeitgeist selbst kein einheitliches Gesicht hatte. Der tuberkuline Geist hatte an verschiedenen Orten viele verschiedene Gesichter. Was ihn auszeichnete, war die Verherrlichung und Verklärung der Ehe und ihrer Reinheit als des Bürgers sicherer Hort, obgleich gerade diese Werte zu Bruch gingen. Durch diese bürgerliche Ideologie sollten die Adelsschichten in ihrer Unsittlichkeit gebrandmarkt werden, indem man ihnen demonstrativ die höhere eigene Sittlichkeit gegenüberstellte.

Der Zeitgeist der neuen bürgerlichen Gesellschaft manifestierte sich zunächst am deutlichsten in Frankreich und England. So entstanden zwei parallele Kulturströmungen in Europa, was ebenfalls neu war in der abendländischen Kulturgeschichte.

Die erste Phase der Industrialisierung dauerte bis etwa 1850. Während dieser Zeit schuf Deutschland die Phase der Romantik. In der zweiten Phase, ab etwa 1850, verlief die europäische Kulturentwicklung dann wieder gemeinsam mit Deutschland. Um den miasmatischen Geist Zentraleuropas zwischen 1800 und 1900 zu verstehen, müssen wir deshalb zunächst die Geschehnisse in England und Frankreich und dann gesondert jene in Deutschland betrachten.

Die industrielle Entwicklung ließ buchstäblich viele Lichter aufgehen; doch der Trend zur Idealisierung der neuen bürgerlichen Gesellschaftsordnung erzeugte zugleich viel Schatten, denn die Menschenmassen ließen sich in der Praxis nicht so einfach steuern wie es die hehre Theorie bzw. Ideologie von »Freiheit, Gleichheit, Brüderlichkeit« propagierte. Parallel zum Reichtum durch schnelle Massenproduktion und Lohnarbeit entstand eine extreme Ausbeuterei auf niedrigstem Niveau. Man rechtfertigte die Schattenseiten stets gerne mit dem großen technischen Fortschritt, aber zum Verständnis des tuberkulinen Zeitgeistes bzw. Miasmas hilft es, hinter die Fassaden der neu erwachten Industrien zu schauen.

Die »hands«, die der Kapitalismus als erste in ungezählten Scharen in seine Fabriken zwang, waren »Händchen«. Armselige kleine Kinderhändchen wurden aus der Elternhand gerissen und vom keimenden Morgen bis in die tiefe Nacht an die Arbeit geschmiedet, an das Treibrad der Spinnmaschine, an den Tisch, hinter dem die Lumpen sortiert wurden. Das geschah natürlich nicht aus persönlicher Bosheit der einzelnen Fabrikanten, sondern war die einfache Konsequenz der Maschine...In welch ungeheurem Umfang die Kinder speziell in den Spinnereien verwendet wurden, belegt, dass man in Lancashire um 1788 neben 26000 Männern und 31000 Frauen nicht weniger als 35000 Kinder zählte, von denen ein sehr großer Teil weniger als zehn Jahre zählte... die Kinderhände mussten sogar direkt die schweren Männerhände ersetzen... In der Phosphorhölzerindustrie waren fast nur Kinder beschäftigt... Die Kinderarbeit war bis weit in die zweite Hälfte des neunzehnten Jahrhunderts herein ein systematischer Kindermord. Auf Hunderttausenden von Kinderleichen errichtete der Dampf seine Herrschaft über die Welt.
E. Fuchs: ebenda, S. 55, 57, 59

Wer auch immer aus anderen Ländern die französischen und vor allem englischen Fabriken besuchte, war sprachlos über das »furchtbare Gemälde von Habsucht, Selbstsucht und Grausamkeit der Kapitalisten und Eltern, von Elend, Degradation und Zerstörung der Kinder und jungen Personen, das jemals das Auge der Welt schlug« (Fuchs). Neben den Kindern waren auch Frauen billige Arbeitskräfte. Durch die hohe Sterblichkeit nicht nur unter Kindern und Frauen, sondern auch unter Männern, wurden viele Frauen früh zu Witwen. Deshalb waren sie gezwungen, in den Fabriken zu arbeiten und immer gefügiger alle Demütigungen des Brotgebers hinzunehmen und sogar die Arbeitszeit auszudehnen. Ihre Abhängigkeit wurde hemmungslos ausgenutzt. Viele zeitgenössische Berichte beschreiben das Elend, in dem die Fabrikarbeiterinnen dahinvegetierten und unter den mörderischen Arbeitsbedingungen ihre Gesundheit verloren. Die vermeintliche Freiheit, die das arbeitende Volk im bürgerlichen Staat erlangt hatte, war in Wahrheit die »Freiheit« der Industriellen, das einfache Volk auszubeuten. Das hehre Ideal der »Gleichheit« schrumpfte auf die Gleichheit des Elends, des Hungers und der unsäglichen Entbehrungen. Noch bis 1866 hausten Millionen Arbeiter – Männer, Frauen, Kinder – in den Slums der Industriestädte. Viele waren Landflüchtige und hatten keine Heimat und keinen festen Wohnsitz mehr, nur ein Leben von der Hand in den Mund in Räumen, in denen bis zu 13 Menschen eingepfercht waren.

Dazu kamen noch einmal Tausende, die nicht einmal dies hatten, sondern unter Brücken oder in leeren Fässern die Nacht verbrachten. Dem romantisierten Bild des französischen Clochards und des englischen Lumpenproleten lag eine tragische Realität zugrunde. Das Leben des Proletariats bestand in der Menschenmasse, die den langsamen Hungertod starb. Bis in diese – seit jener Zeit auch proletarische »Klasse« genannte – Gesellschaftsschicht hinein waren die Ideale von Menschenrecht, Gleichheit und Freiheit nicht gedrungen. Das reiche Bürgertum war nicht reif genug, um mit den Arbeitenden anders umzugehen als es zuvor der Adel auf ähnlich ausbeuterische Weise mit dem Bürger und Bauern getan hatte. Alles war auf materiellen Wohlstand ausgerichtet – um jeden Preis!

Die Verelendung des bürgerlichen Staates machte nicht nur in Frankreich und England, sondern auch im übrigen Europa Schule. So werden auch in Spanien grauenvolle Bilder aus den Zigarettenfabriken Granadas (Thema der Oper »Carmen« von George Bizet) beschrieben und ab 1840 nicht minder fürchterliche Zustände in den ersten deutschen Fabrikstädten geschildert.

Die sämtlichen Schreckenstaten der französischen Revolution zusammen genommen erweisen sich als das reinste Kinderspiel gegenüber dem stillen Würgen, dem jahrzehntelangen ungehemmten Wüten der industriellen Umwälzung und Entwicklung in den Proletarierleibern. Die Guillotine hat insgesamt nicht ganz 500 Opfer gefordert. Der moderne Kapitalismus, die heutigen Riesenvermögen sind im Laufe der Zeit ausgekeltert worden aus dem qualvollen Leben und Sterben von vier Fünftel aller Menschen.
E. Fuchs: ebenda, S. 87

Diesbezüglich erinnere ich mich an ein musikalisch-literarisches Projekt, das wir einmal gemeinsam mit einer Schauspielerin aufführten: »Lieder der Weber und anderer Fabrikarbeiter«. Die Verse aus der ersten Hälfte des 19. Jahrhunderts ließen das ganze Grauen dieser Zeit auferstehen und machten das Publikum so betroffen, dass viele weinend aus dem Saal liefen. Selbst der Filter der künstlerischen Darbietung hatte keine Kraft, den grausigen Schatten der Realität zu mildern. Natürlich machten Musik und Drama auch schon Jahrhunderte zuvor betroffen, aber stets waren die Schönen Künste der Ausgleich zur täglichen Arbeit und der Ausdruck von Hoffnung gewesen. In der ersten Industrialisierungsphase entstand der politische Protestgesang, der das unsägliche Leid hinausschrie. Alle ethischen Werte zerbrachen und machten einer Hoffnungslosigkeit Platz, die in der Monarchie ihresgleichen suchte. Der tuberkuline Zeitgeist ist ein Befreiungsgeist, der an vielen Fronten aufbegehrt: Erst die Bürger gegen den Adel, später dann die Arbeiter gegen die kapitalistische Bourgeoisie. Doch zunächst einmal erstickte das hehre Ideal von Freiheit, Gleichheit und Brüderlichkeit im Elend.

Ein weiterer schwerer Schatten des materiellen Profitdenkens und des schnellen Stillens von süchtigem Hunger waren die Auswüchse der Prostitution. Für Geld war alles zu haben – so auch der gewerbliche Missbrauch von Kindern und der »Verkauf von Jungfernfleisch«. Beide Phänomene sind keine Erfindung unserer Zeit, sondern wurden schon im 19. Jahrhundert jahrzehntelang praktiziert. Auch darüber gibt es durch Zeitungen oder juristische Berichte viele schriftliche Zeugnisse. So wie der Beruf zum Gelegenheitsjob degenerierte, so trat auch der Gelegenheitssex seine traurige Herrschaft an. Damit verbunden war ein drastischer Anstieg der Zahl unehelicher Kinder, deren Zeugung durch die Einführung der Nachtarbeit in den Fabriken noch provoziert wurde. Vergewaltigungen in den Nachtschichten waren eine normale Erscheinung, gegen die niemand vorging, sondern von den Frauen erduldet wurde, um ihre Arbeitsstelle nicht zu verlieren.

6.3 Das Pendeln zwischen tuberkulinem und sykotischem Miasma

Wenn Ideale aufgestellt werden, gibt es zwei Möglichkeiten, mit ihnen umzugehen. Entweder man zeigt Wege auf, sie real im Alltag zu verwirklichen – denn nur der Alltag ist der wahre Prüfstein für den Bestand einer Idee oder eines Ideals, das seiner Natur nach erst einmal unerreichbar scheint. Eine solche Entwicklung braucht jedoch viel Zeit – die man nun meinte, nicht mehr zu haben. Oder man heuchelt und tut so, als ob die Ideale schon verwirklicht seien.

Der ungeheure Widerspruch zwischen der Idee und der Wirklichkeit auf allen Gebieten des öffentlichen und privaten Lebens erforderte naturgemäß irgendeinen Ausgleich. Wohlgemerkt: nicht ein Aufgeben des Ideals und auch keine Steigerung der Wirklichkeit auf die Höhe des Ideals, denn die Bourgeoisie dachte weder an das eine, noch hatte sie irgendwelche Lust zum andern... Der Ausgleich musste also in einer kaschierenden Überbrückung der vorhandenen Kluft werden. Wenn in der Politik die

Akzeptierung eines Scheinkonstitutionalismus diesen Ausgleich schuf, so konstruierte man ihn in der Geschlechtssphäre in einer ostentativen Moralheuchelei: die »Sünde« wurde von der Straße hinter die verschlossene Türe verbannt; die Türe aber bekam einen sittlichen Anstrich. Man wurde ausnahmslos nach außen sittlich... Die Feigenblattmoral, die nicht die Sache, aber ihren öffentlichen Anblick verhindert, wurde das kategorische Sittengesetz der bürgerlichen Gesellschaftsordnung.
E. Fuchs: ebenda, S. 106ff

Wir können in diesem Zitat den Übergang vom expansiven, dynamischen, unternehmungslustigen und auf den eigenen Vorteil eines schnellen Erfolgs bedachten tuberkulinen Zeitgeist zum sykotischen erkennen. Sobald Heuchelei auftritt – und sie wird uns in der Folge oft begegnen – sinkt das krank werdende Bewusstsein eine Stufe tiefer. Diese Entwicklung war auch Folge der schnell fortschreitenden technischen Entwicklung und der damit zusammenhängenden Haltung, keine Schwäche zu zeigen. »Nimm dich zusammen, im Nebenzimmer lauert die Konkurrenz!«, lautete die Devise. Das Verheimlichen dessen, was im Inneren vorging, indem man anderen etwas vortäuschte und den äußeren Anstand wahrte, war das Bewusstsein, das sich auf anschauliche Weise auch in der äußeren Erscheinung der Menschen, der so genannten »guten Gesellschaft« zu Beginn des 19. Jahrhunderts zeigte (Abb. 98):

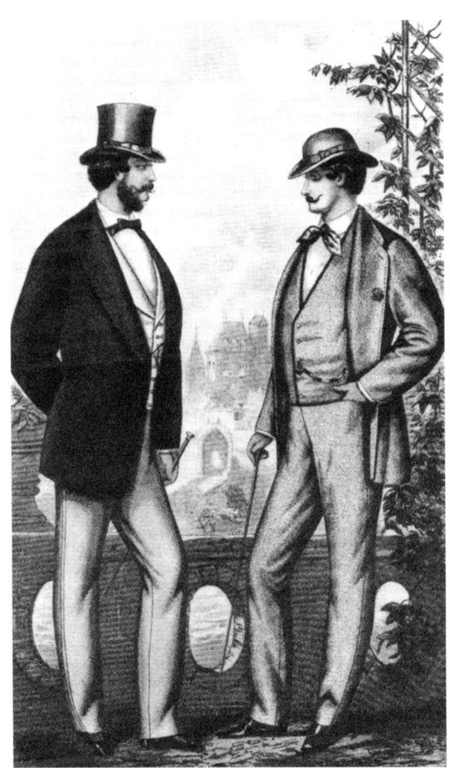

Abb. 98 Herrenmode

Der schwarze Gehrock am Leib, auf dem würdigen Haupte der noch würdigere Zylinder, an den Händen die schwarzen Glacéhandschuhe, dies wurden für den Mann die äußeren Symbole dieser neuen bourgeoisen Moral. Sie bilden die Uniform des äußeren Anstandes... Gehrock und Zylinder ge-

statten nur gemessene Bewegungen, und Glacéhandschuhe isolieren die Gefühle, machen indifferent. Für die Frau ist es das in der Öffentlichkeit stets bis zum Halse hochgeschlossene Kleid. Ein Verstoß gegen die Gesetze des äußeren Anstandes, insbesondere wenn vonseiten der Frau begangen, hatte meist den unbarmherzigen Ausschluß aus der Gesellschaft zur Folge. Das Hauptwesen des äußeren Anstandes besteht in der möglichst restlosen Ausschaltung alles Geschlechtlichen im öffentlichen Gebaren. Man ist öffentlich geschlechtslos... Die Liebe ist negiert. Ein solches Benehmen nennt man korrekt. Zu einem korrekten Benehmen gehört weiter, dass man in der Unterhaltung aufs peinlichste solche Sprachformeln vermeidet, die einen geschlechtlichen Doppelsinn nicht nur haben, sondern auch nur haben könnten... Man hat weder Schenkel noch Waden, sondern nur Beine. Brust und Busen heißen Hals. Der Bauch beschränkt sich einzig auf den Sammelnamen Magen. Der Hintern existiert überhaupt nicht mehr in der Sprache. Das Korsett heißt Mieder. Der Unterrock wird vornehm und dezent mit Jupon bezeichnet. Eine Frau ist nicht schwanger, nicht einmal »guter Hoffnung«, sondern »in anderen Umständen«.
E. Fuchs: ebenda, S. 116ff

Spätestens wenn wir dieses Zitat auf uns haben wirken lassen, ahnen wir, welches Erbe wir in der unblutigen Revolution des »New Age« Mitte des 20. Jahrhunderts versucht haben, abzuschütteln. Das Verhalten der jungen Bourgeoisie ist verständlich, denn sie schaute nicht wie der Adel auf tausend Jahre Etikett und Verhaltensgebote zurück, sondern musste sich erst vortasten und mit der neuen Führungsstellung anfreunden. Da der Zeitgeist die Lösung vermeintlich darin sah, sich aus Unsicherheit hinter einer glatten Fassade zu verstecken, erwachte das sykotische Miasma. Auf seiner lichtvollen Seite manifestierte es eine neue Ordnung, auf der Schattenseite die Abschnürung und Stauung der kreativen Energien, die sich – wie stets in der Menschheitsgeschichte – auch hier wieder in der Art und Weise äußerte, wie man mit Sexualität und Weiblichkeit umging.

Typische Zeichen des sykotischen Miasmas erkennen wir auch in der Vermeidung, die Dinge so anzunehmen, wie sie sind, sowie in der Verwischung geschlechtsspezifischer Unterschiede. Die Fassade ist das Eingeständnis, einem irrealen Ideal nachzuhängen und die Angst, ihm nicht zu genügen, ja, im Grunde zu wissen, dass man ihm nie genügen kann. Sie führt auch dazu, dass die eigenen Wünsche und Sehnsüchte nicht eingestanden werden – darum das Pochen auf alles, was vom Ideal abweicht. Es ist grotesk, was alles innerhalb von nur 50 Jahren nun wieder als unzüchtig und kriminell galt und doch im Verborgenen weiterhin stattfand. Das Bewusstsein, das in einer Scheinwelt lebt, ist der beste Beweis dafür, dass wir nur das wahrnehmen, was den Gesetzen der Zeit entspricht und alles andere ausblenden. Wenn sich ein solches Bewusstsein im Kollektiv entwickelt, bilden wir einen Zeitgeist aus, der sich eine Epoche erschafft, in der Heuchelei und Doppelmoral regieren können. Das Fatale ist, dieser Zeitgeist erschafft sich auch seine eigenen Beweise und Rechtfertigungen.

Man will unter keinen Umständen die Wahrheit der Dinge und Zustände sehen. »Was, es sollte Not und Elend auf der Welt geben? Wo es das gibt, ist es nur selbstverschuldet. Wer arbeiten will, findet immer Arbeit... Opfern wir uns nicht ständig für das allgemeine Wohl auf?«
E. Fuchs: ebenda, S. 122

In diesem Zitat zeigt sich die Sprache des Bürgertums, das sich für seine Privilegien rechtfertigt. Die Moralheuchelei währte in England unter

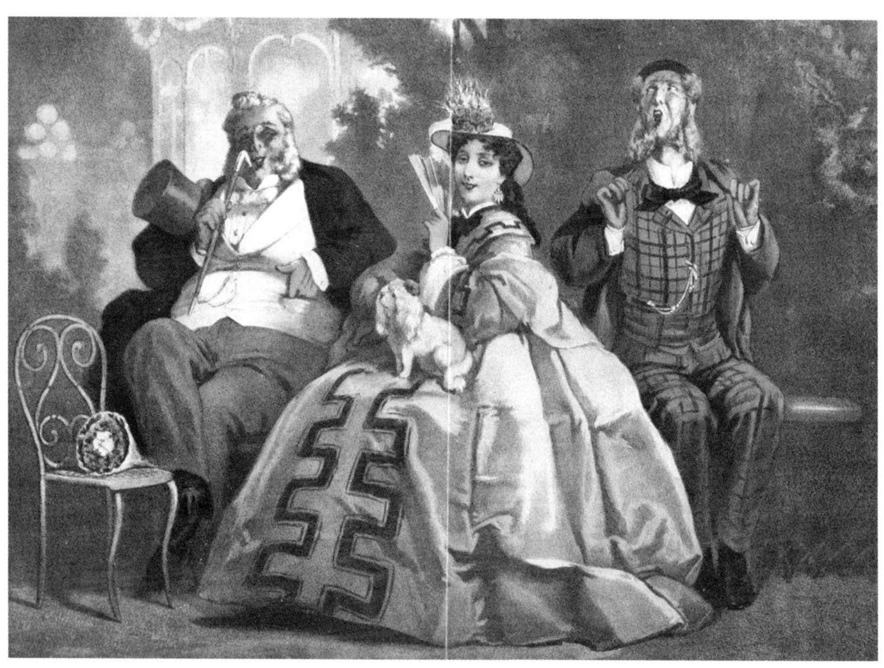

Abb. 99 Engländer (rechts): »Oh, was für ein fetter Franzose!«

Königin Victoria (1837-1901) am längsten und intensivsten. England wurde hier Vorbild auch für Deutschland, indem alles, was auch nur im Entferntesten mit Emotionalität oder gar Erotik assoziiert werden konnte, eliminiert wurde. Sogar die Volkslieder untersuchte man auf etwaige Anstößigkeit und veränderte die Texte. Die krampfhafte Unterdrückung der natürlichen Bedürfnisse fand ihr Pendant in jeglichem Lebensausdruck.

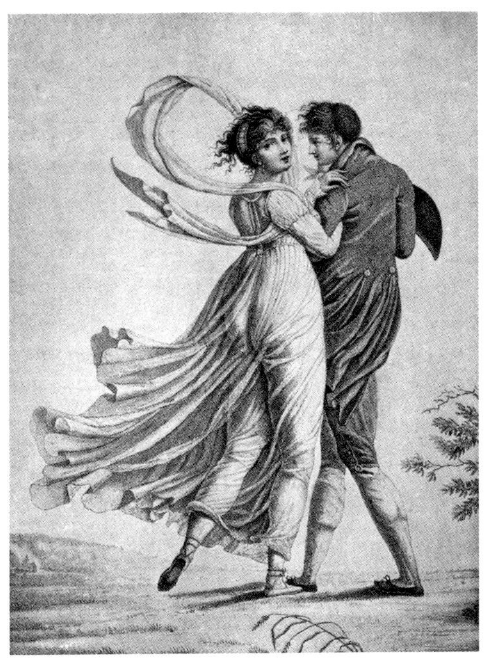

Abb. 100 Die neue Nacktmode

Unterdrückung, Kontrolle und Maßregelung sind bewegungsfeindlich. Das spiegelt sich auch in dem nunmehr herrschenden Schönheitsideal wider: die schwerbusige, breithüftige und gebärfreudige Frau einerseits und der meist übergewichtige, genusssüchtige Fabrikant andererseits.

Der Kaufmann ist scheinbar eine reine Komposition von Logik, zäher Energie und regster Tätigkeit ins Körperliche übertragen. Eine Maschine selbst im Maschinenzeitalter und selbstverständlich eine, die stets im Betriebe ist – andernfalls »kapitalisiert« sie sich ja nicht...
Nach dem Sturz des napoleonischen Kaiserreichs trat insofern eine Reaktion ein, als die majestätische Gestalt jetzt vollständig verschwand... Die Frau ist in dieser Zeit nicht nur schönes Fleisch, wie es die Romantiker liebten, sondern außerdem blühendes und üppiges Fleisch, in das man sich hineinwühlen kann.
E. Fuchs: ebenda, S. 152, 156

6.4 Die tuberkuline Mode

Das Ideal der gepanzerten, üppigen Frauengestalt und des feinen Gentleman herrschte, wie schon gesagt, vor allem im viktorianischen England. Doch in Frankreich und später auch in Deutschland entwickelte sich ein anderes Verständnis von Körperkultur, das sich auch in der Mode ausdrücken sollte. Paris wurde in der zweiten Hälfte des 19. Jahrhunderts wieder einmal zur Metropole der Mode und der Unterhaltung (Varieté, Kabarett). Hier dominierte nicht das schwerfällige, üppige Schönheitsideal des sykotischen Zeitgeistes, sondern das des tuberkulinen. Es entstand die so genannte »Nacktmode«, bei der sich die Körperkonturen deutlich erkennen ließen.

Die busen-, hintern- und hüftlose Frauenschönheit entsprach diesem Idealtyp, der freilich nur bekleidet dargestellt wird. Alles was zu rund war, wurde wegmassiert. Der seit 1813 aufkommende Modesport der Gymnastik oder des Turnens war nun auch Frauen erlaubt und stand für den erstmaligen Wunsch nach »fitness«, dem unsere Gesellschaft heute noch nacheifert. Erstmalig hören wir auch vom »nervigen Typen«.

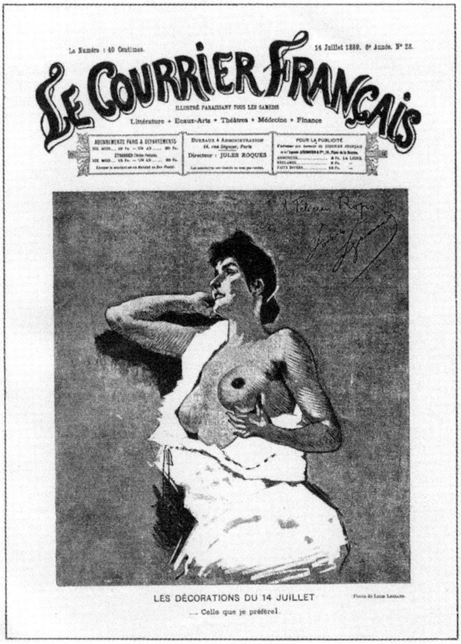

> Um eine wirkliche Liebeskünstlerin zu sein, bedarf es feingestimmter Nerven; eine solche besteht daher nur aus Nerven. Damit wurden die körperlichen Linien nicht nur delikater, sondern in Verbindung damit auch immer schlanker.
> *E. Fuchs: ebenda, S. 159*

Abb. 101 Der pralle Busen

Das frühe bürgerliche Zeitalter brachte, wie schon erwähnt, neben vielen technischen Errungenschaften auch die Plakatwerbung hervor. Sie beeinflusste, mit modischen Trends und Fitness per Pille und Cremes, stark das (im wahrsten Sinne) plakative Selbstbild der Frau. Pneumatische Busen-Massageapparate kamen auf den Markt, denn stellte der Busen schon nicht das Nährende in den Vordergrund, so sollte er dennoch straff sein.

Die Rastlosigkeit und Umtriebigkeit als Sinnbild der Produktivität und zugleich die Atemlosigkeit des tuberkulinen Miasmas manifestierten sich auch in der Mode. Sie musste zweckmäßig sein und ungehinderte Bewegungsfreiheit erlauben. Die wichtigsten Phasen im Leben spielten sich nun nicht mehr im Salon, sondern im Fabriksaal oder Kontor ab. Diesem höchsten Lebensinhalt der gewinnbringenden, rastlosen Tätigkeit entsprach auch das bürgerliche Kostüm. Jeglicher Pomp und alle Dekoration verschwanden und die Kleidung vereinfachte sich auf ihre Hauptlinien. Die festtägliche Buntheit machte den nüchternen Farben Grau, Schwarz und Weiß Platz.

Der häufige Modewechsel ist im bürgerlichen Zeitalter ohne Zweifel eine der charakteristischsten Erscheinungen auf dem Gebiet der Kleidung. Ihre Hauptursache liegt in der äußerlich sichtbaren Klassenunterscheidung. Entsprechend dem bürgerlichen Ideal von »Gleichheit und Freiheit« konnte die Magd prinzipiell das gleiche tragen wie die vornehme Dame und der einfache Arbeiter konnte sich wie ein Gentleman kleiden. Die Frage war nur, konnten sie es auch bezahlen? Daher war jeder darauf bedacht, besser und anders als der andere gekleidet zu sein. Man wollte zeigen, dass man bei scheinbarer Gleichheit trotzdem etwas Besseres, Höheres oder Vornehmeres war – nun jedoch nicht mehr an Standesunterschieden ausgerichtet, sondern rein am Portefeuille.

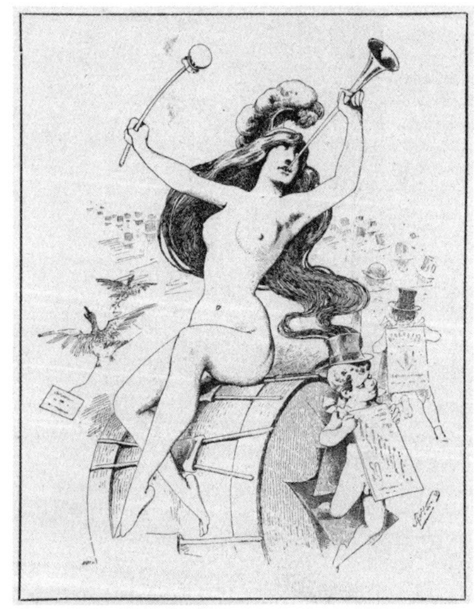

Abb. 102 Die Reklame

Kleidung, in der man sich ungehemmt bewegen konnte, entsprach dem Bewegungsdrang und hatte zur Folge, dass der unbequeme Reifrock verschwand. Er war nur noch in England beliebt, während in Frankreich und Deutschland jene schon erwähnte »Nacktmode« populär wurde, bei der die Konturen der weiblichen Figur in den weich fließenden Stoffen klar zu erahnen waren, selbst wenn die Frau vom Hals bis zu den Füßen in Tuch eingehüllt war. Die Krinoline war immerhin 300 Jahre lang »modern« gewesen – sie konnte daher nicht so schnell verschwinden. Deshalb finden wir in Frankreich und Deutschland auch noch im späten 19. Jahrhundert immer wieder üppige Reifröcke mit unzähligen rüschen- und spitzenbesetzten Unterröcken –eine Mode, die nun vor allem im Ballsaal getragen wurde und aufs Engste mit dem damaligen Modetanz des Walzers verbunden war.

6.5 Die tuberkuline Sexualität

Die Unterwäsche und ihre raffinierten Kreationen waren eine kreative Lösung für die durch Moralheuchelei angestaute Energie. Die Dessous wurden nach außen als Mittel der weiblichen Hygiene verkauft und dienten in Wirklichkeit der erotischen Stimulation. Zu dieser »Reizwäsche« zählten Strümpfe, Strumpfbänder, Unterrock (Jupon), Hose, Korsett und Hemd. Der Siegeszug der Dessous war unaufhaltsam und landete schließlich auch auf der Bühne und damit für jeden sichtbar – zum Beispiel beim frivolen Can-Can-Tanz, der in den Edelbordellen und später den Varietés populär war.

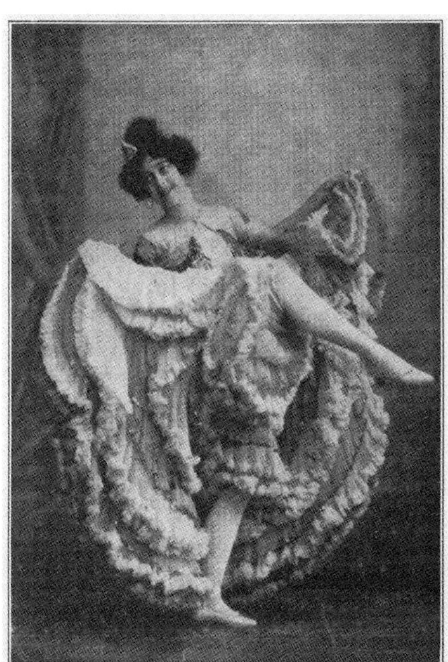

Abb. 103 Das Zeigen der Dessous im Tanz

Wenn auch im Verborgenen, so können wir gerade in diesen noblen Etablissements, die vom Mann wie in jeder Epoche ohne Skrupel besucht werden konnten, eine Sehnsucht nach sexueller Freiheit spüren. Doch auch die Frau drängte gegen Ende des 19.

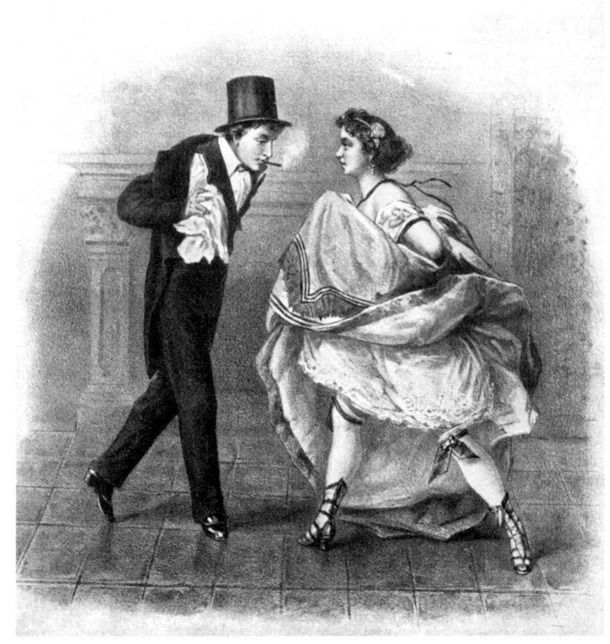

Abb. 104 Der Cancan zu zweit

Jahrhunderts immer mehr aus der ihr zugewiesenen Rolle des Hausmütterchens. Es gab so vieles zu erleben und auch zu erlernen – so nimmt es nicht wunder, dass die »gut situierte« Frau als logische Folge des Staus durch die bürgerliche Moral jene Art der Gelegenheitsprostitution erfand, in der sie als »call girl« fungierte und reiche Herren »aus gutem Hause« bediente. Auch gaben sich sehr viele Unterhaltungskünstlerinnen, vor allem Tänzerinnen, ebenfalls der Prostitution hin

Das Bedürfnis, etwas von der Welt zu sehen und an den vielen neuen Errungenschaften teilnehmen zu können, führte zu einer neuen Geisteshaltung gegenüber der Mutterschaft, die nun auch die Bürgerin erreichte.

Immer erst in der Ehe erlangt die Frau der besitzenden Klasse ihre größte Bewegungsfreiheit: Theater, Gesellschaft, Sport, Reisen. Als verheiratete Frau darf sie sich nach dem herrschenden Moralkodex an hundert Dingen ungeniert beteiligen, die ihr im ledigen Stande überhaupt versagt sind. Also will sie diese Freiheit erst auskosten. »Nicht wahr, im ersten Jahr bekomme ich doch noch kein Kindchen? Ich möchte doch auch erst noch etwas von meinem Leben haben«... »Lieben« ja, aber dabei der

Natur ein Schnippchen schlagen. Dieses zu verstehen ist die oberste Aufgabe eines verständigen Ehegatten. Je mehr gesellschaftliche Ablenkungen der Frau winken, um so mehr sträubt sie sich gegen eine Schwängerung... Viele Frauen gehen nicht selten so weit, dass sie spätestens nach dem zweiten Kind operative Eingriffe an sich vornehmen lassen. Es ist dies die Ausschneidung des weiblichen Eierstocks, die Ovariotomie. In Frankreichs vornehmer Damenwelt wird die Ovariotomie als Präventivmittel »à la mode«. Doch auch in den minderbemittelten Klassen zeigt sich ein deutlicher Geburtenrückgang. Immer mehr Frauen und Männer neigen dazu, nicht mehr einfach den körperlichen Bedürfnissen zu folgen, sondern sich zu fragen, ob sie Kinder wollen oder nicht. Das französische Zweikindersystem wird immer mehr internationale Tatsache.
E. Fuchs: ebenda, S. 332f

Neben diesen radikalen Methoden der Schwangerschaftsverhütung waren der vorzeitig unterbrochene Geschlechtsakt (coitus interruptus) und die Ausspülung mit dem Vaginalirrigator als weitere Präventivmittel üblich. Das Kondom galt noch als zu unzuverlässig. Alle Schwangerschaft verhindernden Maßnahmen wurden – wie sollte es anders sein – von der Amtskirche als Sünde getadelt. Die Priester waren stets auf dem Laufenden, weil die Frauen in der Beichte ihr schlechtes Gewissen erleichterten und so der Kirchendiener stets auf dem neuesten Kenntnisstand der sexuellen Praktiken war. Dennoch änderte auch dies nichts an der Tatsache, dass mit dem ausgehenden 19. Jahrhundert und erst recht nach der Jahrhundertwende die Einsicht vorherrschte:

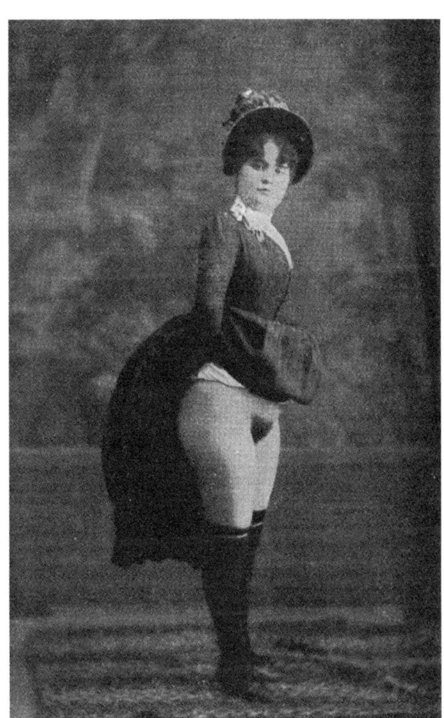

Abb. 105 Prostituierte

Es gibt nichts tierischeres, als im Liebesleben nur den Zweck des Nachwuchses zu erblicken. Das ist eine Weisheit für

Gestüte und Karnickelställe und nicht für Kulturmenschen.
E. Fuchs: ebenda, S. 336

Der Schatten dieser »freien Liebe« war nicht weit; die gängige Abtreibung in Hinterhöfen von Kupplerinnen ließ erstmals die juristische und ethische Frage nach einer Schwangerschaftsunterbrechung laut werden. In Berlin wurde um 1895 erstmalig ein bürgerliches Recht geschaffen, demgemäß aufgrund der ärztlichen Überzeugung, dass das Austragen des Kindes für eine Frau unzumutbar sei, die Schwangerschaft unterbrochen werden durfte.

Aber es ist gleichzeitig auch der bequeme Ausweg, den täglich Tausende von Frauen aus den besitzenden Kreisen suchen und auch finden, sie sehr wohl imstande wären, ohne Gefahr für ihre Gesundheit ein gesundes Kind zur Welt zu bringen und dieses sorgfältig zu erziehen, und um gesellschaftlich nicht belästigt zu sein, kein weiteres Kind wollen. Es wird in den besitzenden Kreisen von Tag zu Tag mehr zur Regel, nach der Geburt des ersten oder zweiten Kindes jede eintretende Schwangerschaft durch Einleitung einer Fehlgeburt zu unterbrechen. Und in der Tat existieren seit langem in allen Großstädten zahlreiche vornehme private ausschließlich von solcher Tätigkeit. Da die Kosten, sowohl die des operativen Eingriffs als auch die des Klinikaufenthaltes, der gewöhnlich vierzehn Tage bis drei Wochen erfordert, sehr hoch sind, so ist das nicht zu bestreitende Recht der Frau, kein Kind gegen ihren Willen gebären zu müssen, in dieser gefahrlosen Form meist nur ein Vorrecht des Reichtums.
E. Fuchs: ebenda, S. 341ff

Dieses Zitat des Sittenforschers (aus dem Jahr 1909!) klingt sehr modern und erhellt eine Thematik, die auch heute – nach 100 Jahren – nach wie vor nicht eindeutig geklärt ist. Für unsere Betrachtung hier ist wichtig, das Ausmaß zu sehen, in dem Geburtenkontrolle durch Abtreibungen vollzogen wurde, weil der Moralkodex nach außen ja eine ganz andere Sprache spricht.

Das Verhalten der Polizei als Personifikation der Staatsgewalt war gegenüber der Prostitution immer ein zweideutiges. Und zwar aus dem ganz einfachen Grunde, weil sich die Duldung und der davon untrennbare Schutz der Prostitution unmöglich harmonisch in den Rahmen der Idee einer in der Monogamie gipfelnden »sittlichen Weltordnung« einfügen lässt, ohne damit diese Fiktion selbst zu verhöhnen. Die Unentbehrlichkeit der Prostitution als Korrelat der monogamischen Ehe war stets zu stark, als dass es zu mehr als komischen Versuchen kommen konnte, »das Übel der Prostitution«

durch ein einfaches kategorisches Verbot und durch rigorose Bestrafung der mit ihrer Liebesfähigkeit handeltreibenden Frauen sowie deren kupplerischen Helfershelfer aus der Welt zu schaffen.
E. Fuchs: ebenda, S. 417

Das »Fremdgehen« wurde modern und zu einem Nervenkitzel, der sich an den Gesetzen der bürgerlichen Moral reiben konnte. Ein unlösbares Problem sah sowohl die Staatsgewalt als auch das damalige Gesundheitswesen im ungeheuren Ausmaß an Geschlechtskrankheiten. Gegen Ende des 19. Jahrhunderts wurde konstatiert, dass vor allem die Gonorrhoe und Syphilis nicht mehr epidemisch auftreten, weil man bereits davon ausging, dass die Menschen ganz allgemein »syphilisiert« waren und deshalb nicht mehr – wie noch im 16. und 18. Jahrhundert – massenweise an den Geschlechtskrankheiten starben. Bedenken wir, dass das 19. Jahrhundert auch die Ära der Mikrobiologie war und nunmehr fast alle Krankheitserreger der ehemals gefürchteten Seuchen entdeckt wurden.

Darum ist heute Arsenicum album in der Behandlung syphilitischer Krankheiten eine wichtige Arznei. Nach Salvarsan stand das Penicillin hoch im Kurs, das wiederum viele Symptome der bis zu diesem Zeitpunkt entwickelten Syphilis unterdrückte und die »Penicillin-Syphilinie« (Gienow) hinterließ. Wir sehen, wie sich seit der Renaissance das »Gesicht« der einstigen Akuterkrankung Syphilis erst durch die Quecksilbertorturen, dann durch die neueren chemischen Behandlungen wandelte.

Indem im 19. Jahrhundert auf der einen Seite die allgemeine Syphilisation durchaus eine gewisse Immunität bewirkte und die medizinische Laborforschung auf der anderen Seite intensiv und fieberhaft nach Impfstoffen suchte, kehrte trotz der vielen Geschlechtskranken eine Art »entspannter Gelassenheit« ein, weil man sich sicher war, Gonorrhoe, Syphilis und Tuberkulose bald beherrschen und ausrotten zu können.

Da der Zeitgeist sich zu allen Zeiten stets auch in Bild und Wort auszudrücken sucht, wundert es auch nicht, dass wir einer unübersehbaren Fülle von Zeichnungen, Karikaturen, Malereien und (ganz neu) Lithographien sowie schriftlichen Dokumenten gegenüberstehen, die sehr deutlich zeigen, wie Schein und Sein divergieren. Besonders aufschlussreich sind die vielen Darstellungen von Badeszenen am Meer und in öffentlichen Badeanstalten. Männer und Frauen sind hier zwar durch knielange Badeanzüge züchtig verhüllt, doch erlaubt die nasse Kleidung den freien Blick auf jedes körperliche Detail.

Die Sexualität ließ Spielarten erkennen, die damals als pervers angesehen und juristisch geahndet wurden, aber keinesfalls eliminiert werden konnten: der Flagellantismus, also sadomasochistische Praktiken, Homosexualität, Kindesmissbrauch, Deflorationsmanie, Exhibitionismus oder Sodomie (der Geschlechtsverkehr mit Tieren).

Als wichtigste Tatsache ist zu konstatieren, dass alle diese Anomalien gerade in der modernsten Zeit wieder eine auffallend starke Verbreitung haben; sie treten überall wieder als Massenerscheinung auf. Infolgedessen werden auch die Gelegenheiten zu ihrer Befriedigung sozusagen großindustriell betrieben und organisiert... Das meiste Aufsehen hat in den letzten Jahren die ungeheure Verbreitung der Homosexualität gemacht; und zwar die der Männer. Es steht heute unbedingt fest, dass in jedem Lande Zehntausende von Männern dem Kultus dieser perversen Form der Geschlechtsbefriedigung zuneigen – ein wichtiger Bestandteil der spezifisch modernen Sittenzustände. Denn darin, dass immer und immer wieder homosexuelle Massenorgien von Männern und Knaben in den letzten Jahren bekannt werden, dokumentiert einen allgemeinen Sittenzerfall in bestimmten Kreisen. Von der ebenfalls in starker Zunahme begriffenen Homosexualität der Frauen gilt ähnliches, die viel häufiger der heimliche Ausdruck für vorhandene Geschlechtsnöte ist, der Ersatz für einen durch die sozialen Verhältnisse verhinderten natürlichen männlichen Geschlechtsverkehr.
E. Fuchs: ebenda, S. 377ff

Unter dem Deckmantel der Massageinstitute florierte der Flagellantismus. Das Auspeitschen von Menschen war geradezu »in«, denn im 19. Jahrhundert nahm man »regen Anteil« an der Situation der schwarzen Sklaven in Amerika. Die Wahnidee vom weißen Übermenschen gegenüber dem schwarzen Untermenschen als billige Arbeitskraft auf den Baumwollfeldern und anderen Plantagen führte zu einer besonders grausamen Art des Flagellantismus, indem ihre Peiniger noch einen sexuellen Reiz in der Bestrafung fanden.

Der tuberkuline Zeitgeist äußert sich auch darin, dass nicht mehr nur das Heute zählte, sondern die Vorausschau, der Blick in die Zukunft, wurde immer wichtiger. Dies ist nicht weiter verwunderlich, da die fortschreitende Technisierung nach ständigem Neukonsum von Geräten und Produkten verlangte und die Profitabilität davon abhing, dass es eine Zukunft

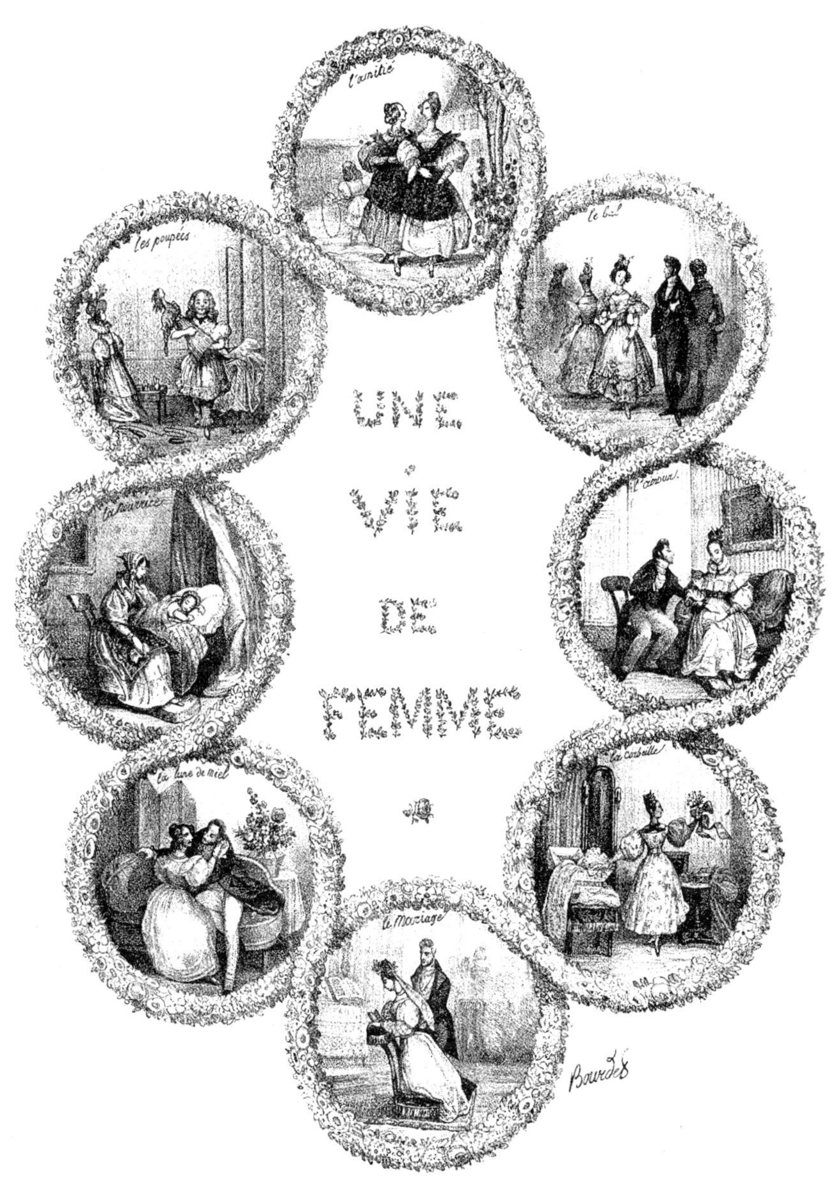

Abb. 106 Ein Frauenleben

für ihren Absatz gab. Kluge Vorausschau und Planung waren deshalb anstelle des psorischen Sich-gehen-Lassens gefragt. Man wollte nichts mehr dem Zufall überlassen, sondern durch Weitsicht und Kalkulationen heute schon wissen, was morgen sein wird.

Nach außen wurde ein Moralkodex vorgegeben, der in Wahrheit permanent überschritten wurde. Daher ist diese Epoche auch die Epoche der Doppelmoral, was ihrem sykotischen Anteil entspricht. Bezeichnenderweise haben gerade die Franzosen diese Doppelmoral in vielen Bildern elegant und ironisierend zum Ausdruck gebracht, wie zum Beispiel in der Vignette »La vie d´une femme« (Abb. 106). Dies war der von der bürgerlichen Gesellschaft geforderte, trostlose Werdegang einer verheirateten Frau. Angesichts der gelebten Realität, in der sie die starren Barrieren bis in ihr privates Eheleben hinein zu überwinden trachtet, wirkt die Bilderfolge wie eine Ironie – doch nach außen bleibt der Schein gewahrt!

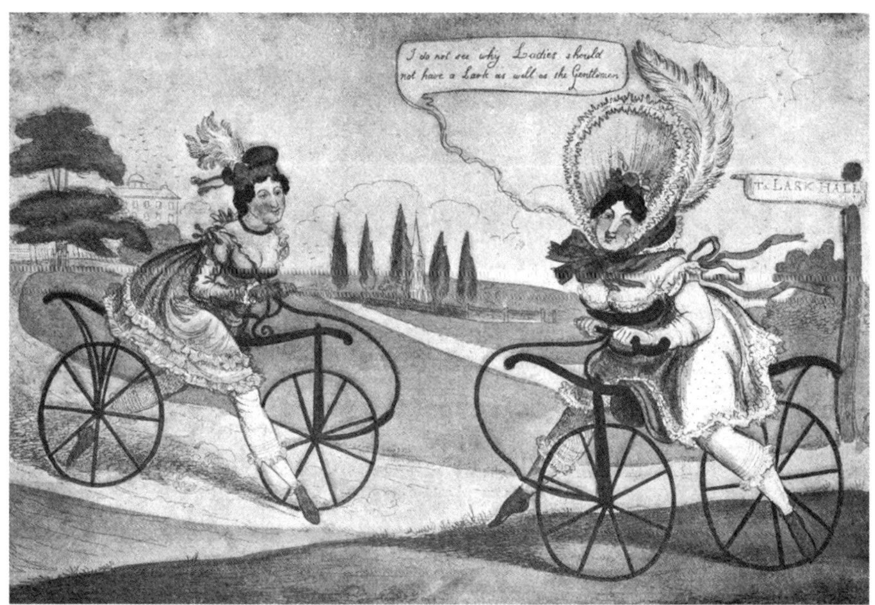

Abb. 107 Mutige »Velozipedinnen«

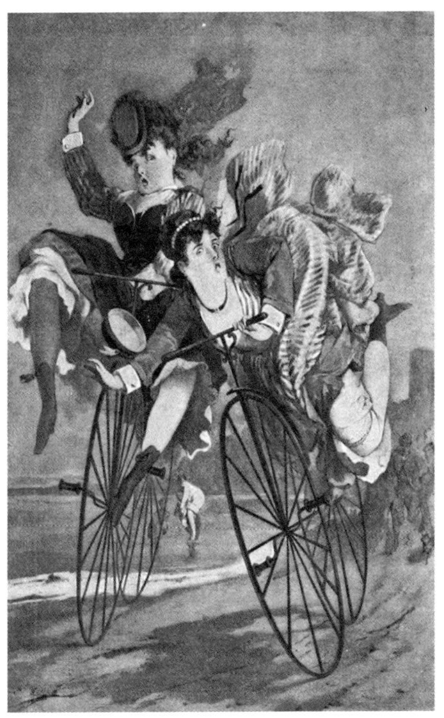

Abb. 108 »Kühn, aber nicht genug Gleichgewicht!«

6.6 Die tuberkuline Fitness

In der ersten Industrialisierungsphase Frankreichs und Englands manifestierte sich ein weiteres Charakteristikum des tuberkulinen Zeitgeistes: Das Bedürfnis nach Körperbewegung und physisch-psychischer Fitness in einem Wahn, stets fit sein zu müssen. Dahinter steht sowohl die Gabe, sich durch Begeisterung immer wieder in einen euphorischen Zustand versetzen zu können als auch die Tendenz, dadurch die Erdanbindung zu verlieren und aus dem Rhythmus zu kommen. Das zeigte sich zum Beispiel in der Begeisterung für das »Veloziped«, das Fahrrad, das nun nicht mehr – wie am Anfang des 19. Jahrhunderts – eher ein Laufrad war, sondern nun mit den Füßen auf Pedalen angetrieben wurde und somit den Gleichgewichtssinn herausforderte.

Zu Beginn des 19. Jahrhunderts regierte die unausgesprochene Forderung, der Mensch müsse so produktiv sein wie seine Maschinen. Eine laufende Maschine bringt Geld, folglich musste auch der Mensch im doppelten Sinne »auf dem Laufenden« sein – stets offen für Neues, immer in Bewegung oder – wie ein doppeldeutiger Slogan in England lautete: »Always ready for new business« (immer bereit für neue Geschäfte – wobei »Geschäft« hier auch »Sex« bedeuten konnte). Dies erforderte, Körper und Geist in einem ständigen Erregungszustand zu halten. Es ging nicht um Sportlichkeit, Körperertüchtigung oder sportlichen Wettkampf im heutigen Sinne, denn der Wettbewerb fand auf einer geistigen Ebene statt: nach besseren Ideen und besseren Maschinen. Wer löst eine knifflige technische Aufgabe zuerst? Wer hat zuerst den Konstruktionsplan für schnellere Lokomotiven? Die Sportlichkeit selbst war noch reines Vergnügen. So begegnen wir in dieser Zeit erstmalig dem Begriff der »Wellness«, d.h. dem Wunsch, es sich gut gehen und sich verwöhnen zu lassen, damit man »fit« war für die Arbeit. An erster Stelle erlebte deshalb die Massage eine Wiedergeburt. Der Körper sollte straff, schlank und gut geformt sein und so das kollektive Bewusstsein innerer Unabhängigkeit, Eigeninitiative und unendlichem kreativem Potenzial ausstrahlen. Wir können hieran gut erkennen, wie der Geist die Materie (die Physis) nach seinem Bilde schafft.

Aus der homöopathischen Praxis wissen wir, dass tuberkuline Menschen oftmals hübsche, elegante und schlanke Menschen mit guten Proportionen und einer faszinierenden Ausstrahlung sind. Sie treiben gerne Sport, um fit zu sein und um bei guter Figur zu bleiben. Dazu gehört auch ein Ernährungsbewusstsein, das seine Wurzeln ebenfalls im 19. Jahrhundert hat. Zentrale Fragen waren schon damals: Was macht dick? Was schwemmt auf? Was macht müde? Was hält jung? Die Antworten darauf waren genial, denn sie sorgten erstmals in der abendländischen Geschichte für eine Art bewusster Körperkultur. An erster Stelle stand hier die Hygiene. Verhallten im Rokoko des 18. Jahrhundert die Rufe nach mehr Reinlichkeit des Körpers, der Straßen und Städte fast ungehört, weil die Bastion der »Wasserverneiner« viel stärker war, so machte das junge Bürgertum nun Schluss mit der Unreinlichkeit. Städte wurden von Grund auf saniert und insbesondere mit Abwasserkanälen ausgestattet.

Es wurde intensiv nach Ursachen des Gestanks geforscht und ein besonderer »Windmesser« erstellt (vgl. Abb. 94). Geräte für die Luftzirkulation in Krankenhäusern, Wohnhäusern und selbst Gefängnissen wurden erfunden.

Schlechter Geruch war verpönt und alles, was stank, wurde der Armut des Proletariats zugeordnet. Der gebildete Mensch wollte in einer reinen Atmosphäre leben und sich pflegen. So entstanden zuerst in England, dann auch in Frankreich Badewannen und Wasserklosetts.

Der nächste Schritt zur Fitness zeigt uns deutlich, was uns in der Betrachtung der Miasmen als Bewusstseinszustände und in ihren Manifestationen immer wieder begegnet: Der Zeitgeist erschafft sich seine Realitäten. Dinge kommen an die Oberfläche, die schon lange im Verborgenen vorhanden waren. Doch erst wenn die Zeit reif für sie ist, scheinen sie »plötzlich« präsent zu sein und erfüllen ihren Zweck. So geschah es mit dem Kaffee.

Dieses nachgemachte Blut ist so balsamisch abgekocht, schreibt ein deutscher Dichter zu Beginn des 18. Jahrhunderts über das schon damals weit verbreitete und populäre Modegetränk Kaffee.
Aus Abessinien kommend, hat der Coffee über Mekka und Istanbul fast alle Länder erreicht. Doch bereits 1511 war gegen die neue Droge das erste Verbot erlassen worden, dem viele folgen... Aber nichts hält den Kaffee auf. Er verdrängt die morgendliche Suppe, die Coffeomanie greift um sich. Auf vier Kontinenten wird Kaffee angebaut. Weltweite politische und soziale Auseinandersetzungen verursacht dieser Kolonialartikel. Er schafft sich eine neue Institution: das Kaffeehaus – Treffpunkt und Stätte gesellschaftlicher Begegnungen unterschiedlicher Bevölkerungsschichten, kulturelles Zentrum.
U. Heise: Kaffee und Kaffeehaus, Umschlagtext

Die anregende Wirkung des Kaffees war bereits seit dem Spätmittelalter bekannt. Kaffee rangierte in der heftigsten Zeit der Hexenverfolgungen, in der Renaissance, als Droge. Menschen, die häufig Kaffee tranken, waren nicht leicht kontrollierbar und lenkbar. Ihre Fröhlichkeit wurde be-

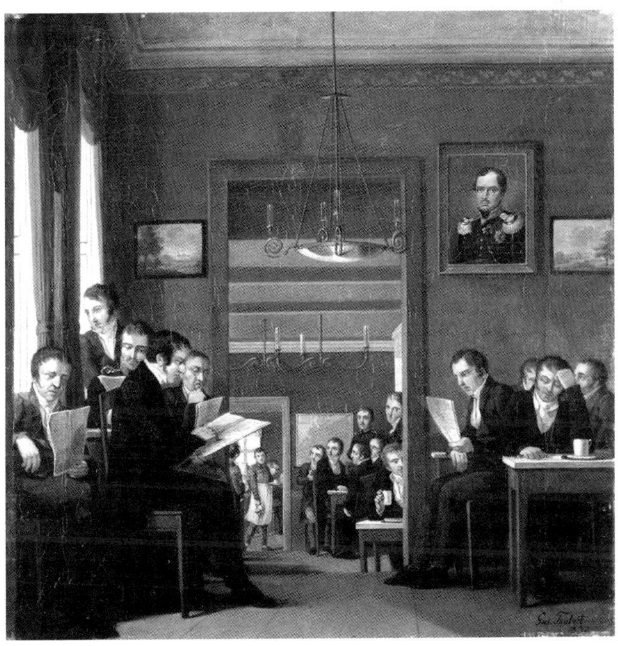

Abb. 109 »Alles liest alles«

argwöhnt. So begleiteten den Kaffeegebrauch bis zum Rokoko bzw. zur französischen Revolution unzählige Verbote, so dass er zunächst wieder in den Hintergrund trat.

Die große Stunde des Kaffees schlug beim Erwachen des tuberkulinen Zeitgeistes, denn das anregende Getränk war genau das gewünschte Stimulans für ständige gute Laune und geistige Fitness. Das Kaffeehaus entstand und wurde bald immer mehr zum gesellschaftlichen Zentrum – halb als Zeitvertreib, halb als Börse für Arbeitsbeschaffung. Eng verbunden mit dem Aufblühen des Kaffeegenusses war die Bedeutung der Tageszeitung als schnelle und aktuelle Informationsquelle.

Der tuberkuline Zeitgeist forderte Informationen in leicht verdaulichen Portionen und stets neu und aktuell. Dem entsprach auch das Druckbild der Kolumnen und das Nebeneinander vieler verschiedener Sparten – Politik, Wirtschaft, Börsengeschäft, Neuigkeiten aus aller Welt sowie das »Feuilleton« (wörtlich: die »Stimme eines Blattes«). Man hatte keine Zeit

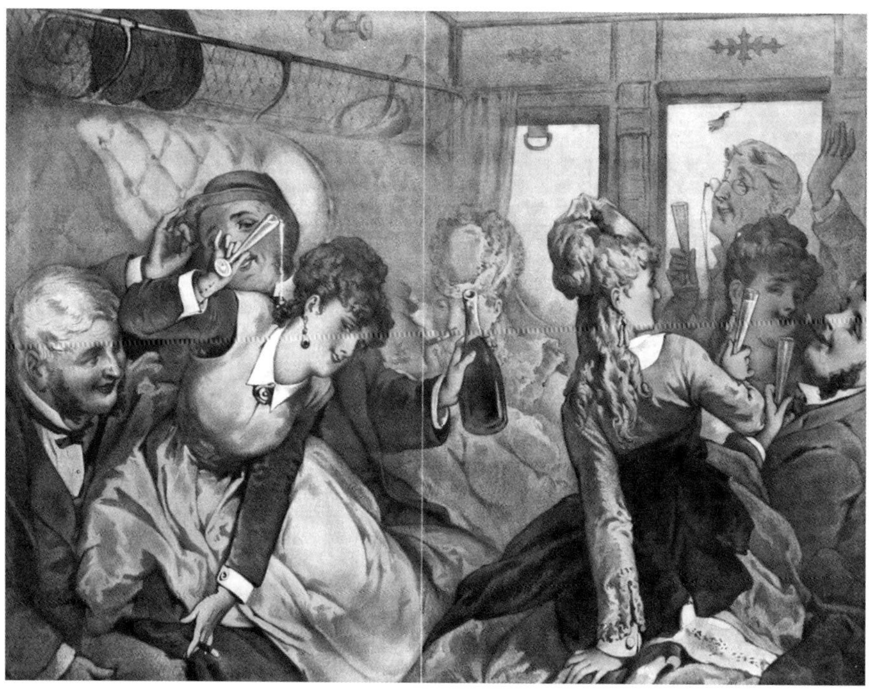

Abb. 110 Die Vergnügungsreise

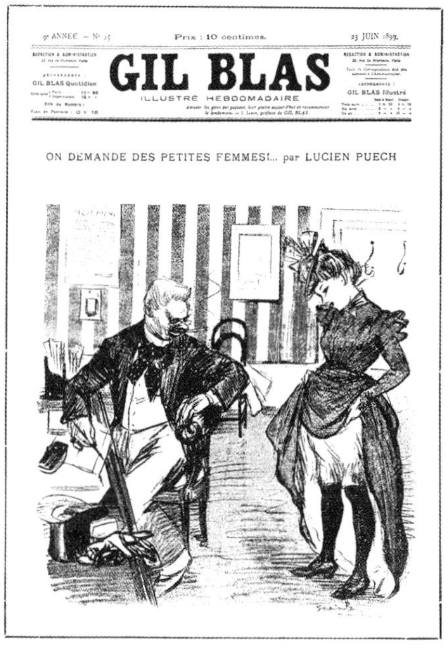

Abb. 111 Jobsuche beim Theater

und Lust, lange Texte zu lesen. Darin drückt sich das innere Getriebensein, die permanente Unruhe, der Drang nach fortlaufender Bewegung, also die buchstäbliche Unruhe des tuberkulinen Miasmas besonders eindringlich aus.

Schnelle Hilfe in jeder Lebenslage war ebenso gefragt wie der Wunsch nach »short cuts«, »Abkürzungen«. Der Kaffee bot die idealen Voraussetzungen für die gewünschte Wellness und Fitness und das sprühende Lebensgefühl. In der Tat regt Kaffee schnell an. Sackt dann die Erregungskurve wieder ab, ist nicht etwa die Pause oder Ruhe angesagt, sondern die nächste Tasse Kaffee. Sie putscht und puscht, wenn die Leistung abzufallen droht. Man wollte geistig stets regsam, wach und aufnahmefähig für Neues bleiben – Tag und Nacht; deshalb waren Drogen, die eher schläfrig und verträumt machen, wie zum Beispiel Opium, in dieser Industrialisierungsphase nicht gefragt.

Außer dem Kaffee war das Trinken von Schaumwein (Sekt) populär. Er war schon seit dem 17. Jahrhundert bekannt, doch erst in der schnelllebigen Zeit des Bürgertums fand er den entsprechenden geistigen Humus. Man liebte das Prickeln, die schnelle Wirkung und die Hemmungslosigkeit, die er auslöste. Der Sekt oder seine teure Version des Champagners waren eng verbunden mit Vergnügen und Verschwendung und zeigten, dass man es sich leisten konnte.

Das Gefühl von Leichtigkeit und das Bedürfnis nach ständiger Belebung schuf eine Unterhaltungskunst, die sich schnell veränderte und keinen einheitlichen Stil ausformen konnte. Die Zickzack-Dynamik des tuberkulinen Miasmas manifestierte sich in unruhigen und flatterhaften Persönlichkeiten, die viel Abwechslung brauchten, um erfolgreich zu sein. Die erste Industrialisierungsphase bescherte uns die Werte, auf die wir heute noch bauen und die unseren Lebensstandard bestimmen, auch wenn wir ihn heute kritischer und differenzierter betrachten. Unsere »Gründerväter« waren zunächst einmal nur nach vorne orientiert, um ihr schöpferisches Potenzial voll auszukosten.

6.7 Der Schlagschatten – Spekulation und Rassenwahn

Der tuberkuline Zeitgeist beschwor einen Schatten herauf, der sich unmerklich in die Begeisterung, die Abenteuerlust und den Pioniergeist einschlich. Die Suche nach dem schnellen Glück, der schnellen Lösung und der schnellen Veränderung manifestierte sich in allen Lebensbereichen. Von dem unbändigen Wissensdurst und dem Wunsch, bestehende Werte und Konventionen zu hinterfragen sowie dem Forscherdrang, Neuland zu erschließen (Auswanderungen nach Amerika und Kanada) spaltete sich allmählich eine gefährliche Hybris ab: die Spekulation, also die auf bloßer Annahme beruhende Mutmaßung. Die Spekulation gewann in der Wirtschaft immer mehr Bedeutung. Man machte Anleihen auf die Zukunft und schloss Geschäfte ab, die auf Gewinne aus zukünftigen Veränderungen der Preise abzielten. Daraus konnte ein großer Geldgewinn oder der totale Ruin resultieren. Die Börsenspekulation im 19. Jahrhundert leitete den virtuellen Umgang mit Geldgeschäften ein. Aber nicht nur das. Ich möchte noch etwas ausführlicher darlegen, welche Folgen die Spekulation überhaupt in geistiger Hinsicht hatte, denn sie schuf eine Raum-Zeitstruktur bzw. einen Potenzialraum, der im 20. Jahrhundert die Hybris des »Tausendjährigen Reiches« möglich machte. Durch Spekulationen, die sich insofern verselbstständigten, als es immer unwichtiger wurde, die Quellen von Erkenntnissen und Forschungen anzugeben, wurde Pseudowissen verbreitet und damit Macht ausgeübt.

Als Aufbruch in das moderne Industriezeitalter erlaubte das 19. Jahrhundert Forschung und Reisen sowie die Kommunikation mit anderen Kulturen in einem nie gekannten Maß. Mit der rastlosen Wissbegier und den vielen erfolgreichen Entdeckungen und Erfindungen wuchs auch die Wahnidee der totalen Machbarkeit und einer Weltherrschaft des Intellekts. Die Kontakte nach Nordamerika, dem Land der »unbegrenzten Möglichkeiten«, förderten die Zuversicht, alle Lebensbereiche beherrschen zu können, sofern der Forschergeist nur ausreichend freien Raum bekommt und sofern genügend Geld verdient und die physische Beweglichkeit gewährleistet wird. Die Sonnenseite dieser Dynamik liegt darin, dass wir diesem Jahrhundert die wissenschaftlichen Grundlagen vieler neuer Forschungen auf den Gebieten von Technik, Medizin, Archäologie, Anthropologie, Ethnologie und Philosophie verdanken – um nur einige Disziplinen zu nennen. Die Euphorie des Erfolgs auf technischem Gebiet übertrug sich auch auf die Geisteswissenschaften. Das tuberkuline Miasma gebar erstmals die Idee eines neuen Herrenmenschen, dessen Schlagschatten bekanntlich bis ins 20. Jahrhundert reichte. Erste Vorzeichen zeigten sich darin, fremdländisches Kulturgut zur Unterhaltung einzusetzen, sich auf Partys buchstäblich mit »fremden Federn zu schmücken« oder in Anlehnung an Ritualtänze moderne Choreografien zu entwerfen. Es war dabei jedoch völlig selbstverständlich, dass man das Fremdartige als Kulturgut nicht wirklich ernst nahm.

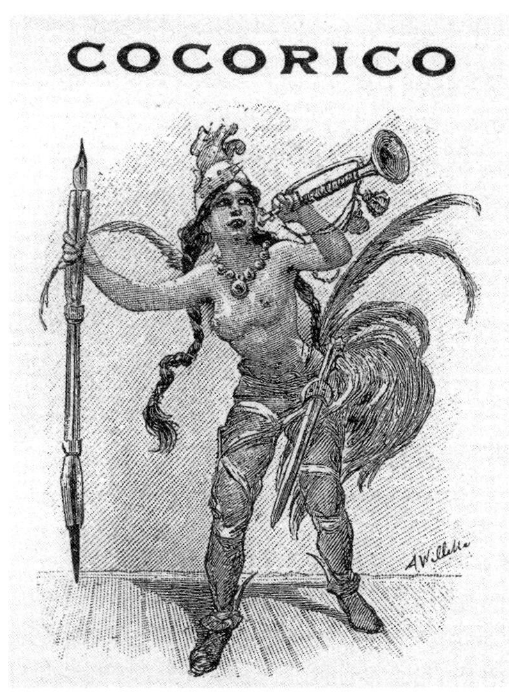

Abb. 112 Werbung für folkloristische Darbietungen

Wenn wir das Grauen der zwei Weltkriege und des Naziregimes sowie die Religion eines Adolf Hitler annähernd verstehen wollen, müssen wir den Humus des tuberkulinen Zeitgeistes im 19. Jahrhundert dahingehend untersuchen, welche Samen hineingesät wurden und welches ungeheuerlich destruktive Potenzial in ihnen ruhte. Schauen wir uns ein paar zunächst unscheinbare »Samen« an:

Wie bereits weiter oben veranschaulicht, nahm die Bourgeoisie, in der sämtliche neuen Errungenschaften entstanden, dem »Proletariat« gegenüber eine ähnliche Position ein wie der Adel gegenüber dem Bürgertum vor der Revolution. Die Bourgeoisie begab sich in eine regelrechte »Sandwich-Position«: Die alten Traditionen des Adels und der Kirche wurden zwar offiziell abgelehnt, ausradiert und ausgegrenzt, doch weiterhin sehr wohl als Instanzen wahrgenommen, die in ihrer jahrhundertealten Geschichte über dem Bürgertum standen. So eiferte das Großbürgertum dem verhassten Adel sogar nach, indem es eine Vormachtstellung und ein Thronen über dem gemeinen Volk anstrebte – nicht durch Adelstitel und alte Privilegien, sondern durch die Macht des Geldes. Gesellschaftlich unterhalb des Bürgertums rangierten daher die Bauern und die »einfachen Arbeiter«, mit denen man ebenfalls nichts zu tun haben wollte und sie deshalb aus seinen Kreisen ausschloss. Das Bürgertum grenzte sich somit selbst aus – sowohl nach oben als auch nach unten.

Der industrielle Fortschritt und der damit verbundene Reichtum der neuen besitzenden Klasse rechtfertigte seine Annahme, Übermenschliches geleistet zu haben bis hin zu der Wahnidee, eine besonders wertvolle Menschenrasse zu sein. Das eigentliche Gefühl des Mangels an festen Wurzeln in einem neuen sozialen Organismus wurde kompensiert durch ein Herrenmenschendenken. Die Dynamik für den Aufbau einer neuen Gesellschaft zeigte sich in der ersten Industrialisierungsphase (1800-1860) durch Glaubenssätze wie »Nur ein arbeitender Mensch ist ein wertvoller Mensch« oder »Der technische Fortschritt ist das wichtigste Zeichen der Zivilisation«. Der Sog und die Fokussierung in diese Glaubenshaltung verselbstständigten sich umso deutlicher, je mehr Menschen Energie in die Vorstellung gaben, nicht nur Teil eines neuen Zeitalters zu sein, sondern eines ganz neuen Menschseins. Die Triebfeder der »Begeisterung« für alles Neue schaltete die Möglichkeit von Versagen, Verlust und Irrtum aus. Deshalb wurde es immer weniger wichtig, auch beweisen zu können, was man behauptete. Halbwissen, Polemik, Rhetorik und die Rechtfertigung der Forschung zu Wohlstandszwecken und zur Selbstdarstellung bildeten eine gefährliche Hybris. Übermut und Oberflächlichkeit können sich beim tuberkulinen Miasma harmlos äußern – oder aber absinken in die destruktiv-syphilitische Ebene, wenn Hochmut hinzukommt. Damit die Tragweite dessen, was ich hier erklären möchte, deutlich wird, möchte ich noch einmal das Miasmenmodell (Abb. 3, S. 42) von Peter Gienow hinzuziehen. Das Besondere daran ist zum einen, dass er die Stellung der Tuberkulinie folgendermaßen festlegte:

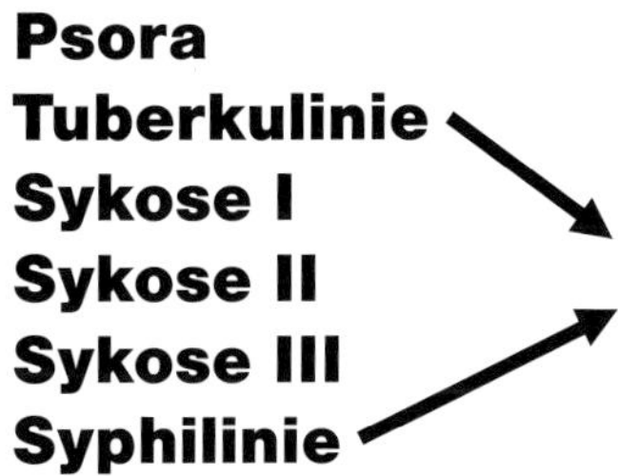

Was uns hier besonders interessiert, ist das Phänomen des so genannten »Spiegelmiasmas«, das heißt der Wechselbeziehung zwischen Tuberkulinie und Syphilinie. Tatsächlich hat das tuberkuline Miasma die latente Möglichkeit, von der höchsten Spitze in den tiefsten Abgrund zu stürzen. Beiden Miasmen fehlt die Mitte, die Anbindung an die Erde, um ein lebensfähiges Maß zu finden.

Die zweite Industrialisierungsphase von etwa 1860 bis 1912 zeigt die Tendenz, sich immer mehr in eine Pseudorealität zu flüchten, wodurch die Kluft zwischen dem Materialismus und den völlig abgehobenen Idealen immer größer wurde. Was zuvor noch als typisch tuberkuline Begeisterung und Tatendrang zum Zwecke des technischen Fortschritts und der Neuerung nachvollziehbar ist, nähert sich einem gefährlichen Abgrund des menschlichen Geistes: dem Hochmut der Etablierung einer wertenden Rassenkunde, das heißt der willkürlichen Einteilung in wertvolle weißhäutige Herrenmenschen und wertlose Menschen anderer Hautfarben.

Wenn Glaubenssätze wie »Zeit ist Geld« oder »der Mensch muss so gut wie eine Maschine sein« permanent zu einer fixen Idee werden, entsteht das schon öfter erwähnte Phänomen einer »Raum-Zeit-Struktur«, die durch Rückkopplung an den Erzeuger dieser Gedankenformen einen »Potenzialraum« erschafft, der nach Manifestation drängt. Solch ein Potenzialraum schöpft aus sich selbst, sei er nun mit negativen oder positiven Gedankenstrukturen seiner Zeit und seines Raumes »angefüllt«. Ab einem bestimmten Maß der Intensität, solche Gedankenformen zu nähren, wird das wahr, was Weisheitslehren schon seit Jahrtausenden bekannt ist: Das Bewusstsein erschafft sich seine Welt: »Du wirst, was du denkst.« Gedankenmuster manifestieren sich in Raum und Zeit. Es kann durchaus einige Zeit dauern, bis sich ein negatives Gedankengebäude oder ein solcher Potenzialraum real manifestiert, denn die Gleichschaltung im Denken der menschlichen Energiegeber braucht Zeit und Raum. Außerdem und glücklicherweise gibt es selbstverständlich gleichzeitig stets auch positive Gegenströmungen, die den Prozess der Manifestation verzögern und manchmal sogar auflösen können. Doch entdecken wir in der Menschheitsgeschichte, wie schon in den anderen Epochen gezeigt, immer wieder karmische Knotenpunkte, an denen sich der negative Potenzialraum gleichsam entleert und in die sichtbare Welt tritt.

Das 19. Jahrhundert eröffnete in den Naturwissenschaften und in den Geisteswissenschaften völlig neue Wissensgebiete. Der tuberkuline Zeitgeist suchte, wie schon erwähnt, anstelle von Erdung und Rückbesinnung auf Tradition nach der überdimensionalen Selbstbestätigung. Er griff nach den Sternen, nach dem Außerordentlichen, um die jahrhundertealte Tradition der Bildung zu überflügeln. In der zweiten Industrialisierungsphase (1860-1920) verselbstständigte sich dieser Hochmut in der Wahnidee des Über- und Herrenmenschen und floss in alle Wissenschaften ein, so dass ihre angeblich wissenschaftlichen Ergebnisse als selbstverständlich und tatsächlich angenommen wurden und so zum Allgemeinwissen werden konnten. Die Hybris dieses negativen Potenzialraums zentrierte sich in dem weiten Forschungsgebiet der Rassenkunde, in deren Mittelpunkt bezeichnenderweise das Blut stand. Erstmalig wurden Schriften alter Kulturen entziffert, archäologische Ausgrabungen und hervorragende Übersetzungen asiatischer Weisheitsbücher unternommen. Der Wissensdurst drängte hauptsächlich in zwei Richtungen:

1. Wo liegen unsere kulturellen Wurzeln? Wo kommen wir her?

2. Welche Werte sind uns wichtig?

Bei diesen eigentlich sinnvollen Fragen wurden jedoch traditionelle Vorstellungen und die eigene leidvolle Geschichte ausgeklammert und stattdessen neue Denkufer angesteuert. Das heimatlose, entwurzelte Bürgertum suchte seine Quellen lieber im Mythos, insbesondere in vorchristlichen Kulturen, zumal es mit seiner tatsächlichen Vergangenheit als zweiter Reihe hinter dem Adel nichts mehr zu tun haben wollte. Daher wurden die alten Werte – Kirche, Christentum, Geschichte – völlig ignoriert. Die Selbstverständlichkeit, mit der sich die weiße Rasse als das Nonplusultra menschlicher Größe und Leistung sah, offenbart sich erst, wenn man Fächer wie Ethnologie, Indologie und Anthropologie studiert und sich dort einer Fülle von in jener Zeit anerkannten »Standardwerken« gegenüber sieht, die auf scheinbar hohem wissenschaftlichen Niveau das äußern, was das Hitlerregime später in Form primitiver Rassenkunde proklamierte und in die Tat umsetzte. So wurden beispielsweise viele alte Sanskritwerke Indiens wie zum Beispiel die Bhagavad Gita, die Upanishaden oder die Yoga-Sutras des Patanjali von deutschen und englischen Indologen nicht nur – übrigens ausgezeichnet! – übersetzt, sondern alle möglichen Forschungszweige bedienten sich dieser Übersetzungen, um daraus Rechtfertigungen für ihre Theorie des Herrenmenschen zu ziehen.

Diesem Phänomen bin ich in meinen Studiengängen der Indologie selbst immer wieder begegnet. Ich war erstaunt, wie früh der weiße Herrenmensch seine Wurzeln als Arier im weißhäutigen »Arya« (Sanskrit: »Gast, willkommener Fremder«) früher indogermanischer Kultur zu sehen glaubte und wie das indische Kastensystem (Sanskrit: »Varna« = Farbe) dazu missbraucht wurde, über die Hautfarbe und rassischen Unterschiede akademisch den Herrenmenschen herauszufiltern.

1786 wies der britische Sprachforscher William Jones auf die auffälligen Parallelen zwischen dem indischen Sanskrit und einer Reihe europäischer Sprachen hin. Fortan war von einer indoeuropäischen Sprachenfamilie die Rede...1808 schloss sein deutscher Kollege Friedrich Schlegel in dem Werk »Über die Sprache und Weisheit der Inder« daraus, dass die Urinder wie die Ureuropäer Nachkommen desselben geheimnisvollen vorgeschichtlichen Wandervolkes sein mussten... Da sich das hellhäutige Volk, das gegen 2000 v.Chr. in Indien einwanderte und dessen Sprache Sanskrit war, Aryas nannte, bezeichnete er sie fortan als Arier. Die Verwandtschaft der Wurzel »Ari« mit dem deutschen Wort »Ehre« ließ sie als eine aristokratische Herrenrasse erscheinen... Während sich Schlegel noch jeder weiteren Wertung enthielt, war es sein Schüler Christian Lassen, der von einer »vollständigen Begabung« der Arier sprach und sie zu Widersachern der »Semiten« erklärte, deren Religion »selbstsüchtig und ausschließend« sei. Hatte man vorher, der Bibel folgend, das Hebräische für die Ursprache der Menschheit gehalten, wurden jetzt die Sprachfamilien als Rassen definiert.
M. Hesemann: Hitlers Religion, S. 78ff

Wir können an diesen Worten erkennen, wie leicht sich im tuberkulinen Zeitgeist das Lichtvolle in schwere Schatten verwandeln konnte und wie schnell sich aus ernsthafter Forschung ein Wahn bildete. Friedrich Schlegel hatte den Begriff des Ariers und seine Herkunft zwar voreilig postuliert, aber der ideologische Nährboden musste bereits vorhanden sein, um andere Indologen wie Christian Lassen auf den rassistischen

Irrweg zu (ver)führen.

Wie tief die Abirrung des menschlichen Geistes hinsichtlich der ideologisch geprägten Indologie reichte, erlebte ich während meines Indologiestudiums noch in den 70er Jahren des 20. Jahrhunderts selbst. Unser Sanskritprofessor verkündete im 2. Semester ganz selbstverständlich, er gehe davon aus, dass wir uns nur mit den »arischen Texten« der Nordinder befassen und nicht mit der »primitiven Literatur« der »südindischen Untermenschen«. Er bestätigte, dass die Indologen, so auch er, mit bestem Wissen und Gewissen der Arier-Idee des Dritten Reiches die geistige Nahrung aus den Ursprungsquellen des 19. Jahrhunderts boten.

Als ich noch am selben Tag das Seminar verließ und dem Professor sagte, dass ich unter diesen Voraussetzungen mein Studium woanders fortsetzen werde, drohte er, mich als Ordinarius überall hin zu verfolgen und zu wissen, wie er meinen Studienabschluss verhindern könne. Es war in Folge geradezu grotesk, was er alles anstellte, um an verschiedenen Universitäten seine Machtbefugnisse zu überschreiten und mir das Leben schwer zu machen.

Gerade weil ich mich mit den Ursprüngen der Arier-Wahnidee der Nazizeit intensiv befasst hatte und während des Ethnologiestudium jede Menge englisch-, deutsch- und französischsprachiger Literatur kennen gelernt hatte, war ich zutiefst betroffen über die Zusammenhänge, die offensichtlich weit ins 19. Jahrhundert zurückreichten.

Im 19. Jahrhundert erlebte die antike Gnosis in der Esoterik, dem Okkultismus und der Theosophie (drei Begriffe für dieselbe Lehre) ihre Renaissance. Damals entstand eine esoterische Rassenlehre, die den Dualismus von Licht und Finsternis auf die »Rassen« der Arier und Juden übertrug. Ihre Anhänger verfolgten die Juden nicht mehr, weil sie die vermeintlichen »Mörder Christi« waren, sondern weil sie angeblich das »böse« Prinzip des Materialismus, der »Finsternis«, vertreten und den »lichten Gottmenschen«, den Ariern, die Weltherrschaft streitig machen.
M. Hesemann: ebenda, S. 19

Durch die vielen Übersetzungen orientalischer und asiatischer Schriften war mit einem Schlag für jedermann ein großer Quellenschatz zugänglich. Jeder filterte aus ihm das heraus, was er brauchte und was spektakulär und geheimnisvoll genug war, um Argumente für ein Herrenmensch-Bewusstsein zu stabilisieren. Die Bourgeoisie hatte kein Korrektiv und akzeptierte keine »Supervision« durch traditionelle Gelehrte oder Kirchenväter, sondern sog alles begierig auf, was dem Hunger nach Macht, Anerkennung und Wertschätzung dienlich schien. Populärwissenschaftliche Bücher über das Fakirtum in Indien, über Spiritismus, Magie, Graphologie, Geheimlehren, Zahlenmystik, Hypnose, Symbolik und Ratgeber zur Erwerbung außerordentlicher Fähigkeiten aller Art florierten massenhaft. Forschungsergebnisse zum Thema Rassenkunde wurden pseudowissenschaftlich verbrämt, so dass jeder es nur allzu gerne glaubte, gehörte doch auch immer mehr »der einfache Mann« zur Gruppe der Auserwählten, wenn er nur seine Blutreinheit (= keine Vermischung mit anderen Rassen) nachweisen konnte. Diesem wachsenden Potenzialraum des Arierwahns kamen zwei entscheidende Geistesströmungen entgegen:

6.7.1 Die Musik von Richard Wagner

Richard Wagner (1813-1883) war unter den großen Künstlern des 19. Jahrhunderts ein bekennender Rassist. Indem er die Oper zur monumentalen Darstellung abendländischen Heldentums machte, nährte er die Lehre der Gnostiker, nach der die luziferischen Kräfte von den Orientalen, die Lichtkräfte jedoch von den alteuropäischen Kulturvölkern geschaffen wurden. Zweifellos war Wagner ein großer Komponist, dem es gelang, durch den festen Glauben an seine Ideologie den Aufstieg des Lichts zu komponieren (Götterdämmerung). Er versetzte seine Zuhörer damit in außerordentliche Geisteszustände, oft geradezu in Ekstase. Aber wer – wie zum Beispiel einer seiner größten Verehrer, der junge Adolf Hitler – leicht beeindruckbar war, nahm die Essenz aus seinen Monumentalwerken (Der Ring der Nibelungen, Parsifal) für bare Münze. Wagners Musik galt als »gottbegnadet« und er selbst als ein Botschafter der neuen Welt, in der das Heldengeschlecht seine rechtmäßige Herrschaft antritt und wie Siegfried alles niedere Gewürm zertritt.

Die Wagneroper, die das Feuer der Ekstase am hellsten entzündete und letztendlich die Gigantomanie des späteren Nazireiches zu manifestieren half, war »Rienzi«, die Geschichte eines Volkstribuns der Römerzeit.

Als Richard Wagner 1838-40 seinen Rienzi schrieb, konnte er noch nicht ahnen, wie sehr er damit den Zeitgeist sieben Jahrzehnte später erfasste. Doch auch er hoffte auf einen »neuen Rienzi«, einen Volkstribunen, der den Deutschen ihre große Ver-

gangenheit... und ihnen die Kraft und den Mut verleihen würde, das Reich in seiner einstigen Größe wiedererstehen zu lassen... Er (Hitler) fühlte sich als Reinkarnation des Volkstribunen... Es war seine Bestimmung, zum Rienzi Deutschlands zu werden... Nur zwei Monate nach dem Besuch in Bayreuth legte er (Hitler) selbst das Feuer, das in den nächsten sechs Jahren ganz Europa erfassen sollte, verheerend und vernichtend wie das Inferno, mit dem der letzte Akt des Rienzi schließt. Der selbsternannte »Retter« und Volkstribun war zum Brandstifter geworden. Die neue Religion, die ihm Wagners Musik offenbarte, sollte 40 Millionen Opfer fordern.
M. Hesemann: ebenda, S. 60ff

Wie sehr Hitler von der Gestalt Rienzis beeindruckt war, lässt sich am Monumentalstil seiner öffentlichen Auftritte und der Zurschaustellung seiner Militärmacht unschwer erkennen. Sie erinnern an die Aufstellungen römischer Legionen.

Wir können heute kaum noch nachvollziehen, wie fruchtbar der Nährboden der damaligen Sucht nach Selbstbestätigung und neuer geistiger Heimat war, aus dem Wagners Musik erwuchs. Der durch die Industrialisierung entwurzelte Mensch, der Jobsucher, der ewig Hungrige und der leicht zu Beeindruckende war leichte Beute für die neue Religion, die Wagner verkündete.

Das »Bühnenweihfestspiel« Parsifal, die Krönung von Richard Wagners Lebenswerk, war für den Komponisten und seine Anhänger weit mehr als eine geniale Oper, schwülstig und pompös, sinnlich und transzendental. Es war zugleich das Programm, die Offenbarung und das Mysterienspiel einer neuen Religion... Wagners Werk offenbart zum ersten Mal den Mythos des Blutes... Das ewige Leben, das der Gral (Parsifal war Gralsritter) verleiht, gilt nur den wirklich Reinen, Adeligen.
M. Hesemann: ebenda, S. 62ff

Erstmalig in der Kulturgeschichte wird die Kunstmusik in den Dienst einer Ideologie gestellt. Mitnichten ließ diese Musik – wie sonst in den Jahrhunderten zuvor – das Heilsame in einer Finsternis von Krieg, Inquisition und Seuchen aufleuchten, sondern beschwor die dämonischen Kräfte selbst herauf. Musikalische Klänge haben eine ungeheure Macht – im Guten wie im Bösen. Richard Wagner transportierte mit seinen Opernthemen die Sehnsucht nach geistiger Heimat und nach Mystik. Durch seine selbst verfassten Texte schürte er den Rassismus und vergiftete damit besonders das Herz der Kleinmütigen, Unscheinbaren und Umherirrenden. Er verstand sich – ähnlich wie später Hitler – als eine Art Religionsstifter, der den Menschen eine Heilsbotschaft überbringen konnte. Eine seiner wichtigsten »Heilsbotschaften« war: »Erlösung dem Erlöser« – gemeint war damit Jesus von Nazareth, den »für alle Zukunft wahrhaft erkannten, von aller alexandrinisch-judaisch-römisch-despotischen Verunstaltung gereinigten und erlösten, unvergleichlich erhabenen einfachen Erlöser in der historisch erfassbaren Gestalt des Jesus von Nazareth« (Hesemann). Für Wagner konnte Jesus nur ein Arier sein – blond, blauäugig und heroisch wie Siegfried. Das Postulat »Christus war ein Arier!« geisterte bis weit ins 20. Jahrhundert hinein und wurde in der Nazizeit als eines der Argumente benutzt für die Ausrottung all jener, die nicht dem arischen Christentum angehörten.

3.7.2 Der Blavatsky-Okkultismus

Helena Petrowna Blavatsky wurde ab 1860 zur wichtigsten Galionsfigur des neu erwachten Okkultismus. In den oben schon erwähnten mystischen Richtungen entstanden neue Templerorden ebenso wie neue Rosenkreuzervereinigungen und viele weitere Sekten.

Blavatsky war eine der schillerndsten Gestalten ihrer Zeit, eine kuriose Mischung aus Genie und Scharlatanerie, zudem eine begnadete Abenteurerin, die keinen Tabubruch scheute... Menschen, die sie kannten, beschrieben H. P. B. als elektrisierend, phantasievoll, respekteinflößend und hochintelligent.
M. Hesemann: ebenda, S. 99

Madame Blavatsky, wie sie seit Gründung ihrer Theosophischen Gesellschaft 1875 in New York genannt wurde, hatte buchstäblich die ganze Welt bereist und dabei unsägliche Strapazen erduldet. Sie war der Inbegriff des ruhelosen und heimatlosen Forschergeistes und wurde in der tuberkulinen Epoche zu einer charismatischen Gestalt. Die Ziele ihrer Gesellschaft waren zunächst von hehrem Charakter:

1. die Schaffung einer universellen Bruder- und Schwesternschaft, ohne Unterschiede in Bezug auf Herkunft, Glaube, Geschlecht und Rasse.

2. die Möglichkeit, die vergleichenden Religionswissenschaften, Philosophie und Naturwissenschaften uneingeschränkt zu studieren bzw. zu erforschen.

3. Die Erforschung ungeklärter Naturgesetze und der verborgenen Kräfte des Menschen (Magie, Medialität, Telepathie usw.)

Die von ihr begründete Theosophie, die sich bald als eigene Geisteswissenschaft entwickelte, bediente sich der ägyptischen Hermetik und des Mysterienwissens. Madame Blavatsky schrieb zunächst das 1250 Seiten umfassende Werk »Isis entschleiert« und verkaufte die erste Auflage von 1000 Büchern in nur zehn Tagen. Trotz ihres komplizierten Schreibstils wurde sie von vielen gelesen und nährte so mit ihren Erkenntnissen den Zeitgeist. Das zeigt sich auch darin, dass die Theosophische Gesellschaft in kurzer Zeit 100.000 Mitglieder zählte!

Die wahre Lehre, das geheime Wissen der Völker, so erklärte sie, haben ihren Ursprung im Himalaya, im Zentrum der »Meister der Weisheit«. Von allen Religionen am reinsten hätten sie die Hindus und Mahayana-Buddhisten bewahrt, deren Adepten, schon aufgrund der geographischen Nähe, direkt bei den Meistern lernen konnten. Damit bekamen die heiligen Schriften des »arischen Indiens«, speziell die Veden und Puranen, einen besonderen Stellenwert. Auf ihrer Grundlage sollte die synkretistische Lehre der »Religion des Neuen Zeitalters« (als welche sich die Theosophie verstand) entstehen.
M. Hesemann: ebenda, S. 102

Madame Blavatsky erregte durch ihre medialen Séancen besonderes Aufsehen. Obwohl die höchste englische Instanz für spiritistische Phänomene, die Society for Psychic Research, sie immer wieder als Schwindlerin entlarvte, gelang es ihr, um sich herum eine Aura des Übersinnlichen aufzubauen und durch die Überzeugungskraft ihrer Behauptung, mit den großen Meistern in direktem Kontakt zu stehen, die Menschen zu betören. Viele erlagen ihrem Faszinosum, das uns als Homöopathen lebhaft an die Persönlichkeit von Phosphor erinnert – einem der Hauptmittel der Tuberkulinie! Was Helena Blavatsky schrieb, hatte sie angeblich im »Astrallicht geschaut« und von geheimnisvollen tibetischen Meistern persönlich erfahren. Das enthob sie der Pflicht, Beweise beizubringen und ihre Quellen genau zu benennen.

Als Grundlage für ihre neue Kosmologie zitiert die Autorin die »Stanzen des Dzyan«, ein geheimnisvolles uraltes Buch, das sie bei ihrem Meister in Tibet studiert haben will. Ob es je existiert hat, ist in der Fachwelt ebenso umstritten wie Blavatskys Tibet-Aufenthalte an sich. Auf seinen dunklen Versen basierend, entwickelte sie jedenfalls

eine ganz neue esoterische Evolutions- und Rassenlehre.
M. Hesemann: ebenda, S. 103

Das tuberkulinisch Faszinierende auch dieser Forscherin zeigt, wie gerne man dem Sensationellen glauben wollte und auf eine nüchterne Überprüfung verzichtete. Die Pseudowissenschaftlichkeit konnte nur weiter verwässert werden und damit destruktiven Energien Nahrung bieten. Es wurde einfach behauptet, die Arier seien Abkömmlinge der »Atlantiden«, also Übermenschen aus dem legendären Atlantis, und dass nur auserwählten Rassen Zugang zum geheimen Wissen gewährt werde.

Folge dem Rad des Lebens, folge dem Rade deiner Pflicht gegenüber Rasse und Geschlecht, gegen Freund und Feind, und verschließe dein Gemüt sowohl der Lust als auch dem Schmerz.
H. Blavatsky: Die Stimme der Stille, S. 47

Wir können unschwer erahnen, dass solche Anweisungen die Hybris des Herrenmenschen ernährten und den Potenzialraum für destruktive Energie mit aufbauten. Dazu gehörte auch die tendenziöse Deutung alter Symbole – allen voran der Svastika, die als Hakenkreuz zum wichtigsten Emblem des Nationalsozialismus wurde. Die Svastika ist in vielen Kulturen zu finden und tatsächlich eines der ältesten heiligen Symbole. Bei den Indianern Nord- und Südamerikas war sie ebenso bekannt wie im alten Troja, in Vorderasien, China und insbesondere im alten Indien. Im Sanskrit und Hinduismus steht sie als Symbol für: Glück, Lebensrad, Heilsein. In Asien finden wir die Links- und Rechtsdrehung als Zeichen der Dualität von »männlich – weiblich« bzw. »elektrisch-ausstrahlender« gegenüber »magnetisch-anziehender« Energie.

Jemand der in die Geheimnisse der Bedeutung des Svastika initiiert ist, sagen die Kommentare, kann auf ihm mit mathematischer Genauigkeit die Entwicklung des Kosmos verfolgen. Auch die »Beziehung des Sichtbaren zum Unsichtbaren« und die »erste Hervorbringung des Menschen und der Gattung«.
H. Blavatsky: Die Geheimlehre, S. 612

Diesem Wahn, die Fäden des Lebens und die Macht der Schöpfung gottähnlich in den Händen zu halten, stand zunächst eine eher naive Vorstellung der Svastika gegenüber.

Zu einem völkischen Symbol machte es erstmals der »Turnvater« Jahn, der nach Preußens Zusammenbruch 1806 die deutsche Jugend durch Sport zur »Wehrhaftigkeit« ertüchtigen und ihr nationale Werte einimpfen wollte. Da kurz zuvor bei Ausgrabungen in Mecklenburg altgermanische Urnen mit dem Hakenkreuzsymbol gefunden wurden, griff er es auf, um seine Anhänger für die deutsche Vorzeit zu begeistern. Fortan wurde das vierfache »F« seines Mottos »frisch, fromm, fröhlich, frei«, als Hakenkreuz geschrieben, zum Wappen seiner Bewegung. Die Jahn'sche Tradition führte der »Deutsche Turnerbund« fort, aus dem in den 1890iger Jahren die völkisch orientierte Jugendbewegung »Wandervogel« entstand. Ihre Anhänger grüßten sich nicht nur mit dem alten gotischen Ruf »Heil!«, sie machten auch das Hakenkreuz zu ihrem Wahrzeichen.
M. Hesemann: ebenda, S. 107

Zwei Dinge werden klar, wenn wir dieses Zitat lesen: Zum einen kann jedes Wort und jedes Symbol negativ genutzt werden, wenn das Bewusstsein entsprechend negativ ausgerichtet ist. Aus der tuberkulinen Begeisterung für das Glückssymbol der Svastika konnte spiegelmiasmatisch ein Zeichen für Vernichtung und Tod werden, weil es von einem Bewusstsein missbraucht wurde, das auf Ausgrenzung und Hochmut basierte. Würden wir Turnvater Jahn heute vor Augen halten, was aus seinem Symbol für Körperertüchtigung wurde, hätte er sicher gute Argumente bereit, in bester Absicht gehandelt zu haben. Doch der Satz »Ich habe es ja nur gut gemeint« ist oft einer der zentralen Schattensätze, der viel Unheil anrichtet, weil er aus einem egozentrierten Bewusstsein hervorgeht und sich nicht der Tragweite seines Denkens und Handelns bewusst ist. Naivität kann gefährlich sein, wenn unausgegorene Ideen an die Öffentlichkeit gelangen und viele Menschen beeinflussen können.

Zum anderen können wir über die Zitate von Madame Blavatsky und Turnvater Jahn bis in unsere Zeit hinein nachvollziehen, warum wir uns besonders in Deutschland schwer tun, ein gesundes nationales Bewusstsein zu entwickeln. So werden beispielsweise Forschungen über altgermanische Kultur und Symbolik (wie z. B. Runen = Buchstaben aus Buchenholzstäben) schnell als rechtsorientiert gebrandmarkt. Das gleiche gilt auch für einige hervorragende Gesundheitslehren des 19. Jahrhunderts wie beispielsweise die der Mazdaznan-Bewegung, die es aber leider nicht geschafft hat, sich von den tendenziösen Rassenideen ihres Urhebers, des Arztes Otoman Hanish, gänzlich zu lösen und deshalb heute insgesamt verachtet wird. Wir neigen dazu, das Kind mit dem Bade auszuschütten, anstatt genau hinzuschauen, welche bahnbrechenden Leistungen die Lichtseite des tuberkulinen Epochalgeistes repräsentieren und welche Wahnideen wir (endlich) loslassen sollten. Um ein adäquates Beispiel der Zeit zu nennen: Es schmälert die künstlerisch-geniale Leistung eines Ludwig van Beethoven in keiner Weise, wenn wir dennoch hinschauen, wie brutal und destruktiv er mit anderen Menschen umging. Es ist gut, die negative Seite bewusst wahrzunehmen. Aber es ist sinnlos, bei jeder Darstellung eines Werkes sich für die eigene Begeisterung zu entschuldigen, indem man sagt: »Er war aber als Mensch auch ein Scheusal.« Wir müssen weg von diesem typisch polaren Schwarz-Weißdenken. Es gibt eben auch viele Farben und Nuancen. Darum ist es gerade hier mein Anliegen, einen Zeitgeist über Wort, Bild und Musik so plastisch wie möglich aufleben zu lassen und nachvollziehbar zu machen. Nur dann können wir im Nachhinein versöhnlich auf unsere Vergangenheit schauen und sagen: »Ja, diese Geschichte gehört zu mir. Ich habe die Wahl, daraus für mein Leben etwas zu lernen. Ich kann es anders oder besser machen.« Es ist viel einfacher, pauschal zu verurteilen und Schuld zuzuweisen. Die Folgen des Okkultismus und des Arierwahns bis zum Ende des 2. Weltkrieges bieten viel Anlass dazu. Doch ist dies keine wirkliche Lösung und macht die Bürde nicht leichter. Das Bürgertum des 19. und frühen 20. Jahrhunderts, der Umbruch in die zweite Neuzeit, war in seinem tuberkulinen Wesen genauso unreif wie einst beim Umbruch der ersten Neuzeit vom Mittelalter in die Renaissance. Die »Phosphor-Zeit« des neuen Bürgertums fand nun einmal statt und war genauso faszinierend wie wir dies auch heute noch bei Repräsentanten der Phosphor-Konstitution erleben. Sie sind in vielen Graden charismatisch und es ist nicht einfach, sich ihrer Begeisterung und Lichtsuche zu verschließen. Sie haben die Leichtigkeit, die vielen von uns – zumindest den eher sykotisch Sesshaften und Traditionsbewahrern – fehlt. Mich lehrt das tuberkuline Miasma deutlich, dass in ihm destruktive Energien auf rasante Weise frei werden können, wenn der Mensch den Boden unter den Füßen verliert. Wenn die ganze damalige Pseudowissenschaft über Ariertum und Herrenmenschendenken auf der tuberkulinen Ebene geblieben wäre, wäre sie nicht viel mehr als ein unwesentlicher Hauch abgehobener Ideen gewesen, die schnell kommen und gehen. Es war die Beziehung zum syphilitischen Miasma, die so tiefe Wunden geschlagen hat. Aus abgehobenen Wahnideen, Spekulationen ohne jegliche

Basis und aus geistigen Windeiern manifestierte sich die spätere Realität einer gezielten Volksverführung. Tuberkuline Menschen mit wahnwitzigen Ideen sind Wachs in den Händen derer, die sie als Marionetten benutzen, um Macht zu gewinnen. Sie alleine hätten nicht die Kraft, das negative Potenzial zu erkennen, geschweige denn, es in die Tat umzusetzen. Dazu brauchen sie ein Publikum, das sie trägt und anfeuert.

Die Arroganz und Intoleranz des »Weißen Mannes« dem Andersartigen gegenüber und insbesondere seine Überheblichkeit blieb nicht auf Europa beschränkt. Ein Wesenszug des neuen Bürgertums war, wie schon erwähnt, die Kommunikation nach außen, seine Beweglichkeit und Reiselust. Ähnlich wie in der Renaissance entstand auch jetzt wieder ein ungeheuer großer Expansionswille und ein erster Trend zur Globalisierung. Doch wollte man nun auch andere Völker, Sitten und Kulturen nicht unter der Prämisse der Toleranz kennen lernen, sondern sie missionieren. Die Missionierung geschah – außer durch die Christianisierung – mit den Errungenschaften des technischen Fortschritts. Das zeigt sich auch auf eklatante Weise in der jungen Geschichte Amerikas, wo der Sklavenhandel durch Europäer eingeführt worden war und sich tragischerweise das wiederholte, was in der Renaissance durch Spanien in der »Neuen Welt« Mittel- und Südamerikas schon einmal stattgefunden hatte, nämlich die Ausrottung der Ureinwohner sowie die Ausbeutung der okkupierten Gebiete. Anfang des 19. Jahrhunderts eskalierte der Sklavenhandel durch die Entführung und den Verkauf afrikanischer Stammesangehöriger nach Nord- und Südamerika sowie in die Karibik und wurde erst um 1880 wieder abgeschafft. Überhaupt kann man in diesem Jahrhundert von einer Völkerwanderung sprechen – teils erzwungen, teils aus freiem Entschluss. Europäische Siedler zogen in großer Zahl als Auswanderer über den Atlantik gen Westen und nahmen unglaubliche Strapazen auf sich, um in der fremden Wildnis Enklaven englischer oder französischer Nationalität zu schaffen.

Auch die Expeditionen in Urwälder, Wüsten und Savannen Afrikas, Australiens und Südamerikas waren von einem unerschütterlichen Glauben an die Vormachtstellung des Herrenmenschen erfasst, weshalb die schwersten Mühen und Krankheiten heldenhaft ertragen wurden. Dieses Verhalten, überall auf der Erde mit Hochmut und Anmaßung die vermeintlich Unwissenden zu missionieren und falls nötig, zu unterjochen oder gar auszurotten, wurde selbstverständlich.

Bleibt noch eine letzte Hybris zu erwähnen, die lebhaft an die Renaissance erinnert: die staatliche Expansion durch neue Kolonisationen. Ob England, Frankreich, Spanien, Portugal, Holland oder Deutschland – man wollte entweder die alte Macht in den überseeischen Kulturen erneuern oder neue Länder in Besitz nehmen. Das Herrenmenschen-Bewusstsein betrachtete dies als eine Selbstverständlichkeit. Trotz aller durchaus auch zu würdigenden Verbesserungen der lokalen Infrastrukturen, wurde aus diesen kolonisierten Völkern letztendlich die so genannte »Dritte Welt«. Auch in dieser Bezeichnung spiegelt sich noch die frühere maßlos arrogante Entmündigung alter Kulturen durch die ursprüngliche Wertung in »wertvolle« und »wertlose Rassen« wieder. Dieses Erbe hängt uns bis heute nach und bislang hat keine ehemalige Kolonialmacht öffentlich die erlösenden Worte ausgesprochen: »Es tut uns leid.«

6.8 Das Wesen der Tuberkulose

Wenn wir davon ausgehen, dass der Zeitgeist die Krankheit ruft, müssen wir die Dynamik verstehen, die im Miasma wirkt:

- Die psorische Dynamik ist oberflächlich, weit streuend, überall vertreten und alles durchdringend.
- Das tuberkuline Zickzack spricht für die Sprunghaftigkeit, den schnellen Wechsel, die Ziellosigkeit und die Abwechslung.
- Die sykotische Dynamik ist das Beständige, Langsame, Stete, Gleichförmige
- Die syphilitische Dynamik wirkt in die Tiefe und löst dabei das Härteste auf.

Die Dynamik des tuberkulinen Miasmas berührt in ihrem Wesen Höhen und Tiefen, die nicht besser dargestellt werden könnten als durch die Atmosphäre im Tuberkulose-Sanatorium:

Es wird von ihm keine Arbeit erwartet, sie ist ihm sogar verboten; der Allgemeinheit gegenüber hat er keinerlei Verpflichtungen; es wird für ihn gesorgt. Er genießt eine bevorzugte Sonderstellung während einer solchen Kur.

Die Schwindsucht galt als eine Krankheit, die auf eigenartige Weise schöpferisch machte, die die Lebensgeister angesichts des Ruins sinnlich-übersinnlich erregt und zu Leistungen anstachelt... Diese konstitutionelle Krankheit hat die Eigenschaft, die von

ihr Befallenen seelisch zu verändern. Sie tragen das Kainsmal der nach innen gewandten Leidenschaft, die Lunge und Herz zerfrisst.
S. Winkle: Kulturgeschichte der Seuchen, S. 150

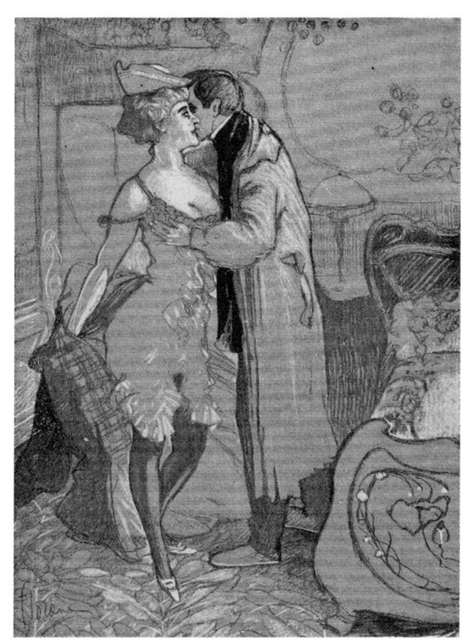

Abb. 113 Flirt im Sanatorium

Was Thomas Mann reizte, die isolierte, luxuriöse Welt hoch oben auf dem Berg zu beschreiben, war »die Mischung von Tod und Amüsement, die Faszination des Todes, der Triumph rauschhafter Unordnung über ein der höchsten Ordnung geweihtes Leben.« (Winkle)

Die Tuberkulose erfasste zunächst nur die Armen, vor allem die in den Fabriken und Bergwerken Schuftenden und war deshalb die hauptsächliche Elendskrankheit des beginnenden Industriezeitalters. Mit fortschreitender Industrialisierung und Technisierung erkrankten auch viele Menschen anderer Bevölkerungsschichten und starben in jungen Jahren. Unter ihnen waren auch bekannte Künstler. Da die Krankheit sich über Jahre hinzog, muss man sich wundern, welche Schaffenskraft ihnen trotz der im wahrsten Sinne des Wortes schwindenden Kräfte möglich war.

Betrachten wir die Krankheit ganzheitlich, offenbart die Tuberkulose ihre Nähe zum sykotischen Miasma durch die raumnehmende Kavernenbildung, die zudem im Verborgenen stattfindet. Ihre Nähe zum psorischen Miasma wiederum äußert sich in der Schwäche. Ihre ungezügelte, chaotische und rastlose Eigendynamik zeigt sich darin, dass sie alle Organsysteme befallen kann und darin, dass der Erkrankte dabei nicht etwa – wie beim syphilitischen Miasma – in Stumpfsinn, Schwermut und Aussichtslosigkeit, sondern geradezu paradox in Hysterie und Euphorie verfällt – bereit, mit fliegenden Gewändern für eine unnütze Idee in den Abgrund zu springen. Die großen, weltumfassenden Ideen, die globale Sicht der Dinge, der wahnhafte Sinn, alles sei machbar, zeigt eine alles aus dem

Maß rückende Dynamik gepaart mit der Sucht, sich dem Irdischen, dem Alltäglichen, der Pflicht zu entziehen und so langsam physisch zu verebben und sich vom Körper zu lösen. Im tuberkulinen Miasma regiert der Geist völlig über den Körper. Der Geist wird als leicht empfunden und der Körper als schwerfällig. So wirkt ein an Tuberkulose erkrankter Mensch beinahe durchsichtig, wie ätherisch. Seine Augen sind oft groß und haben einen fiebrigen Glanz. Wir kennen diese Erscheinung von Phosphor- und Belladonna-Konstitutionen.

Ohne Zweifel gab es im äußeren Erscheinungsbild einen großen Unterschied zwischen dem Fabrikarbeiter, der an Tuberkulose als Elendskrankheit litt und dem entwurzelten, lebensunfähigen erkrankten Esoteriker der »upper class«. Es fehlte ihm die Anbindung an das Erdhafte und er interessierte sich für höchste philosophische Ideen, ohne Anspruch auf Realitätsbezug und Integrationsfähigkeit ins Leben. Der in der damaligen Gesellschaft allgemein herrschende Anspruch nach Nützlichkeit und Profitabilität, der einen knallharten Materialismus schuf, stand in krassem Kontrast zu der Jagd nach Traumgebilden, die »für bare Münze« verkauft wurden. Immer mehr driftete die Oberschicht in die Welt der

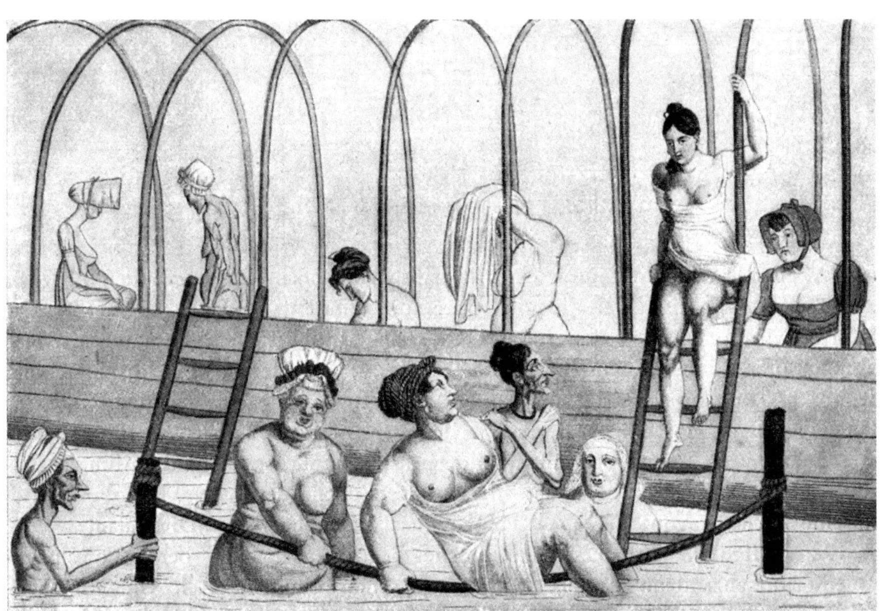

Abb. 114 Abgemagerte und Fettleibige im öffentlichen Bad

Fantasie ab und delegierte die Sorge um das alltägliche Leben deshalb an die Arbeitenden der »Unterklasse«. Bezeichnenderweise manifestierte sich das tuberkuline Miasma an »beiden Enden« der jungen kapitalistischen Gesellschaft. Es erzeugte durch strahlende Errungenschaften in Technik, Wissenschaft und Medizin große Faszination. Erstmalig in der abendländischen Menschheitsgeschichte ging eine neue geistige Strömung nicht von den Schönen Künsten aus – diese hätten der Muße und reichlichen Zeit bedurft, sondern von den Wissenschaften, die danach drängten, das alltägliche Leben einfacher und bequemer zu gestalten – was zweifellos auch gelang! Es ist bezeichnend, dass zu Beginn des 19. Jahrhunderts in Frankreich und England aus dem Bürgertum keine besonders begabten Komponisten hervorgingen.

Auch die Malerei und die Poesie waren deutlich spärlicher als zuvor und wurden dank der Lithografie von der neuen Marketingidee des Plakats sowie vom Zeitungswesen mit seiner prosaischen und an Sensationen orientierten Sprache überflügelt. Da die Schönen Künste bis zu dieser Epoche stets eng mit dem Adel verbunden gewesen waren, wurden sie möglicherweise schon deshalb wenig geschätzt und man suchte für einige Jahrzehnte nur den Unterhaltungswert der Musik. Außerdem hatte man keine Muße und Ruhe, um Instrumente zu lernen oder sich dem ernsten Theaterspiel, dem Ballett oder der Lyrik hinzugeben. Der schnelllebige kreative Geist des tuberkulinen Miasmas forderte permanente Abwechslung, immer etwas Neues und noch Sensationelleres. Bis heute ist der tuberkuline Interpret in den traditionellen Künsten kaum zu finden, dagegen umso häufiger in allen Formen des Popart. Kunst und Schnelligkeit stehen sich trotz aller eigenen Virtuosität, die auch in den jüngeren Kunstformen, besonders der Musik, zu finden ist, diametral gegenüber. Das Erlernen und Beherrschen einer Kunst kann nicht schnell gehen, sondern braucht Zeit und Reife.

In dieser Epoche wurde somit der Grundstein zur neuen Branche des »Entertainment« gelegt, die sich zunächst in den vielseitigen Varieté-Künsten ausdrückte und damit der tuberkulinen Dynamik bestens entsprach. Wie der Name »Varieté« schon sagt, geht es um Abwechslung sowie das Miteinander verschiedenster Darbietungen wie Zauberkunst, Akrobatik, Tanz, aber auch Striptease, Chanson, Bauchreden und »Kunstfurzen« (dessen Gaudi darin bestand, dass ein Mann im Smoking mit seiner Aftermuskulatur Melodien erzeugte). Auch im Bereich der Clownerie wandelte sich das

Bild. Der traurige »Pierrot« als stilisierter Clown der »Comedia dell'Arte« wich dem lachenden Hanswurst in albernen Gewändern und zu großen Schuhen, der sich tollpatschig bewegte und benahm. Der »Slapstick« wurde geboren und fand später seine genialste Ausprägung in Charly Chaplin, der die kulturellen Schattenseiten aufs schärfste und doch tuberkulinisch witzig unter die Lupe nahm.

Es ist bezeichnend, dass der komische Clown als »Clochard«, Obdachloser oder »Tippelbruder« im Grunde den Ärmsten der Armen mimte und gleichzeitig der Unterhaltung diente. Geraldine Chaplin sagte einmal in einem Gespräch, dass ihren Vater zwei Gestalten zu seinen Slapsticks und Filmen inspirierten: Der obdachlose ewig Hungrige (loser) des 19. Jahrhunderts und Adolf Hitler des 20. Jahrhunderts. Beide habe er karikiert und überzeichnet. Aber er habe es als größte Fehlleistung seiner Karriere betrachtet, Hitler nicht ernst genommen zu haben.[10]

Im Tippelbruder, der von der Hand in den Mund lebte, offenbarte sich die tiefe Sehnsucht, seinen Platz in der neuen Gesellschaftsordnung zu finden und sich aus eigener Kraft aus der Armut emporarbeiten zu können. Bei den Auftritten der Clowns schwang oft auch eine große Portion Gesellschafts- und auch Selbstkritik mit, die in der »Ungeschicktheit« zum Ausdruck gebracht wird. Fatalismus und Freiheitsdrang sind im tuberkulin-miasmatischen Geist eng verwoben. Zwar kann der Arme oder Mittellose nun alle Freiheit genießen zu tun, was er will und zu gehen, wohin er will – doch fehlt ihm die reale wie geistige Heimat, die ihm Wärme und Geborgenheit geben könnte.

10 Geraldine Chaplin bezog sich auf den Film »Der Diktator»

7. Die deutsche Romantik – Zeitalter des karzinogenen Miasmas

Kunst – Mythologie – Vorboten des »New Age« – Kleingeist – Unterdrückung

Wie ich schon in der Einleitung zum vorigen Kapitel erwähnt habe, brach durch die französische Revolution und die Regimeübernahme durch das Bürgertum die europäische Kulturentwicklung erstmals auseinander, so dass wir ab 1800 zwei Epochen – das französisch-englische Bürgertum einerseits und die deutsche Romantik andererseits – vorfinden, die sich teilweise sowohl überlappen als auch deutlich voneinander unterscheiden.

Das macht es schwieriger als in den vorangegangenen Epochen, den Zeitgeist und seine Manifestationen zu erkennen. Die Tatsache, dass die Tuberkulose und die Syphilis im gesamten 19. und beginnenden 20. Jahrhundert überall sehr präsent waren und die pharmakologische Forschung fieberhaft nach Behandlungsmöglichkeiten suchte, verwischt immer wieder die Sicht, wo welcher Zeitgeist wirksam ist. Erst 50 Jahre nach der französischen Revolution, als in England und Frankreich bereits ein Heer toter Fabrikarbeiter des Industriezeitalters mit all seinen Erfindungen zu beklagen war, kam es (also ab etwa 1850) auch in Deutschland zu einem technischen und industriellen »Boom«. Dieser vollzog sich in einer Geschwindigkeit, als müsse man das Versäumte nun in Windeseile nachholen. In Deutschland hatte keine wirkliche sozial-politische Revolu-

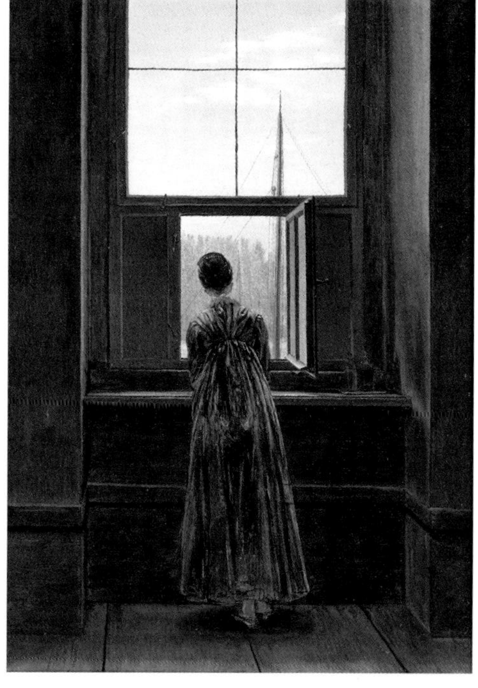

Abb. 115 Frau am Fenster (C. D. Friedrich)

tion stattgefunden, aber durch die neuen technischen Errungenschaften der Kommunikation (Zeitung, Telefon, Film) brandeten die Wellen des schöpferischen Geistes aus den Nachbarländern heran und erfassten vor allem die deutschen Forscher und Wissenschaftler.

Doch zunächst möchte ich die Entwicklung eines neuen Miasmas verdeutlichen, dessen Manifestation bis in unsere Zeit hinein aktiv ist: das karzinogene Miasma, das zum Zeitgeist der Deutschen Romantik gehörte. Die Krankheit »Krebs« ist eine Verschmelzung von sykotischen und syphilitischen Eigenschaften. Krebs ist die moderne Seuche, die als erste weit verbreitete Krankheit der Menschheitsgeschichte weder eine Geschlechtskrankheit (wie Tripper und Syphilis), noch eine Infektionskrankheit (wie Krätze und Tuberkulose) ist. Krebs tritt daher nicht i.e.S. epidemisch oder endemisch auf, sondern frisst sich unaufhörlich in Familiensysteme, Gesellschaftsschichten und Nationen. Keine Krankheit wirkt so stigmatisierend und traumatisierend wie Krebs. Seit 150 Jahren hat sich der Glaubenssatz »Krebs = unheilbar = todbringend« fest in unserem Geist verankert. Mit Krebs verbindet sich zu hundert Prozent Todesangst. Krebs scheint unvermittelt hereinzubrechen und fast keine Vorzeichen anzuzeigen. Er scheint in einer Familie von Generation zu Generation weiter zu existieren und völlig autonom zu sein. Das macht diese Krankheit so unheimlich.

Das Zeitalter der Romantik ist die Manifestation des karzinogenen Miasmas. Der sykotische Anteil war auf ein Land klar begrenzt und beschränkt – Deutschland. Obgleich Deutschland zu jener Zeit gleich Zellen eines Organismus gerade noch in viele kleine Teile zergliedert war, strebte der vorherrschende Geist bereits nach einer Einheit, wodurch eine einzigartige und individuelle Kulturblüte entstand. In dieser Blüte vereinen sich alle Ausdrucksformen des Deutschseins, so dass wir erstmalig in der Geschichte ein alles überragendes, nationales Bewusstsein vorfinden. Gingen in vorausgegangenen Epochen die kulturellen Impulse von Italien (Renaissance und Barock) oder Frankreich (Mittelalter, Rokoko) aus, so war Deutschland jetzt selbst sein eigener Kulturschöpfer. Das Besondere daran ist, dass sich die Romantik nicht, wie in Italien und Frankreich, aus einer bereits bestehenden Kultur als Essenz herauskristallisierte, sondern gleichsam aus der höchsten Not, aus der engsten Enge und aus der größten Beschränktheit der Mittel eine neue, nur auf deutschem Boden gewachsene Blüte schuf. Der syphilitische Anteil der Romantik zeigt sich in der künstlerisch überhöhten Todessehnsucht und in dem fast perfekten Schein von Ganzsein und Heilsein. Das Unheilvolle wurde erst sichtbar, als sich Deutschland im Zuge der zweiten Industrialisierungsphase (ab 1850) in einen Ehrgeiz und Perfektionswahn stürzte, die bis dato berühmten Forscher übertrumpfen zu wollen.

Auch der Blick aus europäischer Sicht offenbart etwas Eigentümliches: Während in Frankreich und England das Bürgertum nach außen expandierte und dem Kapitalismus und Materialismus frönte, wuchs in Deutschland im Verborgenen ein Januskopf heran, der ab 1850 alle überraschte, als Deutschland eine neue Dynamik in die Technisierung und Wissenschaft brachte. Der romantische Geist verflog damit so schnell, wie er gekommen war. Ist es nicht ein Treppenwitz der Kunstgeschichte, dass die deutsche Romantik mit ihren genialen bildenden, literarischen und darstellenden Künstlern die ganze Welt eroberte, während die Deutschen selbst glaubten, diesen Geist überwinden zu müssen? Deutschland wurde hier schon lange, bevor man Wert darauf legte, das Gütesigel »made in Germany« auf Produkten zu platzieren, zu einem Exportland von Kultur. Schauen wir uns nun die Situation im Einzelnen an.

7.1 Die Situation in Deutschland

Zeitgleich zu den turbulenten revolutionären Geschehnissen in den Nachbarländern versank Deutschland, zersplittert in viele kleine Provinzen, im Kleinbürgertum. Aus dieser kleinen Form gebar es eine eigene große kulturelle Blüte, die Romantik, die später ganz Europa erfasste. Diese großartige, todessehnsüchtige, wirklichkeitsfremde Strömung war zunächst einmal eine stille Revolution gegen die aus England und Frankreich anbrandende Industrialisierung. Doch wurde in ihr auch eine Lösung gesehen, aus eigener Kraft aus dem Kleingeist herauszufinden. Während in den westlichen Nachbarländern durch Kampf, Mord und Gewalt ein neues Bürgertum erzwungen wurde, ging Deutschland den Weg der stillen Revolution.

Deutsche Dichter und Philosophen wie beispielsweise Joseph von Eichendorff, Clemens von Brentano, Bettina von Arnim wandten sich geradezu entsetzt von den Folgen der Revolution ab. Sie sahen in der neuen bürgerlichen Gesellschaft nicht die Verwirklichung eines ethischen Verhaltens, sondern nur den brutalen Kampf. Seit dem Dreißigjährigen Krieg war Deutschland durch Despotismus immer noch zerrüttet und zu geschwächt, um tatsächlich eine Revolution gegen den eigenen dekadenten Absolutismus zu entfachen. Die Revolution fand nur in der Fantasie statt und wurde in literarischen Träumen bestenfalls vorsichtig angedeutet. Bis 1848 gab es in Deutschland fast noch keine Industrie mit Fabriken und somit auch keine Bourgeoisie, die um ihr politisches Selbstbestimmungsrecht kämpfte. Aus heutiger Sicht setzte der Kapitalismus (mit dem Ideal der bürgerlichen Gesellschaftsordnung) in Deutschland also 50 Jahre später als in Frankreich (bzw. 100 Jahre später als in England) ein. Das Kleinbürgertum war willensschwach und an intellektuellen Überschreitungen gewohnter Denkmuster nicht interessiert. Gemessen an England und Frankreich, wo sich Licht und Schatten einer neuen Epoche mit tuberkulinem Zeitgeist bereits manifestiert hatten, war der deutschsprachige Raum noch in einem Pessimismus gefangen, der sich besonders bei Dichtern und Philosophen Ausdruck verschaffte und in die geistige Strömung der Romantik mündete. In ihren Fantasien schwang die Sehnsucht nach Freiheit, gepaart mit dem Wehmut, diese Freiheit niemals erreichen zu können. Der vorherrschende Pessimismus beruhte auf einer resignativen und fatalistischen Geisteshaltung. Rückblickend ist es deshalb besonders phänomenal, wie sich dieser für Deutschland so typische Zeitgeist in einer künstlerischen Bewegung manifestieren konnte. Dichtkunst, Musik und Malerei waren die Schöpfer und Träger dieses Zeitgeistes. Er war die geistige Befreiung aus der physischen Enge. Darin können wir zum einen den sykotischen Stau erkennen und im Abdriften zu weltfremden Traumsphären sowie in der fortschreitenden Ablösung von der Erde zum andern erste Anzeichen des syphilitischen Miasmas. Die neue Dynamik ist gemischt aus langsamen, horizontalen und vertikalen Prozessen, die eine hohe Spannung erzeugen und ein Gefühl von innerer Zerrissenheit vermitteln, die durch eine große Todessehnsucht kompensiert wird. Dies sind wesentliche Charakteristika des karzinogenen Miasmas.

Die Romantik wird eingeteilt in die Frühromantik (etwa 1789 – 1810), die in Jena und Berlin entstand, die Hochromantik (bis etwa 1830) mit den Zentren Heidelberg und Berlin und in die Spätromantik (1830 bis ungefähr 1848) mit den Zentren Schwaben und Dresden.

7.2 Der romantische Zeitgeist

Die deutsche Romantik beginnt mit einem von Stimmungen getragenen neuen Erleben der Natur, insbesondere jene der eigenen deutschen Landschaft. Der wichtigste Begriff war der des *Einfühlungsvermögens*, der uns in allen künstlerischen und geisteswissenschaftlichen Bereichen begegnet. Schönheit, Fantasie und Freiheit des Geistes will den Bruch zwischen Endlichkeit und Unendlichkeit überwinden. Die Kunst sucht nicht mehr die geschlossene und klar umrissene Form, also das Vollendete und Harmonische wie im Ideal der Klassik, sondern sie strebt das neue Ideal einer »freien Subjektivität des Geistes« an und fordert, alle Realität zu poetisieren und in eine Unendlichkeit zu verwandeln. Die künstlerische Kraft, die solche verinnerlichende Wandlung vollbringt, ist die »Sehnsucht nach dem unendlichen Reich der Fantasie«. Das höchste Ziel der Romantik ist, das menschliche Gemüt mitten in der Endlichkeit des Seins mit dem Unendlichen zu vereinen. Die Kunst wird zur pantheistischen Religion. Mit allen Sinnen wird versucht, das Unendliche in einem mythischen Innewerden des Universums zu erfassen. Dadurch entsteht eine überdurchschnittliche Verfeinerung der Wahrnehmung, die über das Sichtbare und Fassbare weit hinausreicht. Aus der Sehnsucht nach Freiheit entsteht auch eine Vorliebe für das Individuelle, das als Blüte und freieste Erscheinungsform des Unendlichen erfahren wird.

Der direkteste Weg, sich auf die Romantik einzulassen und das ihr innewohnende Wesen zu erspüren, geschieht über die Bildbetrachtung. Einer der größten Maler der Romantik war Caspar David Friedrich. Seine Bilder sind geradezu »Lehrstücke« für das Verständnis der spirituellen Botschaft des karzinogenen Miasmas. Auffällig auf seinen Bildern wie auch auf denen vieler anderer Meister ist, dass Menschen meist nur von hinten zu sehen sind (wie in Abb. 115) und mit uns als Betrachter gemeinsam in eine manchmal reale oder auch surrealistisch wirkende Ferne schauen. Die Sehnsucht nach der Unendlichkeit und der Verheißung einer besseren Welt im Jenseits sowie die Melancholie darüber, dass dies im Diesseits nicht erreichbar ist, sind die sich stets wiederholenden Bildaussagen.

Das damalige große Einfühlungsvermögen erschloss uns auch die Werke fremder und ferner Künstler, was sich in den meisterhaften und bis heute unerreichten literarischen Übertragungen von Shakespeare, Dante, Calderon, Cervantes sowie den Sanskritwerken indischer Weisheitsbücher

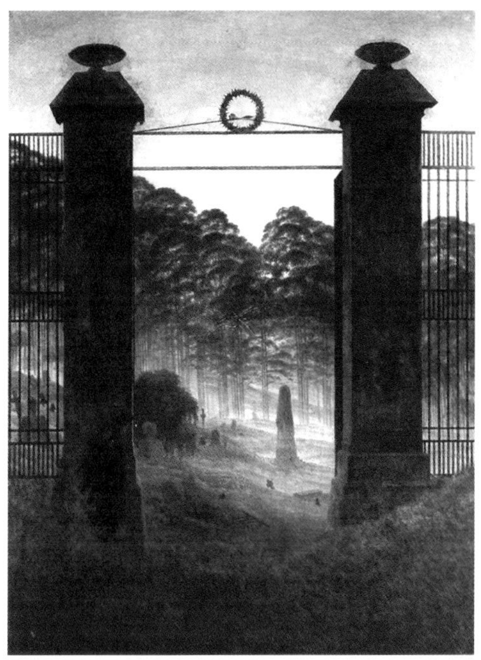
Abb. 116 Tor zum Friedhof (C. D. Friedrich)

zeigt. Hier wurde nicht einfach nur übersetzt, sondern zugleich der Sinn und die Schönheit der fremden Sprache in eine ebenso anmutige deutsche Sprache verwandelt. Auch die Rückbesinnung auf die eigene Sprache sowie die germanische Sprachforschung (Gebrüder Grimm), Literaturwissenschaft (Uhland), Germanistik und Poesie waren zentrale Ausdrucksformen und Forschungsgebiete der Romantik. Der Zeitgeist öffnete sich daher nicht nur für die Unendlichkeit, sondern suchte Wurzeln und Ähnlichkeiten in der eigenen Vergangenheit. So kam es zu einer Verherrlichung und Verklärung des deutschen Mittelalters mit seinem Minnesang. Man fühlte sich den Vorfahren nahe, die anscheinend das gleiche Ziel hatten: Endliches und Unendliches zu vereinen – ja, im heilenden Sinne zu versöhnen. Was diese idealisierenden, verklärenden Vorstellungen hätte trüben können, wurde einfach ausgeblendet. Nur das Schöne, Edle und Unerreichbare blieb. Die Romantik löste alles Gegenständliche und alle festen Umrisse auf, verwischte die Grenzen und Formen und rückte die Nähe in eine verschleiernde Ferne.

Den bildenden und darstellenden Künsten wurde sogar die Macht zugesprochen, die Wirklichkeit in den Traum und den Traum in die Wirklichkeit zu verwandeln. Für die Ausprägung der romantischen Lebens- und Naturanschauung dienten daher im Besonderen spekulative und idealisierende Denkgebäude, wie sie die Philosophen Schlegel, Fichte, Schelling und Kant errichteten. Die »Freiheit des absoluten Ich« galt als legitim. Es darf mit den bestehenden Formen spielen und sie willkürlich auflösen.

Auch der Künstler darf mit dem eigenen Werk und mit dem Publikum spielen. Das »Spiel mit sich selbst« äußert sich in Witz und Ironie darüber, dass jede endliche Aussage als unangemessen »entlarvt« wird. Der romantische Geist liebt die Paradoxie, das Fragment, das Unausgesprochene und den Aphorismus.

Einem gelang es – er hob den Schleyer der Göttin zu Sais
Aber was sah er? Er sah – Wunder des Wunders –
Sich selbst

Novalis

Der Jüngling bist du, der seit langer Zeit
Auf unsern Gräbern steht in tiefen Sinnen;
Ein tröstlich Zeichen in der Dunkelheit –
Der höhern Menschheit freudiges Beginnen.
Was uns gesenkt in tiefe Traurigkeit
Zieht uns mit süßer Sehnsucht nun von hinnen.
Im Tode ward das ewge Leben kund,
Du bist der Tod und machst uns erst gesund.

Novalis

Sucht das Leben wohl den Tod?
Oder sucht der Tod das Leben?
Können Morgenröte und das Abendrot
Sich auf halbem Weg die Hände geben?

Eduard Mörike

In der Hochromantik (1810-1830) stand die Einbindung des Einzelnen in das Ganze der Natur, der Geschichte, des Staates und der christlichen Religion im Zentrum. Das sensible Einfühlungsvermögen war nicht mehr auf die eigene Geschichte beschränkt. Man glaubte, den göttlichen Ursprung und die wahre Bestimmung des Menschen – ja, sogar der Menschheit allgemein – in der Frühzeit der Völker zu finden. Die idealisierende Rückschau ließ die Vorgeschichte universell und unverletzt erscheinen. Mit kreativer Begeisterung wurden vor allem die Antike und das Mittelalter glorifiziert und eine romantisierende Geschichtsschreibung gepflegt, die uns bis heute nachhängt. Mythologie, Religion, Märchen, Volkssagen und Volkslieder wurden als unmittelbare Äußerungen höherer Mächte verstanden; durch Sammlung und Forschung versuchte man, diesem Geist so nahe wie möglich zu kommen.

Die politischen Ereignisse der napoleonischen Zeit weckten das nationale Gemeinschaftsbewusstsein und überwanden damit endgültig das Weltbürgerliche und Universale der Frühromantik.

Die Hochromantik basierte auf einer im Vergleich zu früheren Zeiten völlig neuen Anschauung von Natur und Geist. Dabei wandte sie sich mehr dem Unbewussten, dem Dunklen, Verborgenen und Intuitiven zu. Es herrschte ein starker Glaube an die Einheit von Natur und Geist, von Innen und Außen, letztlich an die Einheit aller Gegensätze. Das Universum wurde als beseelt erkannt und die Natur als von sichtbaren und unsichtbaren Geistern erfüllt betrachtet. In der Romantik wurde somit der Grundstein zur Erforschung des Unbewussten gelegt. Immer wieder schwingt dabei die Beschäftigung mit dem Tod und dem Leblosen herein und wirft die Frage auf: Ist das, was tot erscheint, wirklich tot?

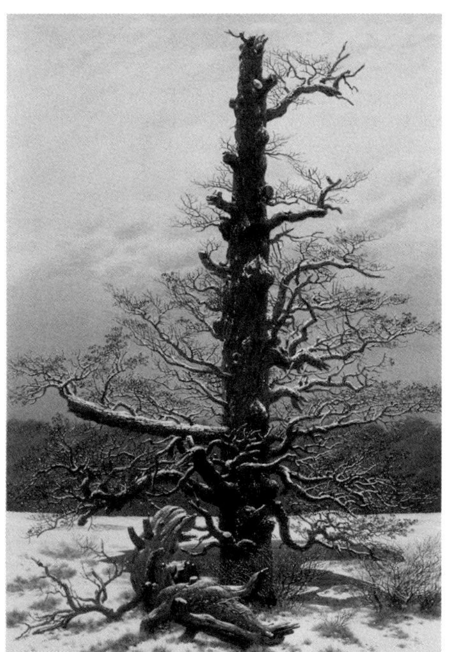

Abb. 117 Eichbaum im Schnee (C. D. Friedrich)

Wenn man sich gefühlsmäßig auf das Bild »Die Eiche« (Abb. 117) einlässt, wird etwas lebendig, was abgestorben erscheint. Mit dem Drang, hinter die phänomenale Welt zu schauen, werden im mystischen und spirituellen Weltbild der Romantik die Grenzen zwischen sichtbarer und unsichtbarer Realität bewusst verwischt.

Was zunächst noch die Züge des Spiritismus (wie die Anrufung Verstorbener) trug, wandelte sich im Laufe der Hoch- und Spätromantik zum Spiritualismus, der von der Existenz unsichtbarer Wesen und Helferwesen ausging und sie mit allen Sinnen wahrzu-

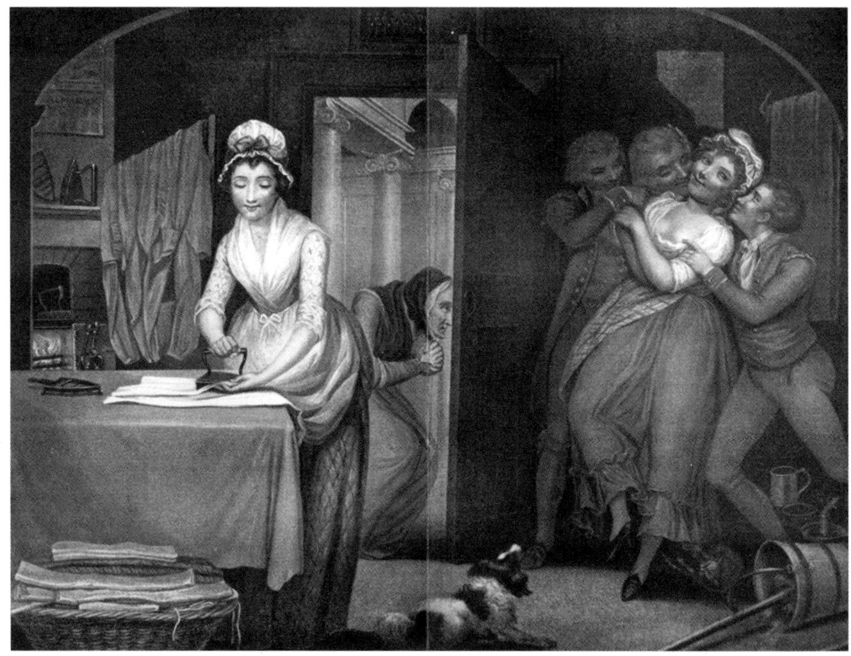

Abb. 118 Die ehrbare und die liederliche Magd

nehmen versuchte. Doch ging man darüber hinaus. Es reichte nicht, an die Existenz körperloser Wesen zu glauben, man wollte selbst mediale Fähigkeiten erlangen. Der Mesmerismus des 18. Jahrhunderts blühte wieder auf. Wir sehen, dass diese in England zu einer eigenen Tradition entwickelte »spiritualistische Bewegung« ihre Wurzeln in der Romantik hat. Immerhin ging daraus in Großbritannien die staatlich anerkannte Religion der Spiritualist Church hervor[11].

Durch den Mitte des 19. Jahrhunderts jäh hereinbrechenden Rationalismus verschwanden diese kostbaren Ansätze einer ganzheitlichen Weltsicht und suchten außerhalb von Deutschland nach Möglichkeiten der Verwirklichung. Ironie des Schicksals ist, dass der um 1900 von England wieder nach Deutschland hereinflutende Spiritualismus ausschließlich zu dem

11 In einem Schauprozess wurde 1954 ein bekanntes Medium der Hexerei angeklagt und freigesprochen. Mit dem Freispruch wurde öffentlich bekannt gegeben, dass ab sofort Medialität und Geistiges Heilen im Rahmen der Spiritualist Church gesetzlich anerkannt und deren Ausübung erlaubt sind.

Zweck erforscht wurde, ihn der baren Scharlatanerie zu überführen, während man in England von oberster Instanz der »Royal Spiritual Research Society« namhafte Wissenschaftler einsetzte, um paranormale Fähigkeiten und Phänomene zu bestätigen und zu untersuchen.

7.3 Der Sinn für Behaglichkeit

Verweilen wir noch etwas in der Romantik, um ihr Wesen zu erspüren, zu erahnen und zu verstehen.

Die Künste waren durchdrungen von der Überzeugung, die Natur sei sichtbar gewordener Geist bzw. der Geist und das Bewusstsein sei unsichtbar gewordene Natur. In der Spätromantik kam, ausgehend von schwäbischen Dichtern und Komponisten (Gründung der Tübinger Liedertafel), ein neuer Zug in den romantischen Zeitgeist, der politisch, weltanschaulich und religiös eine stille Revolution heraufbeschwor. Konservative und restaurative Bestrebungen machten sich breit, die sich vehement gegen die

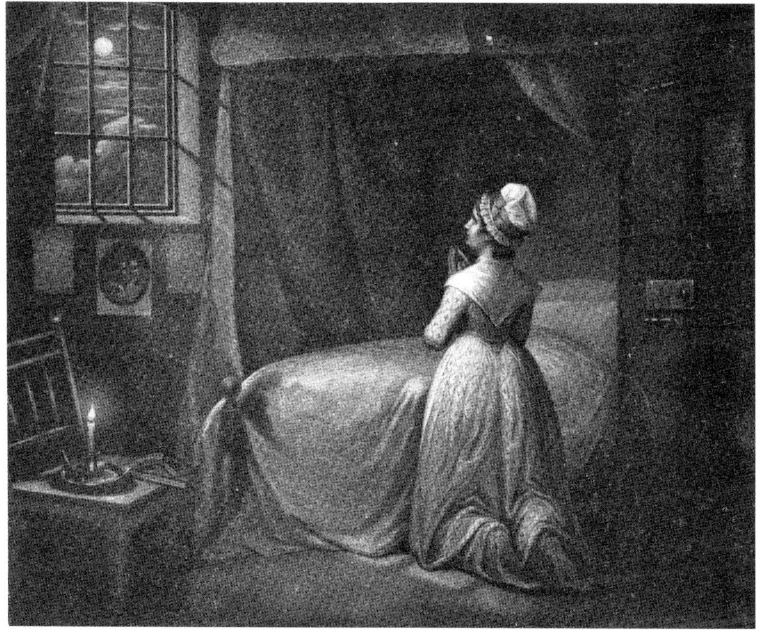

Abb. 119 Die tugendsame Tochter

kapitalistische Entwicklung wehrten und die neue industrielle Bewegung total ablehnten. Das war nur möglich, indem die Vorzüge des bis dahin entwickelten kleinbürgerlichen Lebens verherrlicht wurden.

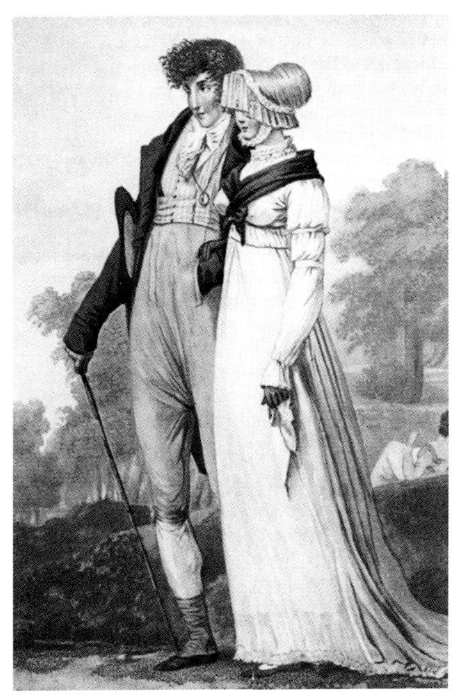
Abb. 120 Romantisches Liebespaar

Eine enge Moral, unterstützt vom damals populären Pietismus der evangelischen Kirche, unterschied fortan zwischen dem, was als tugendhaft oder als »liederlich« – ein Lieblingsbegriff der Zeit! – galt. Der Frau wurden Sittsamkeit, Naivität und die Beschränkung auf das häusliche Reich auferlegt. Die Sicherheit und Stabilität der Familie nahm den höchsten Stellenwert ein. Das beruhte auch auf der Kenntnis über zerrüttete Familienverhältnisse im Nachbarland Frankreich sowie das massenhafte Sterben der Kinder in englischen und spanischen Fabriken. Man hatte Angst, solche Verhältnisse im eigenen Land zu erleben. Deshalb erhielt das »Band der Ehe« mit seinem Versprechen der »Treue bis in den Tod« eine größere Bedeutung. Der Kinderreichtum, der in bäuerlichen Familien üblich war, wurde nun auch in der Bürgerschicht erstrebenswert.

Auslöser dieser »gutbürgerlichen« Entwicklung waren die Gedichte von Gottlieb Biedermeier, in denen das Behagliche, Geruhsame, Treuherzige im Vordergrund stand. Zwischen 1815 und 1848 schob sich der nach ihm benannte »Biedermeiergeist« in die liberale Haltung der die Unendlichkeit anstrebenden Romantik. Der Biedermeier hingegen sicherte im realen wie geistigen Sinne den Innenraum als geschützten und intakten Rückzug. So wird denn mit dem Biedermeierstil auch vorrangig eine Möbelkunst verbunden, die eine schlichte, bürgerliche Behaglichkeit ausstrahlt. Er verkörperte die gültige Lebenseinstellung, zweckmäßig und sparsam zu wohnen und doch durch leicht geschwungene Formen eine schlichte Schönheit zu erzeugen. Helle Hölzer waren beliebt und – wie immer – suchte sich das kollektive Bewusstsein die geeignete Materie. So ist es kein Zufall, dass Birken- und Kirschbaumholz zum Inbegriff biedermeierlicher Möbelkunst wurden. Über die Birken-Konstitution schreibt Harald Knauss:

Der Mensch, der am Boden liegt, keine Träume mehr hat. Die Schwerkraft seiner irdischen Realität hat ihn im Griff... In gewissem Sinne glaubt er, dass das Leben ihn verlassen hat. Sein Thema ist Beschwingtheit – Schwere, innerer Reichtum... ich denke oft an früher.
H. Knauss: Die Urkraft der Bäume, S. 85

Über die mythologische Bedeutung des Kirschbaums hören wir die literarische Stimme des Mythologieforschers J. B. Friedreich:

In deutschen Sagen ist der Kirschbaum von besonderer Bedeutung, da ihm die Kraft, gebannte Geister zu erlösen, beigelegt wird. In den Trümmern des alten Bergschlosses Raueneck in Franken liegt ein Schatz vergraben, welchen ein Geist bewacht, der auf Erlösung hofft; auf der Mauer steht ein Kirschbäumchen, das wird einst ein

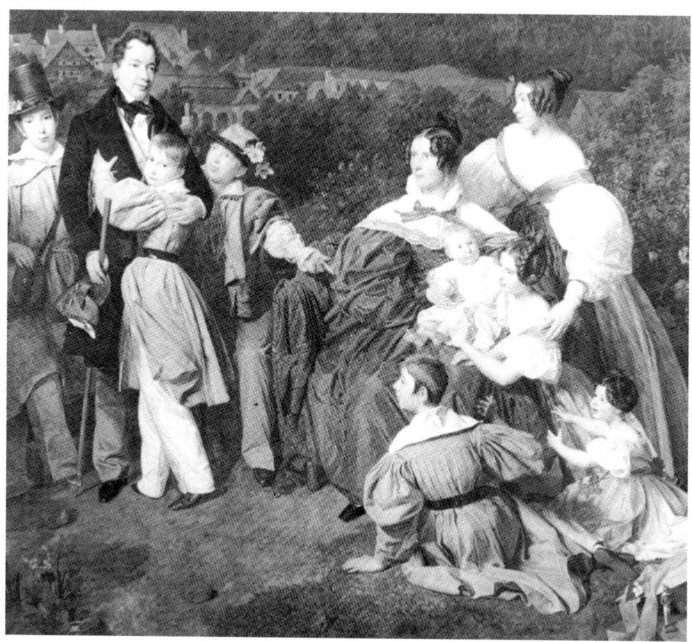

Abb. 121 Familienglück

Baum werden, der Baum wird abgehauen und daraus eine Wiege gemacht, und wer in dieser Wiege als ein Sonntagskind geschaukelt wird, wird, wenn er erwachsen und jungfräulich geblieben ist, den Geist befreien, den Schatz heben und so reich werden, dass er die Burg wieder aufbauen kann; wenn das Bäumchen aber verdorrt, oder ein Sturm es bricht, dann muß der Geist harren, bis abermals ein durch einen Vogel auf die Mauer getragener Kirschkern aufkeimt und zum Baume wird...
Das Feuer und das Licht wurden angewendet für die Feier der wesentlichen Zeiträume, welche die Sonne in ihrem Wechsel schafft. Der Frühling, die Sonnenwende sind solche Zeiten... Wann das Licht auf der Erde siegte, brachte man den Hahn zum Opfer, den lichtverkündenden Geistergenossen und Geisterverscheucher. Da uns die Zeit nicht gemeldet wird, wann die Hähne und Lichter auf die Kirschbäume gethan wurden, so können wir nur vermuthen, es sei im Frühling oder zu Anfang des Sommers geschehen.
J. B. Friedreich: Symbolik und Mythologie, S. 213ff

Auch in der Malerei lassen sich Züge des Biedermeierstils finden: Beschaulichkeit, nüchterne Beobachtung, rührseliger oder verhaltener Gefühlsausdruck. Der Biedermeiermensch hielt sich bewusst unpolitisch, unheroisch und ehrfürchtig der bestehenden Ordnung gegenüber und verstand sich als Träger des konservativen Bürgertums. In der Literatur finden wir deutliche Biedermeierzüge bei Stifter, Grillparzer, Droste-Hülshoff oder Uhland. Die im Grunde bremsende Einwirkung des Biedermeier auf den romantischen Freigeist wird meistens negativ und einseitig als »typisch schwäbisch« oder »typisch deutsch« beurteilt. Der Biedermeier war jedoch primär eine stille Revolte gegen die Anbrandung des Kapitalismus und der Schwerindustrie. Das ohnehin aus lauter kleinen Ländern bestehende Deutschland hatte das Großbürgertum noch nicht erreicht und bediente sich als Lösung der kleinen Form des Provinziellen. Der zwar dekadente, aber immer noch aufrechterhaltene Absolutismus deutscher Fürstenhöfe war ein geistiges Mauerwerk, gegen das die Kleinbürger auch deshalb kaum ankämpfen konnten, weil sie – anders als in Frankreich oder England – keine Einheit und somit keine kollektive Macht bilden konnten. Was blieb, war auf der einen Seite Weltflucht und Resignation sowie die verträumte Schau ins Universum als Ausdruck des romantischen Freigeists und auf der anderen Seite eine Wahrung dessen, was Überleben und Lebenssinn gewährte als Ausdruck des Biedermeiers. Diese beiden Strömungen verschmolzen.

7.4 Die Schwäbische Romantik

Schauen wir noch ein wenig weiter ins Detail der schwäbischen Romantik, um das energetische Spiel von Licht und Schatten in der deutschen Romantik zu verstehen.

Die Schwäbischen Sänger
An Goethe

Die Nachtigall im frischen Hain
Singt wohl gar schöne Weisen,
doch ist der Vogel nicht allein
ob solcher Kunst zu preisen.
Kein König ist im freien Wald,
wo bunt ringsum Gesang erschallt.

Da singet jeder seine Weis`
Nach seinem eignen Schnabel,
ob Nachtigall, ob Fink er heiß`,
wenn schön nicht, doch passabel.
Die Wachtel bleibt beim Wachtelschlag,
Fink nicht wie Lerche singen mag.

So ist`s im schwäb`schen Sängerhain;
Preis, Sänger dir von Thule!
Doch hör es unteren Leichenstein:
Bei uns gibt`s keine Schule,
mit eignem Schnabel jeder singt,
was halt ihm aus dem Herzen springt.

Justinus Kerner

Dieses Gedicht von Justinus Kerner, einem der bedeutendsten Vertreter der schwäbischen Romantik, gibt die zentrale Idee wieder, die der Bewegung der jungen Romantiker in Schwaben am Herzen lag... Man wollte eines jeden Talent fördern, ohne eine Schule im strengen formalen Sinne aufzubauen. Dies gilt für den Kreis der Dichter und Komponisten. Trotz – oder vielleicht gerade aufgrund seiner bürokratisch-bürgerlichen

Enge und einem starken kirchlichen Einfluß, sowohl vom Katholizismus als auch vom Pietismus her, brachte Schwaben eine Reihe höchst origineller Köpfe hervor...
Justinus Kerner und Ludwig Uhland bildeten in Tübingen das Zentrum der schwäbischen Romantik. Sie hatten sich der Bewegung von Brentano und Armin in Heidelberg angeschlossen, die beide gegen den Klassizismus Sturm liefen...Um die beiden Freunde Kerner und Uhland scharte sich bald ein großer Kreis junger, geistig regsamer Studenten, die Kerners Wohnung im »Neuen Bau« in Tübingen zum Zentrum erklärten...
Dem Talent der einzelnen Mitglieder... wurde freier Spielraum gelassen, und nur der kulturhistorische und landschaftliche Boden, aus dem sie ihre Stoffe zogen, war ihnen gemeinsam. Man widmete sich der Romanze, dem Lied und der Ballade. Innigkeit des Gefühls und Wärme des Ausdrucks bildeten den Grundaffekt ihrer Weisen... Nachdem Uhland in Tübingen die Losung herausgegeben hatte »Singe, wem Gesang gegeben!«, ergoß sich eine wahre Sintflut an Versen und Reimen über das Schwabenland. Alle Schichten der Bevölkerung nahmen jeden möglichen Anlaß wahr, Verse zu schmieden.
H. Knauss: Booklet der CD »Musik der Schwäbischen Romantik«, Vol. 1, Bayer Records

Hinsichtlich der Kulturgeschichte nur den wenigsten bekannt ist der Siegeszug des Chorgesangs als Folge der französischen Revolution. Die Musiker und Sänger, die bis zur Säkularisierung (1856) an Höfen und in Klöstern musizierten, schlossen sich nun der musikalischen Volksbewegung an, die wiederum ihren Ausgang in Süddeutschland und der Schweiz nahm. Die von Rousseau eingeleiteten und Pestalozzi weiter geführten Ideale der Volkserziehung wirkten vor allem im badischen und schwäbischen Raum. Singgemeinschaften wurden propagiert, um das Gemeinschaftsgefühl zu stärken. Goethe, Zelter und Nägeli reisten eigens dorthin, um sich Anregungen zu holen.

Namentlich Nägeli kämpfte dafür, die soziale Abhängigkeit der Musiker von launischen Fürsten abzuschaffen. Er propagierte ein freies Musikleben... In Stuttgart wurde unter dem Einfluß von Johann Zumsteeg und seiner Tochter Emilie die südwestdeutsche Männerchor-Bewegung eingeleitet... Man schrieb der Gesangsausübung eine ästhetisch-erzieherische Wirkung zu. Überall in Schwaben wurden Liederkränze und Liederfeste ins Leben gerufen. Der bekannteste Herausgeber von Volksliedern für die Liedertafel war Friedrich Silcher.
H. Knauss: ebenda

Dem Interesse an der kleinen Form des Liedes passte sich auch das Instrumentarium an. Die Gitarre und das Klavier waren nun die beliebtesten Instrumente, weil man für sie auch große Opern- und Sinfoniewerke bearbeiten konnte. Die Biedermeiergitarre war besonders beliebt, weil sie transportabel war und leichter zu spielen als das Klavier; außerdem entsprach der warme, sanfte und leise Klang dem Lebensgefühl der Romantik. Ferner war die Gitarre ideal als Begleitinstrument für den Gesang. Das Gesangsfach des romantischen Liedgesangs entstand und hatte gar nichts mehr mit dem Opernbelcanto gemein. Dieser Liedgesang gehört deshalb zum schwersten, was die Vokalmusik zu bieten hat, weil er Schlichtheit und Stimmstärke fordert. Seine Krönung erlebte das romantische Lied in den Kompositionen Franz Schuberts sowie Robert Schumanns.

Die Romantik brachte außerdem das neue Genre der musikalischen Bearbeitung großer Werke für ein Instrument oder eine kleine Besetzung hervor. Dazu muss man sich vorstellen, dass der Kleinbürger weder das Geld noch die Gelegenheit hatte, in den Großstädten Opern- oder Konzertveranstaltungen zu besuchen. Andererseits wollte man auf die neuen großen Kompositionen auch nicht gänzlich verzichten. So spielte man im häuslichen Kreise die Bearbeitungen von Opern und Orchesterwerken.

Es ist wichtig, sich klarzumachen, dass die Gitarre durch ihre Bearbeitungen einen wesentlichen Beitrag zur Verbreitung großer klassischer Werke leistete... Nicht allein, dass dadurch eine gesunde Verbindung zwischen Amateuren und professionellem Musiker erhalten blieb, mehr noch: die Bearbeitung reduzierte eine Sinfonie oder Oper auf die eingängigen Stellen, und so gehörten diese Melodien und Passagen ganz selbstverständlich zum musikalischen Repertoire in allen Schichten des Bürgertums und des Adels. Auch im Musikhandel schlugen die beliebten Bearbeitungen sowie die häusliche Sangesfreudigkeit zu Buche. Es gab kaum eine Ausgabe von Liedern, die nicht wahlweise für Pianoforte oder Gitarre eingerichtet waren. Erst dadurch ergaben sich rentable Absatzzahlen.
H. Knauss: ebenda

7.5 Das romantische Lied

So brachte die deutsche Romantik auch in der Musik eine neue Blüte hervor, die internationalen Ruhm erlangte: das romantische Lied. Bis etwa 1850 war im orchestralen Bereich einerseits die größtmögliche Form und Ausdrucksstärke des Klangs erreicht – das Genie Ludwig van Beethoven stand krönend am Ende dieser Entwicklung. Manche Musikhistoriker rechnen Beethoven zur deutschen Klassik, womit nichts anderes als die deutsche Ausprägung des Rokoko benannt ist. Andere bezeichnen Beethoven wegen seines Ernstes und seiner Tiefe als Ankünder der deutschen Romantik. In jedem Falle hat Beethoven das Format, an der Schwelle von etwas Altem zu etwas Neuen die nötige transformatorische Kraft zu entfalten. Wer diese Kraft spüren und einen komprimierten Eindruck vom innersten Wesen des sich anbahnenden, karzinogenen Zeitgeistes gewinnen möchte, höre sich die letzten Streichquartette Ludwig van Beethovens an. Sie entstanden, als Beethoven bereits völlig taub und von der Außenwelt isoliert war. Vor ihm war nur noch der Tod. Er stand an der Schwelle zur Exkarnation und öffnete in seiner späten Musik die Tore zu körperlosen Dimensionen.

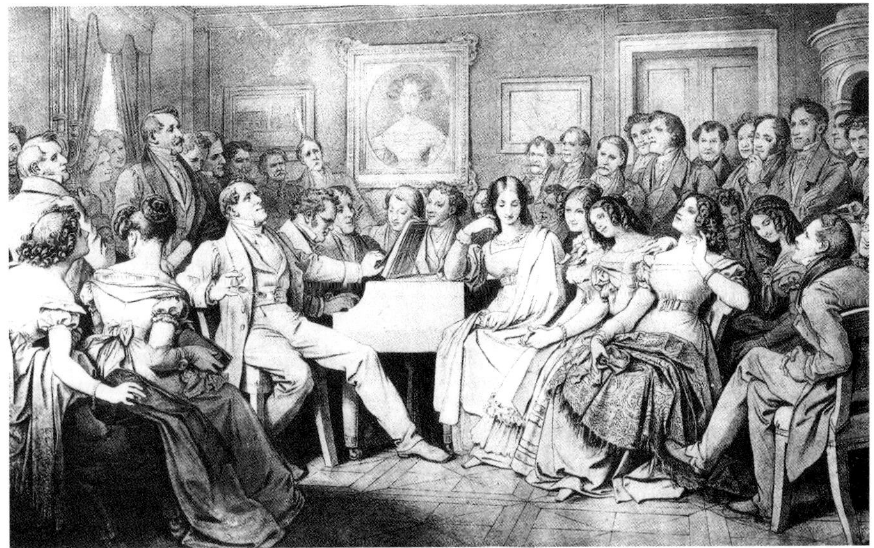

Abb. 122 Salon mit Franz Schubert

Zeitgleich zu Beethoven zeichnete sich in der Musik ein Spiegelbild des sozialpolitischen Lebens ab, nämlich die dem Kleinbürgertum entsprechende kleine Form der Kammermusik und des Gedichts ab. Die Romantik ist eine musikalisch-literarische Epoche und so eng mit der deutschen Sprache verknüpft, dass sie zunächst kaum über die Grenzen in die Nachbarländer drang. Doch im Laufe der folgenden Generationen eroberten die Instrumentalwerke romantischer Komponisten, wie zum Beispiel Robert Schumann, Franz Schubert oder Frédéric Chopin internationale Bühnen und das romantische Liedgenre von Franz Schubert und Robert Schumann ertönten in der ganzen Welt.

Wo immer westliche Kunstmusik gepflegt wurde und wird – sei es in Asien, Amerika, Australien oder Afrika – steht und fällt ihre Qualität mit der Fähigkeit, romantische Musik darzubieten. Kein Musikfach ist so schwierig wie das romantische Lied. Es verlangt Höchstleistung vom Sänger, weil sowohl die Schönheit der deutschen Sprache hervortreten muss als auch die Melodien schlicht und dennoch emotional ergreifend gesungen werden sollten. Bei den meisten Sängern entsteht die Empfindung, höchste Kunst mit »gebremstem Schaum« darbieten zu müssen, um der romantischen Tiefe gerecht zu werden. Das romantische Lied kann sehr kitschig, schwülstig, naiv oder kindisch wirken, wenn man sich dem innersten Wesen des epochalen Zeitgeistes nicht zu öffnen vermag. Hier zeigt sich der syphilitisch-miasmatische Anteil der Romantik, in dem sich Weltflucht, Absolutheitsanspruch und unendliche Todessehnsucht in vollendeter Schönheit offenbaren, losgelöst von allem Irdischen.

Die Hinwendung zum Unbewussten und zur Nachtseite des Seins macht für die jenseitige Welt empfänglich. Dichtung und Lieder sind durchdrungen von der Sehnsucht nach dieser Welt des ewigen Friedens. Wissend, dass dies nie zu Lebzeiten erreicht werden kann, erhält das irdische Leben die Note des Mühseligen und des Schicksals, das getragen, aber auch so bald wie möglich überwunden werden will.

In den Liedtexten der Romantik tauchen immer wieder die gleichen Symbole auf: Herbst und Winter, Kälte und Alter, der gütige Gevatter Tod, die Rose, der Knabe, das Mädchen, die blaue Blume, das Grab, die Liebe, die erst im Tod Erfüllung findet, das Mondlicht. Alles ist Poesie. Ahnungen und Allegorien ziehen den Hörer und Leser in eine unbekannte düstere Welt. Zahllose Liedtexte handeln von Knaben oder Mädchen, die in der

Blüte ihrer Jahre, in ihrer vollendeten Reinheit und Schönheit, vom Tod geholt werden (wie in »Der Erlkönig« von Franz Schubert). Darin liegt das Sinnbild für die Unvollkommenheit des irdischen Lebens.

(17) *Das Lied »Abendglocken« von Johann Amon (1763-1825) ist hierfür ein typisches Beispiel. Der Text enthält alle Symbole des karzinogenen Aspekts der Romantik: Dämmerung, Abendglocken, Aussichtslosigkeit, Todessehnsucht, Trauer über den eigenen Tod und zugleich stille Schönheit, in der Poesie und Musik dies ausdrücken.*

Im Fach des romantischen Liedes gibt es nur sehr wenige heitere Weisen, hingegen Hunderte von schwermütigen bis hin zu schwülstigen Gesängen. Dieser Grundtenor vermittelt nur eine kleine Bandbreite von Affekten, die allesamt sehr stark nach unten ziehen (Dynamik des syphilitischen Miasmas!) und im Schattenreich zu Hause sind. So ist zu erklären, warum von Sängern ein Konzert mit romantischen Kunstliedern als um ein vielfaches schwerer empfunden wird als die Musik anderer Epochen. Nie kann der Sänger sich »aussingen« – die Stimme bleibt stets verhalten. Die Melodien selbst sind oft schlicht und sollten gesangstechnisch daher keine Probleme bereiten, doch sie wirklich zu gestalten und ihre Gefühlstiefe auszudrücken, kostet unvorstellbar viel Kraft.

Als unser Ensemble ein paar Jahre lang die Kammermusik der Romantik praktizierte, lernte ich zum ersten Mal in meinem Leben Schwermut und Fatalismus kennen. Nach einem Konzert war ich nicht, wie bei den anderen Genres früherer Epochen aufgebaut und energetisiert, sondern ausgelaugt. Das »Baden« in der Todessehnsucht, das Fatalistische und die Idee, nur im Jenseits die Vollkommenheit finden zu können, waren und sind mir wesensfremd und machten mich richtiggehend krank. Ich litt jahrelang an unerklärbarer Schlafstörung. Lust und Frohsinn wichen einer melancholischen Grundstimmung. Bei den Proben herrschte immer eine ernste, introvertierte und konzentrierte Stimmung. Andere Kollegen und Kolleginnen des romantischen Liedfachs erlebte ich als schwer zugänglich, weltfremd, häufig in auffälliger Weise dem Alkohol zugetan und isoliert. Da ich schon damals intensiv mit Heilkunde beschäftigt war, fiel mir auf, wie viele Menschen um mich herum an Krebs oder anderen destruktiven Krankheiten litten. Das war ähnlich deutlich wie meine Erfahrungen mit Kollegen, die auf Mittelaltermusik spezialisiert waren.

Ein Berufsmusiker kann jedoch sein Repertoire nicht nur nach dem Lustprinzip aussuchen und muss sich manchmal mit Musik auseinandersetzen, die seinem Naturell widerspricht. So erging es uns mit der romantischen Musik, die noch in einem viel größeren Maß als die Mittelaltermusik dazu herausfordert, sich mit den großen Themen des Lebens, ja, mit Leben und Tod selbst zu befassen.

Ich erinnere mich an ein sehr eindrückliches Erlebnis:

Wir wurden zu einem großen Winzerfest eingeladen, weil bekannt war, dass wir als einzige Musiker in Deutschland das Repertoire der Schwäbischen Romantik erforscht und erarbeitet hatten. Wie nicht anders zu erwarten, waren unter den Weinfachleuten hauptsächlich Männer, die sich von der musikalischen Umrahmung einen weinseligen und heiteren Abend versprachen. Doch schon nach zwei Liedern war es im Saal totenstill geworden. Als ich das Lied »Wo kommst du her, so bleich und blass, du armes, liebes Kind« von Karl Keller anstimmte, waren diese gestandenen Männer so gerührt, dass alsbald der ganze Saal weinte. Die Energie sank auf den Nullpunkt und als die letzten zarten Töne verklungen waren, war es still und keiner klatschte. Eine unwirkliche Atmosphäre war entstanden, wie in einem Traum, den niemand verlassen wollte. So setzten wir unser Konzert in einem großen schweigenden Raum fort. Im Publikum nahm ich entrückte Gesichter wahr, die in eine andere Dimension zu schauen schienen.

Nach dem Konzert brauchten die Zuhörer eine Stunde, ehe sie wieder in die Realität des Winzerfestes zurückfanden. Viele Zuhörer beschrieben ihr Erlebnis als eine Reise in die romantische Welt und hatten die Todesnähe gespürt. Das war es, was sie aus der »Fassung« gebracht hatte.

Auch wenn wir so bekannte Lieder wie »Die Forelle« oder »Der Erlkönig« von Franz Schubert betrachten, begegnet uns das Typische des romantischen Zeitgeistes immer wieder. Alles Liebliche und Schöne der Natur wird dem Zuhörer in seiner Sterblichkeit vor Augen geführt wird und die Realitäten verwischen sich. In vielen Liedern tönt es: »Dort, wo du nicht bist, ist das Glück.« Obgleich diese Auffassung etwas sehr Erdrückendes hat, ist doch die romantische Musik und Poesie von so ausgesuchter Schönheit, dass wir darin sowohl die Licht- als auch die Schattenseite des syphilitischen Miasmas unschwer erkennen können.

(18) *Eines der eindrucksvollsten Beispiele für den romantischen Fatalismus und die Verherrlichung des Jenseits ist das Lied von Johann R. Zumsteeg (1760-1802) »Wo kommst du her, so blass und bleich«. Das irdische Leben bringt nur Enttäuschung. Darum der Rat: Ehe dir das Herz am öden Strand des irdischen Lebens bricht, geh ins Blumenland des Himmels (Jenseits).*

8. Die zweite Industrialisierungsphase – Zeitalter der Karzinogenie

Damit wir dem Wesen der Karzinogenie, das aus Sykose und Syphilinie verschmolzene Miasma, noch näher kommen, möchte ich noch anderen Strömungen der zweiten Industrialisierungsphase folgen. Deutschland brach etwa um 1850 herum seine Bande zum romantischen Weltbild und öffnete sich für die Entwicklung eines Großkapitalismus und sorgte für die Entstehung einer Schwerindustrie. Die unverbrauchte Kreativität des Landes brachte einen neuen Aufschwung, der zu dem bestehenden Potenzial vieler Erfindungen und Entdeckungen hinzukam. Dadurch wurde eine zweite Industrialisierungswelle eingeleitet, die nun ganz Europa ergriff. Diese neue Dynamik fegte alles weg, was mit Feingeist, Romantik und Mystik einherging. Stattdessen bahnte sich ein Realismus an, der die Grundlage für ein materialistisches Weltbild bot. Maschinenkraft noch effektiver einzusetzen, noch mehr am Fließband zu produzieren, noch mehr aus den Arbeitern in den Fabriken herauszuholen, noch mehr monopolistischer Reichtum – alles das waren Zeichen einer Beschleunigung im Denken und Handeln. Das Fühlen blieb auf der Strecke, weil die Muße durch Hast ersetzt wurde. Die zentrale, alles durchdringende Krankheit war der Zeitmangel, der sich bis in unsere Tage hinein am deutlichsten in der Krebskrankheit zeigt. Zeitmangel und die damit verbundene Atemlosigkeit kennen wir bereits vom tuberkulin-miasmatischen Charakter der letzten Epoche. Die Hysterie des Zeitverlustes bei der karzinogenen Miasma-Dynamik hat aber noch eine andere Komponente. Um dies zu verstehen, müssen wir uns dessen erinnern, was schon weiter oben angedeutet wurde: Als sich der deutschsprachige Raum an die bereits fortgeschrittene Entwicklung von England und Frankreich anschloss, wurde der Drang groß, das Versäumte nachzuholen. Die Vorstellung der unendlichen Zeit aus der Romantik war plötzlich wie weggeblasen. Stattdessen verhielt man sich so, als müsse man auf einen bereits schnell fahrenden Zug aufspringen, dabei alles hinter sich lassen und nur noch nach vorne stürmen. Die Flucht nach vorne war der Pendelschlag in die entgegengesetzte Richtung der Romantik, als die Flucht in die Vergangenheit, ins Jenseits und ins Fantastische dominiert hatte. Das Bedürfnis, etwas Versäumtes mit aller Macht nachzuholen, machte atemlos und blind für das besonnene Abwägen, was sinnvoll ist und was nicht, was dem Menschen gut tut und was

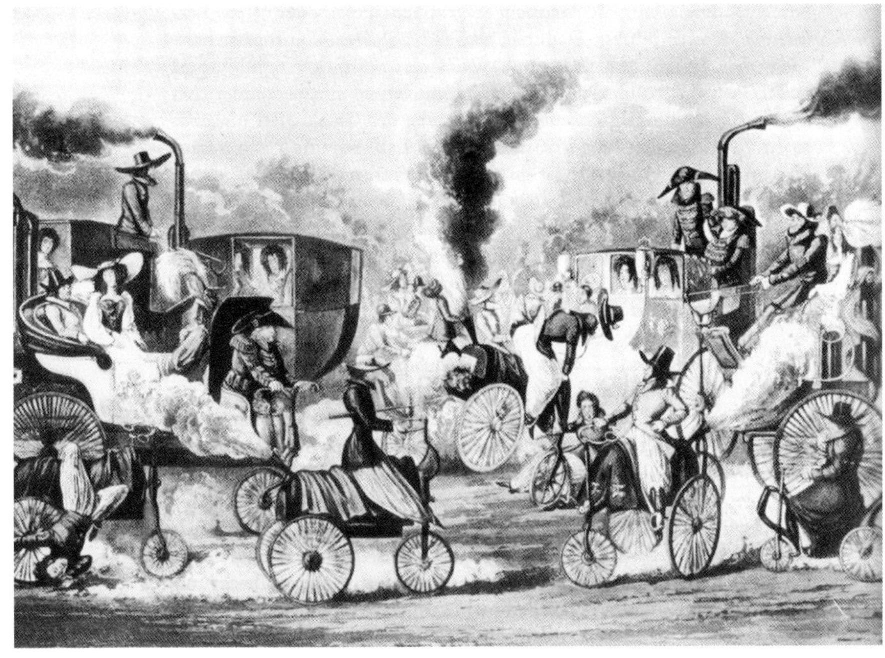

Abb. 123 Die neue Mobilität

nicht. Die Angst etwas Wichtiges zu verpassen, nicht mithalten zu können oder nicht ganz vorne zu sein, erzeugte einen kranken Konkurrenzgeist, der auf rein materielle Ziele zusteuert, ohne nach rechts und links zu schauen. Deutschland versuchte, aus seiner kleinbürgerlichen Starre sozusagen von Null auf Hundert in die totale Mobilität zu gelangen.

Die Sykose zeigt sich in der übertriebenen Produktivität und Beschleunigung des Pulsschlags. Zum Nützlichkeitsdenken des Slogans »Zeit ist Geld« gesellte sich noch die unselige Koppelung von Zeit und Panik. Panische Angst, nicht mehr genügend Zeit zum Erreichen von Zielen zu haben und so den Erfolg nicht zu erlangen, drückte sich in der Rasanz aus, mit der Deutschland Erfindungen wie am Fließband patentieren ließ sowie innerhalb der Medizin in dem Ehrgeiz, allen grassierenden Krankheiten den Garaus zu machen. Wie noch zu sehen sein wird, wurde jeder vermeintliche Erfolg, bei den Seuchen einen bakteriellen Feind gefunden zu haben, in Windeseile europaweit als Sieg verkündet.

Keine Krankheit hat soviel Angst vor Mikroben (viele Impfungen) und die Neigung zu Unterdrückung (Anti-Biotika!) wie die Krebskrankheit, dem manifestierten Miasma der Karzinogenie. Indem Wissenschaftler – blind für ganzheitliche Heilkunst wie die Homöopathie und blind für die Zusammenhänge von Lebensstil und Krankheit – in geradezu »blinder Wut« die vermeintlichen Urheber der Seuchenkrankheiten jagten, weckten und nährten sie unbewusst das karzinogene Miasma. Fand man die »schuldigen Bakterien« nicht, verharrte man in der Angst vor dem Tod. War das Thema Sterben und Tod in der Romantik noch künstlerisch überhöht und in einen Glauben an die Wiedergeburt eingebettet, wurde der Tod jetzt zum Unfall, zum Feindbild degradiert. Krankheit und Tod passten nicht in die damals bereits so selbstverständliche Vorstellung universeller Machbarkeit. Tuberkulose, Syphilis, Cholera oder andere schwere Infektionskrankheiten brachten mitunter den schnellen Tod. Um über diese Seuchen zu siegen, wurde die vorhandene Intelligenz in der Weise eingesetzt, wie man schon so viele Probleme des alltäglichen Lebens erfolgreich gelöst hatte – durch technische Erfindungen. Erst aus heutiger, rückblickender Sicht erkennen wir die damalige Koexistenz von gutem Willen, Menschen von schweren Krankheiten möglichst schnell und für immer zu befreien und der Blindheit für die Möglichkeiten, die nur zwei Generationen zuvor ein Geniestreich der westlichen Heilkunst bereit hielt: die Homöopathie. Sie wurde aus dem Forschungsbestreben, Menschen zu helfen und Krankheiten zu heilen, ausgegrenzt. Das war der syphilitische Anteil der Karzinogenie, der sich versuchte, über die Naturgesetze zu erheben. Dieser Versuch ist zwar auch nicht gesund, aber zutiefst zerstörerisch ist es, wenn die Missachtung der Naturgesetze zur Regel erhoben wird. Die Karzinogenie begann nicht nur, sich subversiv durch den Körper und das Gemüt zu fressen, sondern nagte die Seelenkräfte des Menschen an.

8.1 Der Auftakt zur Mikrobiologie

Die Ära der Mikrobiologie war nicht nur Ausdruck von Forschergeist, sondern auch von Macht und Geld. Dieser Zusammenhang wurde besonders durch den Chemiker Louis Pasteur (1822-1895) verkörpert, der die Mitwirkung von Mikroorganismen an Gärungsprozessen entdeckt hatte und das Bakterium allgemein als unveränderliches Wesen und als Ursache für jegliche Krankheit deklarierte. Das war, aus seiner Zeit heraus betrachtet, eine enorme wissenschaftliche Leistung, die durchaus viel Gutes bewirkte. Wie alle Zeitgenossen, die in der Forschung tätig waren, suchte auch Pasteur Geldgeber in der Industrie und schuf eine beachtliche Lobby hinter sich, denn Forschung kostete Geld. Das Geld entschied auch darüber, welche Forschung siegreich sein konnte. Als Urheber der Seidenraupenepidemie erkannte Pasteur mikroskopisch kleiner Erreger, die durch Hitze abgetötet werden konnten. Außerdem entwickelte er Schutzimpfungen gegen Hühnercholera, Milzbrand und Schweinerotlauf, vor allem aber gegen Tollwut. Seine Theorien wurden nach zunächst heftigen Meinungskriegen schließlich zum medizinischen Allgemeingut gekürt. Zur Erforschung von Infektionskrankheiten sowie als Impfstation gegen Tollwut gründete er 1888 in Paris das »Pasteur-Institut«. Es wurde bald Vorbild für alle europäischen Länder. Pasteur und alle folgenden Mikrobiologen und Ärzte verkörpern die angestaute Energie Generationen langer Suche nach der Ursache von Krankheiten und nach Heilung für die permanent vor aller Augen sterbenden Menschen – als Folge der Hilflosigkeit gegenüber dem frühen Tod.

Die Errungenschaften Pasteurs erscheinen in einem ganz anderen Licht, wenn wir bedenken, dass die Massenproduktion damals auch die Nutztiere erfasst hatte. Die einfachste und naheliegendste Lösung der Krankheiten durch Massentierhaltung hätte darin bestanden, die Tiere artgerecht zu halten. Das ist heute noch nicht anders. Wir neigen dazu, die ins Auge springenden Lösungen auszublenden und lieber den Tod von Millionen Menschen und Tieren in Kauf zu nehmen, als an der Sucht nach Materie, Gewinn und Geld etwas zu ändern. Die Wurzeln dieses einseitig reduktionistischen Umgangs mit Leben liegen im 19. Jahrhundert. Heute, mehr als 100 Jahre später, sind wir im Grunde noch keinen Millimeter weiter gekommen, weil aus einer ganzheitlichen, ökologischen Sicht noch keine Massenbewegung geworden ist.

In einem reduktionistischen Weltbild existiert der Faktor Tod als Betriebsunfall und als Versagen seitens der medizinischen Bemühungen, die Krankheit zu besiegen. Im 19. Jahrhundert war dieses Weltbild die Folge einer unvergleichlich dynamischen Schaffenskraft, die eindeutige, materielle Ziele vor Augen hatte: die Verbesserung der Lebensbedingungen und die Bekämpfung von Seuchenkrankheiten.

Zunächst einmal hatte der französische Arzt Ricord durch Versuche an Menschen 1838 herausgefunden, dass Syphilis und Gonorrhoe zwei verschiedene Krankheiten sind, doch erst Neisser konnte 1879 die Gonokokken mikroskopisch nachweisen.

Seit dem Aufstieg des Bürgertums im 18. Jahrhundert entwickelte sich eine völlig neue Einstellung gegenüber den Geschlechtskrankheiten, die dann im 19. Jahrhundert dominierend wurde.
Von Anfang an verurteilte der Mittelstand sexuelle Ausschweifungen und betonte die Heiligkeit der Familie. Er forderte von seinen Angehörigen Keuschheit oder zumindest deren Anschein... Da Geschlechtskrankheiten fast ausschließlich im außerehelichen Verkehr erworben wurden, verpönte man ihre Opfer wegen Ausschweifungen und Nichtbeachtung ethischer Normen... Syphilis und Gonorrhö waren keine gewöhnlichen Krankheiten mehr; man musste sich ihrer schämen und durfte sie nicht laut erwähnen, besonders nicht in guter Gesellschaft... Da die Konvention es verbot, vor der Eheschließung nach der Gesundheit eines jungen Mannes zu fragen, wurde so manche junge Frau von ihrem Ehemann angesteckt, dessen Tripper in den Flitterwochen aufflackerte.
S. Winkle: ebenda, S. 585

Wir erkennen in den moralisierenden Worten dieses Zitats zunächst einmal die geistige Enge des materialistisch geprägten Weltbildes. Die unterdrückte Sexualität leistete dem erneuten Aufflackern der Gonorrhoe Vorschub. Eine Folge davon war die Unfruchtbarkeit bei vielen Frauen. Während die Diagnose einer Gonorrhoe beim Mann leicht war, weil er ohne die Krankheit normalerweise keinen Harnröhrenausfluss hatte, so war sie bei der Frau, wegen des möglichen Ausflusses aus anderen Gründen (Fluor benignus), wesentlich schwieriger. Man bildete eine einfache Formel, in der sich Medizin und Moral unheilvoll vermischten: bei einer anständigen Frau ist ein solcher Ausfluss lediglich ein Katarrh, bei einer Prostituierten dagegen Zeichen des Trippers (Fluor malignus). Bis zum 1. Weltkrieg war der Tripper vor allem bei den Studenten, die regelmäßig Bordelle aufsuchten, enorm verbreitet. Er galt wie eh und je als Kavaliersdelikt, zumal die Krankheit nicht tödlich war. Unfruchtbarkeit als Folge wurde jedoch alleine der Frau angelastet. Darin kommt der sykotisch-verlogene Aspekt der Karzinogenie zum Ausdruck. Tatsächlich können wir auch heute noch bei vielen Fällen von Präkanzerose oder Krebserkrankungen eine ererbte Form der Gonorrhoe (Reiter-Trias) feststellen. Das

Totschweigen nicht konformer Familienmitglieder, die Anpassung an die herrschende Moral und das stille Tragen des Schicksals sind charakteristische Merkmale der Karzinogenie.

Der Mann als Inbegriff des produktiven Zeitalters konnte und durfte keine Schwäche zeigen und musste deshalb eine Gonorrhoe leugnen, unterdrükken oder durch Schuldzuweisung von sich weg weisen, was im höchsten Maße sykotisch krank ist. Dadurch wurde bei der gutbürgerlichen Frau nicht nur ein Schuldgefühl genährt, sondern auch die Bereitschaft, eine Opferrolle zu übernehmen. Wie aus dem obigen Zitat hervorgeht, war es nicht mehr schicklich, über Geschlechtskrankheiten zu sprechen und besonders im viktorianischen Zeitgeist wurde die gesamte Sprache von allem »bereinigt«, was nur annähernd die Sexualität oder den Körper betraf. Unter diesem Druck, der vordergründig auf die Frau ausgeübt wurde, litt auch der Mann, wenn auch an der Oberfläche nicht so leicht sichtbar. Die drei verhängnisvollen Aspekte – Opfer, Resignation und Fatalismus – bildeten einen Teil des Nährbodens für das karzinogene Miasma. Der andere Teil wird deutlich, wenn wir die weitere Entwicklung der Syphilis betrachten.

8.2 Die Syphilis in der zweiten Industrialisierungsphase

Im Lauf der Jahrhunderte hatte die Syphilis ihren Charakter weitgehend geändert... Die ursprünglich im Vordergrund des Krankheitsbildes gestandenen Hautveränderungen traten immer mehr zurück. Dafür aber kam es seit Beginn des 19. Jahrhunderts in zunehmendem Maß zu einem Übergreifen der Infektion auf das Zentralnervensystem, was sich als progressive Paralyse oder Tabes dorsalis äußerte...
Die progressive Paralyse (Gehirnerweichung) ist eine durch Treponemen pallidium hervorgerufene, chronische Entzündung, besonders der Stirn- und Schläfenrinde mit folgendem Hirnschwund, der im psychischen Bereich mit intellektuellem Abbau, Veränderung der Persönlichkeit und zunehmender Demenz einhergeht. Der Ausbruch des Leidens erfolgt so schleichend und allmählich, dass man seiner oft erst gewahr wird, wenn der Unglückliche schließlich eine ganz absurde Handlung begeht...
Bei der Tabes dorsalis (Rückenmarkschwindsucht) handelt es sich um eine degenerative Erkrankung der weißen Hinterstränge des Rückenmarks, des Nervus opticus und sensibler Hautnerven. Frühzeitige Symptome sind ‚lanzierende', blitzartig auftretende Schmerzen, hauptsächlich in den Beinen... Bei Rückenmarkschwindsucht ist der Tastsinn verloren gegangen... später führt die Tabes zu fortschreitenden Lähmungen... Das

Leiden kann sich oft 15-20 Jahre hinziehen.
S. Winkle: ebenda, S. 586ff

Die progressive Paralyse und Tabes dorsalis, die erst im 19. Jahrhundert gehäuft auftraten und als Spätfolgen der Syphilis erkannt wurden, verliehen der Seuche neue Schrecken, indem sie nicht nur auf Gefahren aufmerksam machten, die der Syphilitiker für die Gesellschaft darstellte, sondern auch auf die Gefahr für den Nachwuchs.
S. Winkle: ebenda, S. 594

Die im Zitat beschriebenen Syphilis-Symptome lassen erkennen, dass die Erscheinungsformen dieser Geschlechtskrankheit seit der Renaissance wesentlich vielseitiger geworden waren. Die Krankheit war tiefer in den Körper gedrungen. Das galt aber nicht nur für den einzelnen Menschen. Das epochale, kollektive Bewusstsein befand sich in einem tieferen Stadium der Syphilinie und maß einer materialistischen Sicht der Welt wesentlich größere Bedeutung bei als der spirituellen Sicht der Romantik. Dadurch driftete die Hinwendung zum Himmel (zum »Höheren«) und die Anbindung an die Erde (oder innere Heimat) immer weiter auseinander. Die Fortschritte der Wissenschaft waren nicht mehr in das große Ganze eingebunden.

Die Verdinglichung des Menschen und der Natur waren eine weitere Folge dieses materialistischen Zeitgeistes und diese Aspekte manifestierten den Nährboden für das karzinogene Miasma. Ein rasanter Anstieg von Krebserkrankungen gegen Ende des 19. Jahrhunderts war die Folge.

Im 19. Jahrhundert wurden viele psychiatrische Kliniken ins Leben gerufen, in denen die Spätfolgen der Syphilis behandelt wurden. Bewusstseinstrübungen und Demenzerscheinungen der Syphilis wurden als eigenständige Symptome betrachtet und behandelt. Wären nur unbedeutende Personen an Tabes dorsalis oder Gehirnerweichung erkrankt und gestorben, hätte man diese Symptome leichter ignorieren können. Die Syphilis grassierte in ihrem neuen Gewand jedoch oft unter Kulturträgern – wie den Komponisten Gaetano Donizetti und Hugo Wolf oder den Dichtern und Philosophen Lenau, Baudelaire, Guy de Maupassant, Nietzsche, Heinrich Heine und E. T. A. Hoffmann. Das Paradoxon – hier der geniale Künstler, dort der totale körperliche und geistige Zerfall – konnte rational nicht gefasst werden.

Und da zu den Opfern der Paralyse und des Tabes auffallend viele Künstler, Dichter, Musiker und Maler gehörten, bei denen man den Eindruck hatte, dass ihre intellektuellen Fähigkeiten erst gesteigert wurden, bevor der geistige Zerfall eintrat, wurde das unendliche Elend der Betroffenen sowie der Verlust unersetzlicher Werte für die Menschheit mit besonderer Deutlichkeit offenbar, wodurch die ganze Angelegenheit einen dramatischen Hintergrund erhielt. So kam es, dass in der zweiten Hälfte des 19. Jahrhunderts und zu Beginn des 20. Jahrhunderts die Syphilis zu einem literarischen Thema von brennender Aktualität wurde.
S. Winkle: ebenda, S. 594

Die Dramatik lag in der schon erwähnten Tendenz, Geist und Materie zu trennen. Zwischen Genie und Wahnsinn gab es keine Brücke des Verstehens. Den »einfachen« Mann oder die bürgerliche Frau konnte man verächtlich an den Rand der Gesellschaft drängen: Hier war die Krankheit der Beweis für das Verlassen der Konventionen. Doch konnte man die Werke namhafter Philosophen und Dichter und die fantastische Musik eines Komponisten nicht einfach ablehnen – sie waren schließlich die Kulturträger. Das krasse Nebeneinander der hässlichen Syphilis-Erkrankung einerseits und großartiger künstlerischer Schöpferkraft angesichts des Todes andererseits forderte die Menschen heraus, darin einen tieferen Sinn und Zusammenhang zu suchen. Diese Sinnsuche brachte eine Lebensphilosophie mit ähnlich krassem Charakter hervor: Todessehnsucht, Fatalismus und Kampfgeist. Aus dem Kampfgeist heraus kann man verstehen, dass die Laborforschung alles daransetzte, um der Syphilis Herr zu werden und Menschenleben vor dem frühen und qualvollen Tod zu retten. Die fortschreitende Technisierung verführte die Wissenschaftlicher zu der Annahme, das Problem Syphilis sei mit den modernen technischen Mitteln zu lösen.

Es gab jedoch auch noch eine andere Strömung des epochalen Bewusstseins. Sie suchte die künstlerische Überhöhung des Themas, um den mit der Syphilis einhergehenden Pessimismus und Fatalismus zu mildern. Das geschah mitunter unauffällig, wie zum Beispiel in dem Spätwerk »Der Tod und das Mädchen« (Streichquartett) von Franz Schubert.

Diese Künstler versuchten, die drängenden Fragen der Zeit nach dem Sinn von Krankheit und Sterben durch unvergleichlich schöne Musik zu »beantworten«. Manch ein Versuch, das Thema der Syphilis und ihre Spätfolgen nicht einfach unter den Teppich zu kehren, sondern in einem Drama wie zum Beispiel »Nora« von Henrik Ibsen literarisch-künstlerisch umzusetzen, stieß auf heftige Ablehnung und rief sogar die Zensurbehörde auf den Plan.

Der »Daily Telegraph« nannte das Drama »eine offene Senkgrube, ein entblößtes, abscheuliches Geschwür, eine vor der Öffentlichkeit begangene Schweinerei«.
S. Winkle: ebenda, S. 595

Die heftige Resonanz zeigt, wie brisant und präsent das Thema war, obwohl Ibsen die Syphilis mit keinem Wort beim Namen nannte.

8.3 Tödliche chronische Krankheiten – Syphilis, Krebs und Tuberkulose

In der zweiten Industrialisierungsphase setzte sich fort, was bereits in der Romantik begonnen hatte: die Verschmelzung des sykotischen und syphilitischen Miasmas zur Karzinogenie. In Europa und Nordamerika nahmen gegen Ende des 19. Jahrhunderts die Krebserkrankungen drastisch zu. Bedeutende Homöopathen wie Eli Jones (USA) oder Compton Burnett (England) spezialisierten sich auf Krebs und begründeten damit eine erste homöopathische Krebsforschung. Im Laufe der Jahrzehnte entstanden immer neue Krebsarten.

Schon damals trotzte der Krebs dem neuen Dreigestirn der Behandlung, das die Schulmedizin entwickelt hatte: Operation, Chemotherapie und Bestrahlung. Der Krebs fraß sich unaufhaltsam durch alle Gesellschaftsschichten und Altersstufen. Er war geheimnisvoll wie die Sykose, weil er sich schleichend, ohne sexuellen Kontakt und ohne nachweisbare Erreger verbreitete. Er war destruktiv wie die Syphilis, weil er tief im Körper an lebenswichtige Organe drang und selbst das Härteste wie Knochen und Zähne zerstörte. Aber damit nicht genug!

Im 19. Jahrhundert war der Tod neben der Syphilis und dem Krebs auch noch durch die Tuberkulose omnipräsent. Die Tbc, die sich in allen Organsystemen manifestieren kann, raffte vor allem junge Menschen dahin. Doch zunächst, im Zuge der ersten Industrialisierungsphase, regte sich niemand über die Millionen Tbc-Toten in den Fabriken auf. Wieder waren es die Künstler, die Aufmerksamkeit erregten, weil sie jung starben.

Oftmals entwickelten sie, wie von einer Todesahnung durchdrungen, zunächst eine unvorstellbare Schaffenskraft, ehe sie an Schwindsucht starben. Die Schwindsucht war meldepflichtig und es herrschte eine panische Angst vor Ansteckung, so dass die Tbc-Kranken gemieden wurden wie die Pest. So erging es beispielsweise Frédéric Chopin und seiner Frau, George Sand. Die Tbc machte auch vor den Herrschaftshäusern nicht Halt, wie die vielen Kranken des Hauses Habsburg dokumentieren.

Im Gegensatz zum »schwarzen Tod«, jener Pestform, bei der sich die Haut infolge ausgedehnter Hämorrhagien dunkel verfärbte, erhielt die Tuberkulose wegen des leichenblassen Aussehens der Erkrankten auch noch den Namen »weiße Pest«. Die Präraffaeliten, eine Vereinigung englischer Maler, gegründet 1848 von Dante Gabriel Rosetti, denen die Vorläufer Raffaels als Vorbild dienten, erhoben – wie zu Botticellis Zeiten – die ätherische Erscheinung der schönen Schwindsüchtigen zum weiblichen Schönheitsideal.
Da es unter den bürgerlichen Dichtern, Malern und Musikern...sehr oft Schwindsüchtige gab, galt die Tuberkulose geradezu als »Krankheit der Romantiker«. Auch in Frankreich bezeichnete man die Schwindsucht in Künstlerkreisen als »romantisches Fieber«. Besonders in Paris fiel es auf, dass schöne Frauen...oft von heute auf morgen verschwanden, weil sie erkrankt waren und bald, von allen Bewunderern verlassen, dahinsiechten.
S. Winkle: ebenda, S. 135

In der Musik war es Giuseppe Verdi, der das Thema der Schwindsucht bei Kurtisanen bzw. schönen Kokotten in seiner Oper »La Traviata« aufgriff, in der Literatur Alexandre Dumas mit seinem Werk »Die Kameliendame«.

Von nun an verschwand die Tuberkulose nicht mehr von der Opernbühne. 1881 entstand die Oper »Hoffmanns Erzählungen« von Jacques Offenbach (1819-1880)... 1895 gelangte Puccinis »La Bohème« zur Aufführung... Allen diesen Opern ist gemeinsam, dass von der Tuberkulose nicht nur gesprochen wird, sondern dass sie auch in den Verlauf der Handlung eingreift. Die Schwindsucht galt damals als unheilbare, tödliche Krankheit, sie führt das tragische Ende der Werke herbei. Immer ist es ein zartes junges Mädchen, das an ihr stirbt.
S. Winkle: ebenda, S. 135f

Wir sehen, dass der Umgang mit dem Tod junger Menschen durch Tuberkulose mittels künstlerischer Überhöhung ins Leben integrierbar war.

Diese Krankheit berührte durch das Thema der schönen Kokotten zwar die Sexualität, aber zum einen besaß die durchsichtige, ätherische Erscheinung Schwindsüchtiger eine unwirkliche Schönheit und zum andern blieb das Bewusstsein Tuberkulose-Kranker oft bis zum Tode klar. Was hier also fehlte, war der hässliche Makel einer Geschlechtskrankheit und der abstoßenden Körpersymptome der Syphilis. Dies machte die Tuberkulose erträglicher. Im 19. Jahrhundert avancierte sie zur »romantischen Krankheit«. Es wurde ausgeblendet, dass sie eigentlich eine Elendskrankheit des Industriezeitalters war. Dieser Ursprung passte nicht in die tuberkuline Todessehnsucht und in die unirdische Entrückung.

So finden wir im Zeitalter der Bourgeoisie und der Romantik drei im höchsten Maße aktive Krankheitsmanifestationen: Die Tuberkulose, die neuen Erscheinungsformen der Syphilis (Tabes, Paralyse) und den Krebs, der schon bald den alten Seuchen den Rang ablief. Er verhielt sich so unauffällig wie die Gonorrhoe, baute aber im Gegensatz zu ihr ein immer größer werdendes Angstpotenzial auf, das bis in unsere Tage reicht, weil er erstmals bei einer nicht-akuten Krankheit den fatalistischen Gedanken der Unheilbarkeit mit sich brachte.

In dieser Phase unserer Geschichte stand offen, wohin das karzinogene Mischmiasma im Weiteren tendieren und welche Heilungsrichtung es einschlagen würde. Damit betreten wir eine neue Epoche, die zwar nicht lange währte, aber nach dem schrecklichen Leid der Seuchenkrankheiten und der krankhaften Zeichen des Kapitalismus wie eine Erholungspause wirkte.

9. Jugendstil / Belle Époque – Zeitalter des tuberkulinen Miasmas

Lust an der Kunst – Wohlstand – technische Machbarkeit – Höhenflüge

Nach dem Deutsch-Französischen Krieg 1870/71 kehrte in Europa für mehr als 40 Jahre Frieden ein, bis 1914 der 1. Weltkrieg begann. Auch hinsichtlich der Seuchenkrankheiten trat eine Beruhigung ein, nachdem Albert Neisser 1879 die Erreger der Gonorrhoe (die nach ihm benannten Gonokokken neisseri) entdeckt hatte und eine Behandlung durch Ausschaltung der Erreger prinzipiell möglich erschien. 1905 machte der Zoologe Fritz Schaudinn gemeinsam mit Erich Hoffmann von sich reden. Sie identifizierten die Mikrobe Spirochaeta pallida (Treponema pallidum) als Syphiliserreger.

Erst das Bekanntwerden des Lueserregers und sein Nachweis im Gehirn von Paralytikern und im Liquor von Tabetikern erbrachten die Gewissheit, dass progressive Paralyse und Tabes dorsalis nur Syphilisfolgen sind, was Virchow noch 1898 bezweifelte. Die Entdeckung des Erregers ermöglichte auch eine gezielte Therapie. Diesen alten Traum des Paracelsus vom spezifischen Heilmittel realisierte Paul Ehrlich auf dem Gebiet der Syphilis... Die Aufgabe sah er in der Entdeckung chemischer Stoffe, die auf den Erreger möglichst stark einwirken, ohne dabei den von ihnen befallenen Organismus zu schädigen, und dabei eine Therapia sterilisans magna

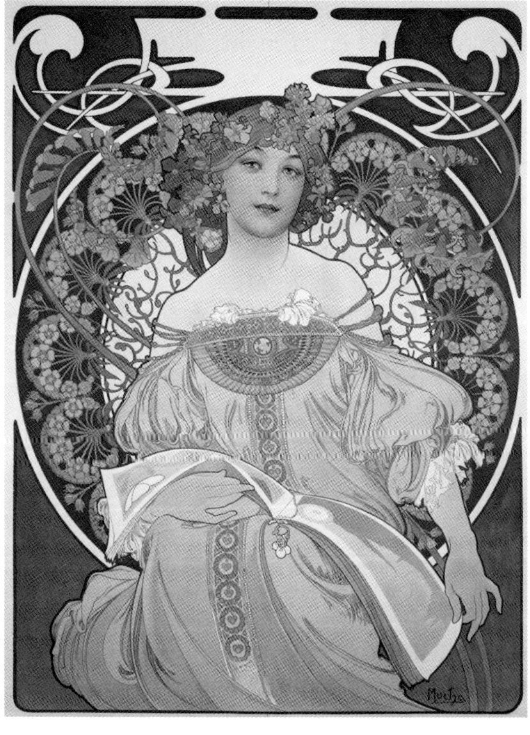

Abb. 124 Reverie (Alfons Mucha)

herbeiführen. »Wir müssen lernen«, so sein Credo, »magische Kugeln zu gießen, die – gleichsam wie die Zauberkugeln des Freischützen – nur die Krankheitserreger treffen.«
S. Winkle: ebenda, S. 597ff

Der Chemiker und Histologe Paul Ehrlich kreierte zunächst ein Arsenpräparat (Atoxyl), das nach 400 Jahren Behandlung von Syphilis mit Quecksilber Erfolg versprechender war. Er schuf Hunderte neuer organischer Arsenverbindungen und prüfte ihre Wirkung und Verträglichkeit an Versuchstieren.

Mit der 606. Verbindung, dem Arsenobenzol, gelang ihnen im Jahr 1907 der Guß der lang ersehnten Zauberkugel...Wegen seiner Unschädlichkeit bezeichnete man das neue Arsenpräparat mit dem Namen »Salvarsan« (salvus = gesund, Arsen). Erst nach äußerst gewissenhaften Unschädlichkeitsprüfungen an Hunden wandte man das Mittel im Jahr 1910 mit größter Vorsicht bei menschlicher Syphilis an. Die Ergebnisse waren verblüffend. Mit fürchterlichen Wunden und Geschwüren bedeckte Patienten erlebten oft, dass ihre Haut nach einer einzigen Injektion innerhalb weniger Tage vollkommen glatt wurde. Diese dramatische Wirkung verleitete so manchen zur Hoffnung, eine Injektion könnte sämtliche Spirochäten vernichten und die Krankheit heilen. Diese eitlen Hoffnungen haben sich nicht erfüllt.
S. Winkle: ebenda, S. 601

Den nächsten Schritt vollzog der Arzt Julius von Wagner-Jauregg. Er führte 1917 die Fiebertherapie bei progressiver Paralyse ein. Schließlich fand Sir Alexander Fleming das Penicillin, das ab 1944 zur Standardbehandlung von Syphilis und Gonorrhoe erkoren wurde. Damit war das Zeitalter der Antibiotika angebrochen. Eine Euphorie ergriff die Menschheit, die Geschlechtskrankheiten nach Jahrhunderte langem Kampf endlich besiegen zu können.

Auch hinsichtlich der Tuberkulose trat mehr Ruhe ein, als man die Kontagiosität durch Tröpfchenübertragung erkannte und damit den Zusammenhang zur verbreiteten Gewohnheit, überall hinzuspucken. Bald wurden Warnschilder angebracht, nicht zu spucken sowie niemandem ins Gesicht zu husten oder zu niesen. Mithilfe von Vorträgen für Erwachsene, durch Publikationen und Aufklärung in den Schulen wurde diese von Robert Koch gesicherte Erkenntnis des Übertragungsweges zum Allgemeinwissen des Volkes. Die Erfindung des Röntgenapparates erlaubte zusätzlich eine

Früherkennung der Tbc; außerdem kümmerte man sich um die Lebensverhältnisse, denn es gab noch immer eine große Dunkelziffer von so genannten »Offentuberkulösen«.

Nötigenfalls suchten die Fürsorgeschwestern die Wohnung der Kranken auf, um sich über die Wohn- und Pflegeverhältnisse zu orientieren sowie den Kranken und die Angehörigen über die Ansteckungsgefahr zu belehren. Durch diese und ähnliche Bemühungen erreichte man, dass die Tuberkulosesterblichkeit auf 100.000 Einwohner allmählich auf 158 zurückging.
S. Winkle: ebenda, S. 147

Als Elendskrankheit flackerte die Tuberkulose erst während und nach dem 1. Weltkrieg wieder deutlich auf.

9.1 Der tuberkuline Zeitgeist im neuen Gewand

In der eingekehrten Entspannung und Ruhephase entwickelte sich ein neuer Zeitgeist, der die Endzeitstimmung, die sich vor der Jahrhundertwende breit gemacht hatte, mit großem Schwung hinweg fegte. Miasmatisch betrachtet begann eine Heilungsphase, bei der das wieder zusammenschmolz, was zuvor ein halbes Jahrhundert lang getrennt war: eine einheitliche europäische Geistesströmung. Die Enge des konventionellen Bürgertums durfte wieder weit werden. Die sexuelle Verklemmtheit des viktorianischen Zeitalters konnte einem freieren Lebensgefühl weichen. Das romantisch Abgehobene und Todessehnsüchtige machte einem gesunden Realismus und einer Lebensbejahung Platz. Der Materialismus mit seiner Massenproduktion erhielt ein künstlerisches Pendant. Das Heimchen am Herd wurde allmählich zu einer emanzipierten Frau. Der Zeitgeist, der sich hier Bahn brach, manifestierte sich auf verschiedene Weise, wurde aber ungefähr zur selben Zeit ähnlich benannt: als »Belle Époque« in Frankreich, »Jugendstil« in Deutschland, »Epoqua Nuova« in Italien und »New Epoque« in England und in den USA. Diese kurze, aber heftige Aufwallung neuer Kreativität und neuen Lebensgefühls währte etwa von 1877 bis 1914.

Ein bedeutender Auslöser war die zweite Welle der industriellen Revolution. Die chemische Industrie, die Elektrizität, die Massenproduktion von Stahl, die verbesserten Dampfmaschinen, bessere Turbinen, größere

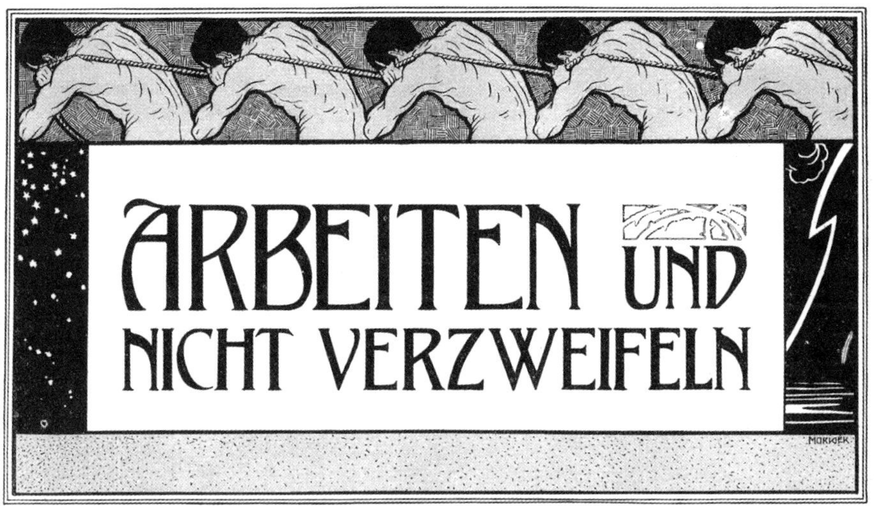

Abb. 125 Motivation zur Arbeit

Passagierschiffe – alle diese Fortentwicklungen sorgten für eine höhere Geschwindigkeit im realen technischen wie auch im übertragenen geistigen Sinne. Die Züge erhielten Stahlräder anstelle der tonnenschweren Eisenräder und fuhren dadurch schneller. Der Luftraum wurde durch den ersten Zeppelin erobert – ein Meilenstein in der Menschheitsgeschichte. Das Luftelement, das für das tuberkuline Miasma so typisch ist, trat nun in den Mittelpunkt des Interesses: der Mensch gedachte die Schwerkraft endgültig aufzuheben. Durch diese Entwicklungen, insbesondere durch den beginnenden Luftverkehr, wurde die Geschwindigkeit und Pulsation des Lebens letztlich noch einmal erhöht. Nachdem zunächst der gigantische Zeppelin in der Luft eher schwebte, glich das »Flug-Zeug« mit seinen Tragflächen in den folgenden Jahrzehnten immer mehr der Gestalt des fliegenden Vogels. Dadurch konnten große Distanzen noch schneller überwunden werden als durch Zug, Straßenbahn oder Automobil. Wie der Name »Automobil« bereits beinhaltet, wollte man »selbst beweglich« (auto mobil) werden, worin sich der große Freiheitsdrang und das große Unabhängigkeitsbedürfnis der tuberkulinen Ära der Belle Époque ausdrückt.

Die Massenproduktion senkte die Preise und schuf viele Arbeitsstellen. Es war nicht mehr nötig, Land zu besitzen, um zu Wohlstand zu kommen. Durch die verbesserten Lebensbedingungen stieg die Bevölkerungsdichte wie nie zuvor. Dort wo die Fabriken waren, entstanden neue Arbeiterstädte. Erstmals wurde ein hoher Standard in der Hygiene und medizinischen Versorgung erreicht. Vormals tödliche akute Krankheiten konnten behandelt werden und die Kindersterblichkeit sank deutlich ab.

Das Wesen der Arbeit hatte sich durch den zweifellos großen technischen und hygienischen Fortschritt drastisch verändert. Die Produktion von Waren war in zahllose kleine Arbeitsvorgänge aufgeteilt, die von Maschinen bewältigt und vom Menschen am Fließband zusammengefügt wurden. Die Fließbandarbeiter, die unter der Monotonie und den Arbeitsbedingungen litten, wurden zunehmend unzufriedener. Zwar brachten Verdienst und bescheidener Wohlstand, in dem sie leben konnten, eine gewisse Kompensation, doch begann die »Arbeiterklasse« in den großen Fabriken sich selbst zu organisieren und gründete Gewerkschaften, die bis 1906 in jedem fortschrittlichen Land Europas vertreten waren. Ferner entstanden auf politischer Ebene sozialistische Arbeiterparteien, die bis 1914 einen großen Einfluss hatten.

Die allgemeine Bildung nahm zu, weil auch immer mehr junge Menschen aus der Arbeiterschicht höhere Schulen besuchten und zur Universität gingen. Seit 1880 war es in Deutschland, Belgien, Skandinavien und in der Schweiz auch Frauen erlaubt zu studieren. Da viele Frauen ebenfalls in den Fabriken arbeiteten und gewerkschaftlich wie die Männer organisiert waren, begann eine erste Emanzipationsbewegung. Sie zeigte sich zum Beispiel darin, dass die arbeitende Frau versichert war. In den USA gestand man Frauen ab 1868 sogar das Wahlrecht zu. In Europa gab es ein solches zunächst nur in Norwegen und Island.

Am wissenschaftlichen und kulturellen Fortschritt hatten auch erstmalig die europäischen Juden einen großen Anteil; sie wurden liberaler als je zuvor in die Gesellschaft integriert und erhielten viele Privilegien. Dennoch steckte in der oberen Gesellschaftsschicht bereits der Stachel des Antisemitismus, denn Kaiser Wilhelm II. in Deutschland sowie Kaiser Franz Joseph in Österreich besaßen eine große Militärmacht, die sich politisch und sozial aus der Ober- und Mittelschicht rekrutierte und eine deutliche antisemitische Haltung einnahm. Frankreich distanzierte sich hiervon durch einen betonten Antimilitarismus und die Ablehnung des Antisemitismus.

9.2 Die Lust auf Kunst

An der Wende vom 19. zum 20. Jahrhundert regierte ein herausragender Begriff das Leben: Die »Masse«. Massenhafter Transport (durch Eisenbahn und U-Bahn), Massenbildung, Massenproduktion von Lebensmitteln und Waren, Massenunterhaltung (Zirkus, Kabarett, Kino) und Massenkunst (Siebdruck, Lithografie) waren alltägliche Begriffe. Das Bürgertum hatte durch seine Jahrzehnte langen Versuche der Demokratisierung ein erstes Ziel erreicht: Der Lebensstandard war zufrieden stellend und die Lebenseinstellung optimistisch. Nun war wieder Raum und Zeit für das Erschaffen von kultureller Lebensqualität und zusammen mit den technischen Möglichkeiten, die in dieser Phase immer neu hinzukamen (Druckverfahren, Kinematografie, Phonographie, Rundfunk etc.) entfaltete sich eine zuvor in der Breite der Bevölkerung und alle Volksschichten erfassende nie gekannte »Lust auf Kunst«.

In Frankreich blühte der Impressionismus in der Malerei auf und wurde von der so genannten »Neuen Kunst«, dem Kubismus abgelöst. In

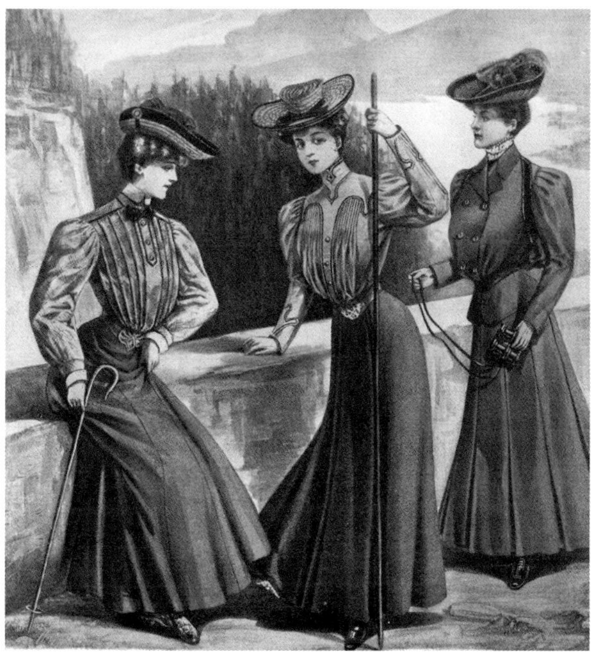

Abb. 126 Mode der Bergsteigerinnen

Deutschland machte die romantische Musik der Zwölftonmusik Platz. Auch in der Dichtkunst verschwand das romantische und lyrische Gedicht und wurde von sozialkritischen Texten ersetzt. Alle sozialen Schichten wurden schöpferisch aktiv und wollten so das neue Lebensgefühl, ihr Vertrauen in eine bessere und freiere Zukunft sowie die Überwindung alter Traditionen ausdrücken. Jeder wollte am Fortschritt aktiv mitwirken. So entstand das Gefühl einer »Schönen Epoche«, die man nicht nur in Frankreich »Belle Époque« nannte.

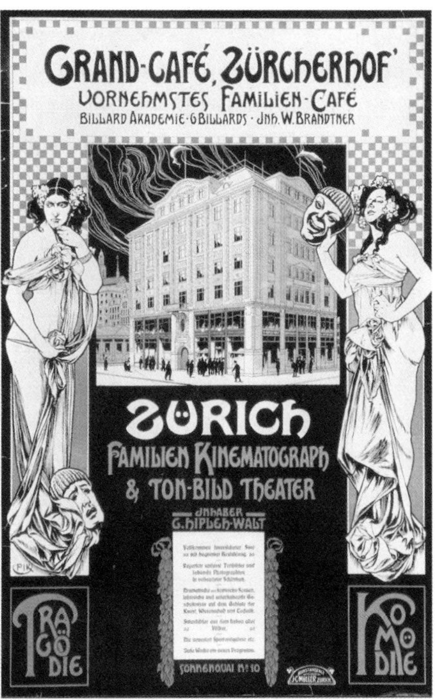

Abb. 127 Kaffeehaus mit Theater

Ein wichtiger Impuls kam von dem belgischen Architekten und Maler Henri van de Velde (1863-1957). Er entwarf als erster Möbel, Geräte und Innenräume, denen er durch ornamentale Linienführung materialgerecht neue Formen verlieh. Sein Haus in Brüssel wurde zu einer Art Mekka; man war fasziniert von der luftigen, floralen, anmutigen und doch dynamischen Gestaltung der Räume, Möbel und Accessoires. Er bekam viele Aufträge für Institute wie zum Beispiel für das Folkwang-Museum in Hagen und beeinflusste den in Deutschland aufblühenden Jugendstil maßgeblich. Er leitete in Weimar lange Jahre die Kunstgewerbeschule und war der erste Baumeister für die Jugendstilhäuser, die harmonische Proportionen aufweisen und eine klare Sachlichkeit und Schönheit haben. Er war auch Mitbegründer der »Bauhaus-Ära«.

In England blühte das Kunsthandwerk auf. Hier war William Morris der Nestor der »Dekorativen Kunst«. Er hielt viele Vorträge darüber und beeinflusste unzählige Kunsthandwerker. Oscar Wilde trug durch seine Publikationen zur Verbreitung von »Hausdekoration« und »Kunsthandwerk« bei. In Frankreich wurden 1881 und 1886 die zwei berühmtesten Salons

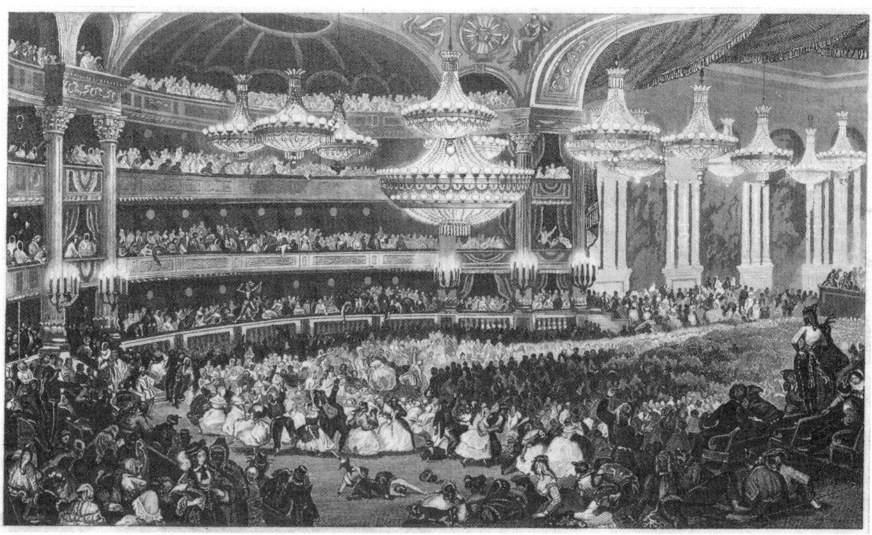

Abb. 128 Maskenball in der Pariser Oper, 1877

»Chat noir« und »Moulin Rouge« eröffnet, wo die feine Gesellschaft verkehrte und sich Künstler aller Art trafen. In Nancy machte der Glasmaler Emile Gallé 1883 von sich reden. Der Eiffelturm wurde 1889 eingeweiht und war eine Meisterleistung des Eisen- und Stahlhandwerks. In ganz Europa trennten sich neue Künstlergruppen von bestehenden Schulen, um sich frei entfalten und auch gruppieren zu können. Damit war die endgültige Unabhängigkeit von adeligen Mäzenen besiegelt. Zentraler Anspruch der »neuen Kunst« war, alle Möglichkeiten offen zu halten und allen Traditionalismus loszulassen. Die Kunst sollte nicht mehr museal sein, sondern jedes Handwerk, das alltägliche Leben und die Architektur durchdringen. Das neu erwachte Credo »Lust am Leben« mit dem Wunsch nach Neuem und der Offenheit für das Außergewöhnliche und Sensationelle belebte die Künste. Der gehobene Lebensstandard sowie der politische Frieden gewährten die Basis für diese Freiheiten. Viele konnten ihr Leben nach ihrem eigenen Wunsch gestalten, Unterhaltung genießen und es sich bequem und schön machen.

Künstler in Hülle und Fülle sorgten dafür, dass in allen Großstädten Konzerthäuser für Oper und Konzert ebenso florierten wie Ballsäle für den neuen Tanz (den Walzer), feudale Bordell-Cafés ebenso wie Salons und Kabaretts. Die Kunst hielt Einzug in das tägliche Leben. Man wohnte nicht mehr irgendwie, sondern gestaltete seine Räume schön und harmonisch.

Den Inbegriff des optimistischen Lebensgefühls verkörperte musikalisch der Komponist Gustav Mahler, der gigantische Orchesterwerke schuf. Die Historiker sind sich nicht ganz einig, wann die Belle Époque zu ihrem Ende kam. Manche sagen, mit dem Tod Gustav Mahlers sei die Lebenseuphorie erloschen, andere meinen, am 15. April 1912, als die Titanic sank, ging auch das Selbstvertrauen unter sowie der naive Glaube an die Allmacht der Technik und an eine glorreiche unbegrenzte Zukunft. Der Zeitgeist zeigte seine ersten Schatten am Horizont und manifestierte sich schließlich in den zwei Weltkriegen zur vollen Größe und Zerstörungskraft.

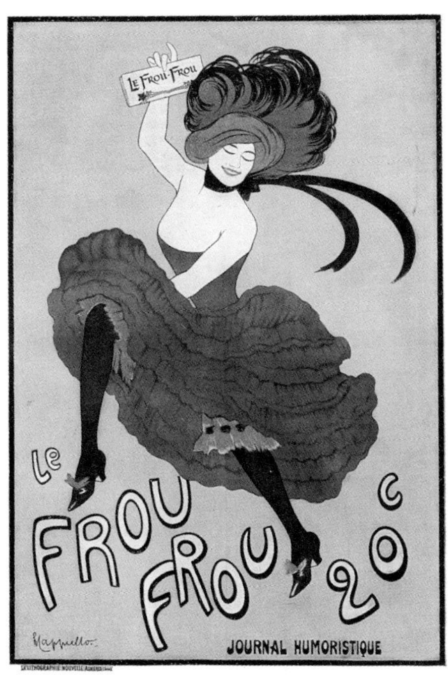

Abb. 129 Werbung für ein Unterhaltungsmagazin

9.3 Das Wesen des Jugendstils – Versöhnung von Kunst und Alltag

Ausgangspunkt des Jugendstils in Deutschland war die Kunstzeitschrift »Die Jugend«, in der ein neuer Stil propagiert wurde, der zwar romantische Anklänge aufwies, aber die barocke Fülle des Dekors hervorhob. Der Jugendstil war eine Gegenbewegung zur rasanten Industrialisierung. Das traditionelle Handwerk verlor hinsichtlich der Herstellung von Gegenständen seine starke Vormachtstellung und musste der billigeren, massenhaften Produktion von Waren weichen.

Der bereits erwähnte William Morris (1834-1896) gründete in England Werkstätten, die in Konkurrenz zur arbeitsteiligen Industrieproduktion treten sollten. Das hochwertige Kunsthandwerk sollte lebendig bleiben und Baukunst, Malerei und Plastik zu einem Gesamtkunstwerk vereinen. Seine Ideen manifestierten sich nachhaltig in der Prager Architektur (Industriepalast, Hanavsky-Pavillon) durch Jan Kotera, der den Anspruch des Gesamtkunstwerks erfüllte und 1885 die erste Kunstgewerbeschule gründete. Bald entstanden überall in Europa solche Schulen, die stark frequentiert wurden. Der Begriff der Schönheit bis ins letzte Detail wurde im Schaffen des Jugendstils zentral. Komplette Häuser und Wohnungen wurden danach ausgestaltet.

Die Künstler suchten nach einer neuen Identität, denn die Industrialisierung hatte zu einer Nivellierung der Identität geführt und zu einer sich täglich verändernden Welt. Es fehlten der eigenständige Ausdruck und der Kontakt zur Natur. Die städtischen Ballungszentren wucherten und vertrieben die Grundflächen, die freie Landschaft und den Wald und ersetzten sie durch Steinwüsten. Doch wollte man künstlerisch nicht mehr ein Abbild der Natur erschaffen, sondern der Fantasie allen Raum geben. Das

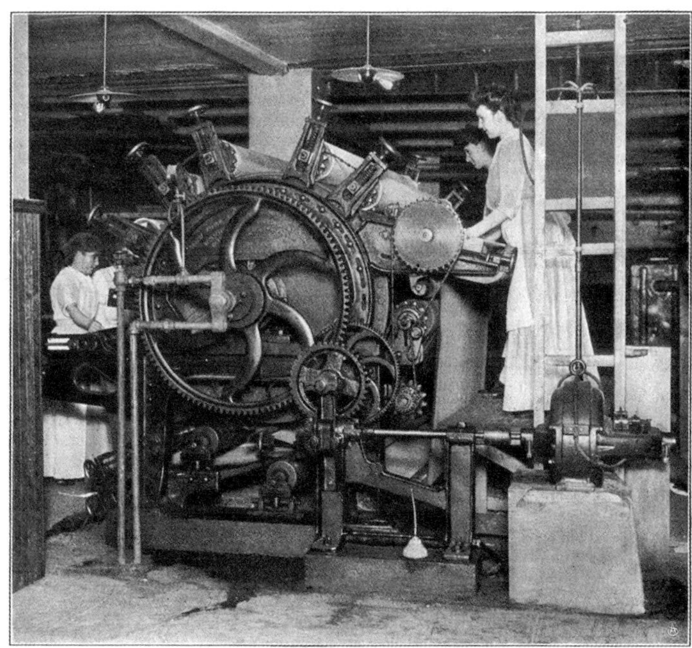

Abb. 130 Elektrische Wäscherolle

Natürliche sollte bis ins Letzte stilisiert und verfeinert werden. Man wollte die Natur ahnen, nicht real erkennen.

Als einer der ersten Künstler gestaltete der Tscheche Alfons Mucha (1860-1939) die kunstvoll verflochtenen Ranken und Blüten des Jugendstil. Der spanische Architekt Antonio Gaudi (1852-1926) trieb die Auflösung der konventionellen Architektur auf die Spitze und verlieh den Gebäuden vor allem in Barcelona den Eindruck lebendiger Organismen. Die Künstler waren von der Idee beseelt, Kunst und Alltag zu versöhnen und die Kunst im Alltag erlebbar zu machen.

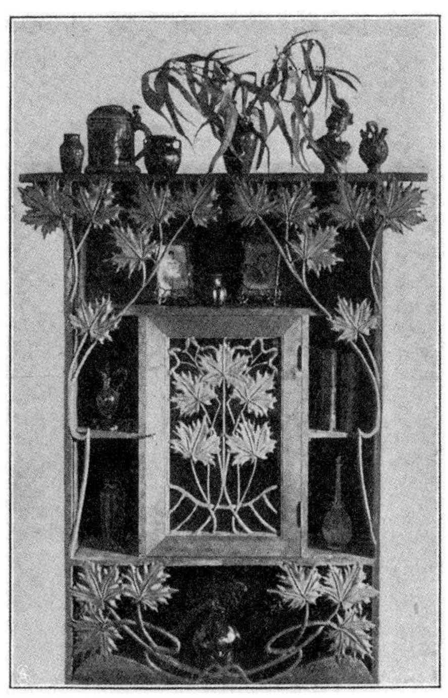

Abb. 131 Salonschränkchen

Der tschechische Kunstkritiker Frantisek Xaver Salda sagte 1905 hierzu einmal, dass der Zweck der Kunst sei, an der Verschönerung des Lebens zu arbeiten und eine Ehe zwischen Kunst und Leben herbeizuführen.

Stilistische Merkmale in allen bildenden und darstellenden Künsten des Jugendstils sind das florale, geschwungene Ornament. Dabei fließen barocke, klassische, orientalische und asiatische Stilelemente zu einer »Neuen Kunst« (Art nouveau) zusammen. Es gibt weder gerade Linien, noch rechteckige Formen. Die gewundenen Linien setzen sich ins Unendliche fort und die Formen sind bauchig und tailliert. Die Natur mit ihren Blatt- und Blütenformen dient als Vorbild und selbst das härteste Material soll wie ein lebendiger Organismus wirken. Die bevorzugten Blüten sind die Lilie, Iris und Orchidee, aber auch Zweige und Grashalme. Bevorzugte Tiere sind Schwäne, Tauben, Schwalben, tropische Vögel, Schmetterlinge und Libellen. Der weibliche Körper dient als dekoratives Element. Langes und offenes Haar bildet die Grundlage für die Darstellung sanfter Wellen.

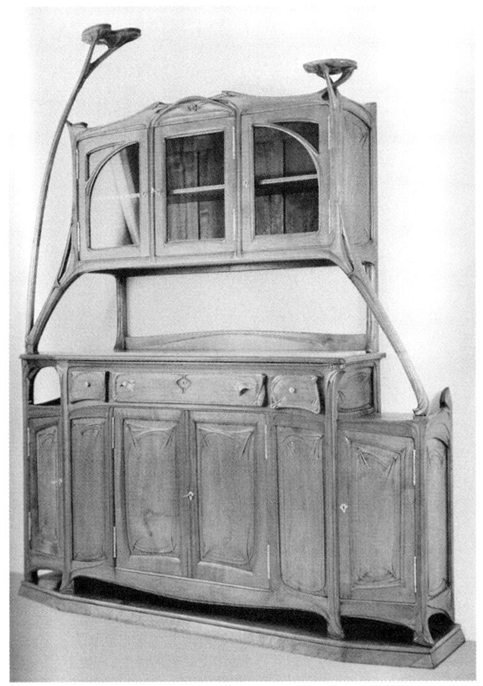

Abb. 132 Jugendstil-Buffet von Hector Guimard

Die hauptsächlichen Elemente des Jugendstils sind Farben, Licht und Glas. Für die Inneneinrichtung werden helle, weiche Hölzer in Honigfarben bevorzugt, in der Architektur luftige Eisenkonstruktionen.

Der Fantasie sind keine Grenzen gesetzt, um Leichtigkeit, Labilität und Irreales zu erzeugen. Das Ornament überwuchert den Inhalt. Es wird auch zum Selbstzweck und trägt deshalb bisweilen auch starre oder sterile Züge. Der Jugendstil ist eine zweidimensionale Flächenkunst und verzichtet bewusst auf die Raumillusion.

9.3.1 Alfons Mucha

Die Belle Époque oder »neue Kunst« wird von dem Werk eines Künstlers überstrahlt und charakterisiert, das uns das innere Wesen dieser kurzen Epoche bestens erschließt. Es sind die Plakate des mährischen Malers, Grafikers, Skulpteurs und Innenarchitekten Alfons Mucha (1860-1939).

Die Kunst Alfons Muchas gilt der Verführung. Mit anmutigen Frauenfiguren, lieblichen Farben und formvollendeten Dekors wirbt er um die Gunst des Betrachters.
Als typische Verkörperung der künstlerischen Bestrebungen in den Jahren um 1900 wurde der »Style Mucha« vorbildhaft für eine ganze Generation von Künstlern und Musterzeichnern. Er wurde repräsentiert durch den zur idealen Erscheinung stilisierten Figurentypus der schönen bzw. mädchenhaft anmutenden Frau, der in ein ornamentales System von Blüten und Rankenwerk, Symbolen und Arabesken eingebunden ist... Sein Werk dokumentiert das Lebensgefühl der französischen Kunstmetropole in ihrer Glanzzeit am Übergang zweier Jahrhunderte, das Lebensgefühl des fin de siècle und der Belle Époque mit ihren mondänen und dekadenten Zügen... Angeregt durch die

graphischen Pionierarbeiten eines Toulouse-Lautrec, Eugène Grasset und Jules Chéret, erlebte die Plakatkunst dort eine wahre Blütezeit. Die Beschäftigung zahlreicher Künstler mit dem modernen Massenmedium Plakat wurde dabei nicht zuletzt als Demokratisierung der Kunst begrüßt, Straßen mit Plakatwänden als öffentliche Bildergalerien propagiert. Im Zuge dieser ästhetischen Aufwertung begnügten sich selbst Reklameplakate nicht mehr mit den bis dahin üblichen »sachlichen« Ankündigungen in großen Lettern, sondern versuchten das Interesse durch künstlerisch anspruchsvolle Gestaltung auf sich zu ziehen, wie Mucha es tat.
R. Ulmer: Mucha, S. 6ff

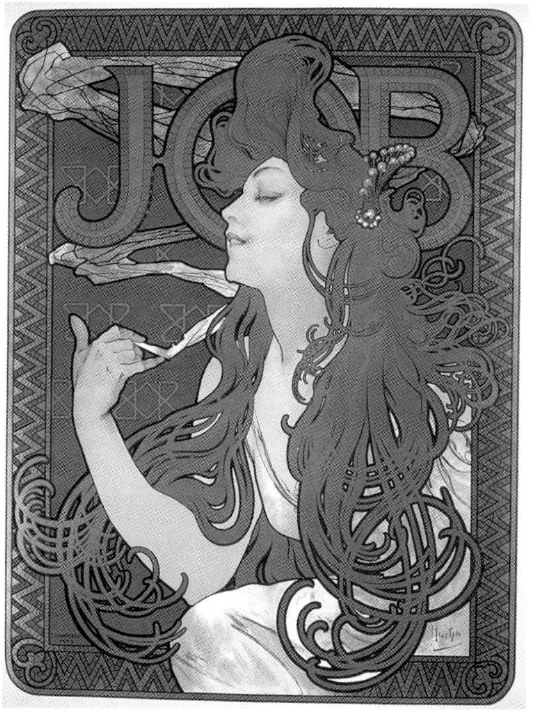

Abb. 133 Zigarettenwerbung für die Marke »Job«

Die Koexistenz von Kunst und knallhartem Geschäft durch Werbung findet seinen versöhnlichen Ausdruck in der Schönheit der Plakate und in der dezenten Art, auf das zu bewerbende Produkt hinzuweisen. Das berühmte Plakat in Abb. 133 sagt uns viel über das Wesen des tuberkulinen Miasmas. Seine Kurzlebigkeit äußert sich in dem Begriff »Job«. Die Zigarette selbst steht für den kurzen Genuss und die Ornamentik deutet das irreale Paradies an. Der Gesamteindruck des Plakats vermittelt »Lust auf Kaufen«. Mucha malte so suggestiv, dass man meinte, sofort erwerben zu müssen, was immer er auch darstellte. Sein glanzvoller Start in die internationale Karriere gelang durch die Reklame für das Renaissance-Theater in Paris, wo die berühmte Schauspielerin Sarah Bernhardt wirkte. Das berühmteste Plakat ist in Abb. 134 abgebildet, eine Ankündigung für das Drama »Gismonda«. Überwältigend ist der Sinn für jedes ornamentale Detail. Es entsteht der Eindruck des Kostbaren, der von gold- und edelsteinfarbenen Farbtönen unterstützt wird.

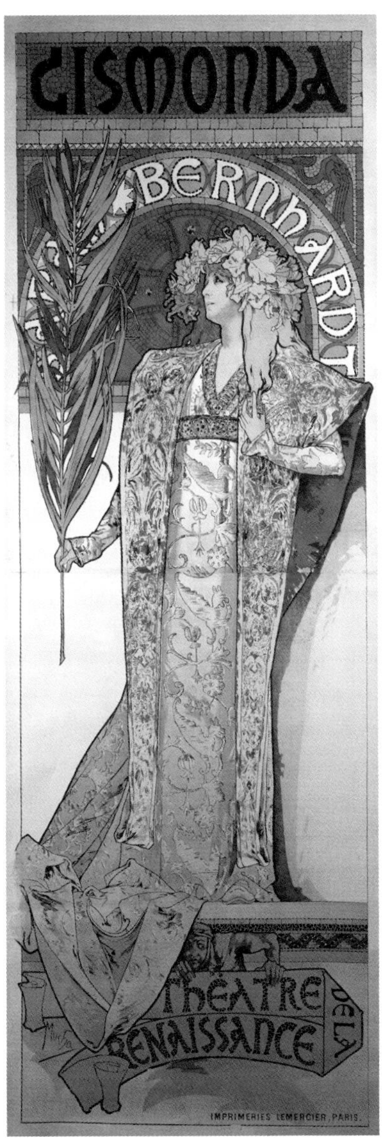

Abb. 134 Gismonda

Die Sehnsucht nach Licht und Leichtigkeit wird zusätzlich verbrämt durch den Symbolismus, der in der Belle Époque Triumphe feierte. Wer erfolgreich sein wollte, musste in exklusive Kreise wie jene der Freimaurer eintreten. Mucha bezog viele seiner floralen und astrologischen Symbole aus der Freimaurerei. Er schuf dabei viele Allegorien über den Tagesablauf. Für uns besonders interessant ist Abb. 135 aus der Allegorie »Morgen-Tag-Abend-Nacht«. Wenn wir den Titel »Tagesgeschäftigkeit« bedenken, wird offenbar, wie sehr sich das tuberkuline Bewusstsein vom frühen 19. Jahrhundert bis zum frühen 20. Jahrhundert änderte. An Stelle von Unrast, Hektik und krank machender Arbeit bis zum Umfallen treten hier Sättigung, Genuss, Wellness und Verführung. Das Bild vermittelt den Eindruck, die einzig wichtige Tätigkeit im Leben bestehe darin, sich schön zu machen. Dafür scheint unbegrenzt Zeit vorhanden zu sein. Zeit und Muße kehrten zurück, weil die Kunst wieder ins Leben integriert wurde. Dies ist ein wesentlicher Faktor, denn Kunst allgemein verlangsamt den Pulsschlag des Lebens. Wir können uns heute gar nicht mehr vorstellen, welche ungeheure Wirkung diese Plakate, die in Überlebensgröße auf den Pariser Boulevards zu sehen waren, auf das Leben ihrer Betrachter hatten. Man wurde buchstäblich »entschleunigt«, wie wir das in der Stressbewältigung heutzutage nennen. Sich selber schön machen, es sich schön machen, sich mit schönen Dingen umgeben und schöne Dinge tun – das Prickelnde verführerischer Schönheit an sich – all dies verlangsamt wohltuend den Hang zum Nützlichkeitsdenken und zur pflichtbewussten Betriebsamkeit. Zweifellos bewegt sich solch ein Zeitgeist, ähnlich wie im Ancien Régime des Rokoko, auf einem schmalen Grat, denn nicht jeder Mensch konnte sich ein solches Leben voller Genuss und Muße leisten. Folglich versucht man möglichst schnell an viel Geld zu kommen, um in jungen Jahren noch möglichst viel erleben und genießen zu können. Unser heutiger Jugendwahn nahm in dieser Zeit ihren Anfang. Schönheit, Jugendlichkeit und auch die faszinierende Anmut der Unreife zeigen sich an der Oberfläche der Jugendstil-Bilder. Der Jugendstil erhielt hier seinen Namen. Der Alltag wurde ausgeblendet oder zum schöngeistigen Müßiggang hoch stilisiert.

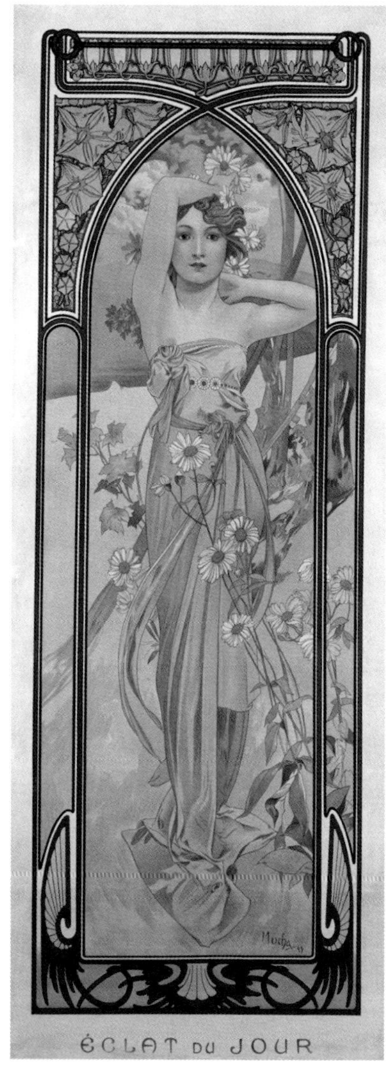

Abb. 135 Tagesgeschäftigkeit

In den schönen Plakaten zeigt sich auch die Verehrung des Lichts und die Vermeidung des Schattens: Fast immer ist eine reich ornamentierte Aureole um die floralen Frauengestalten zu sehen; Flächenkunst zeigt ohnehin nur eine Seite – das Schöne – und wirft keine Schatten. In allen künstlerischen

Zeugnissen der Belle Époque können wir als Homöopathen leicht das Wesen von Phosphor erkennen. Selbst wenn Alfons Mucha die Nacht allegorisch darstellt, so scheint auf seinen Bildern der Mond so hell, dass nichts unsichtbar und somit kein Raum für etwas Beängstigendes bleibt (Abb. 136).

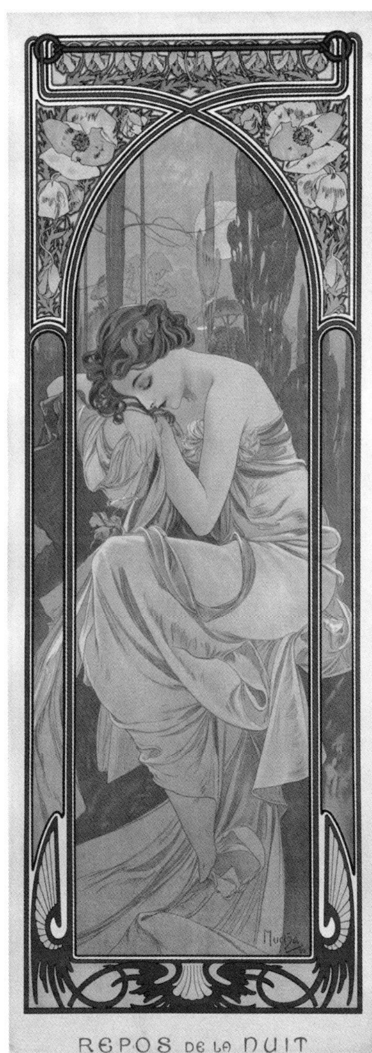

Abb. 136 Ruhe der Nacht

Die Botschaft ist »Arbeiten ohne Verzweiflung« (Abb. 125): Arbeit muss zwar sein, aber mit Maßen und in Gelassenheit. Dies ist der Versuch, der Pflicht andere Werte hinzuzugesellen. Er zeigt sich auch in Plakatwerbungen für ganz alltägliche Dinge wie Waschpulver, Maschinen oder Fahrräder (Abb. 137).

Das im Auftrag eines Fahrradherstellers entstandene Plakat hat einen extrem ausschnitthaften, den Betrachter unmittelbar ansprechenden Charakter. Es beweist Muchas äußerst moderne Auffassung von Werbung. So stellt er nicht etwa eine Radfahrerin in freier Natur dar, wie es damaligen Konventionen entsprochen hätte, sondern vermittelt die Dynamik dieser Fortbewegungsart durch die im Wind flatternden Haare der jungen Frau, die sich über ihr Fahrrad beugt.
R. Ulmer: ebenda, S. 58

Besser könnte man die Bewegungsfreude, die Lust auf Abenteuer und Abwechslung des tuberkulinen Miasmas der Belle Époque nicht darstellen. Unbeschwertheit, Zufriedenheit und Sicherheit des »easy way of life« strahlt von diesen wie vielen anderen Werbeplakaten herunter – und erreicht die Konsumenten! Bis auf den heutigen Tag wird fast genau so viel Geld in die Werbung investiert wie in die Herstellung des Produkts. Die Belle Époque bot dazu den kunstvollen Vorläufer.

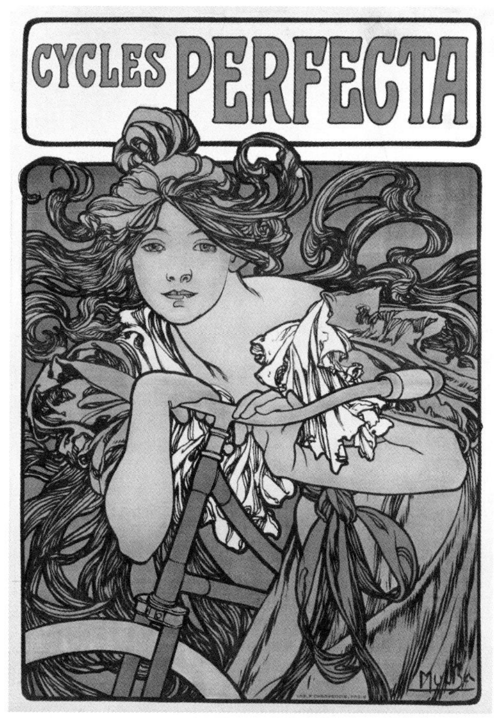

Abb. 137 Cycles Perfecta

In der Literatur findet eine Abkehr von der romantischen Sicht der Natur statt. Der Dichter lässt sich nicht mehr von der Natur beeindrucken, sondern greift in sie ein. Er formt und deformiert sie nach seinem Wunsch. Typische Jugendstilautoren sind Stefan George, Rainer Maria Rilke, Hugo von Hoffmannsthal und Gerhart Hauptmann. In der Malerei des Impressionismus dominieren nicht mehr stimmungsvolle Details, sondern die Fantasie des Betrachters wird angeregt, die vielen kleinen Punkte und Striche zu einem ganzen Bild zu formen. Blumen und Pflanzen werden stilisiert. Das Symbolhafte dominiert über das Reale. Das Moment der Verklärung und der Mystik durchzieht den Jugendstil wie ein roter Faden. Es wirkt wie ein Traum und bestimmt sämtliche Kunstgattungen von der Malerei, Glaskunst, Plastik, Buchkunst, Möbelkunst bis zur Literatur und Musik. Uberall wurde Großartiges geleistet. Ein weiterer Aspekt kam hinzu: Während Kunstprodukte früher den herrschenden Schichten vorbehalten waren und damit auftragsabhängig, war die neue Kunst kommerzialisierbar.

Der Jugendstil beeinflusste nachhaltig auch einen Bereich, der meist nicht im Bewusstsein der Historiker ist: die englische Landschafts- und Gartenkunst. Durch den Musiker, Literaten, Komponisten, Journalisten und Gartengestalter Beverley Nichols sind uns hier bleibende Dokumente eines unglaublich schönen Kunstsinns erhalten. Heute kaum nachvollziehbar ist die Tatsache, dass er mit der »simplen« Beschreibung, wie er ein Haus und einen Garten gestaltet, internationalen Ruhm erlangte. Seine bildhafte Sprache ist von poetischer Schönheit, sein Humor fesselnd und sein künstlerisches Schaffen zeugt von einem der Belle Époque entsprechenden Multitalent. Durch ihn erfahren wir auch, dass es in England vor allem großartige Frauen waren, die Gärten zu verzauberten und vollendet harmonischen Gesamtkunstwerken gestalteten. Noch heute werden die englischen Landschaftsgärten von Kennern der Gartenkunst besucht und bewundert. In diesem Zusammenhang ist selbstverständlich auch der berühmte französische Maler und Gartengestalter Claude Monet (1840-1926) zu nennen.

9.4 Die Musik der Belle Époque – unterhaltsame Virtuosität

Das Wesen des Jugendstils und der Belle Époque kam natürlich auch in der Musik zum Ausdruck. Claude Debussy (1862-1937), Maurice Ravel (1875-1937) bestimmten durch den französischen Impressionismus die neue Traumwelt der Musik. Franz Liszt bereicherte durch seine virtuose und doch verspielte Klavierkunst die mitteleuropäische Belle Époque. Richard Strauss schuf gewaltige Tondichtungen. Antonin Dvorak, Peter Tschaikowsky und César Franck belebten die musikalische Landschaft in Russland, Böhmen und Belgien durch fantasievolle Musik. Die märchenhaften Ballettwerke Tschaikowskys spiegeln sämtliche stilistischen Merkmale des Jugendstils wider.

Es gab viele, weniger bekannte Komponisten, die wahre Kleinodien für die Salons und für die beliebten Operettenbühnen schufen. In der Vokalmusik blühte erstmals wieder das Fach des Koloraturgesangs (hoher, virtuoser Sopran) auf, das sich endgültig vom Vorbild des virtuosen Sängerkastraten zu lösen begann und die hohe Frauenstimme bis an die Grenzen des Singbaren führte. Der Vortrag musste leicht wirken und unterhaltsam sein. Über technische Schwierigkeiten redete man nicht – man meisterte sie einfach! Das galt für die Technik ebenso wie für die Kunst und hier besonders für den Gesang.

Da ich Koloratursopranistin war, eroberte ich mir das Genre der Belle Époque, das die Lust am Ornament und an der virtuosen Unterhaltung widerspiegelt. Den Koloraturgesang gab es als solchen bereits seit Giulio Caccini zu Beginn des 17. Jahrhunderts. Er blühte durch die überragenden Leistungen der Sopranisten (Kastraten) im Barock und Rokoko zur vollen Größe auf. Die virtuosen Möglichkeiten der weiblichen Stimme hatten Genies wie Wolfgang Amadeus Mozart oder später Giuseppe Verdi zwar immer für die Opernbühne vorgesehen, aber bis zur Säkularisierung um 1856, als das Kastratentum offiziell endlich abgeschafft wurde, schwebte über dem Belcanto immer noch das Vorbild der kastrierten Sängervirtuosen. Die weibliche Stimme musste erst wieder um ihrer selbst willen entdeckt und präsentiert werden. Dies geschah in der Belle Époque im vollen Maße, indem die Komponisten die Möglichkeiten und die Schönheit des Koloratursoprans und gleichzeitig das Faszinierende der Weiblichkeit ausschöpften. Es entsprach, wie schon gesagt, dem Zeitgeist, selbst das Schwierigste leicht und im wahrsten Sinne locker zu meistern.

In meiner gesamten Berufsmusikerzeit war ich nie so von Lebenslust und Freude an der Leistung erfüllt wie in dieser Zeit des Koloraturgesangs. Ich konnte als Frau das damalige Lebensgefühl nachempfinden – hier die Hochleistungsakrobatik und das stolze Gefühl, das Unmögliche möglich zu machen, dort der Genuss des Schönen ohne emotionalen Tiefgang.

Ich war nie sportlich und hatte nie den Ehrgeiz, Sportwettbewerbe anzutreten oder zu gewinnen. Die Musik des Jugendstils machte aus mir jedoch geradezu eine Gesangssportlerin. Ich gab mich der Leistung hin und dem zufriedenen Gefühl, fast alles singen zu können und keine Schwierigkeiten zu kennen. Aufgrund des Repertoires musste ich mich ganz und gar auf die Gesangstechnik verlassen, um dem Publikum meinen Spaß an der Virtuosität zu übermitteln. Der musikalische Ausdruck war zwar wichtig, aber der Glanz der äußeren Schönheit dominierte. Diese Musik sollte ihrem Wesen nach unterhalten und beeindrucken. Das tat sie und ich war über mich selbst erstaunt, mit wie wenig Tiefgang mein Gemüt zufrieden war, nachdem ich jahrelang um den tiefgründigen Ausdruck im Barock und in der Romantik gerungen hatte.

Für mein späteres Verständnis der Dynamik des tuberkulinen Miasmas bin ich dankbar, dies einmal in mir selbst physisch, psychisch und mental erlebt zu haben. Ich konnte mir allein durch die Jugendstilbilder, Möbel, Plastiken noch kein inneres Bild erschaffen. Doch durch die Erfahrungen mit dem, was die Töne mit mir machten, fand ich einen Zugang zur Belle

Époque und damit auch zum Wesen des homöopathischen Arzneimittels Platin. Darin erlebte ich mitnichten nur den Sinn für das schöne Dekor, das florale Stilelement und den Sinn für Luxus, sondern auch das Kühle, Überhebliche, Dekadente und Neurotische sowie das Morbide und die Lust am Verfall. Es war, als klänge wieder der Slogan des Rokoko herüber »Après nous le déluge« (nach uns die Sintflut). Das waren die Schatten hinter dem Drang nach noch mehr Licht und überirdischer Leichtigkeit. Dem syphilitischen, zur Isolation und Ausgrenzung neigendem Wesen von Platin, stand spiegelmiasmatisch der andere Aspekt der Belle Époque gegenüber: Das Wesen von Phosphor. Auch das bekam ich in seinen hellen und dunklen Seiten zu spüren, indem mein sonst eher vorsichtiger und tief schürfender Charakter dank der Gesangsschulung bei Eva Krasznai-Gombos (ungarische Wagner-Sängerin) von einer Welle der Begeisterung förmlich überrollt wurde. Ich verlor das Gefühl von Gefahr. Der Glaube an Technik, der Glaube an Machbarkeit und das Glücksgefühl durch die Schönheit der Kunst und den Erfolg des Gelingens waren stärker. Erst allmählich gewann mein gesunder Menschenverstand wieder die Oberhand und ich durchschaute das Besondere an der Tonkunst der Belle Époque: das tief unter der Oberfläche sitzende Gefühl, man treibe einem Abgrund zu, denn es kann ja nicht immer noch höher, noch schneller und noch virtuoser weitergehen. Doch man möchte das Schicksal herausfordern und die Grenze erreichen und miterleben. Das ist die faszinierende Seite des tuberkulinen Miasmas, das bisweilen herausfordernd in den Spiegel der Syphilinie schaut.

(19) *Diese Live-Aufnahme aus dem Jahr 1992 ist eines der eindrucksvollsten und kaum bekannten Werke der Belle Époque: die Arie »L`Hirondelle« (die Schwalbe, ca. 1900) der Komponistin Eva dell'Acqua (1896-1930), die auch eine ausgezeichnete Sängerin und Harfenistin war. Wie der Titel der Arie schon sagt, geht es um die musikalische Darstellung des Lerchengesangs. Die Lerche als Vogel, der offenbar aus reiner Lust singend über dem Feld umherfliegt, traf genau den tuberkulinen Zeitgeist mit seinem Wunsch nach Lust, Freude, Unbeschwertheit und Schönheit in luftigen Höhen. Weder wollte man über das Morgen nachdenken, noch über die Folgen dessen, was gerade geschah. Zu keiner Zeit in der europäischen Kulturgeschichte wurde das Leben im Jetzt und das Auskosten des Moments so bewusst angestrebt wie in der kurzen, kriegsfreien und scheinbar unbeschwerten Zeit der Belle Époque. Gibt man sich der Musik einmal hin,*

spürt man auch, dass die Virtuosität hier nicht Selbstzweck ist, sondern im Sinne der programmatischen Musik nur dem Ziel dient, das Wesen der Lerche auszudrücken.

Wie mitreißend und begeisternd die Musik der Belle Époque war, zeigt sich auch im Walzer, dem Modetanz jener Zeit schlechthin. Er galt als verkörperte Erotik und überwand durch den engen Körperkontakt und die virtuose Eleganz der Drehungen endgültig die Prüderie der Romantik in Deutschland und des Bürgertums im viktorianischen England. Es ist hilfreich, sich einmal der Musik hinzugeben und zu spüren, welche Dynamik, Begeisterung und Lebensfreude darin zum Ausdruck kommen.

(20) *Der »Kusswalzer« (Il bacio) von Luigi Arditi war ein »Hit« der damaligen Zeit, der die Zuhörer von den Sitzen riss, wenn sie nicht ohnehin schon über die Tanzfläche wirbelten. Auch in unserer Zeit springt bei dieser Musik schnell der Funke über. Leider haben wir uns heute beim Hören von Musik oft in die Bewegungslosigkeit manövriert und damit auch von diesem Lebensgefühl entfernt. Man muss schon Bälle besuchen, um in den Genuss des Walzertanzes zu kommen.*

Eine völlig neue Erfahrung war, dass ich mit dem Repertoire der Belle Époque in der Musikszene fast alleine dastand, nur mit einigen wenigen Pianisten und Kammerorchestern, die diese Musik nicht nur spielen konnten, sondern auch gerne spielten. Ich erlebte eine neue, ungewohnte Form des Solistentums und war dadurch ganz auf mich und meine eigene Leistung konzentriert. Zuvor war ich immer Mitglied einer Gemeinschaft von Ensembles gewesen, die sich mit einem Zeitgeist intellektuell, emotional und musikalisch befassten, um gemeinsam etwas ins Werk zu setzen. Nun war ich im virtuosen Alleingang tätig und wurde wegen meiner Leistung und meines Muts, die halsbrecherischen Arien zu singen, bewundert und beneidet. Für eine Weile war das für mich in Ordnung. Doch dann kamen die Einsamkeit und glücklicherweise auch mein kritischer Geist hervor, der konstatierte, dass ich die menschliche Wärme der Ensemblegemeinschaft schmerzlich vermisste. Plötzlich waren mir aller Erfolg, alles Geld und alle äußere Schönheit nichts mehr wert. So stieg ich aus den Höhen des Koloratursängerstars herunter in die warmen »Niederungen« eines anderen Genres der Belle Époque, des Chansons. Hier stand nicht die

Leistung im Vordergrund, sondern der Gefühlsausdruck, der stets meinen eigentlichen Inhalt des Musikerdaseins ausmachte.

Wie damals im Live-Konzert, so schließe ich auch hier das Thema der Belle Époque mit einem gefühlvollen Stück von Andrew Lloyd Webber aus dem Musical »Cats«, das die Brücke in unsere Zeit schlägt. Die Salon- und Operettenmusik der Belle Époque bildete die Grundlage für das heute so populäre Musical, das im 20. Jahrhundert, nach der Überwindung des Zweiten Weltkriegs, seine Triumphe feierte.

So sei denn »Memory« (Erinnerung) einerseits ein Symbol für das Anliegen dieses Buches, die Miasmen kulturhistorisch zu betrachten. Andererseits ist dieses Chanson gut geeignet, das auszudrücken, was für uns nach dem Inferno der zwei Weltkriege so wichtig wurde: die Berührung im realen wie im übertragenen Sinne.[12]

Memory, all alone in the moonlight
I can smile at the old days I was beautiful then
I remember the time I knew what happiness was
Let the memory live again.

Touch me, it's so easy to leave me
All alone with the memory of my days in the sun
If you touch me you'll understand what happiness was
Look, a new day has begun.

[12] Aus urheberrechtlichen Gründen können wir Ihnen das Stück nicht zum kostenlosen Download zur Verfügung stellen – Verschiedene Versionen dieses bekannten Titels sind jedoch zum Anhören im Internet frei verfügbar, z. B. bei Youtube

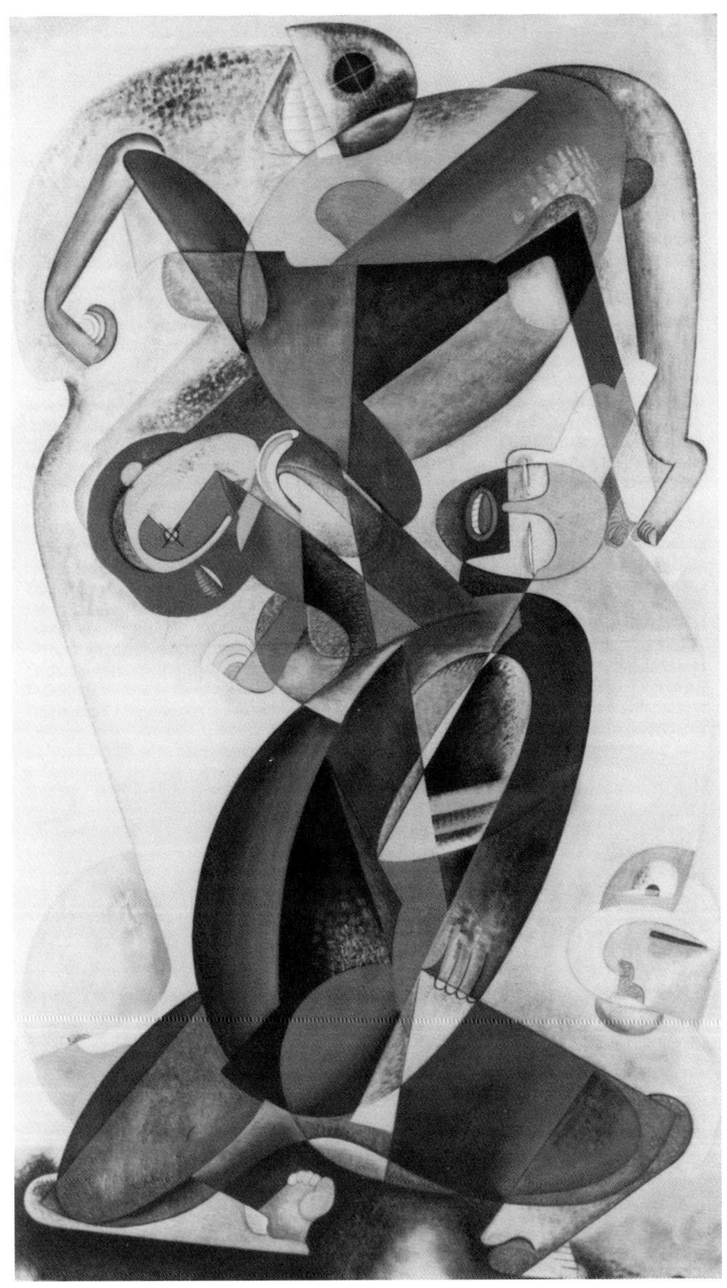

Abb. 138 Aggression

10. Die Weltkriege – Zeitalter des syphilitischen Spiegelmiasmas

Nachdem 1912 die Titanic versunken war, zerbrach der Glaube an die unbegrenzte technische Machbarkeit, obgleich die technischen Errungenschaften bereits ein hohes Niveau erreicht hatten. Die friedliche Zeit der Belle Époque war plötzlich wie vom Erdboden gewischt; stattdessen tat sich ein unheilvoller Abgrund auf. Die Friedenszeit der Belle Époque war, im Nachhinein betrachtet, nur eine kurze Erholungspause, ehe sich das manifestierte, was sie trotz aller Schönheit als kranken Keim in sich trug. Die naive Vorstellung, dass eine fortschreitende Technisierung die Antwort auf alle Lebensfragen geben könnte, war dabei nur eine der Abirrungen. Viel schwerer lastete auf ihr die im Untergrund schwelende Überheblichkeit dem Anderen und Andersartigen gegenüber. Bestand diese zuvor noch in der Kolonialisierung einer Zahl fremder Länder, wuchs jetzt die Hybris heran, die ganze Welt mit dem Segen des westlichen Erfindergeistes zu missionieren. Die Begeisterung für den eigenen Esprit und der Glaube an die Unabhängigkeit von Zeit und Raum sowie von Konventionen und Tradition brachte die tuberkuline Dynamik für den Aufbruch in neue Dimensionen hervor. Dieser Dynamik verdanken wir den Fort-Schritt im wahrsten Sinne. Wenn die Beschleunigung des Fortschritts jedoch nicht durch Besonnenheit und Besinnung auf »Seelennahrung« durch innere Einkehr ausgeglichen wird, zeigt sich darin auch tuberkuline Unreife. Was hatte die tuberkuline Dynamik der Belle Époque verdeckt?

Damit der auf die Belle Époque folgende Absturz in das so genannte »Spiegelmiasma« der Syphilinie (nach Peter Gienow) verständlicher wird, möchte ich ein paar Gedanken vorausschicken:

Seit die Menschheit besteht, gibt es Kriege. Es existiert kein Stamm bei Naturvölkern, keine Gesellschaft von Schriftkulturen, keine Nation, deren Geschichte nicht den Wechsel zwischen Kriegen und Friedenszeiten aufzuweisen hätte. Menschen sind *auch* kriegerische Naturen. Es gehört zu unserem Wesen, einerseits Neues zu erschaffen und aufzubauen und es andererseits auch wieder zu zerstören. Infolgedessen gehorcht auch der Krieg eigenen Gesetzen, allem voran das Töten anderer Menschen – früher Mann gegen Mann, später Bomben gegen viele Menschen. Dieser zerstörerische Anteil in uns manifestierte sich schon seit Urzeiten in Revierkämpfen bzw. in der Sucht nach Macht über andere. Es gibt keinen

Krieg ohne Tote. Auch das gegenseitige Kräftemessen und das Bestreben, neues Land zu erobern, gehören zum Krieg. Nur in den seltensten Fällen geschah die Einnahme von fremdem Land friedlich und ein Eroberer wurde willkommen geheißen. Die Regel dagegen besteht im Kräftemessen zwischen zwei Gegnern, bei dem am Ende die einen zu Besiegten oder Opfern werden und die anderen zu Siegern oder Tätern. Egal, in welche Kultur wir schauen – die Gewalt, das Morden, das Plündern und das Vergewaltigen der Frauen nach dem Sieg sind typische Zeichen des Krieges. Ist der Krieg vorbei, verlieren diese Prinzipien wieder ihre Bedeutung. Der Neuaufbau des Zerstörten beginnt und es kommt zu einer Neuorientierung, denn nichts ist mehr so wie vorher. Das Zeichen des Friedens ist die Versöhnung mit dem Gegner und mit sich selbst. Auch die Friedenszeit hat also ihre eigenen inneren Ordnungsprinzipien, die zur Weiterentwicklung des Menschseins beitragen. Vielleicht vollzieht sich dies nicht immer in Riesenschritten, aber dennoch gibt es eine intelligente Instanz in uns, die in der Lage ist, über die Sinnlosigkeit von Mord und Totschlag zu reflektieren und auf gewaltlose Lösungen von Konflikten sinnt.

Schauen wir nun noch einmal das Wesen des syphilitischen Miasmas an. Wie Peter Gienow uns durch seine Erkenntnisse deutlich macht, gehört dieses Miasma zum Feuerelement. Feuer bedingt Trockenheit und Trokkenheit bedingt Wasserentzug. Das sykotische Miasma dagegen besteht aus den Elementen Erde und Wasser. Sind Erde und Wasser im Gleichgewicht, kann Leben daraus hervorgehen. Hitze, Trockenheit und Dürre, wie bei einem Leben in der Wüste, fordern besondere Überlebenskünste von den betroffenen Lebewesen. Dafür brauchen sie ein großes Aggressionspotenzial – die Kraft zur Tat. Im irdischen Leben zeigt sich dies beispielsweise im Kampf um die Wasserstellen und um den freien Zugang zum Meer. Die wichtigste Lösung dieses Überlebenskonfliktes ist die Verfügbarkeit von Wasser. Vergleichen wir nun die Problematik der Wüste mit dem syphilitischen Miasma, so leuchtet ein, dass sich dieses Miasma nur über die Sykose ausheilen kann, denn diese steht für Verflüssigung, für Wasser und Erde. Zusammen ergeben sie fruchtbare Erde, und in angemessener Bestrahlung durch die Sonne (Feuer) können Pflanzen, Tiere und Menschen miteinander leben. Wird das Wasser zu knapp – im realen oder übertragenen Sinne – erwacht das syphilitische Miasma und die destruktive Energie. Sowohl im Boden als auch im menschlichen Organismus entstehen Risse. Wir nennen solche Risse im Körper medizinisch Rhagaden.

Sinnigerweise entstehen sie beim Übergang von der tertiären Sykose zur Syphilinie. Schreitet die Dürre noch weiter fort, geht die Zerstörung bis zur Auflösung selbst des Härtesten weiter – der Erosion des Gesteins in der Natur und der Zerfall im menschlichen Organismus (Atrophie, Nekrose) – Knochen, Zähne. Wenn wir in diesem Bild bleiben, wird offenbar, dass bei fortschreitender Dürre bzw. Hitze eine latente Feuergefahr besteht. Diese kann sich darin zeigen, dass die vertrocknete Pflanzenwelt sich entzündet. Im Menschen kann beispielsweise die destruktive Faszination der Pyromanie (Feuer legen) erwachen oder die destruktive Seite der Aggression, die nur noch nach Vernichtung trachtet. Damit sich bei einer Feuersbrunst das Feuer nicht weiter ausbreiten kann, ist die Eindämmung das A und O, indem man es durch Wasser oder Luftentzug (Ersticken) löscht. So ist es auch beim syphilitischen Miasma. Das Feuer braucht strikte Grenzen und bei Ausweitung Wasser zur Löschung, sonst breitet es sich unbegrenzt aus und führt direkt in den Tod.

Dieser kleine Exkurs in die Beziehung zwischen Syphilinie und Sykose war mir noch einmal wichtig, um im weiteren das Phänomen des Spiegelmiasmas leichter veranschaulichen zu können. Beim Spiegelmiasma handelt sich um die enge Beziehung zwischen Tuberkulinie und Syphilinie. Das tuberkuline Miasma selbst wird vom Luftelement regiert. Das Wesen der Luft ist die Grenzenlosigkeit des Raumes und die Beweglichkeit in alle Richtungen. Luft kann feucht sein, Wolken bilden und Regen bringen. Sie kann aber auch trocken und heiß werden und damit eine unheilvolle Liaison mit dem Feuer eingehen. Das tuberkuline Wesen des Luftelements trägt also beide Aspekte als Möglichkeiten in sich – das Lebensfördernde ebenso wie das Destruktive. Luft ist unsichtbar und doch von existenzieller Wichtigkeit. Ohne Luft kann keine Atmung stattfinden. Ihr Wirkungsort ist über der Erde. Leben an sich ist nur möglich, weil das Wasser verschiedene Aggregatzustände annehmen und sich sowohl mit der Luft als auch mit der Erde verbinden kann. Wasser kann verdampfen und dadurch in das Luftelement aufsteigen. Von dort kann es als Regen wiederum auf die Erde fallen und sie so befeuchten. Ein lediglich Nebeneinander von Wasser und Erde, also Land und Wasserläufe würde für weite Landstriche noch keine Fruchtbarkeit bringen. Es muss regnen, damit das Land gleichmäßig befeuchtet wird, darüber hinaus würden Flüsse und Seen sonst auch irgendwann austrocknen. Das Luftelement ist somit eine Art »Zünglein an der Waage«, denn es sorgt für etwas sehr Wesentliches, was Leben ausmacht: die Zirkulation.

Wenn wir anhand dieser Prinzipien nun in miasmatischen Parametern denken, verstehen wir, warum sich die Sykose wiederum über die Tuberkulinie ausheilen kann: Das Wasser- und Erdelement bedarf der Luftzirkulation. Es wird aber auch der andere Weg verständlicher, bei dem das Luftelement (unter Umgehung des Erd- und Wasserelements) unmittelbar ins Feuerelement wechselt, wenn es heiß und trocken wird. Diese beiden Aspekte der Natur, Luft und Feuer, Tuberkulinie und Syphilinie spiegeln sich – im Menschlichen wie im Kosmischen. Anders gesagt: Das Luftige, Unbeschwerte, Grenzenlose und Freiheitsliebende kann unvermittelt umschlagen in Zerstörung. Dazu genügt manchmal nur ein Funke – sei es ein Feuerfunke oder ein geistiger Funke, der etwas ent-zündet und einen Flächenbrand auslösen kann, der alle Ordnung zerstört. Die Folge ist der Absturz in einen materiellen wie geistigen Abgrund.

Auf dem Hintergrund dieser Zusammenhänge schauen wir uns jetzt noch einmal das Phänomen des Krieges an, dessen Element das Feuer ist und dessen Wesen sich im syphilitischen Miasma ausdrückt. Wenn der Krieg zu seinem Ende kommt und Frieden einkehrt, versöhnen sich die Elemente wieder und ein Ausgleich (Psora!) zwischen Erde, Wasser, Feuer und Luft findet statt.

Außerhalb eines Krieges haben Gewalt, Mord und Totschlag eine ganz andere Bedeutung als im Krieg. Wer im Krieg tötet, muss nach dem Krieg lernen, damit aufzuhören. Er muss fähig sein, das Vergangene loszulassen und seinen Weg in die Versöhnung zu gehen. Dann kann Heilung stattfinden und Schuldgefühle können erlöst werden. Wer aber auch nach einem Krieg weiter tötet oder Vernichtungsgedanken hegt, ist zutiefst syphilitisch krank. Er ist wahn-sinnig, also wahnhaften Sinnes, denn die für den Krieg notwendigen Umstände sind gar nicht mehr existent. Hier wurde der erste Schritt der Heilung verpasst: der Waffen-Still-Stand, also das Innehalten, bevor eine Umkehr möglich ist. Das Töten um des Tötens willen ist die schrecklichste Seite des menschlichen Bewusstseins und beruht meist auf einer Hybris von eingleisigen Ideen, überhöhten Idealen und fixierten Gedankenmustern.

Tritt eine solche Hybris im gesellschaftlichen Maßstab auf, erschafft sie eine gewaltige Raum-Zeitstruktur, einen Potenzialraum, der sich ab einer gewissen Stärke und Größe manifestiert. Eine solch typische Manifestation ist beispielsweise ein Krieg mit ideologischem Hintergrund (wie ein Religionskrieg), vor dem selbst ein Revier-Krieg verblasst. Diesem Phänomen, dem Töten aus ideologischen oder religiösen Gründen sind wir bereits im Mittelalter bei den Religionskriegen begegnet. In der Renaissance war sogar der Christianisierungsgedanke nur noch die Tünche für den Wahnsinn der Vernichtung von 15 Millionen Indios. Das syphilitische Miasma zeigte sich hier von seiner hässlichsten Seite, weil der Hass auf das Andersartige und die Gier nach Gold wie eine Feuersbrunst über die Kulturen Mittel- und Südamerikas fegte. Der Wunsch nach Expansion und die Entdeckung und Eroberung des »unbegrenzten« außereuropäischen Raumes nährte den Größen-Wahn. Er äußerte sich in der ideologischen Haltung der spanischen Herrenmenschen über die vermeintlich »Primitiven« der »Neuen Welt«, die in Wahrheit eine viel ältere Kultur besaßen.

Der Vernichtungsgedanke, der sich in der Sucht nach Töten äußerte, hatte nichts mit einem Krieg im eigentlichen Sinne zu tun, denn die rein räumliche Eroberung des Landes war schnell geschehen. Das Töten verselbstständigte sich völlig und geschah nur noch um des Tötens willen.

Mit diesem Wissen ist es leichter, die beiden Weltkriege des letzten Jahrhunderts ihrem inneren Wesen nach zu verstehen. Der Erste Weltkrieg war, hinsichtlich der Idee einer Erweiterung des physischen Raumes, gewissermaßen eine Generalprobe des Zweiten. Die Idee eines Weltreichs war nicht neu und wurde bereits durch die Griechen und Römer erdacht und mit Gewalt erzwungen. Im 20. Jahrhundert gesellte sich jedoch etwas hinzu, das interessante Parallelen zur »Entdeckung der Neuen Welt« in der Renaissance aufweist. Im Zusammenhang mit der Zweiten Neuzeit – dem Zeitalter des Bürgertums und der Industrialisierung im 19. Jahrhundert – nahm ich ein Element vorweg, das sich in seiner ganzen destruktiven Kraft erst im Zweiten Weltkrieg voll manifestieren sollte: die Hybris des Herrenmenschen. Dieser Potenzialraum wuchs während des gesamten 19. Jahrhunderts heran und überschritt die Schwelle zum 20. Jahrhundert. Die kurze Friedenszeit der Belle Époque konnte den Schwelbrand nicht löschen, der in Gestalt eines starken Antisemitismus in Deutschland und Österreich unterschwellig aktiv war. Die Tatsache, dass den Juden während der Belle Époque in Kunst und Wissenschaft ein nie gekannter Freiraum geboten wurde, täuscht leicht darüber hinweg, dass sich parallel das Herrenmenschenbewusstsein weiter entwickelt hatte und sich durch seriös wirkende Wissenschaften larvierte (Sykose!). Es zeigte sich in den Ideen darüber, was den »Neuen Menschen« und die »Neue Rasse« auszeichnet.

Weniger bekannt ist, dass auch die Vorstellungen Rudolf Steiners (1861-1925) tendenziöse Züge aufwies, indem er postulierte, dass der zukünftige »wahre Mensch« nicht mehr der »niederen Zentren« (Bauch, Becken) bedürfe, sondern sich vom Schlüsselbein an aufwärts entfalte. Dies meint nichts anderes, als dass die Erdanbindung in den Hintergrund tritt, was in der Eurythmie am deutlichsten zum Ausdruck kommt. Der geniale Forscher und Begründer der Anthroposophie stand in engem Kontakt mit den indischen Zweigen der Theosophischen Gesellschaft. Dann trennte er sich jedoch von ihr und vereinte viele Aspekte der esoterischen Wissenschaften zu einem neuen Ganzen. Es ist sein Verdienst, dass sowohl die Medizin als auch die Lehrsysteme an Schulen und Universitäten neue kreative Impulse erhielten. Rudolf Steiner hatte das große Glück, Anhänger aus der Bildungsschicht für die Verwirklichung seiner Ideen um sich scharen zu können, was seinen Lehren mehr Bedeutung verlieh. Der Schatten dieser Entwicklung wird vor allem von den Nachfahren Steiners ungern wahrgenommen: die Anthroposophie beruht auf einer dualistischen Weltsicht – hier die Lichtkräfte, dort die luziferischen Kräfte, die fast fanatisch gemieden werden.

Das Gefährliche der damals üblichen Denkweise war die Selbstverständlichkeit, mit der in der wissenschaftlichen Bildungsschicht die rassischen Unterschiede gewertet wurden – ausschließlich zum Vorteil des europäischen Bildungsbürgers. Typisch für diese Zeit war das Sektierertum, also der Wunsch, sich vom Anderen und vom Andersartigen abzugrenzen. In dieser Aus- und Eingrenzung entsteht der Stachel des syphilitischen Miasmas. Sowohl in der Renaissance als auch in der Neuzeit ging es bei den Okkupationen mitnichten um Integration, sondern um Ausgrenzung und schließlich um Vernichtung – ohne jegliche Achtung vor den Völkern, die schon lange in den okkupierten Gebieten gelebt hatten.

Der Potenzialraum des Herrenmenschenbewusstseins war immens angewachsen. Er war, wie schon erwähnt, durch einen latenten Antisemitismus auch schon zur Zeit des Ersten Weltkriegs im Begriff sich zu manifestieren. Seine volle Entladung geschah in tragischer Weise im Zweiten Weltkrieg. Das rationale Begreifen dieser abendländischen Tragödie wird durch die Tatsache erschwert, dass sich zwei Schatten überlagerten und sich deshalb ein größerer Abgrund auftat als in den Kriegen zuvor: Der eine war der Krieg selbst, mit seinem Gesetz des Tötens, der andere die Manifestation der Hybris »Herrenmensch« (Arier). Sie resultierten in der Massenvernichtung (Holocaust) all der Menschen, die nicht als lebenswert galten und denen man das Menschsein absprach. Gewiss betraf das hauptsächlich die Vertreter des Judentums, aber auch andere ethnische und sonstige Minderheiten. Was im 19. und zu Beginn des 20. Jahrhunderts noch wissenschaftlich ummantelt war, ließ im »Tausendjährigen Reich« seinen wahren Kern sichtbar werden – das syphilitisch-zerstörerische Gedankengebäude. Der Holocaust ist rational nicht fassbar. Darum bemüht man sich, Hitler und Konsorten als Bestien darzustellen, die bereits menschenverachtend und von einem Tötungswillen durchdrungen auf die Welt gekommen sind. Das ist jedoch nur der hilflose Versuch, das Ungeheuerliche in eine Form zu bringen und Schuldige zu finden. Bei näherer Betrachtung muss man feststellen, dass es sich bei den Nationalsozialisten samt und sonders um Marionetten der Ideen und Ideale handelte, die bereits über Jahrzehnte einen gefährlichen Humus angehäuft hatten. Wirklich gefährlich – das kann jeder für sich als Lehre aus der kulturgeschichtlichen Perspektive ziehen – ist der Niemand, der keine eigene innere Mächtigkeit besitzt und das Handwerkszeug der Macht in die Hände bekommt.

Wollen wir also besonders den Zweiten Weltkrieg aus miasmatischer Sicht analysieren, so müssen wir genau differenzieren. Jeder Krieg ist grundsätzlich bereits syphilitischer Natur. Das ist das Eine. Doch die Dynamik der »Syphilis maligna«, die ich als Sinnbild für den rasenden Tötungsdrang und den organisierten Vernichtungsschlag gegen große Bevölkerungsteile verwende, wirkte wie eine Oktavierung des Prinzips wiederkehrender Kriege. Das ist die andere Seite. Im Zweiten Weltkrieg fiel beides zusammen.

Kein Wunder, dass die Nachkriegs-Aufräumarbeiten eine viel tiefere Bedeutung hatten als »nur« die in Schutt und Asche liegenden Städte wieder aufzubauen. Der Missbrauch ethischer, volkstümlicher und gesellschaftlicher Werte für eine absurde Ideologie führte berechtigterweise zu schwerwiegenden Schuldgefühlen. Da das »Tausendjährige Reich« der Herrenmenschen auf deutschem Boden stattfand, ist es selbstverständlich, dass uns Deutschen die Aufarbeitung an erster Stelle obliegt und wir seitdem bemüht sind, in die Versöhnung mit uns selbst, unseren Ahnen und folglich mit unserer Vergangenheit zu kommen. Es sollte aber dabei nicht aus dem Blickfeld geraten, dass fast alle europäischen Völker an der Erschaffung dieser fatalen Raumzeit-Struktur mit der destruktiven Ideologie des »zukünftigen Übermenschen« beteiligt waren. Der wahnsinnige Potenzialraum, der sich zwischen 1933 bis 1945 manifestierte, war eine mitteleuropäische Hybris, keine ausschließlich deutsche! Es ist daher bedauerlich, dass in Frankreich, England, den Beneluxländern, Italien oder auch Russland viele Bestrebungen der Vergangenheitsbewältigung entweder im Keim ersticken oder im Sande verlaufen. Unsere Anrainerländer sehen aus ihrer Perspektive oft nur einen Schuldigen, auf den sie mit dem Finger zeigen können. Dies bringt jedoch nur eine scheinbare Erleichterung. Irgendwann wird es notwendig sein, die eigenen Schatten anzuschauen und anzuerkennen, dass man froh war, dass jemand anderer das ausführte, was man vielleicht auch selbst gerne getan hätte. Das ist keine leichte Aufgabe. Wollen wir aber tatsächlich ein geeintes Europa und einen weltoffenen, toleranten Geist entfalten, muss jede Zuschreibung eines »Sündenbocks« weichen. Ein jeder sollte in seiner Sprache und aufgrund seiner Erkenntnisse der Aufarbeitung des Holocaust irgendwann sagen können: Es darf gewesen sein.

Die Nachkriegszeit in Deutschland war bis zu den 68er Jahren erfüllt von Wünschen der Wiedergutmachung, der Entschuldigung, der Trauer und Scham über das unendliche Leid. Die Syphilinie heilte sich wieder einmal über die Sykose aus – wie im Übergang von der Renaissance zum Barock. Unsere Großeltern und Eltern schufen einen materiellen Wohlstand und eine Lebensordnung, die es uns Nachkriegskindern ermöglichte, in einer kriegsfreien Zeit heranzuwachsen. Es steht uns an, jeden Tag dafür zu danken. Wir, die Nachfahren der Manifestation jener Hybris, haben die Aufgabe, in den erstaunlich langen Friedenszeiten ethische Werte zu erschaffen, die auf Integration und nicht auf Ausgrenzung basieren. Bedeutsame Zeichen sind die Etablierung einer tragfähigen Demokratie, die gewaltlose Wiedervereinigung der beiden Hälften Deutschlands, das Ende des Kalten Krieges und der Europagedanke, der inzwischen auch die osteuropäischen Nationen mit einbezieht. Nur die Kraft der Versöhnung kann das unselige Band zwischen Opfern und Tätern lösen.

Während in Wissenschaft und Medizin enorme Bewusstseinserweiterungen stattgefunden haben und wir trotz aller Orthodoxie in beiden Lagern eine fantastische Spiritualisierung der Wissenschaften erleben dürfen, blieben die Schönen Künste lange wie gelähmt stehen. Die Nachkriegskunst ist gezeichnet von einem gnadenlosen Realismus. Die »neue Kunstmusik« wollte nicht gefallen und erbauen, sondern holte den Lärm, das Geräusch, die Dissonanz und den Schmerz auf die Bühne – zum einen noch in den Strukturen des 19. Jahrhunderts gefesselt, zum andern bemüht, den Zuhörer im Konzert und in der Oper in eine neue Hör- und Sehwelt zu katapultieren. Jegliches Fühlen, Schwelgen oder Genießen war verpönt. Der alte Kunstbegriff verschwand und mit dem Begreifen des Neuen tun wir uns bis heute schwer, weil die Kunstwerke nicht mehr aus sich selbst sprechen, sondern einer intellektuellen Erklärung bedürfen. Sicher ist Kunst Geschmackssache und es macht keinen Sinn, Kunstobjekte oder Kunstmusik zu bewerten. Dennoch können wir aus miasmatischer Sicht (an)erkennen, dass es den Künstlern – bewusst oder unbewusst – ein Bedürfnis war, das Ungeheuerliche und die Trümmer, die die beiden Weltkriege samt dem Holocaust angerichtet hatten, künstlerisch zu verarbeiten und auszudrücken. So hielt man uns in den Bildenden und Darstellenden Künsten der letzten Jahrzehnte den Spiegel vor – eine durchaus legitime Art der Vergangenheitsbewältigung.

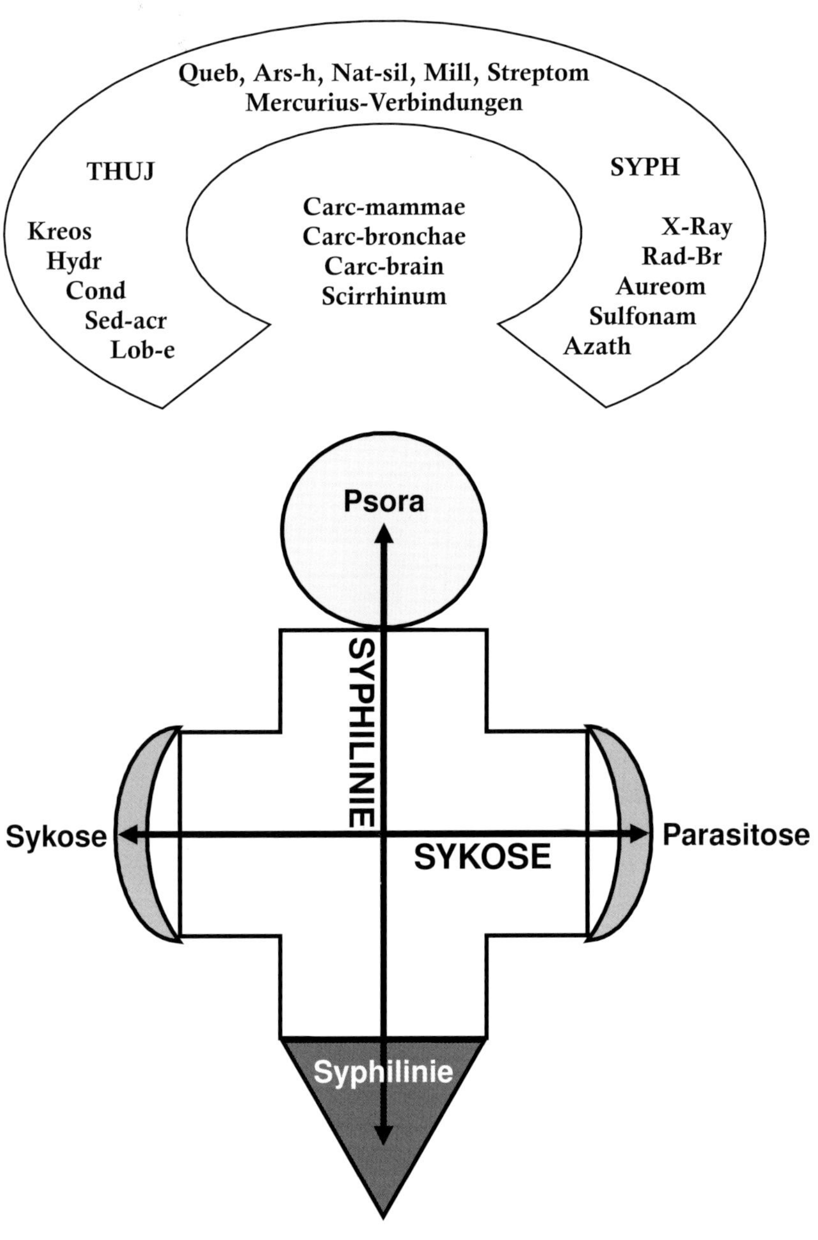

Abb. 139 Die Karzinogenie

11. Die Nachkriegszeit – Der Schatten der Karzinogenie

Das ungeheure Horrorszenario der Verbindung von Krieg und Holocaust führte besonders in Deutschland zu einem fatalen Rollenwechsel: von der Täterrolle in die Opferrolle. Schauen wir uns die Schritte im Einzelnen an:

Die unmittelbare »Nachkriegszeit« endete mit der Hippie- und APO-Kultur Ende der 60er Jahre. Zuvor waren die Trümmer beseitigt worden und eine neue gesellschaftliche Ordnung war eingekehrt. Mit unendlichem Fleiß entwickelte sich das »Wirtschaftswunder«. Wie schon erwähnt, entspricht diese Phase der Ausheilung der Syphilinie über die Sykose. Die Schattenseite des sykotischen Zeitgeistes manifestierte sich in der Spaltung, die Deutschland durch einen »Eisernen Vorhang« in zwei kleine Länder teilte, die durch unterschiedliche Auffassungen von Demokratie getrennt waren. Westdeutschland folgte in seiner Entwicklung in den groben Zügen den USA, denn von dort waren nach dem Krieg existenzielle Hilfe sowie ein Demokratisierungsmodell gekommen. Es entstand eine Mischung aus Dankbarkeit und Schuldbewusstsein, weshalb sich zunächst wenig Mut entwickelte, die Abhängigkeit abzuschütteln und wieder ein eigenes nationales Profil zu entwickeln. Die DDR, also Ostdeutschland, versuchte die Vergangenheit durch ein kommunistisches Weltbild zu bewältigen und so eine neue Ordnung herzustellen. Aufgrund der Ideologie wurde dort insbesondere die persönliche und individuelle Freiheit eingeschränkt – was zählte, war das Kollektiv. Somit gingen beide Teile Deutschlands in die Abhängigkeit und in die Opferrolle. Westdeutschland versuchte, eine Kopie von Amerikas »modern way of life« zu werden oder Ostdeutschland versuchte, durch Pseudo-Gleichheit die totale Kontrolle über Menschen zu gewinnen – was beiden mangelte, war die Kraft, aus der alten Täterschaft in eine neue, gesündere Täterschaft von Eigenverantwortung und Eigenfunktion zu treten. Dabei ist aufschlussreich, wie schnell die Anrainerländer ihre Identität wiederfanden. Viele glauben, das läge allein an ihrem Status als Siegermächte. Das kann aber nicht allein der Grund sein. Frankreich, England, Italien, sogar Österreich taten das Normalste, was man nach einem überstandenen Krieg macht: Sich um den Frieden zu kümmern – und dies durchaus nicht nur im äußerlichen Sinne! Der Blick wird nach vorne gerichtet und das kriegerische Element in seinen Schlafzustand versetzt. Der Aspekt des Holocaust konnte in den Nachbarländern unbeachtet bleiben, da Deutschland ja das Land der Täter war.

In den beiden Teilen Deutschlands zeigte sich dagegen der Schatten der Ohnmacht, die auch eine Form der Opferrolle ist. Obwohl der Opfer des Nationalsozialismus und der eigenen Täterschaft in allen nur denkbaren Weisen gedacht wurde und als Wiedergutmachung an Betroffene über 50 Jahre lang Geld bezahlt wurde, kehrte kein innerer Frieden ein, denn das *eigene* Leid und der *eigene* Schmerz durch den Krieg wurden nicht gewürdigt. Erst langsam, über 50 Jahre nach dem Höllenszenario, traut man sich, auch über das eigene Leid zu sprechen und beispielsweise kritische Fragen zum Bombardement der Alliierten auf deutsche Städte zu stellen. Diese Ohnmacht des Opfers einerseits und die schweren Schuldgefühle andererseits sind typisch für das karzinogene Miasma. Dazu gehört das beinahe krankhafte Bemühen, es allen recht machen zu wollen und sich nicht mehr zu trauen, mit Würde aufrecht durchs Leben zu gehen. Die Dynamik des karzinogenen Miasmas besteht, wie wir schon gehört haben, in der Verschmelzung von Sykose und Syphilinie. Das ergibt zusammen ein Kreuz (Abb. 139).

Das Kreuz wird hier zum Sinnbild eines total festgefahrenen Zustandes, der auf Dauer sowohl den einzelnen Menschen als auch ein Kollektiv zerreißt. So wie es im Einzelfall eines Krebspatienten dringend nötig ist, dass er damit aufhört, ein ihm nicht zugehöriges Kreuz zu tragen, so ist es auch für ein Kollektiv wie Deutschland notwendig, das Kreuz der unverzeihbaren Schuld abzulegen, sonst kann keine Heilung stattfinden.

Im Zusammenhang mit der Epoche der Romantik haben wir das karzinogene Miasma als eine verhängnisvolle Verschmelzung des Verharrens in alten Konventionen (Sykose) mit der Verklärung des Jenseits (Syphilinie) bereits erörtert. Die Romantik brachte als Lösung dieses schweren Konfliktes eine schöne Kunstblüte hervor. Der immense Leidensdruck, der in dieser Epoche künstlerisch kompensiert wurde, schuf die Vorstellung: Um ein begnadeter Künstler zu sein oder solche überirdische Kunst zu produzieren, muss man schwer krank sein. Es gab tatsächlich Künstler, die sich von der Syphilis oder Tuberkulose bewusst anstecken ließen, um aus der destruktiven Kraft dieser Krankheiten schöpferische Energie zu beziehen. Auch unter den heutigen Interpreten romantischer Musik war und ist häufig ein solcher Hauch der Leidensbereitschaft zu spüren. Ich fragte mich als einstige Interpretin dieses Musikgenres oft: Darf schöne Kunst auch ohne unsägliches Leid entstehen?

11.1 Das New Age

Epochal gesehen fand tatsächlich ein interessanter Heilungsversuch statt. Inspiriert durch die Deutsche Romantik, die in einem Siegeszug bekanntlich in alle Welt gegangen war, flossen ab etwa 1965 von Nordamerika aus die Prinzipien der Romantik in einem neuen Gewand nach Europa zurück. Das Interesse an Bewusstseinserweiterung, die Suche nach Harmonie, Schönheit und Spiritualität manifestierte sich in der New-Age-Bewegung. Das »Neue Zeitalter« wollte vor allem Frieden und demonstrierte dies durch »Flower Power« der Hippies und Drogengebrauch einerseits und durch neue Musikformen andererseits. Die Popmusik entstand nicht aus der Tradition der europäischen Kunstmusik, sondern über Jazz und Blues aus ursprünglich afroamerikanischen Musikformen. Die »populäre Musik« wurde zunächst der stärkste Ausdruck einer neuen Gesinnung und eines neuen Lebensgefühls. Es ist unzweifelhaft ein Ruhmesblatt der westlichen Kulturgeschichte, dass das gigantische Festival in Woodstock so friedlich und harmonisch verlief und sich die Menschen dort tatsächlich in einer selten so versöhnlichen Haltung begegneten. Das New Age war Ausdruck des Bedürfnisses, neue Horizonte zu erschließen und deshalb wurde auf der einen Seite reichlich mit Haschisch, LSD und anderen psychedelischen Stimulanzien experimentiert, auf der anderen Seite begann eine oftmals verklärte Orientierung an alten indischen bzw. ostasiatischen Bewusstseinsschulungen. Jedoch war weniger ihre strenge Disziplin gefragt, sondern meist nur ihre Inhalte als Hinwendung zu anderen Realitäten. An die Stelle von Konvention und »Establishment« trat Originalität und Kreativität. Aus der Sicht der Vorgeschichte war es heilsam, einmal mehr das Nutz-lose und Sinn-volle schöpferischer Energie zu leben und auch einfach mal in den Tag hinein zu leben und sich frei zu machen von Pflicht und materiellen Gütern. Sicher war die Glorifizierung des Lebens in einem Ashram, wo man nun meditierte, Mantren sang und freie Sexualität ausübte, naiv und seicht. Aber nach so viel Schwere und der erdrückenden Vergangenheit zweier Weltkriege sowie des Vietnamkriegs war diese Haltung heilsam.

Auch in der Musik wuchs das Bedürfnis nach harmonischen Klängen. Die Vertreter der »modernen Klassik« in Form der Zwölftonmusik und die Liebhaber der dissonanten Realitätsmusik zogen sich in einen Elfenbeinturm zurück und klagten über die vermeintliche Dummheit des Konzert- oder Opernpublikums, das diese Musik nicht wirklich annahm. Als ausgleichende Strömung entstand neben der Vielfalt der Pop- und Rockmusik eine eigene New-Age-Musik, die oft auch als »Meditationsmusik« bezeichnet wird: Liegende, schwebende Klänge, Naturgeräusche wie Wasser, Vogelgesang und Wind, verwoben mit elektronischen Klängen aus Synthesizern. Als der japanische Komponist »Kitaro« seine Filmmusik für »Die Seidenstraße« präsentierte, wurde klar, dass es sich in dem neuen Genre nicht nur um seichte Unterhaltung, sondern um hohe Kunst handelte. Auch der estnische Komponist Arvo Pärt (geb. 1935) schuf neue Klanggebäude von vollendeter Schönheit und wurde deshalb von seinen »klassischen Musikerkollegen« abgelehnt. Es ist aufschlussreich, dass der Zeitgeist sich das passende Instrument schuf: den Synthesizer, ein elektronisch gesteuertes »Klavier«, das die Fähigkeit besitzt, harte Dissonanzen durch entsprechende Klangfarben aufzuweichen. Es kann alle Instrumente elektronisch imitieren, Klänge in jede Richtung verfremden. Daneben entwickelte sich die rhythmisch-tänzerisch orientierte Popmusik stets weiter. Es spricht für sich, dass die Beatles oder Mick Jagger von den Rolling Stones von Königin Elizabeth empfangen und für ihre Verdienste geadelt wurden, obgleich es sich doch um Unterhaltungsmusik handelte und nicht um Kunstmusik im herkömmlichen Sinne. Pop, Rock und New-Age-Musik drückten ein Lebensgefühl und einen Zeitgeist aus, der eine Gegenströmung zum Materialismus und Traditionalismus der Wohlstandsgesellschaft bildete. Während die »Kunstmusik« immer verkünstelter und intellektueller wurde, fand die Weiterentwicklung des spirituellen Auftrags, nämlich die Energie des Künstlers und der Zuhörer auf eine höhere Ebene zu transformieren, im Genre der Popmusik und New-Age Musik statt. Hier sann man auf neue Möglichkeiten der Präsentation, der Verbindung vieler verschiedener Musikstile. Berufsmusiker wie Harald Knauss, der Leiter unserer Ensembleformationen, die aus der Pop- und Jazzmusik kamen, waren in der Improvisationskunst firm und belebten daher die Szene der Kunstmusik durch neue Interpretationsideen.

Die schöpferische Kraft des New Age bescherte uns aber auch im Rahmen der Schönen Künste die so genannte »Alte Musik«, die authentische

Interpretation der Musik vor Johann Sebastian Bach auf historischen Instrumenten. Zwischen 1965 und 1985 ging eine Welle der Begeisterung durch ganz Europa und erfasste selbst die kleinsten Musikbibliotheken und Museen, indem uralte Manuskripte dechiffriert, übersetzt, transponiert und zum Klingen gebracht wurden. Alles war möglich, alles war zugänglich, alles stand uns als Musikern offen. Europaweit wollten Bühnenkünstler nicht einfach nur alte Musikwerke aufführen, sondern – und damit knüpfe ich an das Einleitungskapitel an – den Zeitgeist früherer Epochen mit allen Sinnen erfassen, um einem faszinierten Publikum die Musik, das Schauspiel und die Tänze so authentisch wie möglich darzubieten. Menschen gerieten in Ekstase, wenn sie in einer alten Kirche die szenische Darbietung des Ordo virtutum (Gesänge) der Hl. Hildegard hörten. Alle Musik- und Stilrichtungen und die national geprägte Musik waren begehrt und fanden ihr Publikum. Jedes Land interessierte sich für seine Musikschätze und förderte seine Erforschung und Präsentation. Einige Länder erinnerten sich ihrer einstigen Bedeutung im Instrumentenbau (Deutschland, Niederlande, England, Italien) und spezialisierten sich auf Nachbauten historischer Instrumente. Längst vergessene Instrumente tauchten wieder auf; manche Konzerte mit Renaissancemusik glichen einer Instrumentenausstellung. In diesem geistigen und klanglichen Reichtum fand schließlich auch meine spätere Idee die richtige Nahrung, die Miasmen aus kulturhistorischer Sicht zu betrachten.

Die Epoche des New Age erfasste auch die Naturwissenschaften und die Medizin. Den kreativen Strömungen dieser Epoche verdanken wir alles, was heute allmählich selbstverständlich wird: Energiearbeit in vielen Variationen, Schwingungsmedizin, Regulationstherapie und nicht zuletzt die sowohl qualitativ als auch quantitativ enorme Erweiterung der Homöopathie. Diese positive Entwicklung hin zu einem ganzheitlichen Menschen- und Weltbild und die Spiritualisierung der Heilkunst zeigen sich schließlich auch in der gesetzlichen Anerkennung des Geistigen Heilens (seit 2003) in Deutschland. Damit tritt Deutschland an die Seite Großbritanniens, wo durch den dort etablierten seriösen Spiritualismus schon seit 150 Jahren eine solide Medial- und Heilerschulung besteht.

Mit diesen abschließenden Gedanken sind wir nahe an unsere jetzige Zeit gekommen. Nach meinem Ermessen scheint es, als sei der Aufbruch des New Age seit den 90er Jahren bereits wieder einem sykotischen Konventionalismus gewichen. Das kann ich am deutlichsten in der Darstellenden

Kunst beobachten, wo Musik, Tanz und Oper in historischer Aufführungspraxis wieder in den Hintergrund getreten ist. Musik-Marketing und Musical-Tourneen werden mehr favorisiert als Bemühungen um eine authentische Interpretation der Werke früherer Epochen. Der Konkurrenzkampf unter den Musikern, Tänzern und Schauspielern ist so gnadenlos geworden, dass der im Grunde spirituelle Auftrag von Kunst, sich selbst und das Publikum durch Musik zu transformieren, nur selten empfunden wird und zumindest im Moment die heilenden Impulse zu einer neuen Geistesströmung eher aus den kreativ-mannigfaltigen Formen der »alternativen« Heilkunde sowie bestimmten Zweigen der Naturwissenschaft, hier vor allem aus der »Lebens-Physik« und der Quantenphysik kommen.

Als eine mögliche weitere neue und revolutionierende Dimension unserer eigenen Epoche dürfte die virtuelle Welt (als Parallelwelt zur realen Welt) eine große Rolle spielen. Ihre Bedeutung wird immer größer und breiter. Die virtuelle Welt ist eine rein geistige und in ihr ist alles möglich (Fernsehen, Film, Internet, Computerspiele, Simulationen etc.). Dabei spielt auch Vernetzung und Globalisierung eine Rolle. Raum und Zeit werden hier völlig überwunden. Bis jetzt können wir nur schwach erahnen, welche ungeheuren Auswirkungen dies auf Licht und Schatten des menschlichen Lebens haben wird. Natürlich können wir unsere eigene Epoche nicht selbst wirklich überschauen oder analysieren – kulturhistorische Analyse und Bewertung bedarf, wie oben schon gesagt, eines zeitlichen Abstands: Der Behandler einer Krankheit kann nicht der Kranke selbst sein.

Teil B
Die homöopathische Sicht der Miasmen

1. Die Essenz der kulturhistorischen Betrachtung

Nachdem wir den weiten Bogen durch die kulturhistorische Betrachtung der Miasmen durchlaufen haben, stellt sich die Frage: Wie kann das Wissen um diese historischen Zusammenhänge unsere homöopathischen Behandlungsmöglichkeiten befruchten? Die Tatsache, dass die kulturhistorischen Erkenntnisse in meine eigene Behandlungsweise und in mein Verständnis der Miasmen unmittelbar einfließen, legt nahe, dass sie auch für andere Homöopathen nachvollziehbar und in die eigene Praxis umsetzbar sein können. Dafür habe ich bereits viel Bestätigung in meinen Miasmenkursen erhalten, in denen ich die in diesem Buch dargelegten Zusammenhänge immer wieder vermittle. Für das tiefere Verständnis der Miasmenthematik ist es didaktisch sinnvoll, Theorie und Praxis im Lernprozess stets zu verbinden. Zudem ist es eine alte Weisheit, beim Lernen alle Sinne anzusprechen und nicht nur den Intellekt. Deshalb vermittle ich die verschiedenen Betrachtungsebenen der Miasmen sowohl über das Hören und Sehen als auch über spielerische Übungen, die gerade für uns Homöopathen hilfreich sein können, um kreativ zu bleiben.

Fassen wir zunächst die Essenz der kulturhistorischen Betrachtung zusammen:

1. Es spielt keine Rolle, ob wir von Samuel Hahnemanns Drei-Miasmenmodell, John Henry Allens Vier-Miasmen-Modell oder Peter Gienows Sechs-Miasmen-Modell ausgehen. Jedes dieser Modelle ist in sich schlüssig und historisch belegbar. Alle weiteren abendländischen Modelle sind Variationen davon. Die Miasmen aus indischer Sicht (nach Rajan Sankaran) müssten auf die indischen Kulturepochen hin erforscht werden.

2. Es ist bei der Betrachtung dieser Modelle augenfällig, dass über die letzten beiden Jahrhunderte eine Erweiterung der Zahl der Miasmen stattgefunden hat – entsprechend dem kollektiven Bewusstseinswandel. Dies bedeutet, dass wir als Menschen komplizierter, komplexer und individueller geworden sind – entsprechend sind es auch unsere Krankheiten.

3. Der zentrale Sinn unserer epochalen Betrachtung der Miasmen hatte als Ziel, ein Gefühl für das innere Wesen der Miasmen als individuelle und kollektive menschliche Bewusstseinszustände zu bekommen und zu erkennen, dass es im Leben eine unerlöste (kranke) und eine erlöste (geheilte) Ausdrucksform gibt, die jeweils gleichzeitig stattfindet. Ein Miasma ma-

nifestiert sich also in krankmachenden und heilsamen Charakteristika und beide Aspekte schöpfen aus derselben Bewusstseinsquelle. Einfach gesagt: Dort, wo das Problem liegt, findet sich auch die Lösung. Das Miasma birgt beides in sich, weil es aus dem ganzheitlichen menschlichen Bewusstsein hervorgeht, das stets gleichermaßen Licht- und Schattenseiten aufweist.

4. Die kulturhistorische Betrachtung offenbart, dass die Heilung eines epochalen Schattenbewusstseins immer in besonderem Maße über die Befriedung durch die Schönen Künste, als höchster Ausdruck von Lebensqualität und Kreativität, geschah. Aus dieser Erkenntnis heraus bette ich grundsätzlich die Anregung der schöpferischen Kräfte in die homöopathische Behandlung chronisch Kranker ein. Was im großen Maßstab zutrifft, bewahrheitet sich dabei auch im kleinen Maßstab der homöopathischen Praxis.

5. Nach dem Mittelalter folgte in der Renaissance eine erste Individualisierung des Menschen und eine Entdeckung von Raum und Perspektive. Daraus ergab sich der Expansionswunsch der Renaissance. Der Faktor Zeit war jedoch noch nicht voll ins Bewusstsein gerückt. Dies geschah erst durch den Umbruch ins Industriezeitalter (19. Jh.), mit der Manifestation des tuberkulinen Miasmas. Durch den Faktor Zeit änderte sich unser Leben grundlegend. Er zeigt sich in der schnelleren Abfolge jeweils kürzerer Epochen und in der Rasanz aller Prozesse – im menschlichen Bewusstsein ebenso wie in den materiellen Manifestationen.

6. Die kulturhistorische Betrachtung speziell des 19. und 20. Jahrhunderts macht deutlich, wie schnell miasmatische Schwerpunkte wechseln und wie sich dabei auch Verschmelzungstendenzen abzeichnen. Das verlangt von uns Homöopathen, zu einer klaren Differenzierung fähig zu sein und einen genauen Blick für die Dynamik miasmatischer Gegenwartskrankheiten zu bewahren.

7. Der Weg dahin kann – angesichts eben dieser zunehmenden Komplexität und Kompliziertheit – nur über die Einfachheit gehen. Ein solcher Weg rüttelt jedoch an diversen Dogmen, die sich in der Homöopathie breitgemacht haben. So wird unter »Klassischer Homöopathie« heutzutage meist diejenige Vorgehensweise verstanden, aufgrund der Totalität aller Symptome ein einziges Simile zu suchen. Wir brauchen wieder – wie unsere Großmeister der Homöopathie (Jones, Burnett, Bönninghausen, Boger) – einen Blick für wenige Symptome, die den Kern und die Ursache

(Miasmatik) einer Erkrankung ausmachen. Anstelle der Tendenz, immer noch mehr neue Mittel zu prüfen und einzusetzen, darf auch wieder die Beschränkung einkehren. Es sind gar nicht so viele Mittel, die syphilitische Geschwüre, Tuberkulose oder den Tripper heilen können. Die einfache Sichtweise der Miasmatik ist zwar nicht leicht, aber sie erleichtert sehr die Konzentration auf die Ebene, die durch die Konstitutions-Homöopathie etwas aus dem Blickfeld geraten ist: die Körperebene, auf der sich psychische und mentale Krankheiten manifestieren.

Ich denke, durch die epochale Betrachtung ist hinreichend klar geworden, dass Samuel Hahnemann sein Genie am Übergang vom Rokoko (Zeitalter der Psora) zum Bürgerlichen Zeitalter (Tuberkulinie) verwirklichen konnte, also in der dynamischsten Zeit, die wir im Abendland je hatten. Auch James Tyler Kent war ein Ausbund an Kreativität und kein »Klassiker«. Der »klassische« Homöopath bindet sich an festen Ideen fest und macht ein zutiefst kreatives Behandlungssystem unbeweglich. Wie die Geschichte zeigt, wurde stets ein statischer Zustand als »klassisch« bezeichnet, der mit einer Rückwärtsorientierung verbunden war. Die Homöopathie kann sich jedoch angesichts der dynamischen Entwicklung des Menschen selbst nur weiter entwickeln, wenn sie kreativ bleibt und frei wird von klassizistisch fixierenden Zügen. Egal, nach welcher Ausrichtung ein homöopathischer Behandler arbeitet, jeder Homöopath hat seine Erfolge und jeder stößt auch an Grenzen. Es gibt nicht *die* Homöopathie, ebenso wenig wie es *die* Krankheit gibt oder *die* eine Wahrheit.

1.1 Der Weg der Einfachheit

Die wichtigste Essenz und Botschaft, die ich aus den Forschungen von Peter Gienow gewonnen habe, war der Begriff »Einfachheit«.

Einfachheit ist in einer Welt voller Kompliziertheiten das Schwierigste. Sie bedeutet nicht, nur eine Sache zu tun oder sich nur auf einen Aspekt zu beschränken. Um einfach zu werden, brauchen wir eine riesige Pyramidenbasis voller Erkenntnisse über Zusammenhänge und müssen zwischen verschiedenen Betrachtungsebenen virtuos wechseln können. Einfachheit in der homöopathischen Behandlung kann daher zum Beispiel die Reduzierung auf zwei oder drei Symptome bedeuten, wenn wir in der Lage sind, die Dynamik der miasmatischen Wurzel einer chronischen

Krankheit zu erkennen. Um dies möglich zu machen, war es mein Anliegen, als Betrachtungsebene eine kulturhistorische und epochale Sicht der Miasmen einzubringen, die uns bisher in der Homöopathie fehlte: Der zeitliche Abstand reduziert komplexe Geschehnisse aufs Wesentliche. Die emotionale Last einzelner Schicksale tritt in den Hintergrund. Dafür zeigt sich ein größerer Zeitraum in lebendigen kollektiven Gestalten, nämlich in sozialen, wirtschaftlichen und kulturellen »Organismen«.

Sicher hat jeder von uns schon die Erfahrung gemacht, dass man komplizierten Situationen oder Problemen nicht mit ebenso komplizierten Lösungen begegnen kann. Die Lösung ist immer einfach, weil sie nur dann zum Kern eines Ereignisses oder eines Prozesses vordringen kann und weil sie nur so die einfache Ordnung der Natur wieder erfahrbar macht. Das innerste Wesen von Einfachheit ist die natürliche Ordnung selbst. Kompliziertheit entsteht aus chaotischen Zuständen und Verstrickungen. Das Komplexe und Komplizierte wirkt jedoch beeindruckend und wird daher in unserer Zeit auf den höchsten Thron gesetzt. Es bedarf wiederum der Einfachheit im Bewusstsein, diese Täuschung zu durchschauen.

Einfachheit ermöglicht ferner, in Krankheitsverläufen die innere Logik ebenso zu erkennen wie in den Heilungsprozessen. Einfach zu werden ist für uns moderne Menschen die größte Herausforderung. Voraussetzung ist, dass wir den Naturgesetzen hundertprozentig vertrauen und nicht unserem Wahn erliegen es besser zu wissen. Wir können die Wurzel einer Krankheit nicht wahrnehmen und behandeln, wenn wir von der Natur abgekoppelt sind. In der Homöopathie kennen wir eine Art der Einfachheit schon gut, indem wir versuchen, angesichts einer komplexen Krankheit nur *ein* Mittel zu finden und einzusetzen.

Einfach zu werden, ist ein spiritueller *Weg*. Dieser entspricht einem wachsenden Bedürfnis unserer komplexen Epoche: In allen Naturwissenschaften, insbesondere in der Physik, ist eine Spiritualisierung im Gange und bedeutende Geister unserer Epoche fassen ihre Erkenntnis in dem einen Satz zusammen: *Wir wissen nichts.* Wissen benötigt stets Erklärungen. Wir können jedoch nicht erklären, wie Leben »funktioniert«, folglich *wissen* wir nichts vom Kreislauf des Seins. Wir ahnen davon und wir kopieren verschiedene seiner Aspekte, aber ein Verständnis dafür, warum sich beispielsweise ein kollektiver Organismus ähnlich heilt wie ein individueller, bedarf einer Öffnung unseres Bewusstseins für Dimensionen, die jenseits der materiell wahrnehmbaren Welt der Phänomene liegen. Im Zen-Buddhismus heißt es: »Wenn wir nichts mehr wissen, sind wir am dichtesten an der wahren Wirklichkeit.« Damit ist eine Wirklichkeit jenseits von Begriffen, Erklärungen und Erscheinungen gemeint, die jedoch all das durchdringt. Auch wenn wir diese Wirklichkeit vielleicht nur momenthaft erleben, so hilft uns doch schon die Gewissheit, dass sie überhaupt existiert und genau so real ist wie die materielle Realität, die wir mit unserem unterscheidenden Bewusstsein wahrnehmen können. Immer mehr Menschen ahnen und fühlen, dass es dieses Wissen ohne logische Erklärungen gibt. Wir gelangen jedoch nicht durch unseren einseitig genutzten Intellekt an diesen »Schatz«. Dazu bedarf es eines wirklich ganzheitlichen Denkens und Wahrnehmens, also auch der Einbeziehung unserer intuitiven Sinne. Hier ist kein Entweder-Oder möglich, sondern nur das Miteinander und die Integration *aller* mentalen, geistigen und spirituellen Gaben, die das Universum des menschlichen Bewusstseins ausmachen. Intuition ist der *einfachste* Weg der Wahrnehmung. Meist aus Angst wird er mit intellektuellen Spielereien überlagert, um am Ende zu erkennen: der *erste Eindruck* war doch der richtige. Selbstverständlich können wir nicht von heute auf morgen lernen, unserer Intuition zu trauen, weil die daraus resultierende Einfachheit eine Gleichzeitigkeit und vor allem Symbiose von sensitiver Wahrnehmung und messerscharfem Verstand voraussetzt. Beides muss sich entwickeln, um so oft wie möglich zum Kern einer Sache vordringen zu können.

Leider schwelt unter Homöopathen noch immer die Angst vor der eigenen Intuition, weil man meint, Intuition sei keine handwerkliche Kunst und man müsse nichts mehr *können*, sondern vielmehr einfach dem Gefühl trauen oder das Mittel nur mit einem Biotensor oder Muskeltest austesten. Das ist eine sehr naive Vorstellung. Es verhält sich genau umgekehrt: Um intuitiv zu sein, braucht man die schon erwähnte breite Pyramidenbasis eines Wissens- und Erfahrungsschatzes, aus dem man dann intuitiv schöpfen kann. Die Schwester der Intuition ist die Inspiration. Um sich inspirieren lassen zu können, benötigt man noch mehr Sicherheit, Können und Erfahrung, denn Inspiration kann nur stattfinden, wo alles Wissen vergessen wird. Man kann aber kein Wissen vergessen, wenn gar keines vorhanden ist!

Inspiration und Intuition sind wie ein freier Fall ins Unbekannte, ausgehend von der Plattform des Bekannten. Wer hätte keine Angst vor dem freien Fall? Sie setzen – wie beim Bungee-Springen – eine stabile Plattform (unser Wissen) und ein absolut vertrauenswürdiges Seil (Vertrauen) voraus. Da wir oft schon ab dem ersten Schuljahr beide Gaben abtrainiert bekommen und nur den schmalen Grat des Intellekts gehen lernen, brauchen wir als Erwachsene wieder viel Übung, um in diese Natürlichkeit zurückzufinden. Der Wunsch, diese Gaben mit einem gut entwickelten Intellekt und gesunden Menschenverstand zu vereinen, um daraus den Gewinn einer ganzheitlichen Wahrnehmung zu ziehen, ist unübersehbar stark – auch in den Kreisen von Homöopathen!

Sich nicht von äußerem Brimborium, von Fassaden und unechten »Meistern« täuschen zu lassen, sondern bei sich zu bleiben und seiner eigenen Erfahrung zu trauen, auch wenn tausend andere Meinungen bestehen, also seiner inneren Stimme voll und ganz zu vertrauen, führt zu einfachem Denken und Handeln. Keiner von uns hat das Ziel dieser hohen Meisterschaft bereits erreicht. Doch es macht uns heiter und froh, auf diesem Weg zu sein und immer häufiger zu erkennen, wo man wieder einmal unnötig kompliziert war und das Wunderwerk der einfachen Lösung hin und wieder erleben zu dürfen. Dieses gute Gefühl überträgt sich auf unsere Patienten, die mit ihren chronischen Krankheiten nicht nur ohnehin im Chaos sind, sondern ihre Lebensumstände als kompliziert und verworren empfinden. Für sie ist es eine Wohltat, wenn sie von uns einfache Anleitungen erhalten. Die Homöopathie ist, wie schon gesagt, bereits per se eine äußerst einfache Heilkunst, weil sie erstens dem, was *aus der Form* geraten ist, die passende *In-Form-ation* zuteilwerden lässt und zweitens darauf vertraut, dass der Organismus mit allen Seinsebenen (Lebenskraft) sich wieder seiner inneren Ordnung erinnert, was wir »Selbstheilungskraft« nennen. Obgleich dies eigentlich eine Binsenweisheit sein sollte, muss uns immer wieder tief ins Bewusstsein dringen, dass wir die hohe Kunst pflegen, nur einen angemessenen Impuls zu setzen und alles andere der Natur zu überlassen. Keiner von uns heilt den Patienten aktiv, macht etwas weg oder löscht etwas. Nicht einmal das Mittel heilt – es macht, wie Hahnemann schon erkannte, nur künstlich krank und setzt so einen Reiz. Die Hybris, etwas auslöschen zu können, kann nur einem linearen, dualistischen Menschen- und Weltbild entspringen. Das Universum verliert nichts – auch nicht das kleine Universum »Mensch«. Dagegen kann sich etwas Vorhandenes verwandeln und ein destruktives Potenzial kann sich in ein förderliches umwandeln. Gewebe, Zellen, Bakterien und

Viren können sich wandeln, sofern sie die passende Information erhalten. Immer wieder führt das zurück zu dem Punkt: Dort, wo das Problem ist, ist auch die Lösung. Wir müssen nichts neu erschaffen oder erfinden. Es ist das gleiche Energiepotenzial, das einen Menschen krank macht und – wird es umgewandelt – auch wieder gesund macht.

Der praktischen homöopathischen Umsetzung unserer Erkenntnisse möchte ich noch ein Thema voranschicken, das in unseren Ausbildungen oft zu kurz kommt: die wertfreie Betrachtung der miasmatischen Körperzeichen, die wir sozusagen bereits »mit auf die Welt bringen« und die aussagekräftig sind für die Diathese, also die Krankheitsbereitschaft eines Menschen. Sie stellt die latente Dynamik dar, die ein Mensch in sich trägt, in der einen oder anderen Weise krank zu werden.

1.2 Miasmatische Körperzeichen

Das Bewusstsein manifestiert sich physisch. Jedes Miasma bringt daher äußerlich sichtbare Formen hervor. Ohne dass ein Mensch krank sein muss, weist er doch hinsichtlich der Physiognomie und des Körperbaus bereits bestimmte miasmatische Merkmale auf. Manche sind sichtbar, andere sind im Körper verborgen, aber durch klinische Untersuchungen verifizierbar. Die Physiognomielehre ist so alt wie die Menschheit und diente in Orient wie Okzident immer zuerst dem Verständnis der menschlichen Natur, von äußeren Zeichen auf innere Verhältnisse und Zustände zu schließen. Leider wurde die Lehre von den Körperzeichen bis in unsere Zeit hinein auch missbraucht, um Menschen zu bewerten und zu beurteilen. Sie war deshalb stets mit dem Schatten der Diskriminierung behaftet. Der Missbrauch durch die Rassenlehre als Zweig der Anthropologie ist eines der übelsten Beispiele. Tatsächlich ist aber die Wissenschaft der Körperzeichen außerordentlich hilfreich, das Auge dafür zu schulen, wie das Gleichgewicht der Kräfte bei einem Menschen verteilt ist und welche seine angeborenen Stärken und Schwächen sind. Die Zeichen sind Ausdruck von den vorhandenen Energien und den potenziellen Möglichkeiten zu agieren und zu reagieren.

Es ist den amerikanischen Kinesiologen der fünfziger Jahre zu verdanken, dass sie die alten Physiognomielehren in einem neuen Bewusstsein erforschten. Sie schufen dabei den Begriff der »Struktur-Funktionsfaktoren«

und richteten den Fokus primär auf das Potenzial, nicht auf die Schwäche. Dies entspricht auch der Grundhaltung der Prozessorientierten Homöopathie. Es gibt eine sichtbare Struktur (Proportion, Form, Statik usw.), die durch das Bewusstsein des Menschen in Funktion gebracht wird. Daraus ergibt sich ein Verhalten. Die Frage ist somit: Was sagt ein Körperzeichen über die Fähigkeiten eines Individuums aus? Da in der Kinesiologie grundsätzlich die polaren Kräfte beachtet werden, nahm man natürlich auch wahr, welche schwächenden Energien in einem Zeichen aktiv werden können. Das Heilsame an der Kinesiologie ist jedoch, dass sie mit ihren energetischen Möglichkeiten des Stressabbaus zum Ziel hat, den Menschen wieder in eine Balance zu bringen und ihn an seine positiven Potenziale anzukoppeln.

Meine eigene Ausbildung im kinesiologischen »Three-In-One-Concept« und hier ganz besonders die Schulung im Erkennen jener Struktur bildete die beste Basis, äußere Merkmale bei Patienten wertfrei wahrzunehmen und in ihnen die Dynamik sowohl zum Krankwerden als auch zum Heilwerden zu erkennen. Es bedurfte nur noch eines kleinen Schrittes, die Körperzeichen auch unter miasmatischen Gesichtspunkten zu ordnen. Im Folgenden möchte ich die wichtigsten Zeichen vorstellen, die jeder Therapeut leicht nachvollziehen kann. Besonders den Homöopathen lege ich sie warm ans Herz, damit sie sich einen Patienten genauer anschauen und seine Körperzeichen und Körpersprache intensiver auf sich wirken lassen können, um hinter der Fülle der Symptome die Energie des Miasmas wahrzunehmen. Ein Körperzeichen birgt in sich eine latente Kraft, krank, aber auch heil zu werden. Es vermittelt also, *wie* ein Mensch krank und *wie* er gesund wird.

2. Krankheits- und Heilungsprinzipien der Miasmen

Nachdem wir das Wesen der Miasmen aus kulturhistorischer Sicht ergründet haben, möchte ich nun die wichtigsten Krankheitsprinzipien noch einmal speziell für die praktische homöopathische Arbeit erörtern sowie Heilungsansätze, die sich daraus ergeben und in der Praxis bereits vielfach bewährt haben. Es ist sicher hinreichend klar geworden, dass es nicht nur eine aktive, kranke Ausdrucksform der Miasmen gibt, sondern auch eine gesunde, lebensfördernde. Bei einem Heilungsprozess wird der miasmatischen Grundlage die destruktive Energie entzogen. Positives Ergebnis einer Heilung ist das Potenzial, dessen Dynamik für die Selbstverwirklichung der Person positiv und lebensfördernd eingesetzt werden kann. Ich sehe als Homöopathin unsere Aufgabe nicht nur in der reinen Erfassung und Behandlung pathologischer Symptome. Vielmehr halte ich es für sinnvoll, in den Symptomen jenes innewohnende Potenzial zu erkennen, das beides vermag: krank zu machen und zu heilen. Bei einem Heilungsprozess erschaffen wir nichts Neues. Wir erwecken nur die vermeintliche Rückseite »der Medaille« eines ganzheitlichen Komplexes. Diese Rückseite ist zunächst, im kranken Zustand, nicht aktiv und deshalb nicht sichtbar oder spürbar. Wir sehen nur ihre vermeintlich einzige Seite – die Vorderseite. Deshalb werde ich bei der folgenden Darstellung der Miasmen die Wesenszüge beider Seiten besprechen. Dabei beginne ich wiederum mit dem destruktivsten Miasma, dem syphilitischen, weil wir in der Syphilinie am besten die Koexistenz unserer höchsten Ziele und niedrigsten Verhaltensweisen erkennen können.

Seit Urzeiten haben sich Menschen nach dem grundlegendsten »Warum?« gefragt: »Warum müssen wir durch das Tal des Leidens, der Wiedergeburt und der Dualität gehen?« Aus diesen Kernfragen, zu denen auch Fragen gehören wie »Wer bin ich?« und »Was sind Leben und Tod?«, haben sich spirituelle Bewusstseinsschulungen entwickelt. An den ältesten dieser Schulungen, die von ihrem Entstehen bis heute einen Reichtum an lange gereiften Erfahrungen vorzuweisen haben, können wir vieles über die Grundprinzipien des Krankseins lernen und begreifen. Chronische Krankheiten sind demnach Manifestationen eines individuellen und kollektiven Bewusstseins, das über lange Zeit Energie in eine Raum-Zeitstruktur hat fließen lassen. Ein eindrückliches Beispiel ist das über Jahrhunderte genährte Denkmuster, Frauen seien mit dem Teufel liiert. Wie wir aus Physik lebendiger Systeme« wissen, entsteht so ein Potenzialraum, der ab einem bestimmten Zeitpunkt beginnt sich zu materialisieren – im Guten wie im Bösen. Im Falle der Wahnidee einer Teufelsbuhlschaft wurde aus der ursprünglich harmlosen »Hagedise« (Kräuterkundige) das Feindbild einer Hexe und der Potenzialraum materialisierte sich durch die Hexenprozesse.

Lösung aus diesem Raum des Bewusstseins, der einen einzelnen Menschen oder ein Kollektiv krank gemacht hat, bedeutet, konstruktive Energie in einen Bewusstseinswandel zu stecken. Man könnte diese Energie auch »Überwindungsenergie« nennen, denn bei diesem Wandel müssen alte Denkgleise und Verhaltensweisen verändert werden. Ein Bewusstsein ändert sich nicht von heute auf morgen. Erste Schritte bestehen in der Lenkung der Aufmerksamkeit auf lebensfördernde Werte im Leben wie z. B. kreative Betätigung, Kunst. Angesichts einer schweren Krankheit und dem Hoffnungsschimmer, aus dem Tal des Leidens herauszufinden, taucht immer die Frage auf: Was ist in meinem Leben wirklich wichtig? Welchen Werten stelle ich meine Lebensenergie zur Verfügung? Bewusstseinswandel ist der Weg nach innen, zu sich selbst.

Wir haben es als Menschen tatsächlich in der Hand, wie tief wir in eine Krankheit oder einen Konflikt sinken und wie viel Energie wir in unsere Probleme stecken. Es geht nicht so sehr darum, *dass* wir mit Konflikten konfrontiert und möglicherweise krank werden, sondern *wie*. Vom höchsten Standpunkt der Seele aus gesehen hat selbst die schwerste Krankheit heilende Botschaften. So erhalten wir im Leben oft bereits viele »Warnschüsse«, bevor es ernst wird. Auf manche hören wir sofort, andere müssen wir öfter hören, um ihre Botschaft zu verstehen – manche hören wir erst auf dem Sterbebett. Krankheit ist ein vom Bewusstsein manifestiertes Geschehen mit einem jeweils spezifischen Symptommuster. Von dieser Warte aus gesehen ist die Krankheit bereits auf allen Seinsebenen ein Lösungsversuch, um zu signalisieren, was zuvor im Untergrund (im Unterbewusstsein bzw. im Verborgenen der Vergangenheit) aus der inneren Ordnung geraten war. Solange die Krankheit besteht, wird sie vom ursächlichen Bewusstseinszustand genährt. Wie wir wissen, kann das lange anhalten und uns langatmige chronische Krankheiten bescheren, die sich, von der mentalen Ebene ausgehend, auf der emotionalen und schließlich auch auf der Körperebene zeigen. Im Folgenden betrachten wir diese drei Ebenen genauer. Dabei sind die Körperzeichen von besonderem Interesse, seien sie angeboren oder durch eine miasmatische Belastung erworben.

2.1 Die Syphilinie

2.1.1 Die Syphilinie auf der emotionalen und mentalen Ebene

Destruktive Energie wird frei, wenn hohe Ideale, Wünsche oder Erkenntnisse nicht mit der Erde, der Mitte und dem eigenen Alltag vereint werden. Diese Dynamik, mit aller Kraft das Höchste anzustreben kann destruktiv, insbesondere auch selbstzerstörerisch werden, weil alles ausgegrenzt wird, was nicht der eigenen Erkenntnis entspricht. Der Mensch erhebt sich über das Normale, über die Naturgesetze und macht die eigene Sicht zum Gesetz.

Wir wissen aus der Homöopathie, dass bei (selbst)destruktiven Prozessen Empfindungsstörungen, Erstarrung, Härte, Wortkargheit und demente Züge erscheinen können und scheinbar nichts mehr an den früher oft außerordentlichen Menschen erinnert. Doch genau hier ist es ratsam, hinter die Fassade auf das Potenzial zu schauen. Mir ist noch kein Mensch mit syphilitischen Körperzeichen begegnet – sei er krank oder gesund – bei dem sich im Gespräch nicht gezeigt hätte, dass er anders denkt, fühlt und handelt als der Durchschnitt. Das hat keineswegs etwas mit Schulbildung zu tun, sondern mit dem tief verankerten Gefühl, etwas Besonderes zu sein, für etwas Besonderes berufen zu sein oder Normen auflösen zu wollen. Diese Besonderheit mag verschüttet und nicht gelebt sein, aber das Potenzial ist vorhanden. Wir müssen es nur erkennen – besser, mit allen Sinnen erspüren, dann können wir auch einem solchen Menschen adäquat begegnen. Er fühlt sich sofort verstanden, wenn wir sein Anderssein erkennen und anerkennen.

Wie wir in der Epoche der Renaissance sahen, fußte dort das syphilitische Bewusstsein auf der Entdeckung des Raumes (Länder jenseits des Atlantiks, andere Kulturkreise) und der Perspektive (Fluchtpunkt in der Malerei, neue Standorte der Betrachtung). Es zeigte sich besonders eindrücklich, indem das *Andersartige* (Völker der »Neuen Welt«, heidnische Volksmedizin) ausgegrenzt und mit Feuer und Schwert ausgerottet und zerstört wurde. Ausgrenzung ist aber auch die Folge des Gefühls, der zur Verfügung stehende Raum sei zu klein geworden. Das syphilitische Bewusstsein verlangt nach größtmöglicher Freiheit. In der Renaissance traten erstmals Perspektive und Dreidimensionalität des Raumes ins Bewusstsein. Damit ging eine Weitung des inneren und äußeren Horizonts einher und eine Mobilisierung enormer Kräfte, um diese neuen Räume zu füllen. Die perspektivische Sicht erlaubte Unregelmäßigkeiten und eine individuelle Wahrnehmung der Dinge.

Dieses Potenzial kann in die Destruktion führen – es kann aber ebenso auch heilsam eingesetzt werden, denn es birgt echte Größe in sich. Beim syphilitischen Miasma liegen das Höchste und das Niedrigste eng beieinander und das Bewusstsein des Menschen entscheidet, wo hinein er seine Lebensenergie und Schaffenskraft gibt und wie er seine innere Größe verwirklicht. Ohne Zweifel ist ein möglicher Schatten dieser inneren Größe ein Machtanspruch und der Machtmissbrauch.

Ein bekanntes syphilitisches Gemütssymptom ist die tiefe Depression mit Suizidneigung (z. B. bei Aurum). Selbst wenn es nur als Tendenz vorhanden ist und noch keine pathologischen Ausdrucksformen angenommen hat, haben wir es mit einem melancholischen und eher introvertierten Menschen zu tun. Er denkt tiefschürfend über den Sinn des Lebens nach und sucht in religionsphilosophischen Sphären einen Halt. Er wendet sich auch eher der so genannten »ernsten« oder »klassischen Musik« zu als der Unterhaltungsmusik, um sich zu entspannen oder seelisch zu nähren. Da er von Natur aus ernst ist und tief in seinem Herzen den Sinn von Leben und Tod begreifen möchte, stellt sich eine Form der Depression ein, die wir aus der üblichen Psychologie nicht kennen: die spirituelle Depression. Wird sie nicht erkannt, wandelt sie sich oft in eine der pathologischen Formen – bis hin zu dem fatalistischen Wunsch, aus dem Leben scheiden zu wollen.

Tom Johanson, der wichtigste Inspirator in meiner Heilerschulung, sprach oft über die Bedeutung der spirituellen Depression, die keiner Medikamente bedarf, sondern der klaren Anweisungen für den spirituellen Weg. Diese Depression entsteht aus dem Gefühl oder der Erkenntnis, dass die hohen spirituellen Ziele angesichts des weltlichen Lebens unerreichbar erscheinen. Tom Johanson illustrierte dies an dem (biblischen) Bild der Himmelsleiter. Der Suchende ahnt, dass die Leiter aus dem Gewirr der dualistischen Welt in den paradiesischen Zustand der Einheit führt. Er klettert Stufe für Stufe hinauf und spürt, wie schwer es ist, die irdischen Anhaftungen an Gefühle, Begriffe, Werte und Phänomene wirklich loszulassen. Sein wahres Wesen, seine Lichtnatur in einem Moment der Erleuchtung zu erschauen, ist nur möglich, wenn wenigstens einmal alles aus dem Bewusstsein verschwindet und sich die Große Leere oder das Große

Nichts auftut. Der Weg einer solchen Bewusstwerdung stößt unweigerlich an die illusionäre Trennwand zwischen Diesseits und Jenseits, zwischen Ego-Bewusstsein und ungeteiltem Bewusstsein, ja, überhaupt an alle nur denkbaren Grenzen. Der spirituell Depressive ahnt, spürt oder erkennt diese Zusammenhänge und sucht nach Lösung, Erlösung oder Loslösung und möchte frei sein von irdischer Verhaftung. Findet er keinen spirituellen Weg, der ihn zugleich erdet und durch Meditation schrittweise die »Leiter nach oben« weist, kommt es zu möglichen pathologischen Erscheinungen wie beispielsweise Lebensüberdruss, Todessehnsucht, Fatalismus und Schwermut.

Je kränker ein Mensch wird, umso mehr verdunkeln die pathologischen Symptome den Blick auf das Licht seiner inneren Größe. Wir Therapeuten müssen lernen, dies zu durchschauen, denn nichts ist schwieriger, als eine manifeste syphilitische Krankheit zu behandeln. Der Kranke befindet sich in einer physisch-psychisch-mentalen Starre, ist oft empfindungslos und ohne Hoffnung. Meine Erfahrung hat gezeigt, dass abgesehen von einer homöopathisch-miasmatischen Behandlung mit bewährten syphilitischen Mitteln, eine Anbindung an spirituelle Werte notwendig ist. Deshalb lasse ich in der syphilitischen Phase eines Heilungsprozesses die emotionale Ebene zunächst außer Acht und verordne eine zenbuddhistische Meditationsübung: Das Zählen der Atemzüge, immer von Eins bis Zehn. Diese Jahrtausende alte Übung, auch Bonpu-Zen = »Gesundheits-Zen« genannt, ist einfach auszuüben, weil der Patient täglich nur 15 Minuten still sitzen und das Ein- und Ausatmen zählen muss. Die Wirkung ist tiefgreifend, denn der Atemschwerpunkt sinkt allmählich in den »Hara« (die Gegend unterhalb des Nabels), der Geist wird ruhig und die Selbstheilungskräfte werden angeregt. Syphilitisch kranke Menschen sind weniger emotionale als mentale Persönlichkeiten. Erst wenn sie im Heilungsprozess auf die sykotische Ebene gelangen, tauchen die Emotionen auf und wir können an den psychischen Konflikten arbeiten, die hinter der Krankheit stehen.

Bedenken wir dabei auch, dass das Sterben (das sich in der Todessehnsucht des Syphilitikers andeutet) eine Lösung sein kann, zweifellos die größte Loslösung von irdischer Verhaftung. Wohin die Reise bei einer destruktiven Krankheit geht, können wir daher niemals prognostizieren, weil der physische Verfall durchaus nicht mit einem mentalen Verfall einhergehen muss. Je offener wir als Therapeuten in einem Heilungsprozess für beide Möglichkeiten – Inkarnation oder Exkarnation – sind und im Sterben auch eine besondere Art der Heilwerdung (an)erkennen können, umso kooperativer wird der Patient sein[13]. Meine Erfahrung lehrt, dass Menschen mit einer syphilitisch-miasmatischen Veranlagung diesen Gedanken leichter folgen können, weil sie Leben und Tod als viel enger zusammengehörig erleben als andere Menschen, sei es, dass sie von maßloser Todesangst geplagt sind oder sei es, dass sie darin eine Erlösung sehen. Immer geht es um die »letzten Dinge«, um das Höchste und Tiefste.

Heilung bedeutet für diese Menschen, eine *Mitte* zu finden. Da die Mitte die Erde ist, bedarf es des Rhythmus, um sich dieser Mitte wieder gegenwärtig zu werden. Das syphilitische Miasma entspricht dem Feuerelement. Wir haben gesehen, dass über 500 Jahre lang den Kreuzzügen des Mittelalters die Hexenverbrennungen durch Europa folgten, erzeugt durch eine Hybris des menschlichen Geistes, der Inquisition. Das Ziel war, das Weibliche = Fruchtbarkeit = Wasser und Erde auszubrennen. Dieser destruktive Aspekt des syphilitischen Miasmas führt in die Austrocknung, in die Dürre und Wüste. Heilung liegt genau in den Elementen, die ausgemerzt werden sollen: Wasser und Erde. Sie sind Ausdruck des sykotischen Miasmas. Hier wird verständlich, was Peter Gienow postuliert: Die Syphilinie heilt sich über die Sykose aus. Andernfalls gibt es als Lösung nur noch den Tod, d.h. die Auflösung fester Strukturen und die Trennung von Körper und Geist.

Der Heilungsansatz muss daher miasmatische Mittel erwägen, die in der Lage sind, das Feuer durch Bewegung und Verflüssigung zu bändigen. Deshalb sind die Mercurius-Verbindungen hier von zentraler Bedeutung. Das Quecksilber kann alle Formen annehmen und regt die Körpersäfte an, allem voran den Speichel. Das ist für mich von höchster Bedeutung, weil der Speichel im Mund entsteht. Der Mund wiederum ist der energetische Öffner der schöpferischen Kraft bzw. der Sexualorgane und des Dickdarms und das Sinnbild für Selbst-Ausdruck. Wenn ich bei einem Patienten syphilitische Struktur-Funktionsfaktoren wahrnehme und eine miasmatische Therapie auf der syphilitischen Ebene angesagt ist, stelle ich folgende Fragen:

13 Die Thematik von Exkarnation und Inkarnation und die Problematik der Todessehnsucht habe ich in meinem Buch »Exkarnation – Der große Wandel« ausführlich dargestellt (siehe Anhang).

- Haben Sie schon einmal Tagebuch geschrieben?
- Schreiben Sie gerne Ihre Gedanken auf?
- Haben Sie schon einmal Gedichte verfasst?

Parallel zur Einnahme eines syphilitisch-miasmatischen Mittels (wie Mercurius, Aurum, Platinum oder Arsen) verordne ich als Aufgabe, die eigenen Gedanken aufzuschreiben. Warum?

Der Potenzialraum eines Menschen mit syphilitischer Grunddisposition enthält besondere mentale schöpferische Fähigkeiten, die sich am leichtesten über das Wort äußern können. Dazu muss man kein Schriftsteller oder studierter Germanist sein. Mercurius, der Götterbote, verkündet mentale und verbale Botschaften an die Menschheit. Der Patient vor mir hat etwas zu sagen und will es auch sagen. Aber er meidet das übliche Gespräch und den Dialog, weil ihm die Worte fehlen. Doch wenn es um den Selbst-Ausdruck geht, findet er seine Worte. Viele dieser Worte, Aphorismen, Gedichte, Geschichten oder Kalenderblätter bekomme ich nie zu Gesicht. Auch dies gehört zum Verständnis dieses Kranken, dass er seine Worte und Gedanken nicht vorzeigen muss, sondern begreift, dass er diese »Hausaufgabe« für sich tut und Seelennahrung daraus gewinnt. Er muss das sichere Gefühl haben, dies jenseits von Leistungsdruck und Vorführstress tun zu können.

Syphilitische Krankheitssymptome sind Ausdruck eines syphilitischen Bewusstseins, in das jeder Mensch geraten kann. Doch nicht jeder Mensch bringt syphilitisch-miasmatische Voraussetzungen, das heißt die entsprechenden Anzeichen bereits mit. Beispielsweise ist jede schwere Operation ein syphilitischer Akt und führt an die Grenze des Lebens – auch wenn sie erfolgreich verläuft. Die Qualität und die Dynamik der syphilitischen Symptome hängen jedoch davon ab, ob der Patient syphilitische Struktur-Funktionsfaktoren bereits in seiner Anlage hat oder nicht. Es macht einen großen Unterschied, ob ein Mensch von Natur aus primär sykotisch oder tuberkulin ist und im Verlauf seines Lebens auf die syphilitische Ebene sinkt oder ob er bereits in seinem Wesen latent syphilitisch ist und das Potenzial hat, sich dem Höchsten wie dem Niedrigsten zuwenden zu können. Meine Aufgabe sehe ich darin, gerade diesem Menschen dazu zu verhelfen, sich im Sinne einer spirituellen Lebensgestaltung und Weltsicht (wieder) an die höchsten Werte anzubinden. Diese Sprache versteht nur er ohne viele Erklärungen. Die schon anlagebedingten Körperzeichen (vgl. Kapitel B1.2) sind ein einfacher Weg, ein solches Potenzial und seine Dynamik zu erkennen und den Menschen besser zu verstehen. Indem ich versuche, ihn – ausgehend von seinem physischen Defizit – an die spirituelle Ebene anzuschließen, entsteht die größtmögliche Spannkraft, die dem syphilitisch disponierten Menschen dazu dient, seine Lebenskraft anzuregen. Er braucht diese Spannung zwischen Oben und Unten, denn das ist seine ureigene Lebensdynamik. Wenn hier eine gesunde Mitte entsteht, kann er dieses Potenzial für sich und andere voll nutzen.

Ich möchte dazu zwei Bilder gegenüberstellen:

Bei Jesus und Buddha handelte es sich um zwei erleuchtete Menschen, die die wahre Natur der Phänomene und das *Nichts* erlebten, aus dem alles hervorgeht und in das alles wieder eingeht. Die unterschiedliche bildliche Darstellung ist äußerst aufschlussreich. Jesus wird in unserer Kultur oft mit einem Himmelwärtsblick dargestellt, der in die Ohnmacht, ins Koma oder in den Tod führen könnte. Der Blick gen Himmel ist einseitig und

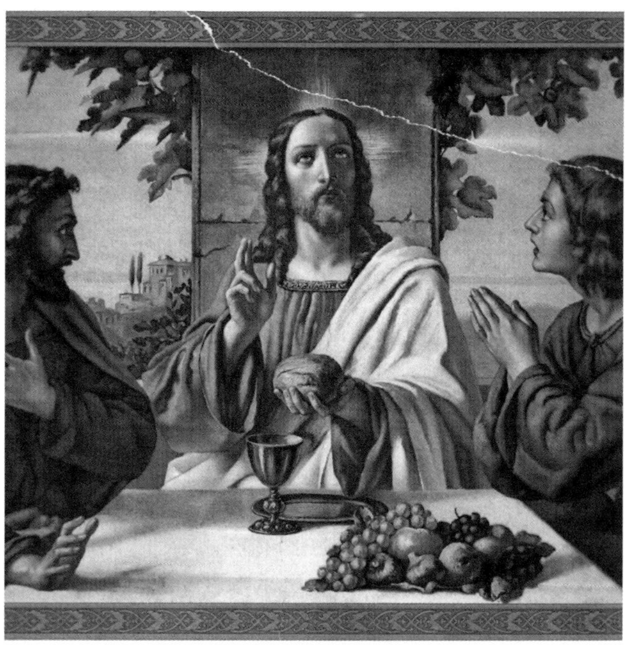

Abb. 140 Jesus

lässt das Leiden, das der Mensch Jesus erlitt, in den Vordergrund treten. Weder die Zurschaustellung der Leiche am Kreuz, noch die naiven »Heiligenbildchen« vermitteln die spirituelle Meisterschaft dieses Religionsstifters. Er wurde zum Inbegriff des irdischen Leids gemacht, obwohl er genau das durch seine Selbst-Wesensschau und Erleuchtung überwunden hatte. Nicht die Versöhnung zwischen Himmel und Erde wird verherrlicht, sondern die Trennung. Jesus wird mit diesem Blick von der Erde, von den Menschen abgekoppelt. Er wirkt isoliert. Dieses Verständnis ist syphilitisch zutiefst krank.

Anders bei bildlichen Darstellungen des Religionsstifters Siddharta Gautama, der zum Buddha wurde. Als er beim Anblick des Morgensterns (Venus!) zur vollen Erleuchtung durchbrach, rief er aus: »Wunderbar! Geschöpfe sind Buddhawesen.« Das Sanskritwort »buddh« bedeutet »Erwachter, Erleuchteter«. Das Wort »buddhi« bedeutet »Einsicht, Weisheit, Vernunft«. Der historische Buddha erkannte und erlebte die Geistnatur allen Seins, das Licht in allen Lebewesen als das Naturgegebene, das es nicht zu erwerben gilt, weil es immer *ist*. Buddha hat nichts gefunden,

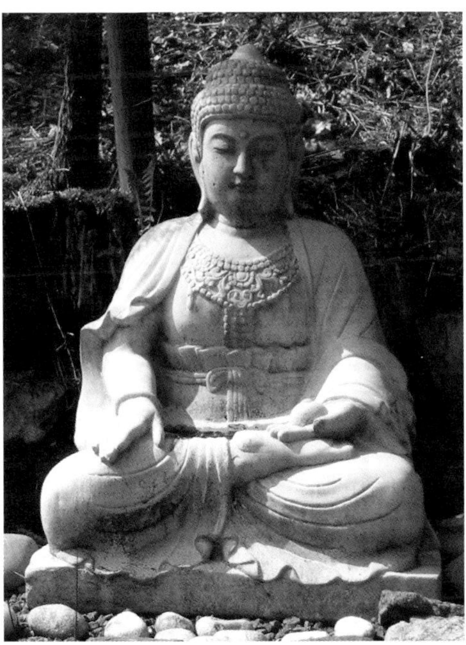

Abb. 141 Budda

sondern in sich selbst erlebt, dass es keine Trennung zwischen der Welt der Erscheinungen, also der Dualitäten und der Vergänglichkeit und der Welt des Einsseins, also des Unvergänglichen, gibt.

Das Gesicht in verschiedenen Buddhadarstellungen weist immer ähnliche Züge auf: Das Lächeln mit nach oben gerichteten Mundwinkeln. Die offenen Augen sind Zeichen von Aufmerksamkeit und Verbindung zum Alltag. Der gesenkte Blick ist Zeichen innerer Sammlung und der Schau nach innen. Der Haaraufbau auf dem Scheitel symbolisiert die Anbindung an den Kosmos und an den Himmel und ist das Zeichen der Erleuchtung. Der Punkt zwischen den Brauen symbolisiert das Dritte Auge, das Erschauen anderer Realitäten als der irdischen. Die langen Ohrläppchen stehen für Materie, Erdanbindung und Reichtum. Gerade das physiognomische Zeichen des langen Ohrläppchens ist aufschlussreich, weil damit die Botschaft verbunden ist: Meditation, innere Sammlung, Erleuchtung führt in die Fülle und nicht in den Mangel. Die sitzende, gehende und liegende Haltung weist generell auf das Menschliche im Buddha, denn jeder gesunde Mensch kann sitzen, stehen, gehen und liegen. Der sitzende Buddha symbolisiert darüber hinaus die Erde. Die wichtigste und bekannteste Handhaltung bei Buddhastatuen ist die Erdberührung, wie in Abb. 141 zu sehen. Dabei befindet sich die linke Hand in Meditationshaltung und die rechte der Erde zugewandt, indem sie das Knie berührt und die Fingerspitzen nach unten weisen. Immer geht es um die Ehrung der Erde, der Mutter, der Schöpferkraft und um die Verbindung zum irdischen Leben. Der Buddha steht für die Versöhnung von Himmel und Erde.

Man muss kein Buddhist sein, um das Heilende in den bildlichen Darstellungen des lächelnden Buddhas zu spüren. Dagegen hat die ständige Erinnerung an die Endlichkeit und das Tal des Leidens in vielen christlichen Bildern ein menschliches Kalkül. Es wird nicht wirkliche Freiheit vermittelt, sondern ein Dogma. In der kirchlichen Lehre des Christentums wird uns der »Buddha«, der erwachte Jesus vorenthalten.

2.1.2 Die syphilitische Destruktion

Fragen wir uns noch einmal genauer, was eigentlich das Destruktive des syphilitischen Miasmas ausmacht. Bereits die Körperebene weist Symptome von Zersetzung, Zerfall und Auflösung auf. Welche mentalen Informationen sind so formauflösend? An was zerbricht der syphilitisch kranke Mensch? Die Antwort ist, auf einen Nenner gebracht: An der inneren und äußeren Enge.

In Zenbuddhismus heißt es: »Das Bewusstsein wird zwischen zwei Stahlplatten gepresst, sodass man nur nach oben in die Erleuchtung oder nach unten in den Tod gehen kann.« Ein sehr treffendes Bild für die Ausschließlichkeit, in die vorübergehend jeder gelangt, wenn er die Schwelle zur Selbstwesensschau anstrebt. Eine ähnliche Situation treffen wir bei unserem syphilitisch Kranken an.

Die innere emotionale und mentale Enge muss zuerst im Bewusstsein vorhanden sein, ehe sie sich im Außen manifestiert. Der syphilitisch Kranke nimmt das jedoch umgekehrt wahr: Für ihn herrscht da draußen eine feindliche, einengende und Schuld tragende Welt, die ihn an der erwünschten Ausdehnung im Sinne einer Selbst-Verwirklichung hindert. Fanatismus, Dogmatismus und das Postulieren der »Einen Wahrheit« gehören zu diesen mental einengenden Verhaltensweisen. Der Grundstein zu einem solchen Denkgebäude ist das Verbot. Wer fanatisch und dogmatisch ist, benötigt das Verbot, um scharfe Grenzen zu setzen – ähnlich wie auch syphilitische Geschwüre wie ausgestanzt wirken und meist scharf abgegrenzt sind. Die geistige Schwester des Fanatismus ist die Askese. Die Askese lebt ebenfalls auf einem schmalen Grat. Wird sie aus einem Zustand von Fülle vorübergehend eingenommen, kann das sehr heilsam sein – denken wir nur an das bewusste Fasten, um Körper, Geist und Seele eine Ruhephase zu gönnen. Wird die Askese jedoch aus einem Zustand des Mangels eingenommen, wirkt sie zerstörerisch – denken wir an Magersucht, Bulimie oder fanatische »Gesundheitsapostel«, die Körper, Geist und Seele geradezu vergiften und schließlich in eine tödliche Krankheit führen.

Ein deutliches Symptom aller syphilitischen, selbstzerstörerischen Krankheiten ist die zunehmende Empfindungslosigkeit. Der Kranke spürt zuerst sich selbst, dann andere nicht mehr. Er ist nicht mehr berührbar oder ansprechbar und zieht sich mehr und mehr nach innen zurück. Doch geschieht dieser Rückzug nicht, um darin Kraft zu schöpfen, sondern um sich selbst und sogar die härtesten physischen Strukturen wie Knochen und Zähne zu zersetzen. Die scheinbar erdrückende Außenwelt kommt wie Betonmauern immer näher und Nähe kann der Kranke nicht ertragen.

Wie ich schon bemerkte, hat die Syphilinie in ihrem Wesen mit Raum und Expansion zu tun. Der syphilitisch Kranke beraubt sich also ausgerechnet dessen, was er am dringendsten braucht und was sein innerstes Wesen ausmacht. Darin liegt der Kern des selbstzerstörerischen Aspektes. Er führt zuerst in eine Tunnelsicht, dann in ein Tunnelerlebnis. Besonders ausgeprägt zeigt sich dies beim Arzneiwesen von Stramonium. Es hat die stärkste Kraft, mit Vehemenz in den Tod zu gehen, der am Ende des Tunnels in Lichtgestalt erscheint.

Im Zenbuddhismus ist es das Ziel, die phänomenale Welt der Dualität mit ihren Gedanken und Gefühlen, Werten und Etiketten vollkommen »wegzuwischen« und zu vergessen oder wie Meister Eckhart sagt: »Bar und ledig aller Dinge werden.« Verschwindet die äußere Welt, wird das Wahre Wesen offenbar, das *Große Nichts* oder die *Große Leere*. In diesem Erlebnis der Erleuchtung fällt zum einen sozusagen *Alles* in *Eins* zusammen und zum andern füllt das eigene Bewusstsein das ganze Universum aus. Es ist für unser Thema aufschlussreich, wie der Weg zur Erleuchtung oder zum Erwachen angeleitet wird. Die deutsche Zenmeisterin Kôun-An Dôru Chicô Rôshi beschrieb es anschaulich:

> Je tiefer Ihre innere Sammlung wird, desto mehr werden Sie in die Enge geführt. Sie haben das Gefühl, zwischen zwei großen Backsteinen eingeengt zu werden. Oder Sie meinen, in einem engen Tunnel zu stecken. Wenn dieser Druck einen kritischen Punkt erreicht, können Sie nur noch nach unten oder oben raus. In dem Moment ist Ihr Ego nicht nur dem Tode nahe, genau in dem Moment, wo der Druck am größten ist, sprengen Sie auch selbst diese illusionären Wände. Erst dann wird Ihr Wahres Wesen offenbar. Einmal muss alles verschwinden oder, wie wir im Zen sagen: einmal auf dem Kissen sterben. Das Satori (Erleuchtung) ist die große Befreiung, das große Erwachen. Der Schatten ist der Wahnsinn. Deshalb ist es ratsam, einen solch strengen spirituellen WEG nur dann zu wählen, wenn man aus der Fülle des Lebens kommt. Menschen, die aus emotionalen, mentalen oder körperlichen Problemen heraus den Zenweg gehen, kommen aus dem Mangel, und diese Mangelenergie führt ihn in den Wahnsinn oder in den Tod.
> *Kôun-An Rôshi: Einführende Unterweisungen*

Wohl dem Schüler, der sich einem Lehrer anvertraut hat, der um diese Zusammenhänge weiß! Gerade auf dem Esoterikmarkt finden wir viele selbsternannte Gurus, die nicht zwischen Erleuchtung und Wahnsinn unterscheiden können und deshalb den Suchenden Schaden zufügen. Das

Tunnelerlebnis kann also in die innere Befreiung oder aber in die Selbstzerstörung führen. Beide Wege sehen gleich aus, aber von der Qualität und der Ausgangsbasis her sind sie grundverschieden. Übrigens werden auch sowohl die Geburt in die sichtbare Welt hinein (Inkarnation), als auch das Verlassen des Körpers, die Geburt in die unsichtbare Welt hinein (Exkarnation), mit einem Tunnelerlebnis beschrieben.

Ein weiteres auffälliges Symptom syphilitisch Kranker ist die Panik vor glitzernden Gegenständen oder glitzerndem Wasser (z.B. Stramonium, Belladonna). Glitzern bedeutet, dass blitzartig sehr helles Licht aufleuchtet. Auch dies zeigt die Nähe von Erleuchtung und Wahnsinn. Die meisten Erleuchtungserlebnisse gehen tatsächlich mit blitzartigen Lichterscheinungen einher. Etwas leuchtet, glitzert oder flammt auf und man erlebt sich als Lichtwesen, wenn alles um einen herum in das eigene Licht implodiert. Dieses Erlebnis spielt sich nicht im Kopf ab, sondern ist eine das ganze Sein vehement erfassende Erfahrung. Für jemanden, der unter kundiger Führung einen spirituellen Weg geht, ist dies ein freudiges, wenn auch zunächst ungewohntes Erlebnis. Wenn jedoch das Bewusstsein oder der geistige Nährboden dafür nicht vorbereitet ist, kann es einen Menschen auch in den Wahnsinn katapultieren. Hier zeigt sich die Angst vor dem eigenen Potenzial, die den syphilitisch Kranken panisch reagieren lässt. »Durch die Dunkelheit zum Licht« ist seine Lebensmaxime. Doch kommt das Licht, flammt oder glitzert es auf, weist er es in Panik zurück, weil er noch in einem materialistischen, verdinglichten und engen Weltbild gefangen ist. Das Potenzial, dieses Weltbild aufzubrechen und sich zu befreien, wäre vorhanden, aber »es kann nicht sein, was nicht sein darf«. Dieses verheerende Credo der Inquisition steckt den syphilitisch Kranken buchstäblich »in den Knochen«.

Ein materialistisches Menschen- und Weltbild versachlicht das Leben und der individuelle Mensch in seinem Leiden verschwindet hinter einem Etikett. Das führt zur Isolation. Das Umfeld und die Umgebung spielen keine Rolle mehr und werden gar nicht mehr wahrgenommen. Der syphilitisch Kranke ist im Grunde ein Einzelgänger und im höchsten Maße egozentriert. Dennoch hat er keinen wirklichen Zugang zu sich selbst, weil das Fühlen verschwunden ist und damit die Herzenswärme. Symbolisch steht dafür das »kalte Herz« – obgleich das Herz dieses Menschen noch schlägt. Die Isolation verstärkt die Depression und Suizidneigung. Eine Atmosphäre von Unversöhnlichkeit, Gleichgültigkeit, Kälte oder Rachsucht umgibt syphilitisch Kranke. Sie jammern nicht und klagen auch nicht lautstark an, sondern sind der nonverbale Vorwurf und die Anklage gegen Gott und die Welt in Person. Sie kennen kein »Pardon« gegen sich und andere.

Diese Gefühllosigkeit und Empfindungslosigkeit bis hin zur Brutalität und bisweilen auch die Fähigkeit, »über Leichen zu gehen«, sind ohne Zweifel der Ausdruck der negativen Seite des syphilitischen Miasmas. Wir haben sie im kollektiven Maßstab in der Epoche der Renaissance kennen gelernt. Einerlei, in welchem Ausmaß ein Patient sich und andere nicht mehr fühlt und innerlich erstarrt ist, für uns Therapeuten ist es sehr wichtig zu begreifen: Er kann dies nicht verbalisieren. Die extreme Spannung zwischen Oben und Unten – im Negativen wie im Positiven – führt zu einem Verhalten von »Alles oder Nichts«, »Entweder-Oder«, also einem »Schwarz-Weiß-Denken«.

Die syphilitisch miasmatische Dynamik bedingt die höchste Form von Stress, der sich in Lähmung und Starre ebenso äußert wie in Plötzlichkeiten und rasanten Krankheitsgeschehnissen. Beim unerlösten syphilitischen Miasma hat der eine Tropfen, der das Fass zum Überlaufen bringt, besondere Bedeutung. Sein Bewusstsein sucht nicht die Mitte, sondern die Grenzen. Der Syphilitiker als Sucher nach dem Höchsten wandert an bestehenden Grenzen sozusagen entlang und legt es permanent darauf an, sie zu überschreiten, zu brechen und zu beugen. Peter Gienow sagte in einem Vortrag so treffend:

»Wenn wir Gott spielen wollen, werden wir ein Opfer der Syphilinie. Ich spiele Gott, ich forme das Leben nach meinem Bild, nach meinen Vorstellungen. Der Syphilitiker glaubt an die Fähigkeit, das Gesetz selbst in die Hand nehmen zu können.«

Er fühlt sich dazu berufen, Naturgesetze aus den Angeln zu heben, weil er »die Weltformel gefunden hat« und zu wissen meint, wie das Leben oder die Welt funktionieren. Er katapultiert sich als Mensch aus der Natur und damit aus seinem Menschsein heraus.

Die verhängnisvolle Trennung von Himmel und Erde beim syphilitischen Miasma führt beim Patienten zum Gefühl, im Innern sowohl zerrissen als auch isoliert zu sein.

Alle diese Erkenntnisse sind für den Umgang mit syphilitisch Kranken hilfreich und haben in meiner Praxis zu einer besonderen Behandlungsweise geführt: Zu Beginn einer Therapie auf der syphilitischen Ebene lasse ich Gemüt, Befinden, Beschreiben, Reden und Kommunikation in dem Maße beiseite, wie der Patient nicht in der Lage ist, sich zu artikulieren. Ich setze schlichtweg Mittel ein, die in der Lage sind, die Starre zu lösen. Die einzige Übung, die ich in der Regel verordne, ist der bewusste Gang durch die Natur. Dabei kann sich der Patient spontan entscheiden, wann, wie lange und wie oft er sich bei welchem Wetter bewegt. Seine Aufgabe besteht darin, achtsam zu beobachten, zu welchem Baum, Strauch oder Stein am Weg er sich hingezogen fühlt. Dann soll er innehalten und dieses Wesen bewusst berühren. Erfahrungsgemäß kommt der Kranke auf diese Weise wieder ins Fühlen und ahnt, dass er nicht (mehr) von der Natur abgekoppelt ist, sondern Teil von ihr. In dieser ersten Phase sind bei vielen Patienten fast alle Sprachzentren im Gehirn blockiert, was auch zu den bekannten Empfindungsstörungen führt. Deshalb kann er weder wirklich hören und verstehen, was ich sage, selbst wenn ihm das physisch möglich ist, noch kann er sich emotional ausdrücken. Erst wenn er in seinem Heilungsprozess auf die sykotische Ebene gelangt, kehren auch die Emotionen zurück und der Patient bekommt wieder Zugang zu diesen Quellen. Diese ersten sanften Schritte, sich wieder in ein größeres Ganzes einzugeben, also unabhängig vom Wetter in die Natur oder den Garten zu gehen, lösen den Patienten aus seiner Isolation, dem Kardinalproblem der Syphilinie. Geeignete homöopathische Mittel wie Mercurius, Syphilinum oder Aurum sind Impulsgeber auf allen Ebenen des Seins. Da aber unsere Patienten auch im naturheilkundlichen Bereich an Konsum gewöhnt sind, unterstütze ich die homöopathische Mittelgabe durch die besagte Übung – was hervorragend funktioniert!

Ich spüre zu Beginn einer syphilitisch-miasmatischen Therapie immer wieder, dass der Patient froh ist, nicht durch zu viele Worte und Erwartungen behelligt zu werden. Seine Schweigsamkeit, verbale Unbeholfenheit und Empfindungslosigkeit sind ja nicht absichtlich, sondern er befindet sich in höchster Not. Darum zielt meine Intention darauf ab, ihn gleich zu Beginn an das Höchste anzubinden, was es überhaupt gibt – an die schöpferische Kraft der Natur! Dies ist auch insofern ein echtes Simile, als der Patient in seinem Wesen selbst das Höchste anstrebt. Nur hat er dabei den Bezug zur Erde verloren. Was liegt also näher, als ihn auf der Erde gehen zu lassen, um ganzheitlich wieder in die Erdanziehung zu gelangen?

2.1.3 Syphilitische Körperzeichen

Das syphilitische Miasma geht an die härteste Substanz (Knochen, Zähne, feste Organe) und führt zu Mangelerscheinungen und Atrophien.

Innere Zeichen

- Von Geburt an nur eine Niere
- Zwei ungleich ausgebildete Lungenflügel
- Ein zu kleines Herz
- Eine sonstige Verformung innerer Organe

Äußere Zeichen

- Mangelnde Körperproportionen allgemein
- Extrem kurzer Hals
- Asymmetrisches Gesicht
- Entstellte, grobe, zur Starre neigende Gesichtszüge
- Stechende Augen
- Angewachsene, lang gezogene Ohrläppchen
- Einbuchtung am Ohrrand (Leberzone)
- Eingedrücktes Nasenbein
- Gaumenspaltung
- Schlechte, zu wenige, weit auseinander stehende, krumm und schief stehende Zähne
- Verformungen der Wirbelsäule
- Verformungen der Extremitäten
- Zu wenige Zehen oder Finger
- Pergamentartige Haut, angeborene weiße Flecken
- Taubheit, Blindheit

Wenn wir derartige syphilitische Körperzeichen für die miasmatische Arbeit nutzen wollen, muss noch einmal deutlich gesagt werden, dass ein Mensch wenige oder viele dieser Zeichen haben kann, ohne krank zu sein. Es mag sein, dass er zum Beispiel im Gehen leicht oder schwer behindert ist, aber sich damit gut arrangiert haben kann und aufgrund der latent vorhandenen Zeichen keine miasmatische Therapie braucht!

Ich habe oben schon darauf hingewiesen, dass diese Art Menschen zu beschreiben auch immer wieder missbräuchlich benutzt wurde. Es kommt mir hier darauf an noch einmal zu betonen, dass es wichtig ist, Menschen anhand solcher Zeichen zu erkennen, sie ihretwegen aber nicht zu bewerten.

Schauen wir uns auch das Potenzial genauer an:

Allen Zeichen ist gemeinsam, dass sie aus der Norm und der gewohnten Form fallen. Man könnte sie als unter oder über dem Durchschnitt bezeichnen. Genau darin liegt der Schlüssel: die beiden Seiten derselben Münze zu sehen. Die Frage ist, welche Funktionen sie ausüben können, welche Verhaltensweisen und welche Arten der Selbst-Verwirklichung in ihnen zum Ausdruck kommen. Das enge Beieinander von Schwäche und Außer-Ordentlichkeit nenne ich das »Callas-Phänomen«. Maria Callas war im 20. Jahrhundert die »Diva assoluta« der Gesangskunst. Warum? Es gab viele überdurchschnittlich begabte Sänger und Sängerinnen. Was war das Absolute? Maria Callas hatte einen leicht deformierten Gaumen und war fast blind. Der normale Gaumen eines Menschen gleicht einem romanischen Rundbogen (übrigens ein sykotisches Körperzeichen). Der Gaumen von Maria Callas war jedoch gotisch geformt. Dadurch konnte sie ohne Mühe Töne am höchsten Punkt halten, was gesangstechnisch bedeutete, sowohl hoch als auch virtuos singen zu können. Maria Callas brach alle Normen, weil sie sowohl als dramatischer Sopran als auch als Koloratursopran singen konnte. Ihr Gaumenbogen war in einem Stadium kurz vor der Spaltbildung. Eine winzige Öffnung hätte zur Folge gehabt, überhaupt keine Gesangstöne produzieren zu können. Wir erkennen hier zwei wesentliche Faktoren:

1. die vertikale Dynamikrichtung der Syphilinie
2. das Alles-oder-Nichts-Prinzip der Syphilinie

Bei Maria Callas gab es kein Mittelmaß. Sie litt darunter, dass sie keine Mitte, keine Heimat und keine Wurzeln fand. Sie starb jämmerlich in verdunkelten Räumen an der syphilitischen Krankheit des Alkohol- und Drogenmissbrauchs. Die höchste Höhe und der niedrigste Sumpf sind zwei Seiten des Außer-Ordentlichen, wenn keine Mitte, keine Balance oder Erdung gefunden wird.

Ein anderes Beispiel ist der Maler Henri de Toulouse-Lautrec, durch Inzest zwergwüchsig und verwachsen. Er revolutionierte die Malerei durch die Technik der Lithografie und gewährte erstmals einen Einblick in intime Bilder von Prostituierten. Auch er war drogen- und alkoholabhängig. Außerdem litt und starb er an der Syphilis.

Das Anderssein und die extreme Abweichung von der Norm birgt also das Potenzial, Höchstleistungen zu vollbringen, Pionierarbeit zu leisten und neue Maßstäbe zu setzen. In Künstlerkreisen sind diese Phänomene durchaus vertraut. Im kleineren Maßstab gelten sie aber für jeden Menschen, der syphilitische Zeichen trägt. Solange er noch nicht krank ist, hat er den Drang, anders zu sein, strebt hohe Ziele an und hat eine besondere Ausstrahlung. Finden diese Ziele keinen gesunden Gegenpol, in dem Qualitäten ebenso gefördert und entwickelt werden, tun sich die Schattenreiche des Bewusstseins auf.

2.2 Die Sykose

Stau und Überschuss sind die beiden dynamischen Elemente der Sykose. Der Stau liegt meistens im Verborgenen, während der Überschuss die sichtbaren und spürbaren Symptome produziert. In der Behandlung werden wir in der Regel damit konfrontiert, dass irgendein Auslöser den Stau löste oder wie man auch sagen kann, dass der letzte Tropfen das Fass zum Überlaufen brachte. Selbst wenn ein Patient mit sichtbaren Schwellungen an Lymphknoten, mit Überbeinen oder mit Ödemen versehen ist, müssen dies noch keine relevanten Krankheitssymptome sein. Entscheidend ist, wie der Mensch sie trägt und ob sie ihn stören oder nicht. Erst wenn mit diesen Zeichen ein Krankheitsgefühl verbunden ist, ist in der Sykose der entscheidende Punkt überschritten. Ein Mensch mit drei oder vier Nieren muss nicht krank sein. Ein Mensch mit einem sykotischen Knoten kann hundert Jahre alt werden, ohne dass sich daraus ein Krebs entwickelt. Hier zeigt sich ein gravierender Unterschied zur Syphilinie. Ihre Neigung zu Atrophie und zur Zersetzung von Blut, Knochen und Zähnen sind Zeichen einer schwindenden Lebenskraft. Mit diesem Mangel kann ein Mensch nicht alt werden. Wo hingegen wie in der Sykose hypertrophisch ein Zuviel vorhanden ist, besteht auch ein Depot, von dem die Lebenskraft zehren kann. Deshalb sind die sykotischen Prozesse auch wesentlich länger und langwieriger und meist schwieriger zu fassen, denn es gibt immer wieder Zeiten, in denen der Organismus gleichsam sagt: Damit kann ich eine Weile leben. Die Sykose taucht ab, die Symptome verschwinden und alles scheint erledigt zu sein. Diese Cleverness ist eines ihrer Charakteristika und so kann man auch überleben. Der Sykotiker ist in der Tat ein Überlebenskünstler. Darin liegt der Schlüssel zum Verständnis der Tatsache, dass sich die Syphilinie über die Sykose ausheilt, denn der Mangel und das große Defizit der Syphilinie kann nur über eine Ressource ausgeglichen werden.

In der chinesischen Medizin bildet diese Erkenntnis die Basis der Behandlung, indem die ursächliche Mangelenergie behandelt wird und nicht die Fülle, denn dort, wo schon zu viel ist, muss man nichts hinbringen. Indem von der Leere aus die Fülle angezogen wird, verteilt sich die Energie neu. Die Leere wird also ausgeglichen und dabei dennoch nicht die Fülle geleert, denn Letzteres wäre ein Eingriff in die natürliche Gesetzmäßigkeit von Heilung und würde heftige und chaotische Reaktionen auslösen. Indem das Defizit sich durch die Kraft der Anziehung auffüllt, wird die Lebenskraft ungeheuer stark angefacht. Die Mangelenergie füllt sich mit dem auf, was sie braucht – qualitativ und quantitativ. Damit wird dem Mangel eine Chance gegeben, sich eigenverantwortlich in Richtung Leben zu bewegen. Nicht aus dem Mangel in die Fülle, sondern aus dem Mangel in den Ausgleich. Es ist wichtig, diesen Unterschied zu begreifen, weil wir in unserer westlichen Medizin leider meistens die Fülle therapieren (z. B. Substituierung mit vielen verschiedenen stofflichen Arzneimitteln) und deshalb so viele Nebenwirkungen produzieren – ein durch und durch sykotisches Phänomen. Auch in der Naturheilkunde tun wir uns bisweilen schwer, diese Logik von Heilungsprozessen zu verstehen und zu beachten, indem wir die Leere mit stofflichen oder energetischen Impulsen von außen zu füllen trachten. In der Homöopathie setzen wir dagegen lediglich einen Reiz und überlassen es den materiellen und immateriellen Seinsebenen, wie sie sich einregeln. Wir brauchen »nur« die Zuversicht, dass die Naturgesetze wirksam werden und die Erkenntnis, dass Heilung aus einem Ausgleich der Kräfte besteht. Dazu bedarf es einer klaren Klärung der dynamischen Richtung, wollen wir chronische Krankheiten behandeln. Die Frage ist also, liegen destruktive Züge, extremer Mangel oder atrophische Symptome vor? Wenn ja, sollten wir mit der Therapie auf der syphilitischen Ebene beginnen, einerlei wie drastisch die sykotischen Symptome auch ins Auge springen. Es genügt *ein* syphilitisches Zeichen unter vielen sykotischen, um den Mangel, das Defizit und die Mangelenergie zu beachten und homöopathisch anzuregen, damit sie sich selbst in Richtung Fülle bewegt und auf die nächsthöhere Stufe der Sykose gelangt. Dies ist der Weg des Überlebens.

Betrachten wir nun den Menschen, der keine syphilitischen Wurzeln oder Anzeichen hat, sondern sozusagen »von Natur aus« sykotisch ist. Hier begegnen wir dem gleichen Phänomen, nämlich dass dieser Mensch gelernt hat zu kompensieren und auszugleichen. Staut sich körperlich oder emotional etwas an, wird der Sykotiker Ventile nutzen, um den »Dampf abzulassen«. Er kann mit dem ständigen Wechsel von Stau und Überschuss durchaus alt werden, ohne schwer zu erkranken, solange die Lebenskraft in Bewegung bleibt. Ein echtes Problem entsteht erst, wenn der Stau kein Ventil mehr findet. Dann sucht sich der Organismus unkontrollierbare, überschießende Reaktionen, um das Dilemma zu signalisieren. Sehr häufig behandeln wir in der Homöopathie dann diese sichtbar, hörbar und fühlbar gewordenen deutlichen und intensiven Symptome. Wir setzen einen Reiz, der Organismus »funktioniert« und alles findet wieder seine Ordnung. Wunderbar, wenn wir solche Sternstunden sykotischer Heilungsprozesse erleben. Was ist aber, wenn das nicht so glatt geht? Die typischen »unendlichen Geschichten« in der homöopathischen Behandlung, wo Mittel auf Mittel jahrelang, manchmal Jahrzehnte lang nie zu einem Punkt, nie zu einer wirklichen Heilung, sondern nur zu Schadensbegrenzung und Linderung führen, zeigen, dass wir der Sykose auf den Leim gehen und uns von den Überschussreaktionen täuschen lassen. Hier müssen wir nach den verborgenen Ursachen tauchen. Wo und auf welche Weise wird der Stau aufgebaut? An welchem Punkt geht das System immer wieder in die Fixierung und sagt, bildlich gesprochen: »Bis hierhin und nicht weiter?« Zuerst entsteht der Druck, dann manifestieren sich Symptome und wir reagieren mit erneuter Repertorisation und dem nächsten Mittel usw. Wenn bei chronischen Krankheiten Behandlungsprozesse so verlaufen, stimmt etwas in unserer Wahrnehmung und im Durchschauen der Dynamik nicht. Die Lösung ist dort, wo das Problem ist. Da die Sykose durch die wellenartige Bewegung von Stau und Ausgleich bestimmt wird, muss der Patient entweder durch den homöopathischen Reiz selber auf die Idee kommen, sich wieder rhythmisch zu bewegen oder wir müssen ihn dazu auffordern. Dazu ist es erforderlich, die physischen und psychisch-mentalen Ventile wieder zu öffnen. Schauen wir uns sykotische Krankheitsbilder an, werden wir oft mit der Nase geradezu auf die Leber und die Ausscheidungsorgane gestoßen. Wie soll bei Arthrose eine Heilung stattfinden können, wenn durch eine verstopfte Leber, eine schlechte Verdauung oder verschlacktes Blut eine harnsaure Diathese aufrechterhalten bleibt? Sicher können wir auch »dagegen« wieder Mittel einsetzen, aber die Sykose ist klüger. Sie gleicht wieder ein wenig aus und die Symptome vergehen. Der Patient ist für eine gewisse Zeit vielleicht schmerzfrei und kommt dann doch wieder. Auf diese Weise geht das Miasma nicht schlafen oder in den Latenzzustand, sondern bleibt wach und wandert durch den Organismus. Die Lösung dieses Konflikts darf einfach sein: Weniger Mittel bzw. manchmal gar kein Mittel – um nicht die ohnehin vorhandene Fülle noch andauernd zusätzlich zu nähren. Dazu ist es hilfreich, den Patienten in die gleichmäßige Bewegung bringen – sowohl körperlich als auch geistig. Der Sykotiker ist von Natur aus produktiv. Also lassen wir ihn doch schöpferisch werden und sich künstlerisch ausdrücken! Damit schafft er sich nicht nur Ventile, sondern kann unbewusst wieder eine innere Ordnung herstellen. »Lassen« ist in sykotischen Prozessen wesentlich heilsamer als »Machen«! Lebenskraft ist genügend vorhanden. Sie ist lediglich gestaut. Vertrauen wir daher mehr dem Vermögen der eigenen Ausgleichskraft des Patienten, um das, was innen ist, nach außen zu bringen und das, was im Verborgenen ist, sichtbar zu machen.

Um diese Zusammenhänge noch besser zu verstehen, möchte ich noch einmal kurz an die Sykose aus kulturhistorischer Sicht erinnern:

Wenn wir an das barocke Zeitalter zurückdenken, fallen uns auch sofort wieder einige typische Charakteristika des sykotischen Miasmas ein: Runde, pralle Formen, Durchbrechung und Verzierung einer Bogenlinie, Symmetrie, Ruhe, Ordnung und Produktivität. Wir erinnern uns auch, dass mit der Renaissance die Entdeckung des Raumes an sich einherging sowie auch geographisch neue Räume erschlossen wurden. Im Barock sind es die geistigen Räume, die erschlossen werden und uns Oper und Theater bescherten. Außerhalb der realen Welt des Privaten, der Arbeit und des Sozialen entstand so eine zweite, illusionäre Welt, die sowohl der inneren Erbauung und Unterhaltung als auch der Bildung diente. Im Barock waren die Räume klar begrenzt und wurden mit Klang, Farbe, Wort und Bewegung gefüllt. Mit dem Barock posierte der Mensch nicht mehr nur im Raum, sondern er handelte und bewegte sich. Erst hier wurde der

Bühnenmensch geschaffen, der sich mitnichten als privater Mensch, sondern in wechselnden Rollen zeigte. Der Solist und Virtuose, der zeigt, was er kann, wurde geboren. Die künstlerische Produktivität jener 150 Jahre (1600-1750) stellt alles in den Schatten, was im Abendland je an Musik, Theater und Ballett geschaffen wurde. Nachfolgende Generationen und Epochen zehren von dieser Fülle und bauen bis auf den heutigen Tag darauf auf. In der heutigen Darstellenden Kunst gibt es nichts, was der Barock nicht schon erschaffen hätte. Nach wie vor sind Theater, Opern, Orchester, Ballett, Harmonie- und Formenlehre die zentralen Säulen unserer abendländischen Kultur. Die Inhalte, Tonfarben und Farbtöne mögen sich geändert haben und im 20. Jahrhundert gab es auch Versuche, diese Formen aufzulösen, doch haben sie ihre Beständigkeit bewiesen und alle diese Errungenschaften haben überlebt, so wie die Sykose immer überlebt hat. Der Barock hat dem Inhalt die qualitativ passende Form gegeben und nicht etwa nach Formen gesucht, um etwas Passendes hineinzufüllen! Qualität sucht sich immer die passenden »Gefäße«. So ist es auch mit der erlösten Sykose. Sie sucht sich eine Form, mit der sie leben und alt werden kann.

Die kranke Sykose und der kranke Aspekt des Barock haben gemeinsam, dass die innere Qualität nicht mehr stimmt und dennoch die äußere Form zwanghaft aufrechterhalten wird – hier zeigt sich das sykotische Symptom der Fixierung mit seinen Begleitern Täuschung und Spaltung. Nun muss man so tun, als ob. Nun beginnt das Täuschungsmanöver, das Sich-Groß-Machen, das Aufblähen, die Investition in Fassadenaufbau. »Komm mir nicht zu nahe, schau bloß nicht hinter die Kulissen!« signalisiert die Sykose. Am Ende steht – wie im Barock – die Erstarrung. Noch mehr Form, noch mehr Festigkeit, Ruhe und Ordnung war nicht möglich. Die Kultur suchte sich epochal die Lösung durch die Verfeinerung, durch die Lösung der starren Konventionen und heilte sich zunächst über den psorischen Rokoko aus. Lösung, Loslösung, Auflösung und Entspannung sowie aus der Ruhe wieder in die Kraft der Tat zu kommen, sind die Heilungsmöglichkeiten der Sykose.

Abschließend zu diesen Gedankengängen möchte ich noch einmal ein Bild in Erinnerung rufen, das auch für die erlöste Sykose stehen kann: den Buddha (Abb. 141). Nicht nur die entspannte Haltung, die Erdanbindung und die Symmetrie erschließen uns das Wesen der Darstellung, sondern auch die darin wohnende Kraft, jederzeit aufstehen und etwas Angemessenes tun zu können. Der historische Buddha kam zu der Erkenntnis, nicht mehr als Bettelmönch umherwandern und sich kasteien zu müssen, sondern sich einfach hinzusetzen und die Körperhaltung zu einem Kreislauf zu schließen (Überkreuzen der Beine, Berührung der Hände). So vermittelt uns auch jede Darstellung des Buddha, dass diese Ruhe eine Kraftquelle ist und keine Leere. Aus der Ruhe, der Innenschau, dem Innehalten und der Reduzierung auf ein Minimum an Energieaufwand erwächst eine ungeheure Kraft. Bei Buddha Gautama entlud sich diese Kraft durch seine vollkommene Erleuchtung und das Erlebnis des *Einsseins*. Hier gibt es keine Trennung mehr, keine Spaltung, kein Besser oder Schlechter, keine Dualität. Das Ansinnen all derer, die einen spirituellen Weg gehen, liegt darin, diese Einheit und dieses Einssein in der sichtbaren, materialisierten Welt der Phänomene zu erleben. Dazu ist vor allem die Tugend der Geduld notwendig, was nichts anderes bedeutet, als die innere Uhr auf »Unendlich« zu stellen.

Dr. Mohinder Singh Jus sagte einmal in einem Seminar über Lycopodium treffend: »Lycopodium kann das Höchste erreichen, kann Erleuchtung erlangen, weil er weiß, dass dazu regelmäßige Übung notwendig ist.« Übung macht in der Tat den Meister. Die auf dem Esoterikmarkt verbreitete Wahnidee der Abkürzung, der »Instanterleuchtung« oder »Instantkunst« gehört zum kranken Aspekt der Tuberkulinie. Die Sykose hat Zeit und baut auf die Zeit. Sie ist langlebig – im Positiven wie im Negativen. Sie übt sich ihre Probleme ein und ebenso übt sie sich auch ihre Heilungsschritte ein. Wenn wir dies in der Therapie beherzigen, verlaufen sykotische Heilungsprozesse klarer und finden wie in einem guten Theaterstück Anfang, Dramatik und Ende.

2.2.1 Krankheitsmerkmale der Sykose

Die krankhaften Züge der Sykose sind uns alle vertraut, vor allem denjenigen unter uns, die auf irgendeine Weise vorne stehen, andere lehren, künstlerisch unterhalten, Bücher schreiben oder sonst wie produktiv sind. Die Sykose lebt durch das Gegenüber, ist sie doch der Inbegriff der Dualität. Produktivität braucht dieses Gegenüber, entweder einen Käufer von Produkten oder einen Zuhörer. Die Sykose braucht das Publikum. Wenn wir zu den Kreativen und Produktiven gehören, brauchen wir als Feedbackpartner oder als Resonanzboden ein Publikum, damit wir gut klingen können. Die Folge davon ist, dass wir immer wieder mit unserem Machtgefühl und mit der Lauterkeit unserer Intention konfrontiert werden. Bauen wir unsere Produktion auf der eigenen Erfahrung auf oder machen wir Anleihen an das, was nur sein könnte, an Täuschung oder Spekulation? Nutzen wir die Unwissenheit unseres Publikums aus und verkaufen ihnen ein »X« für ein »U«? Täuschen wir unseren Kunden Qualität vor, um mehr Quantität (Geld) zu gewinnen? Setzen wir unsere Überzeugungskraft ein, um Legionen von Anhängern hinter uns zu stellen oder eine Lobby aufzubauen? Lieben wir unsere Zuschauer und Zuhörer? Das sind nur einige Fragen, die für den wichtig sind, der sich im Außen zeigen will und darstellen möchte, wie er denkt und handelt. Der kranke Sykotiker selbst erliegt der Täuschung, niemand würde sein Täuschungsmanöver durchschauen. Doch wer jemals auf einer Bühne gearbeitet hat, weiß, dass das Publikum echt von unecht, Schwäche von Stärke und Show von Qualität untrüglich unterscheiden kann. Zwar ist unser Publikum meist diszipliniert und entlarvt den, der da oben predigt, nicht sofort, aber es spürt instinktiv, was nicht stimmig ist. Passend zu dieser Szenerie gibt es den lycopodisch kranken Kritiker, der nicht ins Künstlerzimmer geht und direkt sagt, was ihm gefallen oder nicht gefallen hat. Stattdessen schreibt er heimlich eine vernichtende Kritik und publiziert sie in der Zeitung oder einem anderen Forum, das Meinung macht und bildet. Wer sich im Außen zeigt, stellt sich der Kritik. Wer sauer oder gelähmt auf Kritik reagiert, will sich nur produzieren, ohne die Konsequenzen zu tragen. Dieses Prinzip finden wir auch bei der sykotischsten Krankheit – dem Tripper: Spaß haben wollen, aber die Folgen nicht tragen! Sykotiker sind extrem kritikempfindlich und kritiksüchtig in einem. Sie finden in jeder Suppe ein Haar.

Das Gesetz der Bühne ist sehr einfach und deshalb die größte Herausforderung an den Künstler, egal ob er sichtbar in einem Raum oben auf der Bühne steht oder ob er zu Hause still vor sich hin produziert: Er überschreitet eine unsichtbare Transformationslinie, den Wechsel vom Privatmenschen zum Profi. Je größer die Bühne, umso deutlicher muss dieser Wechsel vollzogen werden. Keinen Zuschauer in einem Konzert interessiert, ob der Künstler Vegetarier ist, schlecht geschlafen hat, unter Ärger mit seinen Kindern leidet oder krank ist. Man erwartet eine künstlerische Darbietung in Perfektion. Ein Künstler kann nicht auf die Bühne gehen und sagen: Ich will es mal probieren. Dafür sind Proben zuständig. Auf der Bühne ist stets Höchstleistung, das Optimum, das Beste gefragt.

Sykotiker haben ein herausforderndes Wesen, nehmen aber auch gerne Herausforderungen an. Dabei stellt sich fast zwangsläufig die Frage: Bin ich der Herausforderung gewachsen? Wie lange bin ich ihr gewachsen? Es baut sich die Angst auf, diese Höchstleistung nicht permanent und dauerhaft aufbieten zu können. Der Griff zu Stimulanzien ist geradezu vorprogrammiert: Kaffee, Alkohol, Tabletten, Drogen. Die Folgen sind bekannt und werden im Arzneimittelbild von Nux vomica sehr deutlich. Der Lebensrhythmus ist dahin und die Höchstleistung zum Selbstzweck geworden. Der bedingte Reflex stellt sich ein: »Ich kann nur noch, wenn…«. Der sykotische Workaholic ist auf Leistung und Produktivität fixiert. Er fragt nicht mehr, warum er produktiv ist. Mit großer Kreativität tauscht er die qualitative Kraft gegen die Quantität aus. Er produziert Dinge, Worte und Leistungen, weil er meint, sie produzieren zu müssen; er identifiziert sich mit seiner Produktivität und lebt in dem verhängnisvollen Glaubenssatz: Nur wenn ich produktiv bin, bin ich ein wertvoller Mensch. Er klebt an seinen Produkten. Nimmt man ihm die Dinge, Worte und Leistungen weg, fühlt er sich armselig, schwach und zu nichts nutze. Ähnlich wie der Tripper sich nicht nur an das Organsystem, sondern sogar an das Familiensystem klebt, klebt auch der sykotische Mensch an seinen Glaubenssätzen, Erfolgen und Produkten. Die Sykose lässt ihn nicht los – aus Angst vor innerer Leere. Dagegen ist alles in überreichem Maße vorhanden! Der Wahn zu verarmen, nicht mehr produktiv zu sein und nicht mehr gefragt zu sein, zieht sich durch alle Ebenen unseres modernen Alltags. Bisweilen wird es als schlimmer erachtet, nichts zu tun, loszulassen, Pause zu machen oder sich dem Müßiggang hinzugeben, als etwas Unrechtes zu tun. Hauptsache, man tut etwas – egal was. Es muss nach Arbeit und Anstrengung und möglichst nach Stress aussehen, dann kann man sich des Beifalls und der Anerkennung sicher sein. Der Sykotiker ahnt zwar, dass er sich in einer Zwickmühle befindet, aber es ist ihm das Bauchgefühl abhanden gekommen oder es ist – wie ein Patient einmal sagte – »keine Bremse mehr da.«

Dieses materialistische Bewusstsein hat den spirituellen Auftrag des Künstlers verblassen lassen. Er ist nicht mehr, wie Jahrhunderte zuvor, für die Erweckung geistiger, schöpferischer Strömungen zuständig – nein, er wird als freier Unternehmer deklariert und als Vertreter eines Wirtschaftszweiges mit dem Etikett »Unterhaltung« oder »Entertainment«. Er wird bemessen nach Besucherzahlen im Konzert und Einschaltquoten im

Fernsehen. Wenn er diese Leistung nicht bringt, stehen draußen Tausende anderer Künstler Schlange, die das Affentheater mitmachen. Der moderne darstellende Künstler hat neben der technischen Brillanz eine perfekte Körperfitness, ein funktionierendes Psychotraining und perfekte Marketingstrategien studiert. An einigen Musikhochschulen hat sich sogar eine eigene Musikermedizin etabliert, denn der Leistungsstress bedarf eigener Behandlung. Damit ist aber nicht etwa eine homöopathische Betreuung gemeint, sondern eine rein schulmedizinische. Ab dem zwölften Lebensjahr darf ein Nachwuchskünstler-Wunderkind mit Erlaubnis des Arztes Psychopharmaka und Betablocker einnehmen. Natürlich stehen auch autogenes Training, NLP, Atemtherapie und sonstige Entspannungsmethoden auf dem Plan. Der Fokus ist jedoch nur auf angstfreie Produktivität gerichtet, auf lupenreine Funktionalität und auf ein Styling, das beim Publikum ankommt. Doch wird das Publikum gar nicht wirklich gefragt. Dafür gibt es medienorientierte, virtuelle Statistikbüros, die Meinung machen. Das ist typisch für sämtliche Fernseh- und Rundfunkanstalten, künstlerisch orientierte Fachzeitschriften und Tageszeitungen, die irgendwelche Zahlen nennen und daran den Wert geistiger oder künstlerischer Schöpfungen messen. Meinung wird nicht eingeholt, sondern gemacht. Dem muss sich der Künstler beugen, denn seine Meinung zu dem Ganzen wird am allerwenigsten gefragt. Wer in dieser sykotisch kranken Welt überleben und mitspielen will, muss sich dem Diktat der bedingungslosen Produktivität unterordnen. Kunst ist somit ein weiterer Markenartikel geworden und die Situation der Künstler unterscheidet sich nicht von Spitzensportlern oder Managern von Wirtschaftskonzernen.

Doch wie dem auch sei, für die Heilung eines Kranken auf der sykotischen Ebene ist der Selbstausdruck durch künstlerisches Schaffen von höchster Bedeutung. Sich selbst auszudrücken ist ein gesunder produktiver Vorgang. Die Qualität dessen, was eine Seele ausdrücken möchte, was man mit anderen teilen möchte, wird weder bewertet, noch beurteilt. Als Therapeutin muss ich es noch nicht einmal sehen. Von vielen Patienten höre ich immer wieder die gleiche Rückmeldung: »Wenn ich dann male (gestalte / singe / musiziere / Gedichte schreibe usw.) bin ich ganz bei mir. Ich bin in meiner Welt, in der ich mich ausdrücken darf. Dann sind alle Gedanken an den Tumor (die Schmerzen / Probleme) weg.«

Wenn wir in der miasmatischen Therapie auf der sykotischen Ebene angekommen sind, bekommt der Patient wieder eine Anbindung an das Fühlen und damit an seine Gefühle. Nicht selten schlagen dann die Emotionen hohe Wellen. Das innere Wasser ist wieder in Bewegung. Dies verlangt nach heilsamer Produktivität, weil es weniger nützt, alles nur zu besprechen und in Worte zu fassen. Was nur von der Seelenebene aus »gesagt« werden kann, muss auch jenseits von Worten zum Ausdruck kommen dürfen. In diesen Seelenbildern (seien es nun gemalte Bilder, Gedichte oder andere Ausdrucksformen) zeigt sich der Heilungsprozess und wird die Lösung sichtbar. Darum ist es nicht ratsam, als Therapeut ein Bild zu deuten, sondern zu fragen, was es dem Patienten bedeutet – ähnlich wie wir das auch bei Träumen tun sollten. Das Bild macht einen zuvor nicht ausgedrückten Teil von ihm sichtbar. Er schaut gewissermaßen in seinen Spiegel und erkennt oftmals erst jetzt sein Thema, das ihn in die Starre und die Fixierung gebracht hat.

Für mich spielt es dabei überhaupt keine Rolle, wenn der Patient glaubt, künstlerisch nicht begabt zu sein. Für mich zählt allein, dass der sykotisch Kranke etwas tut, das seine schöpferische Kraft wieder ins Fließen bringt. Es spricht für sich, dass auch die homöopathischen Mittel ungleich tiefer und besser greifen, wenn während ihres Prozesses des energetischen Ordnens durch schöpferisches Tun gleichzeitig die höchste Intelligenz angesprochen wird und der Mensch in sich spürt, dass tatsächlich eine heilsame Ordnung (wieder) verfügbar ist, die er selbst freisetzen kann.

2.2.2 Sykotische Körperzeichen

Der Mensch, dessen Bewusstsein das Wechselspiel von Stau und Überschuss oder Ruhe und Tat lebt, zeigt Füllezeichen. Er ist eine Art Abbild des barocken Zeitgeistes, auch wenn er als moderner Patient unserer Zeit angehört:

Innere Zeichen

- Übermäßige Sekretproduktion
- Vergrößerte Organe
- Staus in Blut- und Lymphbahnen
- Ödembildung

Äußere Zeichen

- Ebenmäßiges Gesicht
- Fleischiger Hals/Nacken
- Ruhige Augen
- Fleischige, knollige Nase
- Gut ausgeprägte Ohren mit starker Ohrläppchenbildung
- Gerade Zähne, großer Zahnbogen
- Rundliche (pyknische), untersetzte Gestalt
- Ausgeprägte Muskelbäuche, kompakte Muskulatur
- Überzählige Zähne, Zehen, Finger oder Nieren

Wie schon mehrfach gesagt, muss auch dies nicht krankhaft sein. Wenn aber Probleme entstehen, sind häufig sehr viele Symptome gleichzeitig die typische Folge. Sie animieren den Homöopathen, ihre Totalität in einem Simile zu sammeln. Oder es gibt so gut wie keine Symptome, weil alles im Verborgenen stattfindet und unsere physischen Sinne nicht ausreichen, es auszuloten. Anstatt uns nun unter den Leistungsdruck zu setzen, hellsichtig sein zu müssen, können wir das hellsichtigste Mittel überhaupt einsetzen, das alles an den Tag bringt: Thuja, der *Lebens-Baum*. Die Sykose setzt ihre Vernebelungstaktik ein und vollführt alle möglichen Täuschungsmanöver, benutzt Larvierung und allerlei Kostüme. Fallen wir auf diese Manöver herein, so haschen wir nur nach leeren Hüllen. Die einfachste Art, sie zu entlarven, ist, Thuja zu verordnen – einerlei, ob der Patient konstitutionell einer Thuja-Persönlichkeit entspricht oder Thuja-Symptome vorhanden sind. Was uns in der homöopathischen Behandlung daran hindert, mutig in den Nebel zu greifen, sind unsere eigenen fixierten Glaubenssätze, *das* Merkmal der Sykose schlechthin. Thuja bringt alles an den Tag, sei es physisch oder durch Träume. Wenn wir dem Lebensbaum nicht hundertprozentig vertrauen, erliegen wir der sykotischen Täuschung – und diese Täuschung kann bekanntlich sehr kreativ sein! Wir müssen kreativer sein als die Sykose, um ihre Schleichwege zu erkennen. Darum empfehle ich, den Patienten von Anbeginn der Therapie in die physische und geistige Bewegung zu bringen und etwas zu tun, was seine Seele ernährt und ihm hilft, sich auszudrücken. Damit erhält der Organismus Informationen, die ihn an seine Ordnung erinnern. Die kranke Sykose geht aus der Form, wird adipös, geschwollen, aufgedunsen und aufgebläht. Heilende

In-Form-ationen bringen den Menschen wieder auf allen Ebenen in Form. Ganzheitlich zu therapieren bedeutet hier, Kreisläufe zu schaffen, sodass die Spaltung in Ja-Nein, Rechthaben-Unrechthaben, Stau-Überschuss wieder in den Ausgleich kommt, was man Toleranz nennt: Ja, es kann und darf auch alles mal ganz anders sein. Die Lösung der sykotischen Starre und Fixierung funktioniert nicht, wenn nur auf Entspannung, Ruhe und Meditation gepocht wird. Der Kranke braucht neue Inhalte und Werte in seinem Leben und muss sich dafür entsprechende »Gefäße« oder Formen erschaffen. Da der Sykotiker von Natur aus so angelegt ist, kann er dieses Potenzial auch leichter aktivieren als ein Syphilitiker. Ihm zu sagen, aus der Ruhe komme die Kraft, hieße Eulen nach Athen zu tragen. Das weiß er bereits. Er muss nur von uns daran erinnert werden, selbst schöpferisch sein zu dürfen, anstatt nur Arzneien zu konsumieren.

2.3 Die Tuberkulinie

Erfindergeist, Abenteuer, Faszination und der schnellste Verbrauch von Lebensenergie sind typisch für den tuberkulinen Menschen. Zumeist ordnet man die Neigung sich etwas vorzumachen bzw. die Lebenslüge der Sykose zu. Der Sykotiker tut nach außen so »als ob«. Für seine Lebenslüge braucht er ein Publikum, ein Gegenüber, das Du, vor dem er sich wichtig machen und dem er etwas vorgaukeln kann. Doch steht die tuberkuline Lebenslüge der sykotischen in ihrem Ausmaß nicht nach, nur glaubt die Person hier an ihre eigenen Lügen. Sie ist fest davon überzeugt, dass sie bereits alle Schattenseiten bearbeitet und alle Probleme gelöst hat und sie schafft es sogar, andere davon zu überzeugen. Dagegen verspürt man beim Sykotiker zumindest leise Zweifel, wenn er großartig tönt, was er alles kann und getan hat. Beim Tuberkulinen kommt die Begeisterung und das freundliche, einnehmende Wesen hinzu, dem man nichts verübeln kann. Darum durchschaut man einen netten, fröhlichen Menschen mit dieser miasmatischen Grundlage nicht sofort. Sein Freiheitsdrang, seine Spontaneität und Hilfsbereitschaft sind Qualitäten, die seine tiefen Defizite auf faszinierende Weise verbergen. Doch wenn man beim Tuberkuliniker genau hinschaut, prüft und tiefer gräbt, bricht seine glitzernde Fassade leicht zusammen. Seine vermeintlichen Qualitäten haben nicht wirklich Bestand, denn es fehlt die innere Struktur und der innere Halt – mit einem Wort: die Vaterkraft. Schon der Sykotiker ist ein geschickter Überlebenskünstler – erst recht der tuberkuline Mensch, der meistens schon früh auf sich allein gestellt ist. Sehr häufig stammen Tuberkuliniker aus zerrütteten Familien, sind Scheidungs- oder Flüchtlingskinder. So sind sie auch später ständig auf der Flucht und werden von ihrem inneren Feuer und einer großen Unruhe getrieben. Was sie so faszinierend macht, ist ihre Bereitschaft, jede Herausforderung anzunehmen, um sich ihre Stärke zu beweisen. Doch in Wirklichkeit sucht dieser ruhelose, unstete und stets nach Abwechslung verlangende Mensch menschliche Wärme und Anerkennung. Da alles in seinem Leben schnell gehen muss, ist seine Lebensweise wie eine ständige Gratwanderung zwischen Gewinn und Verlust. Sein Bestreben, »schnelles Geld« und schnellen Erfolg, möglichst noch über Abkürzungen, zu erreichen, treibt den tuberkulinen Menschen wie ein Blatt im Wind durchs Leben.

Nehmen wir die Praxiseröffnung eines jungen Therapeuten als typisches Beispiel – ein Thema, mit dem ich schon oft konfrontiert worden bin. Ein sykotischer Therapeut hat seinen Beruf aus Berufung gewählt und sorgt zunächst für eine solide Basis. Er hegt jedoch schnell Zweifel, ob er seinem hohen Anspruch, andere zu behandeln, überhaupt gewachsen ist. Die Arbeitsethik steht bei ihm deutlich im Vordergrund. Die therapeutische Arbeit hat als Credo »den Weg der kleinen sicheren Schritte«. Die Behandlungsmethoden sind primär am Verlauf orientiert, langsam und gründlich.

Ganz anders beim tuberkulinen Therapeuten. Er rechnet als Erstes einmal aus, wie viele Tage pro Woche er arbeiten muss, damit er genügend Geld verdient. Viel Geld für wenig Aufwand ist gefragt. Er wählt gerne Therapien, bei denen der Patient in Bewegung kommt, sei es körperlich oder mental. Dabei kann er die Patienten für immer neue Ideen, Geräte, Heilmittel begeistern und ist immer auf dem neuesten Stand, was auf dem Heilmittelmarkt gerade als erfolgreich gilt. Er ist also sehr gut informiert und stets »up to date«. Tuberkuline Therapeuten wollen schnelle Erfolge sehen. Ihre Stärke ist daher mehr die Akutmedizin, wenn sie überhaupt in der Heilkunst am richtigen Platz sind.

Eines der Grundthemen in der Tuberkulinie ist, den eigenen Platz im Leben finden. Dem Tuberkuliniker fällt es schwer, bei sich zu bleiben, zu sich selbst und seine Heimat zu finden, weil diese Qualitäten Zeit brauchen. Der Slogan, der seit dem Industriezeitalter im 19. Jahrhundert (vgl.

Kap. A6) durch unser Leben tönt, heißt: Time is money. Zeit und Muße sind Fremdwörter geworden. Ein weiterer Wesenszug, der bis heute unser Leben bestimmt, sind die zahllosen Erleichterungen (in diesem Sinne auch »Abkürzungen«) des alltäglichen Lebens. Maschinelle Handlanger ersetzen die Menschenkraft mehr und mehr. Alles soll »leichter« werden. So ist das Bedürfnis nach Leichtigkeit, Lebenslust, Frohsinn, Fitness und Jugendlichkeit charakteristisch für die heutige Ausprägung dieses Miasmas. Es reißt die Menschen, besonders leicht den Tuberkulinen, mit und weg von der Erde, fort von den Wurzeln und vom Ernst des Lebens. Der Zickzack-Kurs eines Tuberkulinikers im Leben kann große Höhen ebenso schnell erreichen wie einen tiefen Sturz in den Abgrund.

Es ist nicht einfach, dem Wesen der Tuberkulinie zu begegnen, weil es keinen ruhigen Orientierungspunkt gibt, von dem aus das ständige Auf und Ab zu betrachten wäre. Der tuberkuline Mensch ist sprunghaft und sprungbereit, risikofreudig und wagemutig. Mit seiner Spontaneität, Risikobereitschaft und seinem Einfallsreichtum kann er sich völlig in einen Moment des Lebens katapultieren. Er hätte dadurch eigentlich die Chance, die Weisheit »Lebe den Augenblick« tatsächlich zu leben, die Energie dazu wäre vorhanden. Doch hat sie keine auffangende Form, kein »Gefäß«, sondern springt dorthin, wo sich gerade etwas Spannendes, Leuchtendes oder Ablenkendes auftut. Die tuberkuline Energie und Dynamik könnte aufgrund ihres Freiheitsdranges völlig unkonventionelle Wege gehen, um den Sinn des Lebens zu finden. Die meisten Tuberkuliniker suchen diesen Sinn, doch mangels Ausdauer finden sie ihn nicht und ergreifen deshalb die Flucht, jedoch nicht – wie der Syphilitiker – mürrisch und depressiv, sondern mit den fliegenden Fahnen der Hysterie und Kopflosigkeit. Es fehlt ihnen die Geduld, notwendige Dinge des Lebens – Beziehungen, Familie und Beruf – zu ordnen und dadurch zur Ruhe zu kommen. Sie sind Getriebene und waren oft Vertriebene aus sicheren Bindungen.

Das tuberkuline Zeitalter der Industrialisierung hat das Turbo-Zeitverständnis erschaffen. Die messbare Zeit ist zwischen dem Mittelalter und dem bürgerlichen Zeitalter nicht allmählich schneller geworden. Erst seit dem Beginn der Industrialisierung und der Oberherrschaft des Bürgertums (ab 1800) gab es plötzlich Entwicklungssprünge im Zeitverständnis. Aus dieser Sicht wird offenbar, was Peter Gienow in einem Vortrag so formulierte: »Was macht der tuberkuline Mensch? Er *entspringt* der Psora!« Wie wir sahen, ist dies kulturgeschichtlich einwandfrei nachzuweisen, denn aus dem Rokoko, einem psorischen Zeitalter, erhob sich nach dem Generalschnitt der französischen Revolution (1789) das neue Zeitverständnis in wenigen Jahren spiralig auf eine völlig neue Ebene. Mit einem Mal war alles schneller, tickten die Uhren anders und tickte der Mensch im Maschinen-Takt. Der schnelle »Herzschlag« der Maschinen entsprach nicht mehr dem menschlichen Grundmaß von 70 Schlägen pro Minute, sondern dem Herzrasen, also einem pathologischen Ausnahmezustand des Menschen. Dies wurde mehr und mehr zur Norm erkoren.

Wie im Großen, so im Kleinen. Beim tuberkulinischen Patienten sehen wir deutlich, dass permanent eine Art hysterischer Ausnahmezustand besteht. Sein Stresspegel ist erhöht und bereits kleinste emotionale oder mentale Anforderungen werfen ihn aus der Bahn. Vergesslichkeit, Stottern, gestörter Sprachfluss, die Unfähigkeit, sich auszudrücken oder von einem Tag auf den anderen nicht mehr zu wissen, was er getan oder gesagt hat, sind typische Symptome, die wir von tuberkulinen Patienten kennen.

Die Seuche, die durch das tuberkuline Bewusstsein »gerufen« wurde, war die Schwindsucht, die wir heute als Krankheit in unseren Breiten eher selten antreffen. Doch erleben wir bei unseren Patienten immer noch die ererbten Symptome, in Gestalt einer geistigen Schwind-Sucht. Die Sucht, physisch, emotional oder mental zu entfleuchen und die Flucht zu ergreifen, kennzeichnet die tuberkuline Dynamik. Dazu sagte Peter Gienow in einem Vortrag: »Da will einer weg. Einfach so. Den locken wir dann wieder auf die Erde, in tolle Kurgebiete, zu bester Ernährung, dorthin, wo es sich lohnt, zu leben.«

Man schaue sich nur einmal den Film »Der Zauberberg« an oder lese das Buch von Thomas Mann und man wird das innere Wesen der Tuberkulinie spüren, sehen und hören. Das Sanatorium hoch oben auf dem Berg bietet eine heile, schöne Welt, in der man sich um nichts kümmern muss. Der Preis – die tödliche Krankheit – wird dafür in Kauf genommen. Die Menschen dort wandern nicht nur zwischen den Welten – oben das Paradies, unten der schnöde Alltag mit seinen Sorgen, Pflichten und Mühen – sondern auch zwischen den Realitäten des Diesseits und Jenseits, zwischen Tag und Traum. Die Sanatoriumspatienten sind im wahrsten Sinne Traumtänzer und merken nicht, dass sie an einem Abgrund stehen.

2.3.1 Spiegelmiasmatisch syphilitische Züge der Tuberkulinie

Was zunächst am tuberkulinen Miasma noch harmlos erscheint, kann plötzlich tief ins Destruktive abrutschen. Sogar eine Erkältung, Blutung oder Diarrhöe, die harmlos beginnt, kann tödlich enden, weil es keine Mitte, kein Mittelmaß, keine Orientierung und kein sicheres Auffangnetz gibt, in das eine Krankheit physisch, psychisch oder mental fallen könnte. Da die Mitte fehlt, stürzt die Krankheit ungehindert in die syphilitische Ebene – also unter Umgehung der Sykose. Darum kann es in der tuberkulinischen Krankheit schnelle, heftige und plötzliche Wendungen geben, die ihr syphilitisches Wesen offenbaren. Der tuberkuline Mensch ist von Natur aus schwach, verfügt aber über die geniale Gabe, seine latente Schwäche auf allen energetischen Seinsebenen durch Bewegung zu kompensieren. Diese Gabe der Kompensation verbraucht zwar zusätzlich viel Lebenskraft, denn dieser Mensch muss permanent auf dem Sprung sein und sich ständig stimulieren, doch vor unserem Auge erscheint ein positiver, lebensbejahender, freundlicher und sympathischer Mensch, bei dem wir sein großes Defizit, seine Bedürftigkeit und seine Sucht zu fliehen nicht sofort entdecken. Nur zu gerne sind wir bereit, das Spielerische mitzuspielen und werden – wie viele Therapeuten selbst erfahren haben – leicht von seiner Leuchtkraft geblendet. In einem Alltag, in dem man alles ernst, schwer und pflichtbewusst nimmt, wirken tuberkuline Patienten wie ein heiterer, leichter Lichtstrahl, der das Leben erhellt. Doch kommen sie ja in die Praxis, weil sie krank sind – und leider oft viel kränker, als sie sich selbst einschätzen. Der sykotische Patient jammert und macht sich mit seinen Symptomen wichtig. Der tuberkuline Patient dagegen will den Therapeuten (und sich selbst) nicht mit seinen Problemen belasten und fragt freundlich, wie es einem geht. Fragt man ihn dann nach seinem Befinden, so kann es passieren, dass er sagt: »Eigentlich prima!«. Er möchte seine Probleme am liebsten ignorieren.

Es ist daher interessant zu klären, was denn schließlich den Absturz in das Spiegelmiasma der Syphilinie bewirkt.

Ich habe diesbezüglich in meiner Praxis eine Menge Erfahrung sammeln dürfen, da ich zum einen viele Krebspatienten, zum andern zahlreiche Sinnsucher, Esoteriker und Haltlose behandelt habe. Es gehört für mich zu den schwierigsten therapeutischen Aufgaben, diese Patienten dazu zu bewegen, sich zu erden und sich ihre Lebenskonflikte anzuschauen und zu bearbeiten, um den Sinn in ihrem Leben, das sie nun einmal gewählt haben, zu finden. Das Grundproblem liegt meiner Erfahrung nach darin, dass der tuberkulin Kranke seine Gabe der Fantasie und Vorstellungskraft mit hysterischen Vorzeichen lebt. Meine Botschaft an ihn ist deshalb: »Sie dürfen weiterhin so fantasievoll, spielerisch und freundlich sein und müssen dafür nicht so schwer krank sein.« Der Tuberkuliniker zieht aus seiner Krankheit unbewusst den größten Gewinn: Zuwendung und Aufmerksamkeit. Das tut auch der Sykotiker, der dabei aber seine Umgebung drangsaliert, kommandiert und kontrolliert. Das ist beim Tuberkuliniker anders. Er hebt ab und signalisiert fatalistisch: »Ist doch egal, wenn ich dabei drauf gehe!« und springt in den Abgrund. Seine Furchtlosigkeit ist nicht echt, aber sie präsentiert sich als Sucht, selbst dem Tod und dem Sterben noch etwas Faszinierendes oder Spannendes abzugewinnen. Wir als Therapeuten geraten hierbei in einen Zwiespalt. Ich persönlich finde es wunderbar, wenn jemand dem Sterben offen begegnet und etwas Faszinierendes darin entdeckt. Doch der Preis dafür zeigt die Tiefe der Krankheit. Es geht nicht wirklich um einen spirituellen Prozess, schon im Leben das Sterben zu integrieren, sondern um das Faszinosum. Es ist das *Wie*, das mich aufmerksam macht für die tiefe Störung in der Lebenskraft: Wie befasst sich ein Mensch mit den Fragen des Lebens und Sterbens?

Ähnlich wie seine Symptome – Durchfall, Blutungen, Husten usw. – ist auch das Bewusstsein des Tuberkulinikers: Alles fällt einfach durch oder fließt ungehemmt und alles kann ganz schnell tödlich enden. Die Grenzen des Lebens werden nicht, beispielsweise durch schrittweises Üben, bewusst überschritten, sondern aus dem unbewussten Drang, das Unmögliche möglich zu machen. Hier können wir die Nähe zum syphilitisch Kranken erkennen. In beiden Miasmen geht es um Grenzüberschreitungen. Der Syphilitiker hat die Weltformel gefunden, spielt Gott und stellt *seine* Gesetze auf. Der Tuberkuline ist immer kurz davor, eine sensationelle Entdeckung zu machen und kommt zu dem Schluss: Gott hat sich geirrt! Im Weltbild des Tuberkulinen dominiert die Darwinsche Lehre von »Versuch und Irrtum« – denn genau so ist das Verhalten des Tuberkulinen. Was nicht sofort funktioniert, wird als Irrtum abgehakt und man wendet sich dem nächsten »Wundermittel«, Superangebot oder »Shortcut« zu.

Die Bereitschaft, notfalls ins Nichts zu springen, macht es schwer, diese Menschen zu therapieren. Sie bilden sich ein, bereits alle Probleme gelöst zu haben, auch wenn jeder Außenstehende das Chaos deutlich wahrnimmt, in dem der Kranke lebt – und überlebt! Sobald sie spüren und erkennen müssten, dass sie nicht bindungsfähig und nicht wirklich lösungsorientiert sind, scheren sie aus und suchen ihr Glück beim nächsten Therapeuten. In der Therapieszene begegnen wir oft diesen Gauklern, die auf der Suche nach einer einfachen, leichten Lösung sind und die Hoffnung hegen, dabei ohne die Notwendigkeit, innezuhalten und lange verweilen zu müssen, »davonzukommen«. Wollen sie sich aber wirklich entwickeln und erwachsen werden, müssen sie aufhören zu flüchten und an einem Ort verweilen. Das halten jedoch nur die wenigsten aus, sodass wir in der miasmatischen Therapie häufig nur für eine Weile Wegbegleiter sind und diese Patienten dann wieder aus den Augen verlieren.

Im Umgang mit schwer kranken Tuberkulinikern stellt sich die Frage, was sie abstürzen und die Fassade der Unbeschwertheit und Harmlosigkeit in einem Nu zerbröckeln lässt. Im tuberkulinen Miasma geht es um Hunger – um Hunger nach Nahrung, nach Anerkennung, nach Heimat, Liebe und Sexualität. Das tuberkuline Bewusstsein benötigt daher stets den Kontakt nach außen. Der Tuberkuliniker braucht Menschen und die räumliche Bewegung wie Tanz oder Sport. Die Flexibilität und Unkonventionalität erlaubt es ihm, Beziehungen schnell einzugehen. Das ist zunächst einmal durchaus ein großes Plus, das auch unsere heutige Gesellschaft, Wirtschaft und unseren Lebensstandard bestimmt. Doch hinter der Beziehungssuche steht ein ausgehungerter, bedürftiger Mensch, der unbewusst alles tut, um seinen Hunger zu stillen. Wird ihm durch bestimmte Lebensumstände nun plötzlich die »Nahrung« entzogen, steht er nackt und bloß da und gerät unter Schock. Seine Suche war und ist ihm ja nicht bewusst und auch nicht mit Kalkül verbrämt, sondern von der inneren Leere unbewusst getrieben, stets davon überzeugt, nur das Beste und Schönste gewollt zu haben. Wir kennen diese Leidenswege von Phosphor, Tuberkulinum, Ignatia oder Nux vomica. Mit einem Schlag finden sie sich mit der Tatsache konfrontiert, dass es so nicht geht, dass es eine Grenze gibt und ein Nein. Sie haben dem nichts entgegenzusetzen. Sie sind bereit, alles zu tun und alles herzugeben, nur um ihren Traum weiter leben zu können. Da sie keinen wirklichen Halt in sich selbst aufgebaut haben, fallen sie tief. Je weniger »Substanz« und innere Ordnung sie sich erarbeitet haben, umso tiefer stürzen sie ab.

In der Praxis sehen wir es an der Dramatik der Symptome, die allesamt kollapsähnlich geschehen. Es gibt eben kein Fangnetz. Der Traumjäger im Tuberkulinen lebt nicht wirklich auf der Erde, sondern abgelöst von seinen Wurzeln. Hier stellt sich das Gleiche dar wie beim syphilitischen Miasma, nur dass der Tuberkuline – wenn er den Sturz überlebt hat – sich sagt: »Neues Spiel, neues Glück. Auf zu neuen Abenteuern. Vielleicht klappt es woanders besser.«

Der tuberkuline Mensch handelt aus seiner Sicht immer in bester Absicht, mag aber nicht die Konsequenzen tragen, wenn der Weg nicht so verläuft, wie er es sich gewünscht oder vorgestellt hat. Deshalb sehen wir bei Tuberkulinikern eine lange Spur von Scherbenhaufen im Leben, nicht selten noch zusätzlich verstärkt durch die Sucht nach Alkohol oder anderen Stimulanzien. Viele unerledigte Berufe oder Beziehungen kennzeichnen eine tuberkuline Vita auf der Suche nach dem idealen Job, der viel Geld für wenig Aufwand bringt oder nach der perfekten Beziehung.

Wenn wir tuberkulin kranke Menschen behandeln wollen, kommen wir nicht umhin, dem Patienten Grenzen aufzuzeigen und in dem Flüchtigen und nach Abwechslung Strebenden gewissermaßen sanft und vorsichtig die Bremse zu ziehen. Dazu müssen wir selbst lernen, wir müssen bei uns bleiben und unser Credo sowie unsere Intention auf ein sicheres Fundament bauen. Einem haltlosen Menschen dienen wir am wenigsten durch Worte, sondern eher durch das glaubhafte Verkörpern unserer eigenen inneren Haltung. Das bedeutet aber auch, genau das zu tun, was wir alle sehr ungern tun – nämlich »Nein« zu sagen und eine Grenze zu ziehen, um den Patienten so auf sich selbst zurückzuführen. Es kommt immer wieder vor, dass der Patient versucht, mit uns zu argumentieren oder nach einem Hintertürchen Ausschau zu halten, dass doch »alles gar nicht so schlimm ist«. Bedenken wir hier die Nähe zur Psora, die auch nicht gerne in die Tiefe geht und immer hofft, einer wird es schon richten, das Unheil werde schon vorbeigehen und er werde verschont und in Ruhe gelassen. Der Tuberkuline ist mindestens so schlau, intelligent und wandlungsfähig wie der Psoriker. Während der Psoriker aus Lethargie und Faulheit heraus hofft, verschont zu werden, hat der Tuberkuliniker gelernt, physisch, emotional oder mental zu fliehen, wenn es brenzlig wird. Wird es jedoch zu brenzlig, dann gibt er sich lieber auf und springt in den Abgrund, geht also in die syphilitische Destruktion. Wenn wir im Bewusstsein bewahren, dass das tuberkuline Miasma stets die latente Möglichkeit der destruktiven Energie der Syphilinie in sich trägt, sind wir wachsamer für das, was bei einem tuberkulin Kranken vor unseren Augen und Ohren geschieht.

Da in der Tuberkulinie ein großer Freiheitsdrang besteht, ist es auch ratsam, als Therapeut hier die Zügel locker zu halten und dem Patienten jederzeit den Freiraum zu lassen, diesen oder einen anderen Weg zu wählen. Ihn mit Zwang oder Druck an sich zu binden, endet im Fiasko, weil der tuberkuline Patient von Natur aus nicht bindungsfähig ist. Er sucht zwar die Beziehung, weil Alleinsein mit großen Ängsten verbunden ist, aber wenn eine Partnerschaft bestimmte Ansprüche stellt, sinnt er auf Flucht. Das gilt genauso für die Therapie. Indem wir dem Tuberkulinen immer wieder sagen, dass er die freie Wahl habe, den von uns vertretenen Weg zu gehen und ihm weitere Möglichkeiten aufzeigen, bewahrt der Patient seine Freiheit und kann selbst prüfen, ob er lieber davonlaufen oder verweilen möchte.

2.3.2 Die Bedeutung der tuberkulinen Ebene in der miasmatischen Therapie

Die Erfahrung bestätigt, dass in der miasmatischen Behandlung chronischer Krankheiten von der Ebene der Psora alle anderen miasmatischen Ebenen ausgehen können. Eine weitere Erkenntnis ist, dass von der Sykose aus ein Heilungsschritt direkt auf die psorische Ebene möglich ist. Seit die Tuberkulinie in dem neu erkannten Miasmengefüge von Peter Gienow zwischen Psora und Sykose angesiedelt ist, werden viele Heilungsverläufe wesentlich klarer. In meiner eigenen homöopathischen Arbeit löste diese neue Positionierung der Tuberkulinie mit einem Schlag zahlreiche Probleme und bestätigte, was auch kulturhistorisch unübersehbar belegt werden kann. Deshalb lege ich bei langwierigen Heilungsprozessen größten Wert darauf, dass die tuberkuline Ebene durchlaufen wird. Ich bevorzuge ein zyklisches Denken und glaube deshalb fest an die Möglichkeit, dass ein Patient in seiner Heilung durch den richtigen Impuls zur rechten Zeit von einem Punkt zum anderen wechseln kann. Darüber hinaus vertraue ich auf den Weg der kleinen sicheren Schritte.

Der tuberkulinen Heilungsebene bin ich aus mehreren Gründen sehr zugetan. Ihre Schwachpunkte können zugleich ihre Stärken sein. Leichtigkeit, freier Atemfluss, Lebensfreude und dem Leben auch die heiteren Seiten abgewinnen zu können – all das sind wichtige Erfahrungen und Ressourcen für einen Patienten, der sich aus einer Syphilinie oder aus einer Sykose herausgearbeitet hat. Deshalb vermittle ich dem Patienten mein Bild des

»Miasmenhauses« (siehe Abb. 5, S. 57), das bei ihm stets Heiterkeit und Zuversicht auslöst, wenn das Obergeschoss erreicht ist und Fenster und Türen den Raum mit frischer Luft durchlüften.

Wir sind in der Homöopathie oder auch in anderen arzneilichen Heilmethoden meistens so mit den Symptomen und ihren »Bildern« befasst, dass wir keinen Blick für den Atem und dessen Ausdruck von Bewusstsein haben. Wer von uns hat denn wirklich real und im übertragenen Sinne einen langen Atem? Wenn wir nicht gerade Atemtherapeuten sind oder auf andere Weise körperlich mit dem Atemrhythmus arbeiten, nehmen wir doch dieses Herzstück des körperlichen Ausdrucks von Bewusstsein gar nicht wahr! Das ist sehr schade, weil eine Atemschulung die grundlegende und einfachste Art und Weise ist, die spirituelle Seinsebene zu aktivieren. Der Atem wird als selbstverständlich hingenommen. Nur wenn er fehlerhaft funktioniert und Störungen wie Asthma oder Angina-Pectoris-Anfälle auftauchen, werden wir auf ihn aufmerksam. Spätestens auf der sykotischen Heilungsebene, wo Emotionen wach werden, Erinnerungen aufsteigen und alle Seinsebenen in Bewegung geraten, ist es an der Zeit, den Patienten in den Tiefatem einzuweisen. In der Sykose ist dies eher eine physische Hilfe, den Körperschwerpunkt ins Becken, also unterhalb des Solarplexus, zu verlagern und auch dann tief weiter zu atmen, wenn starke Emotionen auftauchen. Tiefatem ist hier ein Anker, um die hohen Wellen zu meistern.

Auf der tuberkulinen Ebene kommt der Aspekt des Bewusstseins hinzu. Das Gefühl von Weite, Freiheit und der Fähigkeit, über den Dingen stehen zu können macht dem Patienten deutlich, dass er das Meiste geschafft hat.

Ich beobachte oft, wie Patienten auf der tuberkulinen Ebene – beispielsweise nach der Verordnung von Phosphor mit Bacillinum/Tuberkulinum – ganz anders mit den Heilungssymptomen von Durchfällen, Blutungen, Fieber, Schmerzen umgehen, wenn ihnen die Bedeutung dieser Ebene bewusst gemacht wird. Sind die Symptome zu heftig, können kleine Helfermittel eingesetzt werden, die den miasmatischen Prozess selbst nicht behelligen oder unterbrechen. Anders verhält es sich, wenn die Tuberkulinie ausgehend von einer Syphilinie über die Sykose erreicht wird. Dann bleibt trotz dieser vorübergehenden Symptome das Gefühl von Heilung. Das ist entscheidend. Es gibt nicht das neutrale Symptom. Symptome stehen stets in einem Kontext und sind immer Teil eines Prozesses – entweder eines abbauenden oder eines aufbauenden.

Dem Patienten tut es gut, dies zu verstehen, denn es nimmt ihm die Angst, ja, sogar die Todesangst, wenn es um Krankheiten geht, die als »unheilbar« bezeichnet werden. Wenn wir chronisch Kranke behandeln, werden wir mit allen Graden dieser Angst konfrontiert. Insbesondere solche Patienten, die in ihrem Wesen viele tuberkuline Anteile haben, sind oft die personifizierte Angst – jedoch verschleiert durch ihre kreativen Fluchtmechanismen.

Die oft auffällige Angst vor Bakterien steht im hellen Gegensatz zu der Tatsache, dass wir besonders auf der tuberkulinen Ebene die körpereigenen Bakterien für den Heilungsprozess dringend benötigen. Wird alles Störende wegoperiert und der Organismus durch Antibiotika oder Zytostatika von gesunden Bakterien »rein« gefegt, wirkt sich dies in der Tuberkulinie verheerend aus. Die Lebenskraft ist nicht irgendeine virtuelle Kraft, sondern wird auch von lebendigen Wesen mit beeinflusst. Dazu gehören auch die aeroben und anaeroben Mikroorganismen. Hier können wir von Anbeginn eines miasmatischen Prozesses »Effektive Mikroorganismen« einsetzen, um den Organismus vom Mund bis zum After wieder mit gesunden Mikroorganismen zu besiedeln. Dann läuft die Heilung auf der tuberkulinen Ebene um ein Vielfaches leichter ab – selbst wenn bereits wichtige Ventile wie Lymphknoten entfernt wurden.

Nach meiner Erfahrung ist die Tuberkulinie in einem miasmatischen Heilungsprozess oft das »Zünglein an der Waage«, indem deutlich wird, ob die destruktiven Wurzeln eliminiert wurden. Ist dies nicht geschehen, erleben wir den spiegelmiasmatischen Aspekt, indem wieder syphilitische Symptome auftauchen. Dann beginnen wir wieder auf dieser Ebene und der Patient durchläuft noch einmal alle notwendigen miasmatischen Ebenen. Dieser Vorgang kann so oft wiederholt werden, bis Heilung stattfindet.

2.3.3 Tuberkuline Körperzeichen

Beim tuberkulinen Miasma geht es um das Außen, das Äußere, das Du und die Welt draußen. Daher hat es auch entsprechende Menschen hervorgebracht, die aus-strahlend, also faszinierend sind. Die körperlich schönsten Menschen sind von Natur aus tuberkulin und entsprechen unserem westlichen Schönheitsideal. Unter ihnen ist die Bereitschaft sehr ausgeprägt, alles für die Figur zu tun, die Körperformen chirurgisch zu korrigieren und jung zu bleiben. Ihr Sinn für Schönheit bezieht sich nicht nur auf die Körperpflege, sondern auch auf ihren Lebensstil, der in der Regel Geschmack zeigt. Auch in der Mode und im Designergewerbe verdanken wir den tuberkulinen Menschen wesentliche Impulse, das Lebensumfeld schöner zu gestalten und sich alle möglichen Formen der »Wellness« zu gönnen. Hier ein paar wesentliche Körperzeichen:

Äußere Zeichen

- Strahlende, große Augen
- Ebenmäßige, wohlproportionierte Gesichtszüge
- Deutlich ausgeprägte Jochbeine (Zeichen der Reiselust)
- Kleines, schmales Kinn, Neigung zum fliehenden Kinn
- Jugendliches Aussehen
- Beine länger als der Oberkörper
- Schlanke, elegante Gestalt
- Zarte Muskulatur
- Asthenischer Körperbau
- Neigung zur Magerkeit
- Langer dünner Hals
- Schwingender Gang
- Gelockte oder schön gestylte Haare
- Rothaarigkeit oder blondes »Engelhaar«
- Ohren können missgestaltet sein, meistens keine ausgeformte Helix
- Kein ausgeformtes Ohrläppchen, eher lang gezogen und angewachsen (syphilitisch)
- Zahnbogen normal bis auf ein, zwei Zähne, die auffallend krumm stehen (»aus der Reihe tanzen«)
- Ausgeformte, oft volle Lippen
- Mund steht weit vor der Glabella (im Profil zu sehen)
- Wohlgeformte, eher kleine Nase

Innere Zeichen

- Angeborene Schwäche der Atemorgane
- Schwäche der Sexualorgane
- Schwäche der Verdauungsorgane.
- Chronischer Husten
- Zu weicher Stuhlgang
- Schneller, häufiger Sex, die Promiskuität wird als normal empfunden
- Krankheitsbewusstsein erst, wenn die erektive Potenz gestört ist oder die Frau einen Kinderwunsch hegt, aber nicht schwanger werden kann
- Insgesamt schwächliche, fragile und anfällige Konstitution (weil dem Tuberkuliniker die Wurzeln und das Substanzielle der Lebenskraft fehlen)

Viele psychosomatische Krankheiten sind tuberkuliner Natur, denn die Emotionen nehmen im Gegensatz zum Spiegelmiasma der Syphilinie einen hohen Rang ein. So sehr die Gefühle dicht an der Oberfläche liegen, leicht »entzündbar« sind, so tief liegen meistens die wirklichen Bedürfnisse. Nichts ist schlimmer für den tuberkulin Kranken, als sich in seiner Bedürftigkeit zu erkennen und sich seinen Hunger einzugestehen.

Wir erleben beispielsweise Patienten, die in ihrer Partnerschaft lange Jahre ihre Konflikte durch häufigen sexuellen Kontakt oder durch Kinder zu »kitten« versuchen, bis eines Tages das Hinschauen auf das ursächliche Problem notwendig wird. Dem psychischen Empfinden folgt sofort der Körper (Soma). Das psychische Wohlbefinden wird über das körperliche gestellt. Auch der sykotisch Kranke versucht, eine Fassade des Wohlbefindens aufzustellen und versucht dabei, sich selbst und andere zu täuschen. Der Tuberkuline baut so lange an der blanken, schönen Fassade, bis er selbst glaubt, was er sagt: Alles ist bestens, es gibt keine Probleme.

Die Körperreaktionen infolge dieser Erkenntnis, dass etwas im Argen liegt, sind heftig – Nasenbluten, Uterusbluten, Durchfälle, Husten usw., weil wenig Substanz und Lebenskraft vorhanden sind. Muss auf der sykotischen Ebene alles erst ins Fließen kommen, so fließt auf der tuberkulinen Ebene alles zu heftig und zu schnell.

2.4 Die Psora

Mögen wir uns in der Homöopathie auch in vielen Dingen uneinig sein, in einem Punkt wird mir sicher jeder zustimmen: der psorische Patient stellt seit geraumer Zeit die Ausnahme in unserer Klientel dar. Wir sind heutzutage so sykotisch, dass dies schon in der Welt der Heimtiere zutage tritt: Viele Rüden oder andere männliche Tiere leiden schnell unter Ausfluss und Veterinär- wie Humanhomöopathen werden mit schweren Hautkrankheiten konfrontiert werden, die nur selten psorischer Natur sind. Gerade deshalb ist es von zentraler Bedeutung, einen miasmatischen Prozess bis an die Peripherie der Haut zu führen und nicht eher zu ruhen, bis dies stattfindet.

Kulturgeschichtlich wird unschwer zu erkennen sein, dass die Schwäche der Psora und ihre »Wollust um jeden Preis« keine lange Epoche hervorbringen konnte. Gleichwohl bescherte uns Samuel Hahnemann an der Schwelle vom Rokoko zum Bürgerzeitalter die tiefe Erkenntnis, dass alles Leid aus der Psora kommt und die Psora sich in alle anderen Miasmen verwandeln kann. Das bedeutet umgekehrt: In allen Miasmen wohnt auch die Psora.

Indem ich unsere Betrachtung der Miasmen von der Syphilinie her aufbaue, folge ich nicht nur dem eingangs beschriebenen Miasmenmodell, sondern richte auch mein Augenmerk auf die Tatsache, dass wir uns in einem Zeitalter befinden, in dem harmlose Krankheiten leider eher die Ausnahme sind und wir es zunehmend mit destruktiven Krankheiten zu tun haben. In den gängigen Büchern über Miasmen wird die Psora stets sehr ausführlich dargestellt, um zu demonstrieren, wie vielseitig und durchdringend sie ist. Die anderen Miasmen erscheinen in der Wahrnehmung ihres krankmachenden Potenzials entweder nicht mehr so kompliziert oder schwerwiegend und geraten so etwas ins Hintertreffen. Viele Homöopathen meinen, die Miasmen verstanden zu haben, wenn man nur die Psora verstanden habe. Nach meiner Erkenntnis und Erfahrung schimmert die Psora zwar durch alles, was ich bei Patienten wahrnehme, hindurch. Als deutliche miasmatische Belastung bzw. in Gestalt einer psorischen Konstitution habe ich sie bislang jedoch nur bei einigen wenigen Künstlerpatienten erlebt. Ihre typischen Merkmale wie Schwäche, Mangelerscheinung, Funktionsstörung, Hemmung, Minderwertigkeitsgefühl oder Reizung haben heutzutage so tiefe Wurzeln, dass man tunlichst anfangen sollte, bei diesen miasmatischen Wurzeln zu therapieren.

Wann begegnen wir in unserer Leistungsgesellschaft noch Wesenszügen wie einem exzessiven Faulsein, »Gammeln«, andere für sich arbeiten zu lassen, Konventionen zu brechen oder egoistisch nur seinen Weg zu gehen, egal, was andere sagen? Wer traut sich heute noch, faul zu sein? Wer traut sich, nur nach dem Lustprinzip zu arbeiten? Die Psora finden wir heute in unserer Gesellschaft nicht mehr ausgeprägt, sondern wenn überhaupt nur außerhalb ihrer sauberen Fassaden – in Gestalt der »Tippelbrüder« oder »Tippelschwestern«.

Es gab in meiner spirituellen Zen-Schulung eine Zeit, als ich mich viel mit Menschen beschäftigte, die auf der Straße leben. So lernte ich unglaubliche Lebenswege kennen, wenn ich mich mit »Pennern« und Bettlern unterhielt. Bereits während meiner zweiten Feldforschungsarbeit in Indien zum Zweck meiner Habilitation hatte ich mich mit dem »Abschaum der Gesellschaft« intensiv befasst, weil für mich wichtig war, Oben und Unten miteinander zu verbinden[14]. Solche Lebensverhältnisse sind sowohl für die vor-psorische Seuche, die Lepra, maßgebend als auch für die Psora selbst: innen wie außen ist Unordnung. Werden die hygienischen Verhältnisse selbst besser, zeigt sich, welche Bewusstseinsanteile noch psorisch krank sind. Dazu zählt zum Beispiel die Sucht nach noch mehr Reizen, auch wenn man vor Schwäche fast kollabiert. Heute tragen junge Leute schon zwei T-Shirts, damit nur ja nicht ein Schwitzfleck die smarte Fassade verunstaltet. Die Psora ist nach innen gedrückt. Was »juckt« den Menschen in seinem Innern? Juckt es ihn, andere zu reizen und sich schadenfroh über ihre Reaktion auszulassen? Egal, welche Schatten des Menschseins wir anschauen, wir stoßen immer wieder auf die Psora. Die Psora ist die Unreinheit der Intention, die nicht sofort sichtbar wird. »Ich hab's doch nur gut gemeint. Ich wollte das Beste für dich!« trägt den Schatten in sich: »Ich habe es in Kauf genommen, dass es dir dabei schlecht geht.« Man will Spaß haben und stößt alles weg, das dabei im Wege steht. Wird die Psora mit einem Konflikt konfrontiert, verlagert sie sofort die Schuld auf den anderen, beispielsweise durch den Satz: »Du hättest ja früh genug warnen können!« Die eigene Schwäche wird umgehend mit der Schwäche des anderen kompensiert. Diese Unaufrichtigkeit und die im wahrsten Sinne

14 Während meiner ersten Forschungsreise befasste ich mich nur mit der »Upper class«, der Bildungsschicht in Nordindien.

unsaubere Art, mit anderen umzugehen, sich herauszureden oder gar zu lügen, um »seine Haut zu retten«, offenbaren eine grundlegend menschliche Schwäche, die unser Zusammenleben dauernd belastet. Die Psora hat kein wirkliches Format. Sie ist amorph und kann jede Form annehmen und sich an alles anpassen. Es sind die unzähligen kleinen Dinge des Alltags, die großes Leid heraufbeschwören und Beziehungen, Arbeitsplätze und gesellschaftliche Sicherheiten zerbrechen lassen. Am Anfang mögen es noch harmlose »Funktionsstörungen« im zwischenmenschlichen Getriebe sein, aber dabei bleibt es nicht, weil das Habenwollen, also die Gier nach immer noch mehr Reiz, Materie, Besitz und Stimulation die Lebenslust zu Lebensfrust macht.

Dr. Mohinder Singh Jus sagte in einem Miasmenseminar einmal: »Nur wegen des einen Zentimeters Sucht nach Genuss auf der Zunge nehmen Menschen jahrelanges Kranksein in Kauf. Da ist der innere Juckreiz nach immer mehr.«

Die Psora ist maßlos; sie schaut nur nach vorne, wie die Gelüste zu befriedigen sind. Was hinter ihr und um sie herum passiert, ist ihr egal. Das Ego diktiert die Gedanken und Taten. Nimmt man ihr die »Spielzeuge« weg, folgt kein Widerstand, sondern Lähmung, Verzweiflung und Unfähigkeit, das Leben selbst in die Hand zu nehmen. Es fehlt die Kraft der Tat und das Gefühl für die Verhältnismäßigkeit im Verhalten. Ein deutliches Zeichen dafür, wie tief die Psora in unser Leben gedrungen ist und sich in sehr sykotischen und syphilitischen Zeichen zeigt, ist unsere niedrige Stressschwelle. Alles ist heute gleich »stressig«, wirft einen um und lähmt die Lebensgeister. Viele Menschen sind vollkommen überreizt und ruhelos und rasten deshalb wegen Bagatellen schnell aus. Nach Generationen von Fieber- Schweiß- und Schmerzunterdrückung durch Antibiotika halten sie nichts mehr aus. Die starke Infantilisierung durch den Impfwahn hat uns Heere von Menschen beschert, die im Grunde lebensunfähig sind und schon in jungen Jahren Zeichen der Vergreisung zeitigen. Die Psora zu unterdrücken ist tödlich. Harmlose Krankheiten mit scharfer Munition wegzusprengen, erlaubt dem Menschen nicht mehr, seine eigenen Heilkräfte natürlich aufzubauen, sondern putscht nur den Rest der Lebenskraft noch künstlich hoch. Eine der fatalen Folgen ist, dass kaum noch Kraft übrig bleibt, Ideen reifen und verwirklichen zu lassen, Wege zu ebnen und Verantwortung zu übernehmen. Stattdessen wird alles sofort weggeworfen, wenn es nicht mehr zu tragen zu sein scheint, Ware ebenso wie

Menschen und Tiere. Die Tatsache, dass eine Balletttänzerin bereits mit 22 Jahren, eine Sängerin mit 24, ein Orchestermusiker mit 28 Jahren zu alt sind, um angestellt zu werden, zeigt im Verhältnis zu dem Alter, das wir heutzutage physisch erreichen können, wie krank selbst jene Bereiche sind, die einst von der Psora gefördert wurden: die Kunst und der Müßiggang zum Zwecke der inneren Erbauung, des süßen Nichtstuns.

Es soll alles »easy going« sein. Bloß keine Konfrontation mit der eigenen Schwäche oder dem eigenen Chaos. Unzählige Ideen, unzählige Gedanken, unzählige Argumente kreisen im Kopf des theoretisierenden Psorikers. Der Druck von außen wird nicht – wie in der Sykose – mit Gegendruck beantwortet, sondern mit der »Ladehemmung« und dem erstaunten Ausruf: »Wieso jetzt?« »Wieso passiert mir das?« »Wieso schickst du mich in die Hölle?« Vorwürfe sind die »Waffen« der Psora. Sie lenken vom eigenen Unvermögen ab. Psorische Lebenssituationen sind vom Chaos, von Missverständnissen, von vielen Worten bei wenig Handlung durchdrungen. Wenn es brenzlig wird, weicht man aus. Man verbündet sich mit anderen Schwachen, um sich zu behaupten. Theorie und Praxis sind in der Psora meilenweit voneinander entfernt. Man weiß ja, was richtig, angemessen oder gesund wäre, aber leider kriegt man »den Hintern« nicht hoch und philosophiert lieber über das Leben.

Die Psora erwischt in diesen tausend alltäglichen Dingen jeden von uns. Jeden Tag müssen wir uns aufs Neue für das Eine oder das Andere entscheiden und dabei versuchen, das Unreine, Unlautere und Schlechte in uns abzuschütteln und das Reine, Lautere und Wahrhaftige zu leben – im ganz normalen Alltag, nicht im Kloster oder im Elfenbeinturm!

Die Frage ist: Was ist das heilsame Potenzial der Psora? Warum ist die psorische Heilungsebene so lebenswichtig? Die größte Schwäche der Psora ist auch ihre größte Stärke. Wie schon mehrmals betont, kann aus der Psora alles entstehen und hervorgehen – alle Grade von Krankheit, aber auch alle Grade von Kreativität. Eine Krankheit bis an die Peripherie der Haut zu »schieben« bedeutet, dass Innen und Außen, Ich und Du wieder reibungslos miteinander verkehren. Bezeichnenderweise tauchen auf der psorischen Heilungsebene bekanntlich oftmals Pickel auf, wie wir sie möglicherweise als Pubertierende schon mal hatten. Und was war *das* zentrale Thema der Pubertät? Außerhalb des Ichs auch das Du zu entdecken und sich der Emotionen und der Anziehungskraft zwischen

Mann und Frau inne zu werden. Die Lust auf ein Gegenüber erwachte. In dieser Übergangszeit haben wir als Jugendliche die Grenzenlosigkeit und das »Alles kann sein« erlebt und – mühsam genug – gelernt, dass es Grenzen gibt. Doch dieses »Alles ist möglich« – der Grundsatz der Psora – kann schließlich auch positiv genutzt werden.

Der erwachsene Kranke, der im obersten Stock des Miasmenhauses angekommen ist, spürt Erleichterung und nimmt in seinem Leben wieder rundum alles wahr. Er sieht nicht mehr nur *ein* Ziel, sondern hat viele Ideen, die er umsetzen möchte. Viele Wahlmöglichkeiten sind das sicherste Zeichen dafür, dass der Stress den Organismus verlassen hat. »Keine Wahl« ist ein Zeichen von großem Stress. Stress ist eine Botschaft des Althirns (Stammhirn). Unsere gesamte miasmatische Therapie zielt im Grunde nur darauf ab, von diesem stammhirngesteuerten Stress wegzukommen und den intelligenten, »modernen« Gehirnarealen zur Aktion zu verhelfen. Der Umkehrpunkt geschieht meistens auf der tuberkulinen Ebene, wo sich entscheidet, ob die Krankheit noch einmal in die Syphilinie sinkt oder ob die Schubkraft ausreicht, um auf die psorische Ebene zu gelangen. Das Eindringen intelligenter Lösungen ins Bewusstsein braucht sowohl Zeit als auch die Tat, also das Umsetzen der neuen Erkenntnisse.

Die psorische Heilungsebene ist somit diejenige, auf der wir uns alle treffen, von wo aus neue Probleme erschaffen werden und von wo aus Einsicht eine stabile Gesundheit gewährleisten kann. Ab und zu ein wenig Immuntraining durch eine einfache Erkältung, ein Fieber oder einen Juckreiz hält die Gesundheit im Gleichgewicht.

Wer miasmatisch therapiert, weiß, dass schon auf den anderen miasmatischen Ebenen psorische Heilungsreaktionen auftauchen. Wir können dann dem Patienten entweder ein starkes psorisches Mittel wie Sulphur oder Fagopyrum geben, um der Psora die Chance zu geben, all das schon zu heilen, was psorischer Natur ist. Danach können wir klarer schauen, was an tiefer liegenden Störungen noch zu behandeln bleibt. Oder aber wir ignorieren die psorischen Symptome zunächst und vertrauen der Logik des Heilungsverlaufs von der tiefsten zur höchsten Ebene, das heißt von der Syphilinie, über die Sykose und Tuberkulinie zur Psora und verordnen Mittel, die dem entsprechen. Am besten ist – und das ist auch in einem positiven Sinne psorisch – wir erlauben uns alle Variationen. Alles ist möglich und alles kann zur Heilung führen, wenn unsere Intention stimmt und der Patient einen Bewusstwerdungsprozess durchläuft. Bleiben wir selbst einfach, dann bleiben wir auch im Wirkungsfeld einer erlösten Psora.

2.4.1 Psorische Körperzeichen

Der Psoriker in seiner ausgeprägten Form ist sehr selten geworden. Es ist eher so, dass seine miasmatische Anlage durch andere Zeichen hindurchschimmert und wir mehr auf die Gesamterscheinung und die Verhaltensweisen achten müssen, um sie zu erkennen.

Äußere Zeichen

- Schwächliche Körperhaltung
- Unsportliche Erscheinung
- Kopf vorgestreckt
- Schultern gebeugt, hängend
- Augäpfel bzw. Augenlider deutlich sichtbar
- Große Iriden (Kinderaugen)
- Ohrmuschel gut ausgeformt
- Abstehende, gut ausgeformte Ohren
- Flache Jochbeine
- Fliehendes Kinn
- Zart ausgebildetes Kinn
- Oberbiss betont (Vogelprofil)
- Mundwinkel meistens nach oben gerichtet
- Flache, nicht ausgeprägte Nasolabialfalte
- Glattes, faltenarmes Gesicht
- Weiche Gesichtszüge
- Helle, ungepflegt wirkende Haut
- Schwache Armmuskulatur
- Schwache Statik, kann nicht lange stehen (auch wenig Durchstehvermögen)

Innere Zeichen

Da der Psoriker wenig Energie hat, um Dinge selber in Gang zu setzen und schnell in die Schwäche verfällt, ist es sein Ansinnen, Arbeit möglichst zu delegieren. Es ist geradezu amüsant, wie selbstverständlich der Psoriker erwartet, dass alles von anderen erledigt wird. Was nicht unbedingt sein muss, wird auf den nächsten Tag oder in undeutliche Ferne verschoben, immer in der Hoffnung, die anstehende Arbeit oder Entscheidung werde sich schon von alleine erledigen. Was den Psoriker für andere erträglich macht, ist sein primär gutmütiges und leicht beeinflussbares Wesen. Was ihn oft unerträglich macht, ist sein Mangel an Eigeninitiative und der Anspruch, auf Kosten anderer zu leben. Sein Wesen ist parasitär. In der Verteidigung dieser Ansprüche ist er sowohl kreativ als auch eigensinnig.

2.5 Die Karzinogenie

Das Besondere der Karzinogenie (auch Krebs-Miasma genannt) ist die verhängnisvolle Verschmelzung der Sykose mit der Syphilinie. Sie manifestiert sich seit etwa 150 Jahren in massiv zunehmenden Krebserkrankungen, die unaufhaltsam komplexer, komplizierter und destruktiver werden. Sie bilden eine schleichende Epidemie, jedoch anders als echte Seuchen, ohne bakterielle oder virale Ansteckung und ohne eine Umgebung von Elend. Das undurchsichtige, verborgene Element entspricht dem sykotischen Naturell. Das destruktive, alle Organe sowie alle Gesellschaftsschichten und Lebensalter befallende Element ist ihr syphilitischer Anteil. Wir sind noch weit davon entfernt, die Karzinogenie so klar zu erfassen und zu überschauen wie die »alten« Miasmen, denn sie ist ein Aspekt unseres heutigen kollektiven Zeitgeistes. Sie fordert uns heraus, den Anspruch der Apparatemedizin auf unbegrenzte Machbarkeit und die Wirksamkeit der konventionellen Behandlungsmethoden zu hinterfragen. Wir verdanken ihr aber auch die Rückbesinnung auf die Miasmenlehre und auf einfache Behandlungskonzepte karzinogener Krankheiten wie Krebs, Alkoholismus, AIDS oder Autoimmunerkrankungen. Was über das Wesen der Syphilinie und der Sykose gesagt wurde, trifft auch auf die Karzinogenie zu. Als eigenständiges Miasma ist sie jedoch ein übergeordnetes Ganzes und mehr als die Summe ihrer Anteile. Was reicht darin über das Wesen der Sykose und Syphilinie hinaus? Drei Merkmale möchte ich herausheben:

An erster Stelle steht die Opferrolle, die von betroffenen Menschen klaglos, freundlich und fatalistisch eingenommen wird. Diese Menschen fallen nicht durch ein ungewöhnliches Verhalten auf. Sie sind eher anpassungsfähig und altruistisch veranlagt. Ihre große und stille Leidensfähigkeit lässt kaum erahnen, wie es ihnen im Inneren wirklich geht. Sie verbergen ihren Kummer, um niemanden damit zu belasten. Dieser Selbstverzicht ist ein typisches Merkmal.

Ein weiteres Merkmal des karzinogenen Menschen ist die unbeugsame Stärke, mit der er familiensystemische Belastungen (er)trägt. Die äußere Erscheinung von Sensibilität, Empfindsamkeit oder Schwäche täuscht darüber hinweg. Betrachtet man jedoch die Vita beispielsweise krebskranker Menschen, kann man nur staunen, welche Last sie für Lebende oder Verstorbene ihres Familiensystems zu tragen bereit sind. Wie wichtig dieses Merkmal ist, möchte ich an einer unkonventionellen Behandlungsmethode illustrieren:

Ich arbeite mit zwei Psychotherapeuten zusammen, die mein miasmatisches Konzept verstehen. Ab einem bestimmten Punkt in der Krebsbehandlung, den ich noch erklären werde, überweise ich den Patienten an den Psychotherapeuten. Die Psychotherapie hat die Aufgabe, dem Patienten erfahrbar zu machen, welche Last und welches Leid er für andere trägt. Einerlei wie der körperliche Zustand des Patienten ist, wird ihm dort ein fünf bis zehn Kilo schwerer Kieselstein überreicht mit dem Auftrag, diesen so lange wie möglich zu halten. Der Stein steht für die Übernahme von Verantwortung für das Leid anderer Menschen. Es ist unfassbar, welches Durchhaltevermögen selbst Krebskranke mit Kachexie aufbringen, um den Stein zu tragen und um »gut dazustehen und sich keine Blöße zu geben«. Manche Patienten lassen sich sogar noch einen zweiten Stein aufladen. Auf die Frage, was sie nun mit dem Stein zu tun gedenken, wissen diese Patienten keine Antwort. Sie trauen sich nicht, die Last fallen zu lassen oder abzulegen. Die meisten möchten, kurz bevor sie zusammenbrechen, den Stein dem Therapeuten übergeben. Doch meine Kollegen weisen das energisch zurück. Also halten die Patienten mit letzten Kräften durch. Sozusagen in letzter Sekunde kommen sie auf die rettende Idee, den Stein auf einen freien Platz zu legen. Erst wenn sie die Übernahme und Abgabe der Last durch das therapeutische Ritual körperlich erlebt haben, wird ihnen die Absurdität ihres Verhaltens bewusst.

Stellen wir uns dagegen den Psoriker vor. Er ist viel zu egoistisch und zu faul, sich für andere anzustrengen. Der Tuberkuline wird schon bei der

Vorstellung hysterisch, solch eine Herkulestat zu vollbringen und fragt mit Recht, was für einen Nutzen das haben soll. Der Sykotiker sinnt auf eine kreative Lösung, wie er die Last an andere delegieren kann und der Syphilitiker würdigt den Stein keines Blickes oder lässt den Frondienst durch andere verrichten. Nur der Karzinogene trägt die Last unter Aufbietung der letzten Kraftreserven. Das Fatale daran ist nicht nur die Haltung »Ich tue alles für jeden«, wie dies einmal eine Krebspatientin formulierte, sondern die Umkehrung von Ausnahme und Regel: Lebensumstände können einen Menschen vorübergehend in eine Opferrolle manövrieren. Das sollte der Ausnahmezustand sein, der nur so lange währt, bis der Mensch sich wehrt und sich aus der Sackgasse der Aufopferung für andere wieder befreit. Das kann durch eine Beratung oder Therapie unterstützt werden. Beim Karzinogenen wird die Aufopferung jedoch als die Selbstverständlichkeit angesehen und ist womöglich noch in ein aggressionsfeindliches Weltbild eingebettet.

Der sykotische Aspekt der Karzinogenie zeigt sich in der Fähigkeit, emotionale, sexuelle, künstlerische Bedürfnisse oder sogar jeden Selbstausdruck jahrelang zu unterdrücken und dies als »gottgegeben« hinzunehmen. Der syphilitische Aspekt lässt den Menschen an den vielen Arten dieser Unterdrückung zerbrechen. Hier spielen auch äußere Faktoren eine Rolle wie zum Beispiel die Infantilisierung des Immunsystems durch häufige Impfungen. Wachstum und Reife eines Menschen hängen unter anderem auch davon ab, wie er Herausforderungen bewältigt, wie er sich im Leben behauptet und wie er in Beziehung zu anderen Menschen tritt. Der karzinogene Mensch kann sich nicht abgrenzen und nicht Nein sagen. Durch das verworrene Beziehungsgeflecht zu anderen, besonders zu Familienangehörigen, verliert er seine Identität. Seine Sorge und Angst um andere ist überdimensional und steht in keinem Verhältnis zur Realität. Es ist völlig normal, dass sich eine Mutter um ihr unmündiges Kind kümmert und sorgt. Wenn das »Kind« aber 35 oder 48 Jahre alt ist, übertünchen Angst und Sorge unerfüllte Wünsche.

Die Karzinogenie können wir, wie in Kap. A11 besprochen, symbolisch als Kreuz darstellen (vgl. Abb. 139) : Der waagerechte Schenkel entspricht der sykotischen Dynamik mit ihren langsamen, schleichenden Prozessen. Der senkrechte Schenkel steht für die syphilitische Dynamik, die zum Höchsten und zum Niedrigsten streben kann. Die Karzinogenie ist der Schnittpunkt und entspricht der totalen Starre. Karzinogene Menschen neigen zur emotionalen und mentalen Erstarrung und manövrieren sich oft in aussichtslose Situationen. Sie sind buchstäblich festgefahren – es geht nicht vorwärts und nicht rückwärts. Selbst wenn sie konstitutionell eigentlich eine energische Persönlichkeit mit cholerischem Temperament sind, nutzen sie ihre Energie selten, um sich aus der Sackgasse zu bewegen und von Ballast zu befreien. Sie bevorzugen den resignativen Rückzug und sehen ihre Eigenfunktion in der bestehenden Lebenssituation. Ähnlich wie der Sykotiker finden sie gute Argumente, warum die Situation so sein muss. Sie tragen das Kreuz aus Pflichtgefühl und Opferbereitschaft.

Die Tiefe karzinogener Krankheiten wird noch offensichtlicher, wenn wir zwei weitere Wesensmerkmale der Sykose und Syphilinie beleuchten: Die Sykose entspricht der schöpferischen Kraft, die sich durch den »Fall« aus der Einheit (Paradies) in die Dualität (Spaltung) manifestiert. Sie erschafft die sichtbare Welt in unendlicher Vielfalt. Die moderne Physik, die sich mit den Gesetzmäßigkeiten lebendiger Systeme befasst (Life-Physics), postuliert ein »trinäres Lebensprinzip«, nach dem es außer den polaren Gegebenheiten immer auch die Variation, die Regel von der Ausnahme gibt. Dies hält die schöpferische Kraft in Gang, sodass gemäß dem hermetischen Gesetz: »Aus Eins wird Zwei, aus Zwei wird Drei, aus der Drei kommt die Vielheit hervor« der ständige Kreislauf von Geborenwerden und Sterben erhalten bleibt.

Die Syphilinie steht für den Rhythmus. Wir hörten schon, dass ihr das Feuerelement zugeordnet wird. Ein Symbol für die Rhythmisierung der Lebenskraft (Feuer) ist der indische Gott Shiva, der in einem Flammenring tanzend dargestellt wird. Alles Sein schwingt und jede Schwingung ist eine pulsierende, rhythmische Kraft. Unser Organismus ist einem riesigen Orchester vergleichbar, in dem die Organe wie Instrumente perfekt zusammen klingen. Dieses Gleichgewicht der Kräfte bleibt erhalten, wenn wir einen angemessenen Lebensrhythmus finden. Der von der Sonnenkraft gesteuerte jahreszeitliche Rhythmus ist zum Beispiel ein solcher grundlegender Rhythmus, von dem wir uns in der modernen High-Tech-Gesellschaft weit entfernt haben. Der Mondrhythmus ist zwar durch die Frauenbewegung wieder stärker ins Bewusstsein getreten, sodass den Mondphasen entsprechend die Haare geschnitten oder Gartenarbeit geplant werden. Dennoch neigt gerade die moderne Frau dazu, aus dem Rhythmus zu geraten, indem sie alles tut, um permanent fit und präsent zu sein und nicht – wie es dem Mondrhythmus gemäß wäre – während der Menstruation für zwei bis drei Tage »unsichtbar« und unerreichbar zu werden. Es gibt viele gute Argumente, warum das nicht stattfinden darf, aber es ändert nichts an der Tatsache, dass wir modernen Menschen die naturgegebenen Rhythmen weitgehend ignorieren. Folgen davon sind mangelnde Kreativität, schnelle Erschöpfung und Stressanfälligkeit.

Versuchen wir einmal nachzuempfinden, welches Potenzial frei wird, wenn die sykotische schöpferische Kraft und die rhythmisierende Kraft der Syphilinie vereint werden, wie dies in der Karzinogenie der Fall ist. Positiv gesehen können mit diesem Potenzial mühelos Grenzen überschritten werden und die schöpferische Kraft zum eigenen und zum Wohl anderer Geschöpfe eingesetzt werden. Ein Mensch, der dieses Potenzial verwirklicht, glaubt nicht nur, dass er ein Teil des großen Ganzen, der universalen kosmischen Schöpferkräfte ist, sondern er weiß es, weil er diesen Kräften vertraut. Dazu muss er nicht seine moderne Welt verlassen und zur Lebensweise der Naturvölker und Stammeskulturen zurückkehren. Die Tatsache, dass sich viele Menschen unserer Zeit beispielsweise dem Schamanismus zuwenden oder sich für archaische Lebensformen interessieren, zeigt das verstärkte Bedürfnis nach dem Einklang, besser Zusammenklang mit den Naturgesetzen.

Manchen, der diese Zeilen liest, wird möglicherweise das Gefühl beschleichen, es sei unmöglich, solch ein Ideal zu leben und ein erfülltes glückliches und schöpferisches Leben im Rhythmus der Natur zu verwirklichen. Dieses Misstrauen ist Ausdruck der Schattenseite der Karzinogenie. Die negative Seite ihres Potenzials ist der Verlust der Kreativität (also der Fähigkeit, schöpferisch zu sein) und der Verlust des Lebensrhythmus. Wenn die Starre immer unnachgiebiger wird, zerbricht der Mensch daran. Karzinogene Menschen tragen diese beiden Aspekte in sich und leben sie im Falle einer chronischen Krankheit mit negativen Vorzeichen. Krebs, als hauptsächliche Manifestation des karzinogenen Miasmas, ist mit seiner Tumorbildung und den vielfältigen Metastasen geradezu ein Inbegriff destruktiver »Schaffenskraft« – nahe am Abgrund zum Tod! Er mag lange Zeit unerkannt und unmerklich (sykotisch) heranwachsen, doch eines Tages wird er entdeckt – wie oft spricht man von einer »Zufallsdiagnose bei der Krebs-Vorsorge«! Wir haben tatsächlich gut vorgesorgt, indem wir die Möglichkeit, an Krebs zu erkranken, bereits institutionalisiert haben. Die Krebs-Vorsorge ist das Produkt der Programmierung »Jeder ist potenziell ein Krebskranker. Wir müssen es nur früh genug erkennen.« Haben wir es jemals für nötig befunden, offiziell und mit großem Forschungs-, Technik- und Kostenaufwand eine »Tripper-Vorsorge«, eine »Syphilis-Vorsorge« oder eine »Tuberkulose-Vorsorge« einzurichten? Der zaghafte Versuch, über »Safer-Sex«-Kampagnen die AIDS-Erkrankung in Schach zu halten, verblasst geradezu vor dem gigantischen Aufwand der Krebsforschung und der apparativen Diagnose. Ein negativ gefärbtes karzinogenes Bewusstsein äußert sich in Panik, Fantasielosigkeit und Fatalismus. Verbal äußert es sich in Begriffen wie »unheilbar« oder in Prognosen wie »Sie haben, statistisch gesehen, noch zwei Monate zu leben.« Mit der Prognose hat sich ein ungebetener, teuflischer Gast in die Heilkunst (die im Kern stets lediglich aus Anamnese, Diagnose und Heilung bestand) eingeschlichen. Wer hinsichtlich der Lebensdauer eines Menschen eine Prognose stellt, spielt Gott. Er ist Vertreter eines reduktionistischen Menschen- und Weltbildes, in dem aufgrund arroganter Ignoranz nur die Angst regiert. Wen wundert es da noch, dass bei Krebs in beispielloser Hysterie sofort das Dreigestirn Operation, Chemotherapie und Bestrahlung aktiviert wird und der Patient kaum eine Chance hat, dem zu entkommen. Die über viele Generationen gespeicherte und tradierte Angstgleichung Krebs = unheilbar = tödlich ist Ausdruck des negativ gelebten karzinogenen Potenzials.

Die unerlöste zweifache Dynamik (Sykose und Syphilinie) der Karzinogenie erzeugt permanenten Stress. Stress an sich sollte ebenfalls eine Ausnahmesituation sein. Stressreaktionen unseres Organismus waren ursprünglich für Situationen gedacht, in denen es um Leben und Tod, um Kampf oder Flucht geht. Wie sehr die Ausnahme in unserer Zeit jedoch zur Regel gemacht wird, können wir schon daran erkennen, dass man nicht mehr zwischen »Anstrengung« und »Stress« differenziert, sondern die Stresshürde so tief abgesunken ist, dass selbst kleine Herausforderungen den Ausnahmezustand schon heraufbeschwören. Stress zu haben, gilt schon als normal. Dadurch sind sehr viele Menschen nervlich in einem sympathikotonen Dauerzustand, wo sie nicht mehr abschalten können und das Leben »wie von einer höheren Macht gesteuert, die mir ja keine Wahl lässt« empfinden – so die Worte eines Krebspatienten. Keine Wahl zu haben, bedeutet Stress und Sympathikotonie im Organsystem und damit ständige Kampf- und Fluchtbereitschaft. In der konventionellen Herangehensweise an Krebserkrankungen heißt es bezeichnenderweise auch: »Kampf dem Krebs« oder »Menschen gegen Krebs« oder »Biologische Krebsabwehr«. Das klingt immer nach Kriegsschauplatz – und das ist es auch, wenn man sich das medizinische Waffenarsenal gegen Tumore und Krebszellen anschaut. Dieser verhängnisvolle Zustand des Dauerstresses, in dem sich Onkologen, Krebsforscher und schließlich auch Krebspatienten befinden, kann langfristig nur gelöst werden, wenn die Stresshürde wieder Stück um Stück höher gesteckt wird. Daran sollte jeder von uns arbeiten, damit unser kollektives Bewusstsein eines Tages wieder einen Rhythmus zwischen Anspannung und Entspannung, Festhalten und Loslassen, Tun und Lassen findet. Wir haben in unserer Zeit schon viele Heilmethoden erschaffen, die ein Grundgesetz eines Heilungsprozesses beherzigen: der sympathikotonen Lage sollte stets die vagotone (parasympathikotone) folgen und umgekehrt. Wir müssen »nur« noch begreifen, dass dieser Energiewelle erlaubt wird, auch tatsächlich einmal zuerst in Müdigkeit und Arbeitsunlust zu gleiten. Erst dann können wir erleben, was eine uralte Weisheit ist: Aus der *Ruhe* kommt die Kraft.

Wo das ursächliche Problem ist, ist auch die Lösung. Der karzinogene Mensch trägt die potenzielle Möglichkeit in sich, schöpferische Kraft im Lebensrhythmus zu verwirklichen. Darum ist es wichtig, in einer ganzheitlichen Therapie sowohl die Körperrhythmen als auch die kreativen Kräfte anzuregen. Es reicht nicht aus, nur gute Medikamente zu verordnen. Damit erreichen wir die miasmatische Wurzel nur zum Teil. Der Karzinogene muss physisch, emotional und mental wieder ins Schwingen kommen und Rhythmus als Ausdruck von Leben und Lebendigsein erfahren. Darum sind rhythmische Atemübungen, Drüsenübungen (Drüsen sind wesentliche »Rhythmusinstrumente« des Organismus!) und künstlerischer Selbstausdruck in der Therapie von großer Bedeutung. Sicher haben wir hier noch ein weites Feld zu erschließen, um der Janusköpfigkeit der Karzinogenie kreativ zu begegnen. Haben wir aber das innerste Wesen der Karzinogenie begriffen, steht unserer Kreativität nichts im Wege, ihr Potenzial aus dem Kreuz zu erlösen. Die miasmatische Behandlung der Karzinogenie ist hierbei von großem Nutzen, denn ihre Krankheiten können nur geheilt werden, wenn die sykotischen und syphilitischen Anteile voneinander getrennt werden. Der Organismus braucht eindeutige Informationen, in welche Richtung er reagieren soll. Darum stehen am Anfang meistens homöopathische Mittel, die in der Lage sind, diese Trennung zu bewirken, beispielsweise die Nosode Carcinosinum und die Salpetersäure Nitricum acidum. Die Homöopathie hat hervorragend vorgesorgt, um der Karzinogenie zu begegnen. Wie das im Einzelnen aussehen kann, werden wir uns im Rahmen der Fallbeispiele im letzten Teil des Buches anschauen.

2.5.1 Karzinogene Körperzeichen

Da es sich bei der Karzinogenie um eine Verschmelzung zweier Miasmen handelt, sind die äußerlich sichtbaren Strukturen nicht so eindeutig wie bei den anderen Miasmen. Wir sehen bei einer Person oftmals gleichzeitig syphilitische und sykotische Körperzeichen. Doch darüber hinaus zeigen sich auch einige für die Karzinogenie besonders typische Charakteristika:

Äußere Zeichen

- Blaue Skleren
- Das Weiße der Augen wird unterhalb der Iris eines oder beider Augen sichtbar (Stresszeichen 2. und 3. Grades)
- Leidender Blick
- Starre Gesichtszüge
- Häufig starkes Kinn
- Fahle, graue Gesichtsfarbe
- Eingesunkene Brust
- Längsfalten der Oberlippe ausgeprägt
- Lippenmuskulatur verspannt

Innere Zeichen

- Bei Frauen Neigung zu Vaginalkrampf und Cervixverhärtung
- Sympathikotonie über längere Zeiträume
- Folge der sympathikotonen Energielage: starker Abbau von Glutathion (wichtigste Aminosäurenverbindung für die Zellatmung)
- Niedriger Adrenalinspiegel

Wie bei den anderen Miasmen auch deuten die karzinogenen Körperzeichen lediglich eine Diathese, d.h. eine Krankheitsbereitschaft, an. Jedoch stimmt die Tatsache nachdenklich, dass die Nosode Carcinosinum heutzutage schon zu einem Konstitutionsmittel avanciert ist und bereits von erstaunlich vielen jungen Menschen benötigt wird.

3. Konzept einer homöopathisch-miasmatischen Behandlung

Zu diesem Kapitel sei vorausgeschickt, dass ich hier von bekannten homöopathischen Mitteln keine »Arzneimittelbilder« darstellen werde, da es genügend ausgezeichnete Bücher gibt, in denen man die Arzneimittelbilder studieren kann. Mir geht es hier primär darum, das miasmatische Behandlungskonzept und die dazu notwendigen Mittel aufzuzeigen.

In der miasmatischen Behandlung sollten wir möglichst einfach und ökonomisch arbeiten. Die Zahl der Arzneimittel ist überschaubar, denn es können nur jene eingesetzt werden, die das jeweilige Miasma an der kranken Wurzel packen. Finden wir beim Patienten syphilitische Krankheitssymptome vor oder liegt in der Familie eine syphilitische Diathese vor oder hatte jemand aus der Familie oder der Patient selbst eine Syphiliserkrankung, benötigen wir Arzneien, die eine Syphilis heilen können. Die gleichen Voraussetzungen müssen Homöopathika erfüllen, wenn es um andere miasmatische Krankheiten geht wie Tripper, Tuberkulose, Krebs, Multiple Sklerose, Polyarthritis oder Krebs. Für die Mittelwahl brauchen wir, um das Simile zu finden, hier nicht die Totalität aller Symptome. Es genügen drei, vier deutliche Symptome. Dies bedeutet eine zusätzliche mögliche Vereinfachung in der miasmatischen Therapie, stößt jedoch an viele Glaubenssätze, die wir in der Homöopathie aufgebaut haben. Die Entwicklung in der Homöopathie bescherte uns besonders seit James Tyler Kent viele Gemütssymptome und es kristallisierte sich eine Konstitutionslehre heraus, mit der sich ohne Zweifel viele Krankheiten, vor allem die psychosomatischen, hervorragend behandeln lassen. Das ist eine der äußerst brillanten Seiten der homöopathischen Praxis mit Hochpotenzen.

Indem die Miasmenlehre wieder verstärkt ins Blickfeld kam, änderte sich die Einstellung langsam, dass man mit Homöopathie ausschließlich konstitutionell und unter Einbeziehung von Gemütssymptomen behandeln könne. Wir erkennen, dass mit einem einfachen Konzept und einem tiefen Verständnis für die Weisheit des Organismus schwere chronische Krankheiten auch ohne ein Vorliegen vieler Gemütssymptome heilbar sind. Die Potenzen müssen dabei auch nicht hoch sein und das Arsenal der notwendigen Mittel ist, wie gesagt, überschaubar. Außerdem kommen hier auch Mittel in Frage, von denen bislang noch kaum Gemütssymptome bekannt sind, die aber klare körperliche Charakteristika vorweisen. Für die miasmatische Therapie sind die klinischen Prüfungen von Arzneien besonders kostbar, weil sie den organischen Ort angeben, auf den das Mittel vorrangig einwirkt. Heutige Arzneimittelprüfungen erbringen oft einen Überhang an psychisch-mentalen sowie spirituellen Botschaften, aber wenig Körpersymptome. Körpersymptome sind jedoch in der miasmatischen Behandlung von größter Bedeutung, denn angesichts syphilitischer Geschwüre, gonorrhoischer, tuberkulöser, skrofulöser, lepraähnlicher oder krebsartiger Symptome müssen die Mittel die Kraft haben, dem physischen Anteil des Organismus als energetische Ordnungsimpulse die passende InFORM-ation zu geben, damit sich dieser an seine Form erinnert.

Wenn es beispielsweise um syphilisähnliche Krankheiten geht, fällt die Wahl an erster Stelle auf eine der Mercurius-Verbindungen oder die Nosode Luesinum (Syphilinum). Wie schon erwähnt, kann auf der syphilitisch-destruktiven Ebene die Psyche meist schon deshalb noch keine besondere Rolle spielen, weil der Patient psychisch wie versteinert oder erstarrt ist und psychologische Informationen gar nicht in sein Bewusstsein dringen. In dieser Regulationsstarre bewegt sich psychisch nichts. Die gesamten organischen Prozesse sind auf Abbau, Lyse, Zersetzung und Exkarnation eingestellt. Diese Dynamik entspricht dem Absinken und Zerfallen. Diesen gravierenden Prozess aufzuhalten, setzt erstens voraus, den totalen Stress zu erkennen und zweitens abzubremsen. Syphilitische Prozesse sind rasant und plötzlich, trocken und scharf abgegrenzt. Somit müssen wir Arzneien einsetzen, die den Menschen allmählich wieder ins Fühlen und in die Bewegung bringen. Das besondere Wesen von Quecksilber, fest und flüssig zu sein, entspricht diesem Zustand optimal und verwandelt dadurch die Krankheit in Richtung Sykose, deren Element Erde und Wasser sind. Mercurius, der Götterbote, ist der Verkünder von etwas, das noch nicht stattgefunden hat. Er ist der Wegbereiter und wirkt in der Miasmatik für den Organismus deshalb wie eine Initialzündung umzukehren. Es gibt für mich keinen schöneren Augenblick als diesen, weil Heilung dann immer möglich ist. In welcher Weise sie geschieht, kann man jedoch noch nicht wissen. Meine Erfahrung hat mich in zahllosen Fällen die ungeheure Umkehrkraft von Mercurius gelehrt. Während die Mercurius-Verbindungen das gesamte Energiesystem des Patienten erfassen und in Bewegung bringen, fungiert die Syphilinum-Nosode wie der praktische Assistent, der dem Organismus deutlich macht: »Du hast aktive syphilitische Symptome, du hast sie geerbt und trägst sie mit dir herum. Lass sie los, sie gehören nicht mehr zu dir.« Die Nosode macht gewissermaßen die »grobe Arbeit«, während das gewählte Hauptmittel auf allen Ebenen die Feinarbeit erbringt.

Stehen syphilitische Gemütssymptome im Vordergrund und bestehen im Familienfeld keine hereditär-syphilitischen Krankheiten, können wir zum Beispiel auch Aurum, Arsen, Platin oder Stramonium in Betracht ziehen. Darüber hinaus können wir mittels Symptomanalyse, Hierarchisierung und Repertorisation den großen Schatz organotroper syphilitischer Arzneien anwenden. Ich spreche hier grundsätzlich nicht von »kleinen Mitteln«, denn ihre große Stunde schlägt, wenn sie passen. Die Tatsache, dass es von vielen dieser Mittel wenige bis keine Gemütssymptome gibt, spielt in der miasmatischen Behandlung schwerer Krankheiten, wie oben schon gesagt, für mich keine wesentliche Rolle. Das Mittel der Wahl muss die Kraft haben, physische Symptome positiv zu beeinflussen und tief genug an die Krankheitswurzel zu reichen. Immerhin geht es darum, das destruktive Miasma »schlafen zu legen«, das heißt, ihm die zerstörerische Kraft zu nehmen! Häufige organotrope Mittel auf der syphilitischen Ebene sind beispielsweise Cinnabaris, Fluoricum acidum, Guaiacum, Helleborus oder Helonias.

Nachdem der Patient das syphilitische Arzneimittel eingenommen hat, bekommt er parallel dazu die Aufgabe, auf die Geschehnisse an seinen sieben Körperöffnungen zu achten. Auch dadurch wird er in seinen Heilungsprozess von Anbeginn an aktiv mit einbezogen. Ich weise die Patienten an, jede solcher Erscheinungen auf ein Blatt Papier zu notieren – auch wenn sie nur ganz kurz auftaucht. Die Körperöffnungen sind nach der chinesischen Medizin die Wegweiser zu den inneren Organen. Da ich seit Anbeginn meiner Therapiearbeit mit der Philosophie und dem Weltbild der chinesischen Medizin vertraut bin, wende ich ihre Organ-Gemüt-Entsprechungslehre auch in der Homöopathie an. Das vereinfacht vieles. Je nachdem, wie intensiv Symptome an den Körperöffnungen erscheinen und wie lange sie anhalten, begreife ich besser, wie der Organismus in die Selbstregulation findet und über welches Organsystem die Schubkraft der Syphilinie in Richtung Sykose wirksam wird. Schauen wir uns die sieben Entsprechungen einmal an:

1. Augen – Leber + Galle: Hat der Patient beispielsweise nach der Einnahme von Mercurius morgens verklebte Augen mit gelblichen, zähen Ab-

sonderungen, so ist dies ein Zeichen für die sekundäre Sykose. Es können auch alte Gerstenkörner oder eine alte Konjunktivitis wiederkommen, weil der Leberstoffwechsel aus der Starre wieder in die Bewegung wechselt.

2. Ohren – Nieren: Jede Veränderung des Ohrenschmalzes in der Konsistenz und Farbe weist auf die Schubkraft der Syphilinie in Richtung Sykose hin und auf das Bemühen des Körpers, über die Nieren zu entgiften. Es können auch alte Otitiden auftauchen, meistens in Begleitung früherer Nierenprobleme. Ganz generell kann man sich merken, dass eitrige Mittelohrentzündungen immer mit einer Nierenschwäche einhergehen. Auch die syphilitische Hörschwäche oder Taubheit weist auf eine Niereninsuffizienz hin.

3. Mund – Magen + Milz (Pankreas): Bilden sich in den Mundwinkeln Rhagaden oder auf der Mundschleimhaut Aphthen, sind dies syphilitische Zeichen. Ist hingegen der Mundraum oft trocken, stellen sich unerklärbare Schluckbeschwerden ein, fließt mal zuviel, mal zu wenig Speichel oder kommt es zu saurem Aufstoßen, sind dies Hinweise auf die primäre Sykose mit ihren typischen Verdauungsstörungen wie Blähbauch und saurem Magen.

4. Nase – Lunge + Dickdarm: Tauchen borkige, blutige, zähe oder schmutzig-braune Absonderungen auf oder bilden sich Geschwüre, sind dies syphilitische Symptome. Nasenbluten oder wässriger Fließschnupfen sind bereits erste Zeichen der Tuberkulinie. Dickes gelbes, nicht wundmachendes Nasensekret weist auf die primäre Sykose. Erneute Schwellungen früherer Polypen sind allgemein Symptome der Sykose. Erscheinen Darmsymptome, können wir sie besser einordnen, wenn wir zugleich auf Nasensymptome achten und vor allem auf die Nasenatmung. Je nachdem wie flach oder hektisch jemand atmet, wirkt sich das auf die Darmperistaltik aus. Obstipation kann mit Durchfall wechseln. Beide weisen in Richtung Tuberkulinie. Auch alte Atemprobleme oder eine Bronchitis können auftauchen und gehören zur Tuberkulinie.

5. Weibliche und männliche innere Sexualorgane – Blase + Nieren: Entwickelt sich wieder eine alte Zystitis oder ein früherer Ausfluss, weist dies auf die gonorrhoische Sykose. Blutungen aus dem Uterus müssen auf Farbe, Geruch und Konsistenz des Blutes hin überprüft werden. Es können sowohl syphilitische als auch sykotische Symptome sein. Da die Niere in der chinesischen Medizin für die pränatale schöpferische Kraft

(Fruchtbarkeit, Funktion der Sexualorgane) steht, kommen hier hereditäre Anlagen in Frage, wie zum Beispiel Nierenschwäche oder Nierendefekte, die sich auf die Fruchtbarkeit von Mann und Frau auswirken.

6. Weibliche und männliche äußere Genitalien – Herz, Perikard + Dünndarm: Bilden sich am Penis oder in der Vulva (alte) Geschwüre, Knoten, Papeln oder Blasen, haben wir es mit syphilitischen bzw. tertiären Sykosesymptomen zu tun. Rote entzündliche Stellen und Schwellungen an der Schleimhaut weisen auf die sekundäre Sykose. Impotenz korreliert mit dem Herzkreislaufsystem bzw. mit Hypertonie oder starker Hypotonie. Auch eine Pericarditis kann die Funktion der Sexualorgane beeinträchtigen. Oft spielen auch vorausgegangene Krankheiten des rheumatischen Formenkreises hinein und melden sich nach der Anregung der syphilitischen Ebene mit alten Herzproblemen und Entzündungszuständen. Alle diese Symptome gehen in Richtung Sykose, sofern nicht Herzinfarktschäden vorliegen, die syphilitischer Natur sind (Gewebeuntergang!).

7. After – Blase + Nieren: Zeigen sich Afterfissuren oder (frühere) Furunkel, weist dies auf die Syphilinie. Rötung, Juckreiz und Nässen gehören dagegen zur sykotischen Ebene. Erscheinen Hämorrhoiden neu, müssen wir ihre Beschaffenheit genauer betrachten. Sind sie die Folge eines Staus im Pfortaderkreis (sykotisch) oder knotig (tertiäre Sykose) oder weich und hellrot blutend (tuberkulin)? Es versteht sich danach von selbst, dass Hämorrhoiden ein wichtiges Körperventil sind und niemals unterdrückt, abgeschnürt oder wegoperiert werden sollten!

Nachdem beispielsweise Mercurius solubilis und die Nosode Syphilinum gegeben wurden, können alle sieben Körperöffnungen reagieren, meist zeitlich verschoben. Ebenso können auch nur einzelne reagieren. Aber in jedem Falle gibt es Reaktionen, die uns die Weisheit des Organismus offenbaren. Ich erkläre dem Patienten hinsichtlich seiner Aufgabe des Aufschreibens der Symptome, dass uns der Körper eine Geschichte »erzählt«, wie er sich individuell heilt. Der Patient bekommt so Vertrauen in seinen Heilungsprozess und wird durch die Symptome nicht allzu sehr beunruhigt. Ich meinerseits »lese« an der Symptomatik ab, ob auf der syphilitischen Ebene noch weiter therapiert werden muss oder ob bereits der nächste Schritt zur Sykose vollzogen werden kann. Wenn sich hingegen sykotische und syphilitische Symptome in etwa die Waage halten, ruft der Organismus nach einem deutlicheren Impuls, die beiden miasmatischen

Ebenen zu trennen. Wie dies geschehen kann, beschreibe ich im folgenden Abschnitt.

3.1 Die Trennung zwischen Syphilinie und Sykose

Wenn wir uns das »Miasmenhaus« (Abb. 5, S. 57) noch einmal vergegenwärtigen, gibt es zwischen den einzelnen Ebenen Verbindungen, die ich bildhaft als Treppen dargestellt habe. Dem Patienten erkläre ich dies so, dass es in einem modernen mehrstöckigen Gebäude einen Lift zwischen den Stockwerken gibt. Damit kann man bequem und schnell hin- und herfahren.

Für die miasmatische Therapie bedeutet dies: Ein Organismus kann möglicherweise noch so viele Vitalkräfte mobilisieren, dass er von der syphilitischen Ebene gleich voll und ganz auf die sykotische wechselt. Doch gibt es auch den anderen Fall, dass statt des Lifts die Treppen erklommen werden müssen. Das erscheint mühsamer, weil man nur Schritt für Schritt langsam vorankommt, ein Geländer benutzt, immer mal wieder verschnaufen muss. Aber schließlich gelangt man genauso wie der Liftbenutzer in die höheren Stockwerke.

Eine solche Situation besteht, wenn – wie im letzten Abschnitt angedeutet – sykotische und syphilitische Symptome vermischt sind und eine klare Trennung der beiden miasmatischen Ebenen sinnvoll erscheint. Dies ist die große Stunde der homöopathischen Trennungsmittel: der Säuren. Bei chronischen Krankheiten mit starken Anteilen von Syphilinie und Sykose, wie zum Beispiel bei Krebs, sind die Säuren beinahe obligat. Ich habe jedenfalls viele Krebsfälle erfolgreich behandelt, indem ich jeden Übergang von einem zum nächsten Miasma sorgfältig auf die Notwendigkeit der Gabe einer Säure überprüft habe. Wenn man miasmatisch behandelt, sind die Säuren aus der Krebstherapie nicht mehr wegzudenken. Das bestätigen ähnlich arbeitende Kollegen und Kolleginnen.

Der Einsatz der Säuren macht insofern zusätzlichen Sinn, als die meisten Menschen in unserer Zeit stark übersäuert sind und sich deshalb ein ideales Milieu für schwere infektiöse und nichtinfektiöse Krankheiten bildet. Sogar im populären Sprachgebrauch ist oft das Wort »ätzend« zu hören – kein Zufall, sondern die verbale Manifestation eines destruktiven

Bewusstseins. Das Thema der Säuren ist die Trennung von Stoffen. In der Miasmatik trennen sie die Miasmen und erbringen eine klarere Bewegungsrichtung von Krankheit und Heilung.

Folgende Säuren habe ich an der Schwelle von der Syphilinie zur Sykose bereits erfolgreich eingesetzt:

Chromium acidum (Chromsäure): alte Diphtherie, retronasale Geschwüre, Nasensarkom. Schiebt die Krankheit auf die sekundäre Sykose, wo sich zäher Schleim bildet. Tuberkuline Zeichen sind blutende Hämorrhoiden und häufige, diarrhöähnliche Stühle.

Hydrofluoricum acidum (Fluoricum acidum, Flusssäure): Syphilis in der Vorgeschichte, mit Quecksilberpräparaten unterdrückt. In der Familie Leberzirrhose, Alkoholismus und Krebs. Früher Zahnausfall, starke Karies, Kiefernknochenschwund. Syphilitische Symptome tauchen wieder auf und verlangen eventuell nach Mercurius solubilis und Syphilinum bzw. der Wiederholung dieser Mittel.

Muriaticum acidum (Salzsäure): Hämorrhagien, septische Zustände. Symptome hauptsächlich an After und Mund (Zungengeschwüre). Schluckbeschwerden, nachlassender Schwindel, Schwellung der Drüsen im Kopfbereich weisen auf die Schubkraft in Richtung Sykose.

Nitromuriaticum acidum (Mischung aus Mur-ac. und Nit-ac.): schwere Psoriasis, erlahmter Leberstoffwechsel, Hepatitis, Leberzirrhose. Ein sykotischer Heilungsschub zeigt sich in besserer Leber- und Magentätigkeit. Der nächtliche Speichelfluss (syphilitisch) hört auf. Das Zahnfleischbluten weist auf die tuberkuline Ebene.

Nitricum acidum (Salpetersäure): Viele Symptome zeigen sich an den Körperöffnungen, wo Schleimhaut und äußere Haut aufeinandertreffen. Rhagaden, Aphthen und Fissuren sind typische syphilitische Zeichen. Im Familiensystem sind oft Syphilis, Skrofulose, Arthritis und Gonorrhoe vorhanden. Zähe wundmachende, gelbgrüne Nasensekrete weisen auf die sekundäre Sykose. Ebenso entzündliche und eiternde Erscheinungen im Genitalbereich. Harngries ist ein Zeichen der tertiären Sykose, während das Auftauchen hellroter Blutungen bereits auf die Tuberkulinie hinweist.

Oxalicum acidum (Oxalsäure aus sogenannten Oxalat-Bestandteilen pflanzlicher Nahrung): motorische Lähmungen, TBC, Rheumatismus,

Multiple Sklerose, Syphilis (Tabes dorsalis), Angina Pectoris kommen entweder in der Vita des Patienten oder in seiner Familiengenese vor. Rückenmarkschäden, extreme Schmerzen, Symptome kommen und gehen. Die sykotische Ebene zeigt sich durch das Auftauchen alter Magenprobleme, Blähungen, häufigem Harndrang, Brennen in der Harnröhre. Von tuberkuliner Natur sind Atemnot mit oder ohne Schmerzen sowie Schwitzen auf der Brust.

Picricum acidum (Pikrinsäure): Krebsdiathese, die sich am Rückenmark, im Gehirn oder an den Nieren manifestiert. Brennende Schmerzen in der Wirbelsäule und Harnverhaltung sind weitere syphilitische Symptome. Kleine Eiterbeulen auf der Haut sind sykotischer, Nasenbluten mit Besserungsgefühl dagegen tuberkuliner Natur.

Die Trennung zwischen Syphilinie und Sykose kann mit Säuren auf vielerlei Weise vollzogen werden. Doch ist unsere homöopathische Schatzkammer damit noch längst nicht ausgeschöpft. Mittel wie Carcinosinum, Graphites oder Staphisagria haben ebenfalls trennende Eigenschaften. Durch Repertorisation können wir uns den individuellen Gegebenheiten anpassen und möglicherweise noch ganz andere Mittel finden. Sie müssen nur die Fähigkeit haben, zwei eng miteinander verbundene Miasmen zu trennen. Im Arzneimittelbild findet man deshalb Symptomvorbilder zweier Miasmen.

3.2 Die Behandlung der Sykose

Falls der Patient selbst einen Tripper hatte oder es ihn in der Familie des Patienten gab, muss diese in der Regel unterdrückte Krankheit mit den Mitteln behandelt werden, die einen Tripper ausheilen können. Das sind bekanntlich Thuja und die Nosode Medorrhinum. Beide sind notwendig, wenn beim Patienten die drei typischen Symptome Konjunktivitis, Arthritis und Zystitis (Reiter-Trias) entweder zu einer Zeit oder verteilt über Jahre aufgetaucht sind. Von zehn chronisch Kranken, die in meine Praxis kommen, weisen acht bis neun gonorrhoische Symptome in Gestalt der Reiter-Trias im Laufe ihrer Krankengeschichte auf! Daher setze ich Thuja und Medorrhinum fast regelmäßig ein und ruhe nicht eher, als bis die Gonorrhoe ausgeheilt ist und das sykotische Miasma zur Ruhe kommt. Ähnlich wie die Gonorrhoe – sei sie akut oder hereditär – buchstäblich an den Fersen des Patienten zu kleben scheint, bleibe ich ihr ebenfalls unnachgiebig auf den Fersen. Mein Leitsatz ist: Die Psora *kann* alles, die Sykose *macht* alles. Gleichgültig, ob wir von der Syphilinie her kommen oder direkt mit der Sykose beginnen, im Zentrum stehen die beiden Mittel Thuja und Medorrhinum. Der Lebensbaum Thuja bringt alles an den Tag, was (noch) verborgen oder unklar ist oder vergessen wurde. Die Tripper-nosode Medorrhinum hilft, die gonorrhoischen Symptome zu heilen. Das Gefährliche am Tripper ist weniger die akute Krankheit, sondern seine zahllosen späteren Masken. Deshalb wird der Tripper immer so verharmlost und unterschätzt. In einem bei der Sykose nicht seltenen Chaos von Symptomen oder bei einer ebenfalls möglichen Symptomarmut bildet die Reiter-Trias das einsame Mahnmal und Ordnungsprinzip, das den Weg zum Kern der Krankheit und zur Heilung weist.

Wenn der Organismus nach dem eventuellen Einsatz eines Trennungsmittels (wieder) eindeutig eine sykotische Sprache spricht, ist dies auch meist an dem Erwachen von Emotionen zu erkennen. Jetzt erst ist der Patient in der Lage, den Konflikt hinter der Krankheit und mögliche familiensystemische Verhaftungen anzuschauen sowie alte Themen und Traumata zu bearbeiten und wir können nun alle unsere verfügbaren Möglichkeiten der psychisch-mentalen Behandlung einsetzen.

Die sykotische Ebene erfordert auf unserer Seite aus mehreren Gründen höchste Wachsamkeit und größte Kreativität. Ähnlich wie der Tripper dazu neigt, mitsamt seinen Symptomen einfach abzutauchen, wenn man ihn bei der Wurzel packen möchte, kann auf der sykotischen Ebene ein Heilungsverlauf auch vortäuschen, alles sei schon in Ordnung. Dann finden wir wenige Symptome als Spitze eines Eisbergs. Oder es begegnet uns das andere Extrem, indem eine Überfülle von Symptomen auftaucht: Blutwerte treiben in die Höhe, Tumoren wachsen, Lymphknoten oder andere Organe schwellen. Alles ist in Aufruhr, vor allem der Patient, der nicht begreift, dass es sich hier um Heilungsreaktionen bzw. um eine notwendige Ventilsuche des Organismus handelt. Ängste und Hysterie tauchen auf. Daher lege ich jedem miasmatisch arbeitendem Therapeuten zwei Dinge besonders ans Herz:

1. Lassen Sie keine klinischen Untersuchungen machen, solange die Sykose noch so hohe Wellen schlägt. Alle Werte sind erhöht und verursachen unnötige Panik. Dies gilt ganz besonders für die Krebstherapie!

2. Bleiben Sie in Ihrer Mitte (Erde!) und vertrauen Sie der Weisheit des Organismus und Ihrer Wahrnehmung. Lassen Sie sich nicht von der Sykose und ihrer Vernebelungstaktik täuschen.

In keiner Phase der gesamten miasmatischen Behandlung brauchen wir so gute Nerven, einen so klaren Überblick und die Tugend der Einfachheit wie in der Sykose.

Es waren besonders diese genannten Füllesymptome und das emotionale Chaos, das beim Patienten aufbricht, die mich das einfache Bild des Miasmenhauses und viele mentale Übungen erfinden ließen, um ihm einen Wegweiser zu bieten, was mit ihm geschieht. Die Kraft der Tat sollte dabei in jeder Hinsicht genutzt werden, denn der Patient braucht körperliche und geistige Bewegung. Lässt man ihn jetzt allein, indem man ihm lediglich das Mittel gibt und bittet abzuwarten, schlägt häufig der Schatten der Sykose, die Neigung zur Fixierung und zu fixen Ideen zu, da das kreative Ventil fehlt. Nach meiner Erfahrung ist es besser, der Sykose kreativ mit ihren *eigenen* Mitteln zu begegnen, nämlich mit der Ablenkung. Etliche Patienten, die in exzellenter homöopathischer Behandlung waren, blieben dennoch in der Sykose hängen und klagten häufig über mangelnde Betreuung. Es sind nicht immer nur unsere wunderbaren Mittel, die den Patienten aus den klebrigen Fäden der Sykose befreien – zusätzliche begleitende Maßnahmen sind gerade hier besonders wichtig wie beispielsweise Psychotherapie, rhythmische Atemübungen, Drüsenstimulierung durch Singen, Rezitieren und leichte rhythmische Körperbewegung. Wir müssen die Neigung der Sykose zur Fixierung und zur physischen, psychischen oder mentalen Verfestigung immer im Bewusstsein behalten, denn sie zieht den Patienten leider wieder in Richtung der tertiären Sykose und damit in die Nähe der Syphilinie. Es kann zu Erscheinungen kommen, die an ein Rennen im Hamsterrad oder an einen Circulus vitiosus erinnern: Es will einfach nichts richtig vorangehen. Das ist das Tückische der Sykose. Sie lässt nicht los und klebt gleichsam an den Fersen, egal wo man hingeht! Was ist also zu tun?

Das dynamische Simile zur Sykose ist die Produktivität. Daher sollten von allen Seiten zusätzlich zur Homöopathie die Körper-, Emotional- und Mentalebene angeregt werden. Malen, Plastizieren, Tanzen, Singen, Musizieren, Schreiben, Dichten, Kalligrafieren, Gestalten, Gärtnern, leichter Sport – alles kann sinnvoll sein und sollte unter der Überschrift »Mein

Heilungsprozess« angeregt werden. Der Patient braucht jetzt angemessene geistige und seelische Nahrung. Ich verordne oft zusätzlich das Hören von Barockmusik, bei gleichzeitiger Lichtbestrahlung mit Gelb (Leber), Blau (Nieren, Blase, Emotionen) oder Orange (Heilenergie), um das in Wallung geratene, wässrige System in geordnete Schwingungen und einen Rhythmus zu versetzen. Solch wunderbare Heilmethoden wie Kraniosakraltherapie[15], Osteopathie und Kinesiologie, senken den Stresslevel und rhythmisieren den Organismus. Der Patient braucht das Wohlfühlen und die Harmonie und wir Therapeuten brauchen genügend Fantasie, die Sykose mit ihren eigenen Waffen zu »schlagen« – auch hier gilt das Ähnlichkeitsgesetz! Indem wir den Patienten produktiv = schöpferisch werden lassen, behalten wir auch den klaren Blick dafür, was miasmatisch geschieht.

Nach Thuja und eventuell Medorrhinum kommt häufig Lycopodium ins Spiel. Nehmen die Schwellungen wieder ab und beruhigt sich der Organismus ein wenig, taucht oft/meist das Urproblem der Sykose – die Spaltung – auf. Dies ist im Erleben des Patienten gut zu erkennen: Er hat den Eindruck, ein Teil von ihm sei auf einem guten Weg und schaue voller Vertrauen in die Zukunft und ein anderer Teil fühle sich klein und ängstlich. Das ist die große Stunde von Lycopodium, denn es trägt die Botschaft in sich: »Lass den Schatten los, gehe ins Licht«, ganz so wie auch der Bärlapp am Rande einer Waldlichtung vorsichtig zwischen Halbschatten und Licht hin und her kriecht. Blähungen, Magenverstimmung, Herzrhythmusstörungen und kleinmütiges Verhalten sind in vielen miasmatischen Heilungsprozessen ein Zeichen für die Notwendigkeit, mit dieser fabelhaften Arznei die Mitte zu stärken.

Bedenken wir auch dieses: Der Patient war vielleicht durch seine lange chronische Erkrankung in Frührente gegangen oder hatte seinen Beruf verloren. Auf der sykotischen Heilungsebene wird ihm das im Zuge der emotionalen Aufwallungen wieder bewusst und er kommt sich unnütz, klein und minderwertig vor. Diese Problematik muss in einem Menschen gar nicht konstitutionell angelegt sein. Es genügt, mitten im miasmatischen Heilungsprozess in einen lycopodischen Zustand zu geraten.

15 Eine einführende Schrift von Susanne Charissé-Tara zur Beziehung von Homöopathie und Craniosakraltherapie erschien im Verlag Homöopathie + Symbol: »Homöopathie und Craniosakraltherapie«.

Unter Lycopodium können bereits gelbe, weiche Absonderungen auftreten. Aber der Organismus bedarf noch weiterer Schubkräfte, um den Organismus ganz aus der Sykose zu »hieven«. Das bedeutet, die primäre Sykose soll sich in Richtung Tuberkulinie oder Psora ausheilen. Hier setze ich gerne eine Calcium-Verbindung oder Pulsatilla ein. Es können aber auch ganz andere Mittel angezeigt sein, die wir durch Symptomanalyse (Repertorisation) ermitteln können – denn oberstes Gebot ist stets der individuelle Zustand des Patienten.

Eine besondere Situation im Heilungsprozess veranlasst mich, an der Schwelle zwischen Sykose und Tuberkulinie wiederum eine Säure einzusetzen: eine emotionale Heilkrise. Im Bewusstsein des Patienten geschieht eine Menge, indem er emotionale Altlasten aufarbeitet und eine neue Lebensausrichtung anstrebt. Das Alte ist noch nicht ganz entschwunden, das Neue noch nicht deutlich greifbar. Das ist die typische Voraussetzung für eine Heilkrise. Sie dauert so lange, wie der Patient noch zögert, alte Strukturen, Denkgeleise und Verhaltensweisen loszulassen und sich dem Neuen voll und ganz hinzugeben. Dabei tauchen durchaus auch solche scheinbar irrationalen Fragen auf, wie z.B. die, ob die alte Krankheit nicht doch auch einen Gewinn mit sich brachte oder ob sich der mühevolle Weg in die Eigenverantwortung wirklich lohnt. Eine chronische Krankheit ist ein Weg der Überlebensstrategien, Gewohnheiten und Kompensationen, die man nicht einfach von heute auf morgen loslassen kann. Ich halte das Innehalten und Überprüfen, ob der Patient wirklich aus seiner Krankheit, d.h. den alten Lebensmustern, heraus will oder nicht, für legitim und lasse dem Patienten die völlige Freiheit der Entscheidung. Ich habe Patienten erlebt, die lieber krank geblieben sind, weil sie von ihrer Umgebung so mehr Aufmerksamkeit, Zuwendung, Verständnis und Mitgefühl bekamen als im gesunden Zustand. Natürlich versuche ich stets die Botschaft zu vermitteln: Sie dürfen weiterhin Aufmerksamkeit, Zuwendung und Mitgefühl für sich in Anspruch nehmen, ohne dafür das große Opfer einer schweren Krankheit bringen zu müssen. Die meisten Patienten begreifen dies im Zuge des Heilungsprozesses auch und gehen dann mutig voran. Aber es gibt eben auch die Zweifler (sykotisch!), die unbewusst die Vorteile des Krankseins gegen die der Eigenverantwortung für ihr Leben abwägen. Wenn eine solche Heilkrise entsteht, bringt sie zwar eine vorübergehende, aber doch spürbare Schwächung des Systems mit sich. Es besteht die Gefahr, wieder tiefer in die Sykose zu rutschen, besonders wenn an den alten

Verhaltensmustern und Glaubenssätzen festgehalten wird. Entscheidet sich der Patient (unbewusst) für seine Krankheit, muss ich die Behandlung beenden, was erfreulicherweise nur selten vorkommt. Will der Patient dagegen vorankommen, unterstütze ich seine Motivation mit einer Arznei, die die Kraft zur Trennung hat, die Sykose (endlich) loszulassen und über die bildliche Treppe zur Tuberkulinie (Obergeschoss) hinaufzugelangen. Folgende Säuren haben sich hierbei besonders bewährt:

Benzoicum acidum (Benzolsäure): heilt Symptome von harnsaurer Diathese (Gicht, Nierenschwäche, Grützbeutel) und unterdrückter Gonorrhoe. Tuberkuline Heilungsreaktionen sind weiche Stühle, hellrotes Zahnfleischbluten, Husten mir lockerem grünem Sputum. Psorische Zeichen sind rote juckende Hautstellen.

Hippuricum acidum (Hippursäure = N-Benzoyl-Glycin): Das Mittel ist angezeigt, wenn der Organismus in der sekundären Sykose hängen bleibt und keine klare Heilungsrichtung sichtbar wird: Verklebte Augenlider, Husten mit zähem klebrigem Schleim, zäher Schleim im Hals, geschwollene schmerzhafte Gelenke, saures Aufschwulken. Die tuberkuline Heilungsreaktion zeigt sich besonders bei Frauen in einem langen Menstruationsfluss, bei dem Schmerzen und Schwellungen abklingen. Psorische Reaktionen zeigen sich in juckenden Papeln auf der Brust.

Lacticum acidum (Milchsäure): Festgefahrener Zustand in der sekundären Sykose mit geschwollenen Lymphknoten, Aufschwulken von Magensäure, Gelenkschmerzen. Tuberkuline Zeichen sind Anämie, Blutungsneigung, zäher Schleim wird dünnflüssig, manchmal auch Erbrechen bei einem starken Ausscheidungsschub. Alte Hals- und Stimmprobleme (Heiserkeit) treten wieder auf, vor allem wenn TBC in der Familiengenese vorkommt.

Phosphoricum acidum (Phosphorsäure): hat unter den Säuren die größte Schwäche, erst geistig, dann körperlich. Durchfall, Fieber, Blutungsneigung, Diabetes, Schwäche und Erkrankung der Atem- und Sexualorgane sind tuberkuliner Natur. Füllesymptome wie häufige Samenergüsse bei geschwollenen Hoden, häufige und zu reichliche Menses, gelbe Leukorrhoe und Rückenschmerzen sind sykotische Symptome.

Salicylicum acidum (Salicylsäure): Rheumatismus, Verdauungsstörungen, geschwollene, schmerzende Knie, Ischialgie und einseitige Kopfschmerzen tragen die Zeichen einer tief sitzenden Sykose. Die Schubkraft dieser Säure bringt einen tuberkulinen Fließschnupfen hervor und wandelt die zuvor stinkenden grünen Stühle in einen weichen Stuhlgang, der nicht mehr erschöpft.

Der Organismus kann von der Sykose aus auch direkt auf die psorische Heilungsebene gelangen. Nach meiner Erfahrung tauchen dann mehr am Rande tuberkuline Erscheinungen auf, die unmittelbar in die Psora übergehen. Die größte Schubkraft hat für diesen Heilungsvorgang die Schwefelsäure:

Sulphuricum acidum (Schwefelsäure): Verdauungsschwäche, rechtsseitige Neuralgie, nässende Hämorrhoiden und reichliche Mensis sind Zeichen der Sykose. Viele juckende Hauterscheinungen, die Sucht nach Stimulanzien und ein Zittern vor Schwäche sind psorischer Natur. Atemprobleme und Blutungsneigung sind oft tuberkuline Begleiterscheinungen.

3.3 Die Bedeutung des Wassers in der Sykose

Es gibt keinen deutlicheren Beweis dafür, dass Geschehnisse im großen Maßstab der Natur sich im kleinen Maßstab des Menschen widerspiegeln wie bei dem Phänomen der Überschwemmung in der Natur. Sie präsentiert sich bei Patienten als gehäuftes Auftreten von Aszites. Dieses Phänomen führt außerdem sehr deutlich vor Augen, wie eng Psyche und Körper in Resonanz stehen. In den Jahren 2004 und 2005 gab es in Deutschland große Überschwemmungen und gleichzeitig auffällig viele Aszites-Fälle in den Praxen. Den meisten Therapeuten fiel dieser Zusammenhang gar nicht auf. Doch wenn ich sie darauf ansprach, bestätigten sie ihn.

Aszites, die Ansammlung von Wasser im Bauch- oder Brustraum, ist keine eigene Krankheit, sondern im Zuge eines Heilungsprozesses ein intelligenter Versuch des Organismus, diesen vor den Entzündungszuständen der sekundären Sykose zu schützen. Häufig taucht er als vorübergehende Erscheinung bei der Behandlung verschiedener chronischer Krankheiten auf – bei Krebs aber am häufigsten. In einer homöopathischen Therapie wählen wir ein gutes Diuretikum (wie Apis, Apocynum, Cantharis, Liatris spicata, Oxydendron arboreum oder Spigelia), woraufhin der Aszites unspektakulär abklingt. Doch kann er zu einem großen Problem werden, wenn hinter dem normalen Heilungsversuch des Organismus ein großes, unerledigtes Thema lauert. Das wollen wir uns etwas genauer anschauen.

So sehr das Element Wasser in der sykotischen Heilphase erwünscht ist, so gefürchtet ist es, wenn es entweder über die Ufer tritt oder aber gestaut wird. Das kann leicht geschehen, wenn beim Patienten lange unterdrückte oder verschüttete Emotionen an die Oberfläche – d.h. ins Bewusstsein dringen. Schauen wir uns das Thema an, das hinter einer Überwässerung (Bauchwassersucht, Hydrothorax, Anasarka usw.) von Organen steht und schalten dazu einmal auf unsere archaischen Programme um, die im Falle einer hohen Stressbelastung sofort aktiv werden: Stellen wir uns den Stammesangehörigen einer Wüstenregion vor, der in unbekanntem Gebiet aus irgendeinem Grund von seinen Familienmitgliedern zurückgelassen wurde. Er weiß nicht, wo in der Nähe eine Wasserstelle ist. Das Verlassenheitsgefühl paart sich schnell mit der Angst, von den Angehörigen nicht mehr gefunden zu werden. Wie überlebt dieser Mensch? Sein Organismus reagiert »biologisch«, indem er kein Wasser mehr abgibt und der wenige Urin als Überlebensgetränk fungiert. Auf diese Weise kann ein Mensch erstaunlich lange überleben, nicht etwa nur vier Tage. Aufgrund der Aktivierung des Althirns mit seinem »Kampf-Fluchtmodus« werden extrem viel Adrenalin und Noradrenalin ausgeschüttet, das einerseits große körperliche Reserven mobilisiert und andererseits alle vegetativen Körperfunktionen abschaltet oder auf »Sparflamme« hält, da sie vorerst nicht unbedingt dem Überleben dienen. Der Mensch steht in Hochspannung und seine Energielage ist sympathikoton. Die Wasserretention ist eine weise Einrichtung des Organismus, denn dadurch kommt es nicht zur Überhitzung oder Austrocknung. Das angesammelte Wasser fließt in dem Augenblick ab, wenn die biologische Lösung eintritt, dass der verlassene Mensch von seinem Stamm wieder gefunden wird. Dieses Programm von Konflikt und Lösung läuft auch bei uns modernen Menschen ab – nur haben wir es verlernt, darauf natürlich zu reagieren.

Unser Gehirn arbeitet zum größten Teil in Bildern und unterscheidet erst einmal nicht zwischen einem realen Erlebnis und der Vorstellung davon. So kommt es, dass wir im Traum körperlich reagieren, wenn wir von einem Bären verfolgt werden und mit rasendem Herzen und schweißgebadet aufwachen. Wir sehen, es ist kein Bär da, aber unser Organismus hat das volle Programm der Bedrohung durch einen Bären absolviert.

Ein ähnliches Phänomen erscheint oft auf der sykotischen Heilungsebene, indem ein altes Verlassenheitserlebnis plötzlich wieder aktiviert wird. Der ursächliche Stress hat gewissermaßen Jahresringe angesetzt. Solange keine Schmerzpunkte berührt wurden, war auch der Stress nicht aktiv. Doch nun kommen in der sykotischen Heilphase die Emotionen in Bewegung – folglich werden auch die alten Stressfelder wieder in Schwingung versetzt. Der Patient ist real vielleicht gar nicht allein und verlassen. Seine Familienangehörigen und Freunde besuchen ihn fast täglich und sind womöglich sogar nachts anwesend, damit er nicht alleine ist. Doch beim Patienten läuft das biologische Programm ab, nach dem sich sein Organismus so verhält wie bei jenem beschriebenen Urahn einer Wüstenkultur. Das Wasser – als Sinnbild der Emotionen – gerät in den psychisch-mentalen Stau der Angst, nicht mehr gefunden zu werden und allein sterben zu müssen. Der Urin fließt nicht mehr und es kommt zu Wasseransammlungen im Bauchraum oder Brustraum, in den Gelenken oder im Gesicht – kurzum: überall dort, wo Wasser, Lymphe oder Blut gestaut werden kann. Handelt es sich um einen ursächlichen Verlassenheitskonflikt, nützen weder Diuretika etwas noch das wöchentliche Absaugen des Wassers. Diese konventionellen Maßnahmen leisten der Austrocknung und starken Entzündungszuständen leider sogar eher Vorschub. Der Körper produziert sofort wieder Wasser und so entsteht ein Teufelskreis, wenn man nicht früh genug die Chance ergreift, dieses sykotische Phänomen einerseits und den Verlassenheitskonflikt andererseits zu behandeln.

Da es sich um einen stammhirngesteuerten, biologischen Konflikt mit einem realen Erlebnis aus der Vergangenheit des Patienten handelt, nützt es nicht, auf die Präsenz der Angehörigen zu verweisen. Der Patient muss tatsächlich hautnah spüren, dass er nicht allein ist. Er muss berührt werden, an der Hand gehalten werden und es müssen Worte gewählt werden, die jene Situation der Verlassenheit genau erfassen. So bat ich eine Ehefrau, zu ihrem Mann zu sagen: »Ich habe dich gefunden. Wir haben uns wieder gefunden. Du bist nicht mehr alleine.« Meine Arbeit besteht also darin, den erwachsenen Patienten für den abgespaltenen Anteil des einst verlassenen Kindes zu sensibilisieren. Die Lösung besteht zum Beispiel darin, dass er selbst dem inneren kleinen Kind (Säugling), das er einmal war, zu versichern, dass er es gefunden hat und nicht mehr allein ist. Der Patient nimmt das Kind von damals wieder zu sich herein und in den Arm, wiegt es und vermittelt ihm und damit sich selbst die Sicherheit, wieder ein Ganzes zu sein.

Es gibt viele Möglichkeiten, den Verlassenheitskonflikt mit anderen psychologischen Heilimpulsen aufzulösen, wenn ein solcher hinter Aszites und Hydrothorax erst einmal erkannt worden ist. In der folgenden Tabelle stelle ich die wichtigsten Mittel vor, die den sykotischen Verlassenheitskonflikt auf homöopathische Weise lösen helfen:

Tab. 3 Mittel bei Aszites und Anasarka

Mittel	Bezeichn.	Organbezug	Indikation
Abrotanum	Eberraute	Atemwege, Abdomen	Tuberkulöse Peritonitis mit Erguss, Marasmus. Üble Folgen von Unterdrückung jeder Art, Hydrothorax, Schmerzen in Lendenregion entlang des Samenstrangs, Verdauungsstörungen mit Erbrechen
Aceticum acidum	Essigsäure	Abdomen, Leber, untere Extremitäten	Großer Durst
Apis	Honigbiene	Abdomen, Nieren	Angio-neurotisch; sackartig; vormittags; viel Wasser im Abdomen; KEIN DURST; Hydrothorax
Apocynum cannabinum	Hanfartiger Hundswürger	Herz	Hydroperikard mit geschwollenem Gesicht
Arsenicum album	Arsen	Leber, Milz, untere Extremitäten	Angio-neurotisch; nach Exanthem; sackartig; Durst; generalisierte Anasarka; Leberzirrhose
Aurum	Gold	Leber	Vormittags; Aszites durch Syphilis + Leberzirrhose
Cainca	Chiococca racemosa	Harnorgane	Wassersucht, Albuminurie, Atemnot nachts, Polyurie
Cantharis	Spanische Fliege	Seröse Häute Harnorgane Pleura, Perikard	Seröser Erguss, brennender Durst, aber Abscheu vor Getränken, Wassersucht, Pleuritis, Perikarditis
China	Chinarinde		Aszites durch Blutverlust (Uterus)
Colchicum autumnale	Herbstzeitlose	Herz, Perikard, Nieren	Aszites durch kardioarthritische Leiden, Nephritis; Tenesmen

Mittel	Bezeichn.	Organbezug	Indikation
Digitalis	Fingerhut	Herz, Skrotum, Penis	Allgemeine Ödembildung nach Stau in Leber + Niere, Zyanose, teigige Schwellung mit Bildung von Vertiefungen.
Helleborus	Christrose	Nieren	Nach Exanthem; generalisierte Ödembildung infolge v. Nephritis n. Scharlach, Hydrothorax
Kalium carbonicum	Kaliumcarbonat	Herz, Leber	Vormittags; bei älteren Menschen, Lidschwellung; Folge von Nephritis
Lachesis	Buschmeister	Leber	Aszites bei Trinkern + nach Scharlach
Liatris spicata	Knopfschlangenwurzel Kolikwurzel	Leber, Milz, Nieren	Bauchkoliken, schmerzstillend! Diuretikum, chronische Diarrhoe, Kachexie
Lobelia erinus	Männertreu	Brust, Lunge	Rasselnder Atem ohne Auswurf
Lycopodium	Bärlapp	Abdomen, Leber	Aszites, rasselnde Atmung, grüngelber Auswurf, nicht ausgeheilte Pneumonie
Mercurius sulphuricus	Hydrargyrum sulf.	Beine, Brust	Intensive Atemnot
Muriaticum acidum	Salzsäure	Leber	Finales Stadium von Leberzirrhose, typhusähnlicher Zustand, trockener Mund, Aphthen
Oniscus asellus	Kellerassel	Lunge, Bronchien	Wassersucht
Ononis spinosa	Hauhechel		Wassersucht
Oxydendron arboreum	Sauerbaum	Pfortadersystem	Aszites, Anasarka, gestörter Blutfluss im Pfortaderkreislauf, Blasensteine, Prostatavergrößerung, große Atemnot
Phaseolus nanus	Buschbohne	Perikard, Herz, Nieren	Perikarderguss, Herzwassersucht, Nierenwassersucht; Diabetes
Phosphorus	Phosphor	Leber	Vormittags; Folge von Leberzirrhose, Venenerweiterung auf dem Abdomen; Gelbsucht
Plumbum	Blei	Nervensystem	Urämie mit Krämpfen trotz Besserung der Ödeme
Spigelia anthelmia	Wurmkraut	Brust, Herz	Hydrothorax
Rhus toxicodendron	Giftsumach	Bewegungsapparat	Angio-neurotisch; nach Exanthem
Sambucus nigra	Holunder	Füße, Unterschenkel	Wasser in den unteren Extremitäten

Mittel	Bezeichn.	Organbezug	Indikation
Squilla maritima	Meerzwiebel	Brust	Brustwassersucht; Milzbeteiligung
Stigmata maydis	Mais	Herz, Nieren	Aszites allgemein
Sulphur	Schwefel	Brust	Nach Exanthem; Hydrothorax nach unterdrückten Hautausschlägen; Diarrhö
Tilia	Linde	Uterus, Abdomen	Ödeme, starker Schweiß ohne Erleichterung

3.4 Das Spiegelmiasma der Parasitose

Wenn wir das Miasmenmodell aus Abb. 3 (S. 42) zu Hilfe nehmen, sehen wir, dass die Sykose und die Parasitose (diesen Begriff habe ich von Peter Gienow übernommen) in Beziehung zueinander stehen. Das Miasma der Parasitose oder »Arzneimittelkrankheit« manifestierte sich in dem Maße, wie durch die Mikrobiologie und Pharmakologie immer mehr chemische Arzneien (z.B. Antibiotika) und Impfstoffe produziert wurden. Wir wissen, dass diese Arzneien als Akutmittel sehr hilfreich sein können, jedoch bei längerem Gebrauch wichtige Ventilfunktionen des Organismus (Schwitzen, Fiebern, Bluten, Schmerzen) unterdrücken und das Immunsystem durch zu häufige manipulative Eingriffe (wie Impfen) infantilisieren. Oft entstehen Arzneimittelabhängigkeiten und Nebenwirkungen. Dies gilt besonders für die chemischen »Kampfstoffe« gegen mikrobielle Parasiten (Bakterien, Pilze, Milben, Würmer und Viren). Gienow bezeichnete die Folgen einer massiven Arzneimittelkrankheit daher als Parasitose (ähnliche Erkenntnisse über iatrogene Schädigung hatten schon Hahnemann und Kent). Das Charakteristikum »Abhängigkeit« beim Miasma der Parasitose zeigt sich aber auch in anderen Süchten wie Nikotin- und Alkoholsucht und in allen möglichen Substanzen, die ein Mensch über lange Zeit in dem Bewusstsein nimmt, ohne sie nicht leben, arbeiten oder erfolgreich sein zu können.

Wenn ein Patient allgemein die sykotische Heilungsebene durchläuft, gerät bei ihm vieles in Bewegung: Alte Unterdrückungen kommen wieder an die Oberfläche, Emotionen wallen auf, Traumata werden bewusst und eine vorhandene Arzneimittelkrankheit taucht ebenfalls wieder auf. Das kann sich darin zeigen, dass der Patient scheinbar plötzlich wieder Symptome einer Infektion aufweist oder Entzugserscheinungen bekommt. Er gerät (beispielsweise mit Kopfschmerz, Brechreiz, Verstopfung, Fieber, Bluthochdruck usw.) in einen ähnlichen Zustand, wie zu jener Zeit, als er damit begonnen hatte, zum Antibiotikum, Psychopharmakon, Blutdruck- oder Fiebersenker zu greifen. Nun geht es darum, sowohl die emotionalen und mentalen Themen, die damit verbunden sind, anzuschauen als auch neue Wahlmöglichkeiten zu finden. Wird diese Thematik auf der sykotischen Heilungsebene nicht sorgfältig beachtet und behandelt, fällt der Patient wieder in seine alten Verhaltensmuster und Abhängigkeiten und damit in die Parasitose zurück. Die Heilung der Parasitose geschieht wie bei der Sykose selbst entweder direkt über die Psora oder (über die Tuberkulinie) zur Psora.

3.5 Die Behandlung der Tuberkulinie

Bei vielen chronisch Kranken gab es in der Familiengeschichte Tuberkulose, denn diese Elendskrankheit grassierte nicht nur im 19. Jahrhundert, sondern auch zu den Kriegs- und Nachkriegszeiten des letzten Jahrhunderts, insbesondere rund um den Zweiten Weltkrieg. Wir finden heutzutage noch Patienten der Kriegsgeneration, die selbst Tbc hatten oder Jüngere, die tuberkuline Krankheiten von ihren Eltern oder Großeltern geerbt haben. Auch für diese miasmatische Situation kommen nicht allzu viele Arzneien in Frage: vorrangig stehen hier Phosphor, Bacillinum bzw. Tuberculinum.

Bestand bei der Sykose die besondere Gefahr, dass die Symptome abtauchen und eine scheinbare Symptomfreiheit eine Scheinheilung suggeriert, ist die Gefahr bei der Tuberkulinie, dass die Krankheit destruktive Züge annimmt. Peter Gienow spricht deshalb, wie schon mehrmals bemerkt, von der spiegelmiasmatischen Beziehung zwischen Tuberkulinie und Syphilinie. Arzneimittel auf der tuberkulinen Ebene müssen daher die Kraft haben, eventuelle Abstürze in den syphilitischen Abgrund zu verhindern oder aufzufangen. Mein oben genannter Leitsatz »Die Psora *kann* alles, die Sykose *macht* alles« lässt sich um den Zusatz erweitern »Die Tuberkulinie *will* alles – und zwar sofort!« Mit ihren typischen Merkmalen Ungeduld und Selbstüberschätzung neigt sie dazu, Heilungsprozesse nicht ausreifen zu lassen. Das macht die Behandlung nicht gerade einfach. Deshalb benutze ich auch hier das anschauliche Bild des »Miasmenhauses«, um dem Patienten klarzumachen, dass ein großer freier Atem, Spaziergänge bei Wind (!) und Wetter ein gutes Training für das Immunsystem sind und sich der Patient nach einer schweren Krankheit nun auch eine leichte Erkrankung leisten kann. Je schwerer die Krankheit und je länger der miasmatische Heilungsprozess schon dauerte, umso mehr Wert lege ich auf tuberkuline Heilungszeichen. Das gilt ganz besonders im Falle von Krebs, da hier oft zuvor jahrelang keine Erkältung mehr stattfand und der Patient oft überrascht ist und sagt: »Ich war doch nie krank, und jetzt diese Diagnose!« Durch den Impfwahn und die Tatsache, dass Fieber, Schweiß und Grippe in der jüngeren Generation schon von Kindesbeinen an mit hysterischen Maßnahmen unterdrückt werden, werden wichtige Ventile des Organismus lahmgelegt und der Patient tut sich später schwer, sie wieder zu öffnen. Ich habe etliche Male erlebt, dass nach einer miasmatischen Behandlung von Krebs endlich wieder Fieber, Schweiß und Fließschnupfen auftauchen, doch der Patient schnurstracks zum Hausarzt ging, um diese Symptome antibiotisch gleich wieder zu unterdrücken. Habe ich sie dann mittels Homöopathie noch einmal hervorgeholt, eilte der Patient wieder sofort zum Arzt, um Antibiotika zu bekommen. Hier ist eine umfassende Patientenaufklärung zur rechten Zeit dringend erforderlich.

Es besteht eine irrationale Panik vor diesen harmlosen Symptomen, die deshalb sofort und ohne Überlegung beseitigt werden. Diese fast automatische Reaktion ist selbst schon ein Zeichen der Tuberkulinie und der spiegelmiasmatischen Tendenz, harmlose Symptome zu destruktiven werden zu lassen. Wir sollten deshalb als Therapeuten einen langen Geduldsfaden spinnen, um dem Patienten über diese Hürde kopfloser Verhaltensweisen hinwegzuhelfen. Bringt der Patient keine Geduld auf und ist dauerhaft uneinsichtig, werden wir ihn mit der Möglichkeit konfrontieren, die Behandlung abzubrechen bzw. zu einem anderen Therapeuten zu wechseln. Geben wir ihm das, was für seine Entwicklung dringend notwendig ist: die Freiheit der Entscheidung! Wenn wir den Patienten loslassen, wird er eher zur Vernunft kommen, als wenn wir ihn überzeugen oder gar überreden wollen. Die Tuberkulinie ist die Manifestation des Bewusstseins einer Flucht vor sich selbst und vor den Anforderungen des Lebens bzw. der Umwelt. Dem können wir nicht mit Druck und Zwang begegnen, sondern mit Loslassen – was ein Training der Schattenarbeit an unserem Ego und unserem Helfersyndrom voraussetzt!

Erfreulicherweise gibt es aber viele chronisch Kranke, die »bei der Stange bleiben« und in der Behandlung einen Sinn erkennen. Die schon oft erwähnten tuberkulinen Symptome wie Blutungsneigung, Durchfallneigung, Erkältung, lockerer Husten, Fieber oder Schwitzen auf der Brust tauchen oftmals schon auf der sykotischen Ebene als Heilungsreaktionen auf.

Im Einzelfall müssen wir entscheiden, ob homöopathische Arzneien nötig sind oder auch nicht. In manchen Heilungsverläufen setze ich an dieser Stelle keine weiteren homöopathischen Reize, sondern lasse die tuberkulinen Symptome zum Beispiel mit Hirschzungenelixier und Wasserlinsenelixier der Hildegardmedizin oder einfachen Hausmitteln wie einem heißen Kartoffelsack auf die Brust oder Bäder mit schleimlösenden Badezusätzen ausheilen. Wichtig ist mir dabei stets die Unterstützung der Lebensfreude, der agilen Bewegung in der Natur und des Tiefatems. In unserem Sprachgebrauch taucht ja öfter den Begriff »Wellness« auf. Der Patient mag sich die »Wellness« mit einem Tag in einem Thermalbad oder durch eine immunstärkende Kur gönnen. Die Leichtigkeit des Seins, die Freude an schönen Dingen und die Freude daran, sich auch selbst wieder zu verschönern, stehen für den Patienten im Vordergrund und helfen ihm, sein Krankheitsbewusstsein allmählich in ein Gesundheitsbewusstsein umzuwandeln. Wenn ich ein Bild finden müsste, um die Behandlung der Tuberkulinie zu charakterisieren, so wäre es das der langen Leine. Im Heilungsprozess ist durchaus noch einiges zu tun, aber es ist nun »Land in Sicht« und es herrscht Aufbruchstimmung. Patienten beginnen wieder mit Lebensplanung, haben Zukunftsvisionen und deutlich das Gefühl, es bald geschafft zu haben. In dieser Stimmung nehmen sie die weichen Stühle, das gelegentliche Nasenbluten oder eine einfache Erkältung mit Humor hin, weil ich es ihnen so erkläre und meine Freude darüber zum Ausdruck bringe, dass »Sie sich (endlich) eine einfache ‚Krankheit' leisten können!«

Wie immer ist es am einfachsten, in der miasmatischen Dynamik auch das Potenzial zu sehen und für den Heilungsprozess zu nutzen. Der Drang nach Abwechslung, die Lust auf neue Erfahrungen, der Wunsch nach Spontaneität und Leichtigkeit des Seins können nicht nur in die Krankheit führen, sondern sind ideale Impulse für die Heilung. Deshalb liegt es nahe, diese Impulse im Patienten anzuregen.

Kraftvolle Arzneien sind auf der tuberkulinen Heilungsebene viel häufiger nötig, als wir vermuten. Bedenken wir die spiegelmiasmatische Beziehung zur Syphilinie, so entspricht diese einer steilen Abwärtsbewegung. Es soll aber weiter »nach oben« gehen. Die Psora, die im Miasmenhaus bildhaft das kreative »Atelier unterm Dach« einnimmt, manifestiert sich vorzugsweise auf unserem flächenmäßig größten Organ, der Haut. Ähnlich wie bei den harmlosen tuberkulinen Heilungssymptomen sofort der Impuls der Unterdrückung ausgelöst wird, geschieht dies auch von der tuberkulinen Pubertät an mit Hautsymptomen. Warum daraus so oft destruktive Symptome erwachsen und innere Organe erkranken, ist leicht zu verstehen, wenn man die Haut als »dritte Niere« anerkennt. Wird ein Hautausschlag chemisch unterdrückt, leiden die Entgiftungsleistung und die Ausscheidung.

In der miasmatischen Therapie einer chronischen Krankheit sollten wir unbedingt bis zur Psora gelangen, damit alte Hautsymptome entweder wiederkehren oder die Haut als Entgiftungsorgan die Reste der Krankheit abgibt. Von der tuberkulinen Ebene aus brauchen wir dazu starke Schubkräfte wie zum Beispiel die Arzneien Psorinum, Scrophularia nodosa, Apis, Opium oder solche, die wir aufgrund spezieller individueller Symptome analysieren und repertorisieren müssen.

3.6 Die Behandlung der Psora

Je nachdem, aus welcher Richtung wir uns der Psora nähern, kann eine Behandlung sehr leicht oder extrem schwer fallen. Kamen wir bei einer chronischen Krankheit von der Syphilinie, hielten wir uns lange auf der Ebene der Sykose auf, passierten die Tuberkulinie und »schoben« von dort aus, wie beschrieben, den Rest der Krankheit auf die Haut, können wir eine Gabe Sulphur geben und der Fall ist erledigt. Alles ist getan. Der Patient ist in seinem Miasmenhaus unter dem Dach angekommen und schaut aus den Fenstern hinaus in die Landschaft. Er hat wieder einen Überblick in seinem Leben gewonnen und das Gefühl von Normalität kehrt zurück in seinen Alltag. Er kann vielleicht wieder an seinen alten Arbeitsplatz zurückkehren oder findet eine neue Sinn erfüllende Beschäftigung. Der Heilungsprozess, durchaus einer guten Geschichte vergleichbar, hatte einen Anfang, eine dramatische Entwicklung dazwischen und findet schließlich ein gutes Ende – den Punkt hinter dem letzten Satz. Der

Sinnspruch lautet: »Es darf gewesen sein.«

Dabei spielt es keine Rolle, ob wir in einem einzigen Durchgang zur Psora gelangen oder ob mehrere miasmatische »Runden« durchlaufen werden müssen. Irgendwann muss der Heilungsprozess ein deutliches Ende finden. Ich betone das, weil es gerade in homöopathischen Praxen so viele unendliche Geschichten gibt. Ohne Punkt und Komma laufen hier die Mittel hintereinander, jahraus, jahrein, ohne das deutliche Gefühl, »es ist vollbracht« oder »das kann ich jetzt alleine« – nämlich mein Leben ohne Krankheitsgefühl leben. Eine therapeutische Konsumhaltung auf Seiten des Patienten oder auf unserer Seite ist sykotischer Natur. Solange er etwas schlucken oder einnehmen kann, hat er die Hoffnung, irgendwann einmal gesund werden zu können – nur nicht jetzt! Den Patienten immer wieder mit Arzneien zu versorgen, ist ebenfalls sykotischer Natur, denn tief darin sitzt der Zweifel, ob ein Mensch überhaupt jemals richtig gesund sein kann bzw. ob der Patient jemals gesund werden kann. Es dürfte klar sein, dass dies ein äußerst ungesundes Resonanzfeld ist, in dem Heilung nicht stattfinden kann. Die berühmte Pause des Nichtstuns wird in der Homöopathie hervorragend kaschiert, weil wir ja Mittel »auswirken lassen« – Wochen, Monate, sogar Jahre. Es sieht also so aus, als käme ein Heilungsverlauf zu einem Ende. Die unausgesprochene Intention dahinter ist jedoch: Mal schauen, ob sich noch neue Symptome zeigen. Dann muss wieder ein neues Mittel folgen. So kommt es, dass wir eine Krankheit mit Arzneimitteln nähren und den Patienten Jahre in unserer Praxis sehen, uns vielleicht sogar mit ihm anfreunden und zu allem Überfluss noch meinen, das sei alles ganz natürlich und normal. Man ist einfach immer ein bisschen krank und die Homöopathie kann immer ein bisschen heilen. Ohne, dass es uns richtig bewusst wird, hängen wir im Chaos der Psora, aus der ja bekanntlich alles entstehen kann – immer wieder neue Symptome. Schauen wir uns dazu nur das riesige Arzneimittelbild von Sulphur an. Wenn wir lange genug repertorisieren, finden wir immer das »passende« Mittel: Sulphur. Hier stimmt etwas nicht. Ich hoffe, meine psorische Lust, dies zu karikieren, hat die Sinne für das Problem sensibilisiert.

Heilung ist ebenso wenig ein Dauerzustand wie Krankheit. Heilung ist die Folge einer Krankheit. Wenn wir krank sind, brauchen wir einen Heilungsprozess – nicht wenn wir gesund sind. Befinden wir uns in Balance, brauchen wir weder Krankheit noch Heilung. Heilungsimpulse, gleich welcher Art, dienen nur dazu, die gesamte Persönlichkeit physisch, psychisch und mental wieder an ihre ureigenste Ordnung oder Balance zu erinnern. Ein wesentlicher Hinweis auf die fortschreitende Heilung zeigt sich im Immunsystem. Wird es angeregt, kann es ab einem bestimmten Moment wieder alleine arbeiten. Eben diese Erfahrung braucht der Patient in aller Deutlichkeit. Vom Krankheitsbewusstsein wechselt er zum Heilungsbewusstsein und schließlich zum Gesundheitsbewusstsein »Jetzt bin ich wieder heil und ganz.« Gewiss, eine absolute Gesundheit als Freiheit von jeglicher Schwäche gibt es nicht. Doch das relative Gleichgewicht von Stärken und Schwächen wird als Gesundsein empfunden. Wenn wir uns gesund fühlen, leben wir unseren Alltag und unser Leben auf kreative Weise. Im gesunden, ausgeglichenen Sein ist die Lebenskraft, die Dynamis, in dem Maße aktiv, wie es dem individuellen Menschen entspricht. Schon Hahnemann sagte deshalb: »Heilung ist die Wiederherstellung der Gesundheit.« Der Weg dahin geschieht über die Anregung der Dynamis.

Wird aber die Lebenskraft über Jahre immer wieder und ohne klare Richtung angeregt, gibt es einen Punkt, an dem sich der Organismus an den Reiz gewöhnt und die Dynamis allmählich zum Erlahmen kommt. Das ist ein schleichender Prozess, in dem immer offen bleibt, wie es weitergeht, vergleichbar einer unendlichen Geschichte. So wie wir als Hörer einer solchen Geschichte irgendwann das Interesse verlieren würden, flachen auch Reiz und Reaktion ab. Selbst wenn der Reiz erhöht wird, führt dieser ungesunde Prozess ins Nirgendwo, keinesfalls jedoch zur Heilung.

Ich habe schon oft erlebt, dass allein die Mitteilung, es gebe einen Abschluss der Therapie, auf den Heilungsprozess wie ein Motor wirkt. Auch wenn ein Patient aufgrund der Schwere seiner Erkrankung insgesamt ein bis zwei Jahre in Behandlung bleibt, verläuft die Zeit nicht linear, sondern zyklisch und vor allem rhythmisch gegliedert – was sich durch die Miasmatik selbst ergibt. Das symbolisiert natürlich auch das Bild des Miasmenhauses. Das Drama der Heilungsgeschichte geschieht in der Sykose, gefolgt von der Neuordnung in der Tuberkulinie und dem Schlusskapitel auf psorischem Terrain. Wie in der Literatur geht es auch hier um die Frage: »Was ist die Moral des Märchens?« oder »Was habe ich aus der Geschichte gelernt?« oder »Was ist die Botschaft der Geschichte?« Das bedeutet für den Patienten natürlich auch zu fragen, was ihn seine Krankheit letztendlich gelehrt hat. Ich könnte ein Buch allein über die wunderbaren Erkenntnisse der Patienten füllen, wie sie auf diese Frage antworten. Darin offenbart sich große Lebensweisheit – das ist Wissen aus unmittelbarer

Erfahrung. Genau das ist in der Heilkunst mein innigster Wunsch: Der Patient möge eines Tages erhobenen Hauptes die Praxis mit dem sicheren Gefühl verlassen, dass er selbst diesen Weg der Heilung voll und ganz in Eigenverantwortung gegangen ist. Das empfinde ich als das größte Geschenk und es wiegt die Mühsal der miasmatischen Behandlung tausendmal auf. Es ist auch dieses angestrebte Ende der Geschichte auf der Ebene der Psora, das mich motiviert, in den unteren Etagen der Syphilinie und Sykose besonders sorgfältig zu arbeiten, denn je besser das Fundament steht, um so stabiler wird das Gebäude und umso schöner strahlen die oberen Räume. Es geht in einer miasmatischen Behandlung um das große Thema der Versöhnung und des Ausgleichs, der Anbindung von Himmel und Erde und darum, sich in das große Ganze einzufinden. Das ist kein intellektueller und auch kein rein psychischer Prozess, sondern ein spiritueller, weil der Heilungsprozess ein Weg über das Bewusst-Werden zum Bewusst-Sein ist. Die Erkenntnisse daraus beantworten Lebensfragen und lassen uns Zusammenhänge höherer Ordnung erkennen.

Diese Gedanken mögen verdeutlichen, welche Bedeutung das Erreichen der Psora und der Abschluss der Heilungsgeschichte für mich haben. Die bewusste Entlassung eines Patienten aus der Behandlung macht klar, dass wir uns beide gewandelt haben und er nun ohne fremde Hilfe und Krücken seinen Lebensweg alleine gehen kann.

Was geschieht auf der psorischen Ebene homöopathisch? Im Grund nicht mehr viel. Ich verordne meistens eine Gabe Sulphur und lasse die Psora dann ihre Arbeit tun. Tauchen Hauterscheinungen oder Schnupfen auf, lasse ich sie in Ruhe ausheilen. Greift Sulphur nicht, wähle ich je nach Symptomlage Fagopyrum (Buchweizen) oder Parmelia (Baumflechte). Tauchen psorische Erscheinungen schon an der Schwelle von der Tuberkulinie zur Psora auf, gebe ich mitunter auch gar kein Mittel, sondern vertraue auf den Organismus und das inzwischen erstarkte Immunsystem, mit den letzten Schritten der Heilung selber fertig werden zu können. Entscheidend ist für mich und für den Patienten die Botschaft oben im Miasmenhaus: Geschafft! Ende der Geschichte!

Selbst wenn sich in der miasmatischen Behandlung unter Sulphur noch einmal sykotische Symptome einstellen und klar ist, dass eine neue »Runde« notwendig wird, mache ich dennoch an dieser Stelle – wie in einer guten Geschichte – eine Zäsur, d.h. eine Pause: Fortsetzung folgt! Auch dazu verwende ich ein einfaches humorvolles Bild für den Patienten:

»Gönnen Sie sich eine Pause. Legen Sie Ihre Krankheit in den Liegestuhl und machen Sie beide Urlaub. Genießen Sie Ihr Leben mal ohne Krankheit. Nach ein paar Wochen können Sie sie wieder abholen und schauen, was von ihr übrig ist. Bringen Sie sie mit in die Praxis und wir schauen, was noch Gutes zu tun ist.«

Das sind in etwa meine Worte, die stets enorm viel bewirken. Nach der Pause von zwei bis sechs Wochen ist die nächste miasmatische »Runde« längst nicht mehr so dramatisch wie die vorherige. Inzwischen hat die Psora noch einiges geheilt und der Patient hat vor allem die sykotische Fixierung auf seine Krankheit gelockert. Das ist ein wichtiger Teil der Heilung! Selten ist ein erneuter Beginn auf der Ebene der Syphilinie oder tertiären Sykose notwendig. Meistens sind es Symptome der primären Sykose oder der Tuberkulinie, die noch nicht vollständig ausgeheilt sind und selbstverständlich ernst genommen werden müssen.

Wir haben alle schon erlebt, dass Patienten selber an einem Punkt ihres Heilungsprozesses die Behandlung beenden, weil sie sich als gesund empfinden und das Gefühl haben, jetzt ihr Leben wieder in die eigene Hand nehmen zu können. Das mag unserem eigenen Eindruck widersprechen, wenn solche Entscheidungen am Ende der sykotischen Phase auftauchen und noch einige Schritte bis zur Psora anstehen. Vielleicht verlangt aber die innere Stimme des Patienten einfach nach einer großen Pause. Wir sollten den Patienten dann mit den besten Wünschen entlassen und loslassen und nicht den Schimmer einer Mitteilung machen, er sei noch nicht gesund und komme sicher bald wieder mit neuen Symptomen oder was dergleichen negative Prognosen sein mögen. Die syphilitische Komponente, die sich in der Medizin breitgemacht hat, ist das Unheil einer (negativen) Prognose. Im Grunde wird hier Gott gespielt und sich angemaßt, etwas Zukünftiges vorhersagen zu können, was per se kein Mensch wissen kann. Selbst ein gutes Medium lernt, dass es tatsächlich einer langen Schulung bedarf, niemals eine Prognose zu stellen (weil dies mit dem Ego zu tun hat). Prognosen sind menschlicher Dilettantismus angesichts der großen Weisheit der Natur. Wir wissen nicht, wann jemand stirbt, wie er stirbt, wie eine Krankheit verläuft oder wie Heilung stattfindet. Wir wissen nichts! Lassen wir die Untugend des Prognosestellens los und vertrauen lieber auf die Natur. Wenn wir bei ihr in die Lehre gehen, sind wir auf einem spirituellen Weg und lernen Demut. Sie ist besonders gefragt, wenn Dinge geschehen, die unserem Menschen- und Weltbild, unserem Homöopathieverständnis oder dem Heilungsverlauf widersprechen. Es kann tatsächlich alles auch ganz anders sein. Heilung ist auch in einem Nu möglich. Im Kreislauf des Seins kann ein Mensch jederzeit von einem Standort zum nächsten wechseln. Vom Verlauf her mag es aussehen, als folge eines dem anderen, aber der größere Zusammenhang zeigt rhythmische Kreisläufe – keine Geraden oder Linien.

Meint ein Patient also geheilt zu sein und dies widerspricht unserem eigenen Eindruck, lassen wir ihn dennoch mit heilenden Gedanken los. Es ist die Ausnahme von der Regel. Die Regel besagt: Einerlei, wie oft ein System durch die Miasmen laufen muss, irgendwann kommt es auf der psorischen Ebene zum Abschluss. Dann schließen wir die Heilungsgeschichte.

Was nach der eigentlichen Behandlung, besonders bei Krebspatienten, in meiner Praxis noch folgen kann, ist eine besondere Art der Begleitung über zwei Jahre: Drei- bis viermal lade ich die Patienten, die die Behandlung abgeschlossen haben und solche, die »übern Berg« sind (meistens am Übergang von der Sykose zur Tuberkulinie), zu einem Treffen ein. Bei diesem Treffen weise ich sie in eine einfache Meditation (Bonpu-Zen) ein. Ferner besprechen wir, was man im Frühjahr und im Herbst zur Stabilisierung des Immunsystems kurmäßig tun kann. In unserem Buch »Die Zwölf Tore der Heilung«[16] sind Anweisungen für jeden Monat enthalten und es werden viele Möglichkeiten geboten, sich in den großen Rhythmus der Natur – den Jahreslauf – einzugeben. Besonders gerne wird von den ehemaligen Patienten die »Schüssler-Kur« durchgeführt, die im besagten Buch beschrieben steht.

All dies fällt jedoch nicht mehr unter »Behandlung«, sondern unter »Kur«. Da die Patienten wissen, dass ich selbst regelmäßig jedes Jahr buchstäblich in den Lehm gehe und mich durch Fasten und allerlei naturheilkundliche Kurmaßnahmen regeneriere, springt auch der Funke über, dass man dafür nicht erst krank sein muss. Die Rückgewinnung der Normalität im Leben bedeutet deshalb für den Patienten: »Ich gönne mir ab und zu eine Zeit der Regeneration und Stabilisierung meiner Gesundheit.« Darin sehe ich eine sinnvolle Prophylaxe. Bei den Treffen mit ehemaligen Patienten wird auch deutlich, dass kurmäßige Anwendungen auch ohne finanziellen Aufwand

16 Siehe Literaturliste im Anhang

zu Hause durchgeführt werden können. Mein Ansinnen ist, ihr Bewusstsein dafür offen zu halten, was sie durch die miasmatische Behandlung erfahren haben: »Ich darf mir Gutes tun, ich darf es mir gut gehen lassen und brauche dafür nicht mehr das Opfer einer schweren Krankheit.«

Erfahrungsgemäß nabeln sich schließlich die Patienten mehr und mehr ab, kommen nur noch selten oder schließlich gar nicht mehr zu den Treffen. Sie haben genügend Anregungen bekommen und sind nun selber kreativ in der Gesunderhaltung ihres Bewusstseins und ihres Körpers.

3.7 Einfachheit des Konzepts

Die miasmatische Behandlung fußt auf der Erkenntnis, dass die Miasmen Bewusstseinsformen mit einer ganz eigenen Dynamik sind, individuell wie kollektiv. Sie spiegeln unser Menschsein in allen Facetten wider. Vom höchsten Standpunkt aus gesehen sind sie die Licht- und Schattenseiten, die unser Bewusstsein zu manifestieren vermag. Durch eine miasmatische Behandlung in der hier dargelegten Ordnung durchläuft der Patient diese verschiedenen Bewusstseinszustände, wenn sie sich durch die entsprechenden miasmatischen Symptome verifizieren. Peter Gienow spricht bezeichnenderweise vom »Beziehungsgeflecht« der Miasmen, das offen lässt, in welcher Weise die Heilung stattfindet und wie schnell oder langsam beim Patienten ein Bewusstseinswandel möglich ist. Alle Variationen sind möglich. Was uns als Therapeuten dabei hilft, das ist ein klares Behandlungskonzept, das wie eine Leitplanke oder wie ein Anker hilfreich ist, damit wir den »roten Faden« nicht aus den Augen verlieren. Der Patient ist im Chaos, darum hat er Symptome (symptoma: gr. Zufall). Unsere Homöopathie bietet in diesem Chaos eine qualitative Ordnung durch Symptom*vorbilder* – unsere Arzneien. Mit diesen Vorbildern vergleichen wir die Symptome des Patienten, erkennen Ähnlichkeiten und finden so das passende Mittel. Die miasmatische Behandlung ordnet die Mittel nach bestimmten, in diesem Buch ausführlich dargelegten Kriterien. Je komplexer und komplizierter das Symptomchaos des Patienten ist, desto hilfreicher ist ein einfaches Konzept, das ein Beziehungsgeflecht der einzelnen Anteile beinhaltet.

3.8 Praktische Vorgehensweise

Beginnt eine Therapie auf der syphilitischen Ebene, herrscht beim Patienten meist ein Zustand der Erstarrung, oft auch der Empfindungslosigkeit und Unzugänglichkeit. In diesem Zustand rühre ich nicht an den emotionalen oder mentalen Themen, die hinter der Krankheit stehen, sondern kläre den Patienten erst einmal nur über das Nötigste der miasmatischen Behandlung auf (Miasmenhaus) und verordne ihm die Aufgabe, in einem Heft mit dem Titel »Mein Heilungsprozess« alle Wahrnehmungen an den Körperöffnungen (Augen, Ohren, Nase, Mund, Scheide, Harnröhre, After) zu notieren, selbst wenn Symptome nur kurz auftauchen und schnell wieder vergehen. Außerdem soll der Patient auf Farbe und Konsistenz von Sekreten sowie auf Traumthemen achten und dies ebenfalls notieren. Mein Fokus ist in dieser ersten Phase auf die Lösung der Starre gerichtet und auf die erste Antwort des Organismus auf die miasmatischen Mittel.

Erst auf der Heilungsebene der Sykose (Wasser- und Erdelement) kommt der Patient in die Bewegung und in die Lage, seine emotionalen und mentalen Probleme anzuschauen. Alles kommt ins Fließen und damit wächst die Bereitschaft zur Veränderung, ohne die eine Heilung letztlich nicht möglich ist.

Bei der miasmatischen Behandlung chronischer Krankheiten verfahre ich nach dem einfachen Prinzip: Der Schweregrad der Symptomatik bestimmt, auf welcher miasmatischen Ebene ich ansetze. Weist auch nur *ein* Symptom auf das aktivierte syphilitische Miasma, beginne ich auf der syphilitischen Ebene, auch wenn viele sykotische oder tuberkuline Symptome überwiegen. Wenn der Patient im Erscheinungsbild dagegen sehr tuberkulin ist und entsprechende Symptome hat, die hartnäckig wiederkehren (sykotisch!), beginne ich eine »Etage« unterhalb der Tuberkulinie, also auf der sykotischen Ebene. Ich folge prinzipiell dem Lepra-Modell (vgl. S. 40) und erweitere es entsprechend der vorliegenden Krankheit gegebenenfalls um die Miasmen der Karzinogenie und Parasitose (Spiegelmiasma zur Sykose).

Häufig verordne ich zwei Mittel im wöchentlichen Wechsel, in C30 oder in tiefen D-Potenzen. Der Patient potenziert die Mittel in einer sogenannten Plus-Methode, die von Hahnemanns Empfehlungen abgeleitet ist: 5 Globuli werden in eine Flasche mit 1 Liter Wasser gegeben und verschüttelt. Alle 10-15 Minuten schüttelt der Patient die Flasche und nimmt zwei kräftige Schlucke. Dies wiederholt er bis zum Mittag, bis nur ein Rest in der Flasche zurückbleibt. Am nächsten Morgen füllt er die Flasche wieder mit Wasser auf (ohne erneute Mittelgabe!) und trinkt bis zum Mittag wieder alle 10-15 Minuten zwei Schlucke nach jeweils vorherigem Schütteln. Diese Art der langsamen Plus-Potenzierung wird mit jedem Mittel eine Woche lang durchgeführt. Sie hat zum einen den Vorteil, dass durch das Schütteln die energetische Befindlichkeit des Patienten in die Heilkraft des Mittels mit einfließt. Zum anderen sorgt sie dafür, dass der Patient genügend trinkt. Bei schweren chronischen Krankheiten verordne ich deshalb *zwei* Mittel (im wöchentlichen Wechsel), weil dadurch der Organismus sanft, aber bestimmt in Schwingung und damit in Bewegung versetzt wird – ähnlich den Prinzipien der Kraniosakral-Therapie. Die Verordnung eines miasmatischen Hauptmittels sowie einer Nosode als zweites Mittel ist angezeigt, wenn entweder hereditär Seuchenkrankheiten (also Syphilis, Gonorrhoe, Tuberkulose usw.) vorliegen oder die Symptomatik beim Patienten Ähnlichkeit mit den Charakteristika der Seuchenkrankheiten hat. Bei der Auswahl der miasmatischen Mittel gehe ich von folgenden Kriterien aus:

- An welchem Organsystem entstanden bei der Arzneimittelprüfung Symptome? Sind lebensnotwendige Organe betroffen? Sind Hohlorgane betroffen, einzelne Organe?
- Welches Mittel kann körperliche Symptome von Seuchenkrankheiten heilen? (Das sind bekanntlich nur wenige Mittel, daher ist die Auswahl quantitativ beschränkt, aber qualitativ hochwertig.)

3.9 Die wichtigsten miasmatischen Heilmittel

Tab. 3 (nächste Seite) soll veranschaulichen, wie sanft und dennoch konsequent eine miasmatische Behandlung angelegt sein kann. In der Tabelle sind außer den Miasmen selbst auch die Übergänge zwischen ihnen aufgeführt (»Übergangsmittel«). Diese Übergänge entsprechen im weiter oben beschriebenen Miasmenhaus den Treppen, die die Raumebenen miteinander verbinden. Meine Erfahrung und die jener Kollegen, die ebenfalls mit dem Gienow-Miasmenmodell arbeiten, führte zu der Erkenntnis: Je schwerer eine chronische Krankheit ist, umso sanfter sollte der Organismus von einer Heilungsebene zur nächsten geführt werden. Dazu gehört auch, was ein Patient einmal bildhaft so ausdrückte: »Ab und zu mal auf der Treppe stehen bleiben und verschnaufen, bis genügend Kraft da ist, das nächste Stockwerk zu erreichen.« Bei meinen Patienten heißen die homöopathischen Brückenbauer oder Übergangsmittel seither einfach »Treppenmittel«.

Psora	Über-gang	Tuberku-linie	Über-gang	Sykose I-III	Über-gang	Syphili-nie	Karzino-genie	Parasi-tose
Sulph	Psor	Tub	Calc-c	Med	Nit-ac	Lues	Carc m	Nux-v
Fago	Scroph-n	Bac	Op	Thuj	Fl-ac	Merc-s	Carc b	Pyr
Ign	Coca	Phos	Apis	Lyc	Mur-ac	Merc-corr	Scir	Diph
Jab	Coff	Mag-c	Puls	Caust	Picr-ac	Merc-cy	Lob-e	Variol
	Hyp	Mag-p	Arg-n	Thiosin	Hydr-ac	Kali-bi	Sed-ac	Bac
	Nat-c	Bell	Elaps	Lach		Kali-br	Kreos	Lyss
	Tab	Abr	Cub	Staph		Kali-j	Hydr	Anh
		Aet	Hyos	Sil *(ab Syk II)*		Plat	Rad-br	Chin
		Cham	Petr	Querc		Hep-sulf	Cond	Thlas
		Petr	Rhus-t	Spong		Cinnb	X-ray	Calad
		Cor-r	Samb	Agar		Aur		Cann-in
		Gels	Sul-ac	Bry		Ars		Cann-sat
				Rhod		Con		Ter
				Sabin		Alu		Eup-p
				Stann		Plb		Eucal
						Graph		Urt
						Sec		

Tab. 4 Die wichtigsten miasmatischen Heilmittel

4. Fallbeispiele

Ich möchte die Darstellung der Miasmen durch einige exemplarische Fallbeispiele abrunden. Sie sollen einen kleinen praktischen Einblick vermitteln, wie ich mein Verständnis der Miasmen in meine Arbeit einfließen lasse. Dabei spielen die kulturhistorischen Bezüge oft eine unmittelbare Rolle. Nicht nur ich selbst, auch viele meiner Kollegen und Kolleginnen, die miasmatisch therapieren, sind zu der Erkenntnis gekommen, dass der kraftstrotzende Renaissance-Mensch, der barocke Gemütsmensch, der überkandidelte Rokoko-Galan, der hysterische Workaholic oder der Romantiker immer noch existieren – wenn auch im modernen Gewand! Wie sich jemand verhält, kleidet und spricht, kann – mit ein wenig Übung und Fantasie – interessante Assoziationen auslösen, um eine miasmatische Dynamik zu erspüren. Ein Miasma wird ja durch die Verkörperung und Manifestation auch erst lebendig. Sein Potenzial, krank und wieder heil zu werden, kommt stets in der ganzen Persönlichkeit eines Menschen zum Ausdruck. Oft ist es so, dass die Gesamterscheinung eines Menschen mehr über seine miasmatische Dynamik mitteilt als die Symptome, deretwegen er zur Behandlung kommt. Das gilt natürlich ganz besonders für die Patienten, die gar keine offensichtlichen Symptome haben, sondern nur das ungute Gefühl, etwas sei nicht in Ordnung. Sie geben an, sich nie richtig gesund zu fühlen, aber auch nicht richtig krank. In solchen Fällen betrachte ich die Person sozusagen durch die »Kulturbrille« und stelle mir vor, welches historische Gewand ihn oder sie gut kleiden würde. Dabei lasse ich ihre Ausstrahlung, Gebärdensprache und Farben (Haut, Augen, Haare usw.) auf mich wirken. Durch diese kleine Verlagerung der Wahrnehmungsebene konkretisiert sich mein Gespür für die vorliegende miasmatische Dynamik.

Die fünf folgenden Fallbeispiele können keinen erschöpfenden Überblick über die vielfältigen Möglichkeiten der miasmatischen Therapie bieten. Dazu ist ein eigenes ausführliches Buch mit Fallbeispielen aus meiner Praxis sowie Fällen von Kollegen in Vorbereitung.[17]

Die Fallbeispiele hier sind exemplarisch ausgewählt. Jedes Modell, auch das hier besprochene Miasmenmodell, muss sich in der Praxis bestätigen.

17 Dieses Buch speziell zur praktisch-miasmatischen Therapie wird ebenfalls beim Verlag Homöopathie + Symbol erscheinen.

Das bedeutet, dass man einige Heilungsverläufe erlebt haben muss, die die Einfachheit der Miasmatik bestätigen und die einen ermutigen, der Logik der Heilungsmechanismen zu vertrauen. Daraus entwickelt sich die Regel. Erst danach kann man besonnen und vor allem angstfrei auch mit den durchaus vorhandenen Ausnahmen umgehen. Die miasmatische Therapie ist *einfach*, aber nicht *leicht*, weil wir verlernt haben, der Natur (d. h. der Weisheit des Organismus) unabdingbar zu vertrauen. Wir meinen, es besser zu wissen und denken deshalb meistens viel zu kompliziert. Doch die Natur wählt immer den einfachsten Weg.

Verwendete Abkürzungen:

Syp **syphilitisch**

Syk **sykotisch**

Syk I **primär sykotisch**

Syk II **sekundär sykotisch**

Syk III **tertiär sykotisch**

Tub **tuberkulin**

Psor **psorisch**

Karz **karzinogen**

Para **parasitär**

Bei Wörtern und Sätzen, die in Anführungszeichen gesetzt sind, handelt es sich um originale Äußerungen der Patienten.

Fall 1

Miasmatischer Heilungsverlauf: Syphilinie – Übergang – Sykose – Übergang – Tuberkulinie – Psora

Frau, 63 Jahre alt, litt unter extremer Atemnot bei geringster Anstrengung. Klinische Diagnose: Lungenemphysem.

Vorgeschichte: Mit 11 Jahren Verbrennung III. Grades am ganzen Rükken, Hauttransplantationen. Häufige Zystitis, Konjunktivitis, Arthritis im linken Knie, nach Fisch riechender Ausfluss (hereditäre Gonorrhoe). Die Mutter starb an Leukämie, als die Patientin 20 Jahre alt war. Frau L. übernahm die Erziehung der elfjährigen Schwester, die Beziehung zum Vater war schwierig. Seit dieser Zeit: 2x Herzstillstand, Reanimation, wiederkehrende Depressionen, Unfallneigung. Sie empfindet es subjektiv als traumatisch, als ihre Tochter zum Studium von zu Hause wegzieht. Folge: schwere Lungenentzündung.

Familienanamnese: Vater starb an Lungenkrebs. Mutterlinie: Brustkrebs, Hautkrebs, Herzinfarkt. Vaterlinie: offene Tuberkulose. Subjektive Angabe zum »Muster« im Familiensystem: früher Tod.

Vorbehandlung: konventionell schulmedizinisch.

Äußeres Erscheinungsbild der Patientin und Untersuchungsergebnisse: Größe: 1.60 m, grazil, elegant, asthenischer Körperbau, große, ängstlich blickende, blaue Augen, welliges, weißes Haar, gepflegte, aber brüchige Fingernägel (syp) mit Kalziummangelzeichen (weiße Flecken), bleiche, feinporige Haut, Rückennarben elastisch, blassrosa, unregelmäßige Brüste (eine Brust deutlich tiefer als normal sitzend), schlechte Zähne (syp), Zahnfleischschwund, Teilprothese, Mundraum sieht dunkelrot aus (syp), Mundschleimhaut neigt zur Trockenheit (syp), Mandeln zerklüftet (syp), Zunge im Bereich der Leber und Niere mit pathologischem Belag (braunschwarz). Gelenkverformung (syp) an der linken Großzehe (Gichtknoten) und an beiden Händen (mittlere und obere Fingergelenke), Schwellungen (syk) an beiden Handgelenken, Lungenüberblähung (syk) nur mäßig sichtbar, starke Atemgeräusche (tub), muss nach jedem Wort die Schultern heben, den Kopf nach hinten halten und Atem holen, starke Nachtschweiße (syp), unwillkürlicher, stinkender Speichelfluss nachts (syp).

Assoziative Wahrnehmung: Patientin erscheint wie eine elegante Frauengestalt aus der Belle Époque.

Wesen der Patientin: kühl, distanziert, intelligent, humorvoll, kontrolliert

Miasmatische Diagnose: Tuberkuline Erscheinung mit Krankheitsgeschehen auf der syphilitischen Ebene (Spiegelmiasma)

Syphilitische Ebene

Verordnung: Syphilinum und Mercurius solubilis C30 im wöchentlichen Wechsel, täglich 1 Tr. Urtinktur Aspidosperma quebracho (regelt O_2 in der Zelle), rhythmische Atemübungen (3 Minuten einer Musik im 4/4-Takt folgend, Tempo 60/min; immer 2 Takte auf Ein- und Ausatem), Grünlichtbestrahlung, Hirschzungenelixier (Lungenreinigung) und Aronstabelixier (Antidepressivum) der Hildegardmedizin. Die Patientin amüsiert sich über das Bild des Miasmenhauses: »Wäre ja zu schön, wenn ich mal bis unters Dach steigen könnte. Aber im Moment brauche ich für eine kleine Treppe zwanzig Minuten. Vor dem Keller habe ich Angst. Was da wohl alles lauert?! Am liebsten möchte ich im ersten Stock sein.«

Nach 4 Wochen: insgesamt mehr Energie, bessere Atmung, bessere Stimmung. Zungenbelag fast normal, Körperhaltung sehr gut. Die Patientin bat ihren Mann, den Keller ihres Hauses aufzuräumen, ein helleres Licht zu installieren und einen neuen Handlauf für die Treppe anzufertigen.

Miasmatische Diagnose: syphilitische Ebene insgesamt weniger aktiv, Heilungsrichtung zur Sykose mit sanftem Übergang notwendig.

Übergang Syphilinie-Sykose

Verordnung: Nitricum acid. C30 und Causticum C30 im wöchentlichen Wechsel für 4 Wochen.

Reaktion: Der Mund ist voller Aphthen (syp) für 5 Tage, dann verschwinden sie wieder. Unter beiden Ohrläppchen tauchen für 3 Tage schmerzhafte und blutende Rhagaden (syp) auf und vergehen ebenfalls. Der Gichtknoten schmerzt und entzündet sich (syk II), das Sputum ist zäh und gelb (syk II), die Augen sind morgens gelb verklebt (syk II), die Haut juckt im warmen Bett (psor). Nach 3 Wochen deutliche Besserung, Beweglichkeit der Gelenke besser, kein Speichelfluss und Nachtschweiß.

Miasmatische Diagnose: Syphilinie noch weniger aktiv, deutliche sykotische Symptome. Die Dynamis ist angeregt und zeigt durch den psorischen Pruritus, dass sie schon Zugkraft in die obere miasmatische Ebene besitzt.

Sykotische Ebene

Erste Verordnung: Thuja C30 und Medorrhinum C30 im wöchentlichen Wechsel (Lösung der hereditären Gonorrhoe), Aspidosperma quebracho D6 jeden 3. Tag. Atemübungen bleiben

Reaktion nach 4 Wochen: aus Bronchien, Ohren, Nase, Scheide reichlich gelbe Sekrete, fischig und käsig riechend: »Ich stinke aus allen Knopflöchern, ich kann mich nicht mehr riechen.« Atmung sehr viel besser, Gefühl von Leichtigkeit im ganzen Körper: »Der ganze alte Dreck muss raus! War ich ein Müllhaufen?«

Konfliktarbeit: Schock durch die Verbrennung (kochendes Wasser), der frühe Tod der Mutter, Todessehnsucht (will der Mutter folgen), Loslassen der erwachsenen Tochter, Loslassen der familiensystemischen Belastung.

Reaktion nach 3 Wochen: Atemvolumen um 80% gesteigert (klinische Überprüfung), Interkostalmuskulatur dehnungsfähig, Atemrhythmus ausgewogen, Weinen wird als erleichternd empfunden: »Von meinen Schultern fallen Tonnengewichte ab. Ich fühle mich zum ersten Mal in meinem Leben leicht. Ich finde langsam wieder meine Mitte.«

Zweite Verordnung: Lycopodium C30 1 x pro Woche (Hilfe für das Thema »Mitte = Erdung finden, das Leben annehmen«).

Reaktion nach 4 Wochen: Allgemeinzustand noch besser, nur noch gelbweiße, weiche Sekrete aus der Nase und Scheide ohne unangenehmen Geruch. Emotional stabil, unternehmungslustig: »Komme ich jetzt endlich mal in den 1. Stock?«

Miasmatische Diagnose: die primäre Sykose ist erreicht, aber ich möchte einen weichen Übergang zur Tuberkulinie und eine starke Schubkraft aus der Sykose heraus.

Dritte Verordnung: Calcium carbonicum C30 und Pulsatilla C30 im wöchentlichen Wechsel (Plus-Methode).

Reaktion innerhalb der 4 Wochen: Gelenke werden beweglicher (tub), Patientin ist öfter mal ungemütlich, unleidig, ungeduldig (tub), träumt vom Reisen (tub), Pruritus auf dem Bauch und am Rücken sowie an den Beinen kehrt wieder, kaltes Wasser bessert. Stimme ist stabil, Atmung ist fast normal. Leichtes Nasenbluten bei körperlicher Anstrengung (tub).

Miasmatische Diagnose: die tuberkuline Ebene ist erreicht. Große Vorsicht ist geboten, weil die Patientin konstitutionell sehr tuberkulin ist. Im Werdegang ihrer Krankheit bestand die Neigung zu destruktiven Entwicklungen und in der Familie kam Tuberkulose vor.

Tuberkuline Ebene

Verordnung: Bacillinum C30 und Phosphor C30 im wöchentlichen Wechsel (Plus-Methode), 1x pro Woche Aspidosperma quebracho D12, Drüsenübungen (Singen mit speziellem Klopfrhythmus am ganzen Körper), weitere rhythmische Atemübungen.

Reaktion nach 4 Wochen: Patientin fühlt sich wohl, keine Symptome außer gesteigerter Ungeduld: »Wann ist die Therapie endlich zu Ende?!«

Miasmatische Diagnose: Tuberkuline Ebene schwingt zu schwach. Daher Verlängerung um 3 weitere Wochen, nur mit Bacillinum und Phosphor.

Reaktion: 3 Tage Schmerzen, vom Brustkorb ausgehend den ganzen Körper ergreifend, 5 Tage Durchfälle mit Gefühl von Erleichterung, viel Husten mit klarem, wässrigem Sputum, Brustschweiß, unregelmäßiges Nasenbluten, Angst vor Dunkelheit, schläft drei Nächte lang mit Licht im Schlafzimmer. Heftige Träume von Krieg, Flucht, Verbrennungsunfall, Autounfall, dann von Ahnen, die freundlich lächelnd Danke sagen. Resümee der Patientin nach 3 Wochen: »Der ganze Spuk ist vorbei!«

Miasmatische Diagnose: Aktivität der Tuberkulinie. Kein Mittel für 2 Wochen, um den Organismus zur Ruhe kommen zu lassen und seine eigenen Heilungsprogramme auszuführen.

Übergang Tuberkulinie-Psora

Zweite Verordnung: Scrophularia nodosa C30 1 x pro Woche, Schüsslersalze Magnesium phosphoricum D6, Natrium chloratum D6 und Natrium sulfuricum D6, täglich je 3 Tabletten.

Reaktion nach 4 Wochen: Leichte Verschleimung, Gefühl von innerer Ordnung und körperlicher Kraft. Atemvolumen noch besser. Klinische Blutwerte und Befunde so gut, dass alle chemischen Arzneien als überflüssig betrachtet werden (Antibiotika, Asthmaspray usw.), Zunge und Mundschleimhaut normal, Mandeln haben normale Form, dehnungsfähige Atemmuskulatur, Stimme klar und deutlich, kann vierzeiliges Gedicht 2x auf einen Atem rezitieren (!). Keine Beschwerden.

Miasmatische Diagnose: die psorische Ebene ist erreicht.

Psorische Ebene

Verordnung: 1 Gabe Sulphur C200, 6 Wochen auswirken lassen. Übung: rhythmisch atmend Treppe steigen: 4 Stufen beim Einatmen, 4 Stufen beim Ausatmen.

Reaktion innerhalb der 6 Wochen: 8 Tage Pustelbildung im Gesicht und auf der Brust mit Pruritus, vollständige Abheilung, 4 Tage Fließschnupfen und leichtes Schwächegefühl. Patientin reagiert vernünftig: schläft viel und wartet, bis sie sich wieder kräftig fühlt. Kein Problem mehr beim Treppesteigen.

Meine abschließende Empfehlung: Die rhythmischen Atem- und Drüsenübungen beibehalten, zweimal jährlich eine dreiwöchige Kur zur Blutreinigung, Lungenreinigung und Gewebeentschlackung unter Anleitung durchführen.[18]

18 Ich richte mehrmals pro Jahr ein ganztägiges Treffen für Patienten ein, um mit ihnen kurmäßige Anwendungen zu besprechen und die Atem- und Drüsenübungen zu trainieren. Diese Treffen werden abgerundet durch kostenlose Heilungssitzungen mit unserem Heilerkreis (fünf Geistheiler). Hinweise zu solchen Übungen und Anwendungen sind auch zu finden in unserem Buch »Die 12 Tore der Heilung« (siehe Anhang).

Fall 2

Miasmatischer Heilungsverlauf: Sykose – Tuberkulinie – Psora

Eine Mutter von zwei Kindern (16 und 11 Jahre alt), 41 Jahre alt, Gitarrenlehrerin, kam wegen ständiger Müdigkeit, Antriebslosigkeit, Morgensteifigkeit, ersten Anzeichen vermeintlich klimakterischer Beschwerden: Hitzewallungen, unregelmäßige Menses, lange Schmierblutungen mit unangenehmen Geruch, fast ständig Rückenschmerzen. Besuch bei vielen Heilpraktikern und Homöopathen ohne anhaltende Besserung.

Vorgeschichte: Schon als Mädchen oft nach Fisch riechender gelbgrüner Ausfluss, Knieprobleme links, mal Schwellung, mal schmerzhaft, häufige Gerstenkörner und gelblich verklebte Augen (Reiter-Trias, hereditäre Gonorrhoe). Oft Erkältungen mit zäher gelber Schleimabsonderung (syk). Starke Aknebildung, meistens unreine Haut (psor). Regelmäßige Impfungen (syp/syk). War keine gute Schülerin, langsam im Lernen

Familiensystemischer Hintergrund: Beide Eltern leben, sind gesund. Gutes Verhältnis zum Vater, schwieriges zur Mutter. Keine Information über die Großeltern beider Linien, da im Krieg gefallen oder verschollen (syp)

Äußeres Erscheinungsbild der Patientin: Größe 1.82 m, schlank, Beine länger als Oberkörper, steife Gestik, Gesicht bleich und starr, große, grüne, hypnotisch wirkende Augen, gute, geformte Zähne, Zungenbelag normal, Mundhöhle normal gefärbt, keine Mandeln, Körper gut proportioniert, hautenge Kleidung, figurbetont, blonde glatte Haare, schmale Lippen, verkrampfter Mund, Lippenstift wirkt etwas grell im Verhältnis zur bleichen Haut, Wangenrouge wirkt unpassend.

Assoziative Wahrnehmung: Patientin erscheint androgyn und erinnert mich an einen bühnenwirksamen Kastraten.

Wesen der Patientin: kühl, distanziert, kontrolliert, misstrauisch, erschöpft, lustlos und frustriert.

Miasmatische Diagnose: der Tripper (Sykose) ist im Organsystem immer noch aktiv und verursacht die Schwächung. Ich erklärte der Patientin diesen Zusammenhang, woraufhin sie sehr nachdenklich wurde und beschloss: »Das werde ich nachprüfen!« Ich bat die Patientin, mit ihren Eltern behutsam darüber zu sprechen, denn Geschlechtskrankheiten werden in der Regel aus Scham verheimlicht.

Sykotische Ebene

Erste Verordnung: Medorrhinum und Thuja C30, wöchentlich wechselnd nach der Plus-Methode. Aufgabe, auf Zeichen an allen Körperöffnungen zu achten: »Da können Sie Gift drauf nehmen!« (sykotischer Kommentar!)

Reaktion nach 4 Wochen: wesentlich mehr Energie, 5 Tage lang stinkender Ausfluss, »Gestank aus allen Poren«, der nicht wiederkehrte, 2 Tage Schmerzen im linken Knie, 3 Tage heftige Rückenschmerzen. Sehr angenehme, eindeutig weibliche Ausstrahlung, ohne Änderung im Essverhalten 2 kg Gewicht abgenommen (Patientin war ernährungsbewusst). Patientin ist sehr zufrieden und glücklich: »Mir hat das mit dem Tripper keine Ruhe gelassen. Ich hatte Gelegenheit, meinen Vater mal darauf anzusprechen. Stellen Sie sich vor, mein Vater druckste herum und gestand mir, dass er, bevor er mit meiner Mutter liiert war, tatsächlich den Tripper hatte. Er ging damals zum Arzt, kriegte ein Antibiotikum und dachte, damit wäre alles gut. Ich habe ihm alles so erklärt, wie Sie mir das erklärt haben. Da war er richtig erleichtert und meinte, wenn bei mir der Tripper mit Homöopathie behandelt werden kann, dann geht das sicher auch bei ihm. Er kommt demnächst selber. Ich bin so froh, dass ich endlich verstehe, woher meine vielen Symptome kommen. Ich bin begeistert von der Miasmatik und will das ganz gewissenhaft durchlaufen, alle Zimmer!«

Zweite Verordnung: Lycopodium C200, einmalige Gabe. Versöhnungsarbeit mit den Ahnen (Verbeugen und Sprechen versöhnender Worte).

Reaktion nach 6 Wochen: Rücken deutlich besser. »Ich habe deutlich die Ahnen hinter mir gespürt und bin jetzt nicht mehr sauer, dass sie alle gegangen sind, ehe ich sie kennen lernen konnte. Ich komme jetzt auch viel besser mit meiner Mutter aus, sie mischt sich nicht mehr in unsere Kindererziehung ein. Mein Mann wollte nicht mehr mit mir schlafen, weil ich so unangenehm roch. Das hat sich total geändert. Er findet, ich rieche wunderbar!« Die Patientin lacht herzlich und glücklich.

Übergang Sykose-Tuberkulinie

Verordnung: Calcium phosphoricum C30 1x pro Woche.

Reaktion: Fließschnupfen.

Tuberkuline Ebene

Erste Verordnung: Phosphor und Tuberculinum C30 im wöchentlichen Wechsel (Plus-Methode).

Reaktion: Erleichternder Durchfall 5 Tage lang. Erkenntnis der Patientin: »Der Durchfall hat mir so richtig klar gemacht, dass ich früher immer durchgefallen bin, in der Schule und in der Gesellenprüfung beim Friseur. Jetzt mache ich das, was mir Spaß macht, eben Gitarre unterrichten. Ich trau mich aber noch nicht, selber vorzuspielen. Deshalb kann ich auch nur Anfänger unterrichten.«

Zweite Verordnung: Gelsemium C200, einmalige Gabe

Reaktion nach 4 Wochen: Patientin hat einen Vorspielabend organisiert, wo sie und ihre Schüler auftreten. »Das hat mein Selbstbewusstsein mächtig gestärkt. Das Gelsemium habe ich immer bei mir getragen, in den Proben und im Konzert. Meine Eltern haben gesagt, dass ich das Richtige im Leben getan habe. Vorher haben sie immer gemeckert, dass ich so was Unnützes wie Gitarre lerne. Auf diese Bestätigung habe ich so lange gewartet!«

Psorische Ebene

Verordnung: Abrundung der miasmatischen Behandlung mit Sulphur C200, 1 Gabe.

Reaktion: Die Patientin ist vollkommen beschwerdefrei, zeigte keine Symptome mehr. Ihr Vater ließ sich miasmatisch behandeln.

Fall 3

Miasmatischer Heilungsverlauf: Karzinogenie – Sykose – Tuberkulinie – Psora

Mann, 69 Jahre alt, Polizeibeamter a. D.

Beschwerden: Blasentumor, operative Teilresektion (karz). Rezidive in Gestalt von Harnleitertumoren mit Makrohämaturie, inoperabel (karz). Harnleiterabgangsenge (syk). Prostatahyperplasie (syk). Reduziertes Nierenparenchym (klinischer Befund). Starke Hypertonie nach Aortenaneurysma-Operation (syp). Medizinische Versorgung mit Blutdrucksenkern, Markumar, Antibiotika prophylaktisch gegen mögliche Entzündungen, verschiedene Psychopharmaka, die alle schwere Nebenwirkungen erzeugten (para). Patient wurde mit der Prognose aus der Klinik entlassen: »Da kann man nichts mehr machen. Sie haben vielleicht noch zwei bis drei Monate…« (Merke: jede Prognose zur Lebensdauer ist syphilitischer Natur, da man Gott spielt!)

Familiensystemischer Hintergrund: Der Patient war zu sensibel für den Polizeiberuf. Eigentlich wäre er lieber Schauspieler geworden. Hassliebe zum Beruf. »Immer nur die Schattenseiten des Menschen anzuschauen, ist furchtbar!« Der Patient war geschieden, heiratete dann wieder seine Frau, beide leben aber getrennt. Der Grund für die Scheidung war seine Alkoholabhängigkeit. Nachdem er den Alkoholismus überwunden hatte, wurde er zuckersüchtig und verlor jedes Selbstwertgefühl. »Ich geriet von einer Sucht in die nächste!« Durch den erneuten Kontakt mit seiner Exfrau bekam er wieder Lebensmut und beschloss, eine ganzheitliche Therapie zu machen. Doch dann wurde der Blasentumor festgestellt und die schulmedizinische Behandlung nahm ihren Gang. Die Tochter war im Alter von 20 Jahren an Mukoviszidose gestorben – am Geburtstag des Patienten! In der Vaterlinie gab es Alkoholismus (karz) und schwere Depression (syp). In der Mutterlinie gab es Unterleibs- und Brustkrebs (karz).

Äußeres Erscheinungsbild des Patienten: Größe 1.75 m, pyknischer Körperbau, adipös, rundes Gesicht mit bleicher, schwammiger, großporiger Haut, kleine blaue Augen mit einem verschlagenen Ausdruck, schlechte Zähne, starke Zahneindrücke in der Mundschleimhaut und an den Zungenrändern (Milzschwäche!), Zungenbelag gelbbraun (Leberbelastung), übler Mundgeruch, schütteres weißes Haar, volle Lippen, schiefer Mund, stark gerillte Fingernägel, gepflegte Hände. Vorgeschichte ergibt die Reiter-Trias, somit liegt eine hereditäre Gonorrhoe vor.

Assoziative Wahrnehmung: Patient wirkt wie ein barocker Patron.

Wesen des Patienten: Außen warm, innen eiskalt, scheinbar leutselig, erschöpft, undurchsichtig, künstlerisch. Bei der Erstanamnese mischte sich aufgrund der fatalen Prognose große Angst mit einem lauernden Verhalten, was diese Behandlung ihm wohl bringen möge. »Ich habe ja nichts mehr zu verlieren. Wer weiß, auf was ich mich jetzt hier einlasse?!«

Miasmatische Diagnose: Die Karzinogenie zeigt sich sowohl in der Vita des Patienten als auch in seinem Familienfeld. Das eigentümliche Verhalten und die destruktive Ausstrahlung des Patienten bewogen mich dazu, auf der syphilitischen Ebene anzusetzen.

Syphilitische Ebene

Verordnung: Syphilinum und Mercurius solubilis C30 im wöchentlichen Wechsel und im Plus-Verfahren, 4 Wochen lang, Aspidosperma quebracho D6 jeden 2. Tag.

Reaktion: Wiederholt Träume mit der Thematik: »Ich reite mit einem Stier in eine Jauchegrube und hole aus ihr einen Riesenfisch hervor.« Erkenntnis des Patienten: »Ich habe eine Chance, ich kann die Jauchegrube meines Lebens überwinden!« Starke Rhagadenbildung in den Mundwinkeln, viele schmerzhafte Aphthen im Mund, Afterfissur, Brennen in der Harnröhre, perverse sexuelle Fantasien »und das, obwohl ich doch die Impotenz in Person bin!« Trotz aller Beschwerden wirkt der Patient vitaler, zuversichtlicher und will mehr über die miasmatische Behandlung wissen. »Ja, das wird zu Hause meine erste Tat sein, mal den versifften und verpilzten Keller in Schuss zu bringen!«

Übergang Syphilinie-Sykose

Verordnung: Nitricum acidum C30, 1x pro Woche, weiter Aspidosperma quebracho D6, alle 3 Tage, rhythmische Atemübungen, Drüsenübungen, Ernährungsumstellung, Entsäuerungskur.

Reaktion nach 4 Wochen: Patient wirkt gestrafft, schwört auf die »tolle Wirkung der Atemübungen«, fühlt sich gerüstet für »die große Aufgabe, den Ballast meiner Vorfahren abzuwerfen«. Klinische Untersuchung ergibt bessere Blutwerte und kein Blut im Urin mehr. Abfluss des Urins ist noch langsam, aber besser, Rhagaden und Aphthen sind verschwunden, Träume sind freundlicher, voller positiver Botschaften. Patient ist voller Lebensmut »Ich schaffe das!«

Miasmatische Diagnose: Augenscheinlich ist der Patient aus der Syphilinie in die Sykose gewechselt. Aber mein Eindruck ist, dass sich jetzt erst die Karzinogenie offenbart, die Verbackung von Syphilinie und Sykose.

Karzinogenie

Erste Verordnung: Carcinosinum bronchae C30 1x pro Woche, Aspidosperma quebracho D6, jeden 3. Tag, Übungen bleiben.

Reaktion nach 5 Wochen: starke Erkältung, Husten, zähes Sputum ist nur schwer abzuhusten (syk), Gefühl von Würmern im After (para/syk), »alles ist verschleimt, alles kommt mir hoch.« Schleimiger Ausfluss aus der Harnröhre.

Ich erhielt Post von einem Rechtsanwalt, mit der Information, dass der Patient Anklage gegen den Chirurgen erhob, der das Aortenaneurysma operiert hatte. Ich erhielt den Auftrag zu bestätigen, dass der Patient unter den Folgen des »Kunstfehlers« leide und darzulegen, wie ich die Nachwirkungen behandle. Ich lehnte jegliche Stellungnahme ab, weil mir meine Intuition sagte, dass hier etwas nicht stimmte. Der Patient hatte bei keinem Treffen von einer Problematik nach der Operation gesprochen. Als der Patient zum nächsten Termin erschien, erfuhr ich Folgendes: »Ich hoffe, Sie haben auf den Brief von meinem Rechtsanwalt nicht geantwortet. Ich hatte eine Fernsehsendung über chirurgische Kunstfehler gesehen und beschloss, auch meinem Chirurgen eine reinzuwürgen. Aber er hat mir ja mit der Operation das Leben gerettet. Ich wollte nur mal sehen, ob ich an eine finanzielle Entschädigung rankomme. Mir steht das Wasser ja bis zum Hals. Ich muss auch zu Ihnen so weit fahren und Sie sind auch nicht gerade billig, das alles kostet ja ein paar Mark. Aber ich bin zufrieden, ich bin ja dankbar, dass Sie mich behandeln.«

Ein deutlicheres verbales Beispiel für das krankhafte Wesen der Karzinogenie habe ich selten gehört. Ich machte dem Patienten unmissverständlich klar, dass er die Freiheit der Entscheidung habe, die Therapie bei mir fortzusetzen oder sie zu lassen. Ich war ihm finanziell schon sehr entgegen gekommen, aber nun entschied ich, keine weitere Ermäßigung zu gewähren.

Zweite Verordnung: Ich repertorisierte drei Symptome: Bosheit, Husten ohne Auswurf und schleimiger Ausfluss aus der Harnröhre, wählte Thuja C30 und kombinierte es mit Carcinosinum C30 im wöchentlichen Wechsel (Plus-Methode). Aspidosperma entfällt. Statt dessen Leberdrainage mit Mariendistel und Schöllkraut als Phytotherapeutikum.

Reaktion: Drei Tage lang schwere Depression, dann »alles wie verflogen«, Reuegefühl wegen der ungerechten Beschuldigung des Chirurgen, 7 Tage Husten mit reichlich gelbem Auswurf, dann »nur noch Hüsteln«, Vitalitätsgefühl, gute Körperhaltung durch Atemtraining. Völlig andere Ausstrahlung des Patienten, Augen nicht mehr mit verschlagenem, lauerndem Ausdruck, sondern mit geradem klaren Blick. Patient kann mir in die Augen schauen.

Miasmatische Diagnose: die sykotische Ebene ist erreicht.

Sykotische Ebene

Erste Verordnung: Thuja und Lycopodium C30 im wöchentlichen Wechsel, Übungen bleiben.

Reaktion: »Alter Schwindel taucht auf«, Blutwerte sehr gut, Urinfluss normal, drei Harnleitertumore aufgelöst, zwei noch verbliebene sind deutlich kleiner, Prostata fast normal groß, Gefühl von großer Erleichterung, Markumar und Betablocker werden abgesetzt, Herzfrequenz fast normal. Pläne für die Zukunft: Spielen im Kleinkunsttheater.

Zweite Verordnung: Argentum nitricum C30, 2 Gaben aufgrund der zwei Symptome: Höhenschwindel und Harnröhre, Übungen bleiben bestehen.

Reaktion: Vollständige Blasenentleerung möglich, Urinfluss gut, Urinstrahl geschlossen und stark. Erkenntnis: »Der Schwindel in jeder Hinsicht geht aus meinem Leben.«

Miasmatische Diagnose: Die Sykose ist gut bearbeitet; der nächste Schritt sollte zur Tuberkulinie führen, weil schon eine Erkältung vorhanden war und im systemischen Feld ein Todesfall durch extreme Verschleimung (Mucoviszidose) verursacht wurde.

Verordnung für die tuberkuline Ebene: Bacillinum C30 und Corallium rubrum C30 im wöchentlichen Wechsel (Plus-Methode).

Reaktion innerhalb 4 Wochen: Grippe »mit allem Drum und Dran«: Gliederschmerzen, Fieber, Schwitzen, Fließschnupfen, breiiger Stuhl – alles mit dem Gefühl der Erleichterung: »Jetzt geht auch noch der letzte Ballast raus.« Grippe flaut von alleine ohne Akutmittel nach 12 Tagen ab. Patient ist einsichtig und legt sich ins Bett, seine Frau macht Wadenwickel und versorgt ihn liebevoll. Diese Fürsorge »heilt meine letzten Wunden«.

Untersuchung beim Urologen: Urin normal, Prostata vollkommen abgeschwollen, ein Harnleiterknötchen ist noch nachweisbar, kein pathologischer Befund, Nierenparenchym stabil.

Untersuchung beim Internisten: Herz-Kreislaufsystem stabil, keine pathologischen Befunde, keine Verwachsungen an der Operationsstelle (Aortaverzweigung). Der Patient fühlt sich verjüngt, als jemand, der das Tal des Leidens durchschritten hat und nun »ein neues Leben beginnt«.

Psorische Ebene

Abschluss: Sulphur C200, 1 Gabe. Ohne Reaktion. Verordnung von Fagopyrum C30. Reaktion eindeutig: Fließschnupfen geht, deutliches Gefühl von mehr Beweglichkeit in den Gelenken.

Dieser Fall ist einer unter vielen mit einer hervorragenden kollegialen Zusammenarbeit mit Fachärzten, die den Patienten in seiner Wahl der Therapie unterstützten.

Fall 4

Miasmatischer Heilungsverlauf: Syphilinie – tertiäre Sykose – Parasitose – Sykose – Psora

Herr B., geboren 1945, arbeitslos, kam im Rollstuhl wegen Progressiver Polyarthritis (syp) mit Deformationen am Daumengrundgelenk, an mehreren Fingergelenken sowie am linken Knie (syp). Er konnte die Hüftgelenke kaum bewegen. Zudem litt er unter Depressionen (syp), Vereinsamung und Isolation (syp), starken Gedächtnisstörungen (syp), geistiger Verwirrung bei der geringsten Aufregung (syp) und angeborener Lordose. Der Patient hatte die fatalistische Einstellung, eine unheilbare Krankheit zu haben – die Ärzte hätten ihn aufgegeben. »Ich komme eigentlich aus Langeweile zu Ihnen.«

Familiensystemischer Hintergrund: Der Patient hatte als junger Mann den Tripper, danach Malaria und wurde nur konventionell behandelt. In der Familie seien alle Einzelgänger und Eigenbrötler. In der Mutterlinie gab es Krebs und Apoplex, in der Vaterlinie früher Tod durch Suizid, Alkoholismus und Herzinfarkt.

Äußeres Erscheinungsbild des Patienten: Größe 1.70 m, der Körper ist vollkommen steif und kalt und sieht wie verwachsen aus. Untersetzter Körperbau, athletische Muskulatur, fahle Haut, Gesicht grau, viele Falten, die Augen liegen tief in den Höhlen. Stechender Blick, starker Wulst über den Augen, buschige dunkelhaarige und gerade Augenbrauen, das Ohrläppchen angewachsen, am linken Ohr ist die Helix im Bereich der Leberzone wie ausgefranst. Auffallend asymmetrisches Gesicht, kurzer Hals, schmale, zusammengekniffene Lippen mit herunter gezogenen Mundwinkeln, verächtlicher Gesichtsausdruck, verwegener Gesamteindruck, Zähne nur noch zum Teil vorhanden, Parodontose, Zahnfleisch an einigen Stellen entzündet und braunrot gefärbt (an diesen Stellen waren Geschwüre). Zungenbelag normal. Schultern hochgezogen, Atem sehr kurz und stoßend, wortkarg, einige Fingergelenke stark gerötet und heiß. Hände können nichts greifen. Aufstehen aus dem Rollstuhl nur unter großen Mühen, kann nicht lange stehen wegen der Schmerzen, Druckstellen am Rücken (Zeichen vom Wundliegen).

Assoziative Wahrnehmung: Der Patient wirkte wie ein Abenteurer aus der Renaissance. Ich konnte ihn mir mühelos in prächtigen Gewändern aus Goldbrokat vorstellen. Seine Ausstrahlung hatte etwas Majestätisches und Herausforderndes.

Wesen des Patienten: unnahbar, stark, aggressiv, aber kontrolliert, misstrauisch. Ich nahm den Mann wie ein Brachland wahr, das voller ungehobener Schätze ist, mit einem großen Potenzial an Intelligenz und Humor. Dafür gab es zunächst im Äußeren keinerlei Anzeichen. Da ich aber meiner sensitiven Wahrnehmung grundsätzlich traue, baute ich meine Therapie von Anfang an darauf auf, dem Patienten viel zuzutrauen und ihn auch herauszufordern, wenn es sein müsste.

Miasmatische Diagnose: Die syphilitische Ebene ist vielschichtig aktiv, Sykose mit Tripper muss sorgfältig behandelt werden, ebenso das Spiegelmiasma der Parasitose wegen der Malaria und des jahrelangen Konsums von Schmerzmitteln und vielen Antibiotika.

Syphilitische Ebene

Erste Verordnung: Syphilinum C30 und Mercurius solubilis C30 im wöchentlichen Wechsel (Plus-Methode). Rhythmische Atemübungen, leichte Drüsenübungen (Klopfen und Singen, rhythmische Gelenkbewegungen mit Atemführung), Entsäuerungskur (dreiwöchig), vegetarische Diät.

Reaktion innerhalb von 6 Wochen: Vitalitätsgefühl und Zuversicht: »Na, vielleicht ist doch was zu machen!«, Gesichtszüge entspannt, Augen leuchten. *Der Patient kommt mit dem Fahrrad* – für mich unfassbar! Deutlich weniger Schmerzen, vorhandene Gelenkschwellungen und Rötungen sind nicht mehr vorhanden. Der Patient hat die Übungen gewissenhaft täglich mehrmals durchgeführt und gemerkt, dass sie ihm die Mobilität wieder bringen. Er will mehr über die Miasmatik wissen: »Ja, im Keller das Monster, das sagt wir was. Ich sah nicht nur aus wie ein Monster, ich war auch eins. Jetzt kommt aber Licht in die Sache!« Gefühl, dass die Krankheit nicht mehr fortschreitet, sondern zum Stillstand kommt.

Miasmatische Diagnose: Syphilitische Ebene ist weniger aktiv, dafür die sykotische und tuberkuline um so mehr (Mobilität), aber ich möchte sicher sein, dass die syphilitischen Wurzeln zur Ruhe gekommen sind.

Zweite Verordnung: Fluoricum acidum C30, aufgrund dreier Symptome: Knochenverhärtung, < rasche Bewegungen, Wundliegen (da restliche Zeichen am Rücken noch vorhanden), außerdem Causticum C30 in Plus-Methode (schwere hereditäre Last), wöchentlicher Wechsel 4 Wochen lang.

Reaktion: Gelenkschwellung mit wenig Schmerz (syk), sehr zuversichtlich, kann weiterhin Fahrrad fahren, gibt den Rollstuhl zurück. Übungen bewirken noch mehr Beweglichkeit – vor allem der Hand- und Kniegelenke. Deutliche Besserung des Gedächtnisses, Patient ist 2 cm größer geworden (Wirbelsäule hat sich gestreckt). Wässriger Fließschnupfen abwechselnd mit weiß-cremiger und gelblicher Ausscheidung, Brennen in der Harnröhre, zwei Fieberanfälle, die große Angst auslösten, die Malaria könnte wiederkommen.

Miasmatische Diagnose: Zeichen der Gonorrhoe veranlassen mich, zunächst den alten Tripper zu behandeln.

Sykotische Ebene

Verordnung: Medorrhinum C30 und Thuja C30, Plusmethode, wöchentlich wechselnd, Übungen laufen weiter, zweite Entsäuerungskur (erneut 3 Wochen).

Reaktion innerhalb von 5 Wochen: insgesamt alles besser. Sechs Tage lang gelblich verklebte Augen am Morgen, Afterjucken, Fieber bis 39°, zwei Mal Schüttelfrost mit Angstzuständen, er könnte nicht gefunden werden. Wirbelsäule schmerzt unregelmäßig, vier Mal Schwindelgefühl. Beweglichkeit der Gelenke schreitet fort: Der Patient kann die Handgelenke umeinander rotieren lassen. Vorherige Schwellungen heilen innerhalb einer Woche ab. In den deformierten Gelenken keine Schmerzen und keine Progression.

Parasitose-Ebene (Spiegelmiasma zur Sykose)

Verordnung: Chininum sulfuricum C30 1 x pro Woche aufgrund der Symptome: Malaria, Wirbelsäule schmerzt und ist empfindlich, Schwindel.

Reaktion innerhalb von 3 Wochen: Angst geht, Fieberschübe und Schwindel tauchen nicht mehr auf, Augen morgens klar. Deutliches Vitalitätsgefühl und der Eindruck, Lasten abgeworfen zu haben. Patient ist durch die Atemübungen und Entspannung der Rücken- und Interkostalmuskulatur noch einmal 1 cm größer geworden. Neue Symptome: Völlegefühl, starke Flatulenz, Herzrhythmusstörungen.

Sykotische Ebene (Spiegelmiasma zur Parasitose)

Verordnung: Lycopodium C200, 1 Gabe.

Reaktion: Rhinitis mit weichen gelben Absonderungen, starkes Verlangen nach Familie und Beziehung, Verzagtheit, dass es »mir nicht vergönnt ist, eine Frau zu finden; eine Arbeit kriege ich sowieso nicht.«

Übergang primäre Sykose – Tuberkulinie

Verordnung: Calcium carbonicum C30 und Rhus toxicodendron C30 im wöchentlichen Wechsel und Plusmethode.

Reaktion nach 4 Wochen: Die Rhinitis wird wässrig-klar. Hoffnung und Zuversicht kehren zurück. Viele Pickel auf dem Rücken und auf der Brust, mit Pruritus, < kalte Abwaschung, vier Tage lang leichtes Fieber und Schwitzen. Hand- und Fingergelenke sind bei Kälte und Wetterwechsel leicht schmerzhaft.

Miasmatische Diagnose: Die Sykose ist gründlich behandelt, die Psora wird nun deutlicher. Aber die Gelenkarthritis ist noch nicht ausgeheilt. Deshalb entscheide ich mich, die Psora zu aktivieren und ein organotropes Mittel einzusetzen, das auf die Gelenke einwirkt.

Psorische Ebene

Verordnung: Sulphur C200 und Actaea spicata D6 (jeden 2. Tag).

Reaktion nach 8 Wochen: guter Zustand im Organismus, alle Gelenke sind schmerzfrei, der Patient hat ein deutliches Gefühl von Gesundsein.

In der letzten Phase der Therapie fand der Patient eine Anstellung als Hausmeister, in einem Heim für schwer erziehbare Jugendliche. Recht bald gewann er das Vertrauen der jungen Leute und beriet sie sogar in ihren Lebensfragen. Diese unerwartete und erfolgreiche Beratungsarbeit zog Kreise, so dass die Heimverwaltung und die Jugendpsychologin auf Herrn B. aufmerksam wurden. Man schätzte seine Art, den jungen Menschen darin ein Vorbild zu sein, dass man an Leib und Seele krank werden kann, es aber auch immer einen möglichen Weg aus dem Leiden gibt – und man dafür auch selber etwas tun muss. Es entstand eine fruchtbare Zusammenarbeit, so dass der Hausmeisterposten in den eines »Jugendberaters« umgewandelt wurde! Er fand in dieser Aufgabe seine Erfüllung. Schließlich war ihm auch noch das Glück einer Beziehung vergönnt, indem er eine Frau kennen lernte.

Zur Stabilisierung seines erreichten Gesundheitszustandes führt Herr B. unter meiner Anleitung seit drei Jahren regelmäßig zwei Kuren (3-4 Wochen) zur Entschlackung durch. Die bereits vorhandenen Gelenkdeformationen blieben zwar bestehen, doch sind die Gelenke weder gerötet noch geschwollen oder schmerzhaft. Außerdem erkrankten keine weiteren Gelenke, so dass man sagen kann, die Krankheit sei zum Stillstand gekommen. Aber ich bin wachsam. Bei harnsaurer Diathese (Sykose) ist es ratsam, Blut und Gewebe möglichst in einem Säure-Basenausgleich zu halten. Bei Arthritis und Arthrose besteht latent die Gefahr, dass die Sykose erwacht, wenn zuviel Harnsäure produziert wird.

Fall 5

Miasmatischer Heilungsverlauf: Syphilinie – Sykose/ Parasitose – Psora

Johannes, 18 Jahre alt, kam wegen nächtlicher Knochenschmerzen, immer wiederkehrender Lungenentzündungen, die sich mit Asthma bronchiale abwechselten sowie Depressionen, weil er oft in Kliniken war und entsprechend oft in der Schule fehlte. Aber Johannes hatte dennoch keine Schulklasse auf dem Gymnasium wiederholen müssen, weil er Privatunterricht erhielt und den »Lernstoff« auf diese Weise nachholte. Der intelligente junge Mann war willens, sich in eine ganzheitliche Therapie zu begeben und wollte so genau wie möglich verstehen, wie eine miasmatische Therapie vonstatten gehe. Ich erklärte sie ihm am Modell des »Miasmenhauses«, was er so kommentierte: »Das versteht auch ein Laie und klingt logisch«.

Vita des Patienten: Er ist der Erstgeborene, hat noch zwei jüngere Brüder und war von Geburt an kränklich. Er wurde zwar gestillt, aber die Eltern bangten immer um das Leben des Knaben. Er hatte schlechte Milchzähne, einen nach vorne spitz zulaufenden Kiefer, kaum ausgeprägte Kieferknochen und war praktisch immer verschleimt, so dass er oft in Atemnot geriet. Die Mutter berichtete, sie habe in den ersten drei Jahren immer Angst gehabt, Johannes würde den plötzlichen Kindstod sterben. Aber erfreulicherweise kam es anders: Der Junge machte im vierten Lebensjahr einen Quantensprung in der Entwicklung und wurde ab da deutlich vitaler. Die Eltern waren und sind gesundheitsbewusst und wählten, wann immer dies möglich war, lieber eine homöopathische Behandlung als eine antibiotische. Diese positive Einstellung des Elternhauses bedeutete für den Patienten »Sicherheit und das Gefühl, ich schaffe das im Leben«, wie er sagte. Das große Blutbild zeigte: Eisenmangelanämie, Erythropenie, Leukopenie, Kalziummangel und erhöhte Leberwerte.

Äußeres Erscheinungsbild: Größe 1.80 m, kachektische Erscheinung, ein Ohr am Helix ausgefranst, beide Ohrläppchen angewachsen und lang gezogen. Asymmetrisches, aber faszinierendes Gesicht. Buschige Augenbrauen und strahlende hellgrünblaue Augen. Die Haut wirkte fahl und alt. Die Haltung war nach vorne gebeugt. Die Kopfhaare waren dünn, stumpf und struppig. Sie sahen mehr grau als aschblond aus.

Assoziative Wahrnehmung: Als Johannes in der Praxis erschien, hatte ich das Gefühl, eine uralte Seele aus dem Mittelalter habe sich in unsere Zeit verirrt. Er hatte zu Beginn der Therapie gar nicht die Ausstrahlung eines Teenagers, sondern die eines Greises. Nur die Augen strahlten und schauten sozusagen in unsere Zeit hinein, während der Körper der Vergangenheit anzugehören schien.

Familiensystemischer Hintergrund: In beiden Elternlinien gab es syphilitische Krankheiten wie Apoplex, Herzinfarkt, Krebs und Muskeldystrophie. Die Vorfahren des Vaters stammen aus Osteuropa. In der Großelterngeneration des Vaters waren Verwandte an Syphilis gestorben, die dort während des ersten Weltkrieges epidemisch aufgetreten war.

Miasmatische Diagnose: hereditäres und aktives syphilitisches Miasma.

Syphilitische Ebene

Verordnung: Uranium nitricum C30 und Luesinum C30 im wöchentlichen Wechsel nach der Plusmethode. Uran-n ist nach meiner Erfahrung eines der besten Blutmittel. Es war mir klar, dass auf der Blutebene gezielt behandelt werden muss. Deshalb verordnete ich zusätzlich Aspidosperma quebracho als Urtinktur, täglich einen Tropfen in einem Glas Wasser gelöst. Aspidosperma[19] sorgt dafür, dass der eingeatmete Sauerstoff besser in die Zellen aufgenommen wird. Dazu bekam Johannes ein nicht homöopathisches Heilmittel, das Rizol »Lambda«, bestehend aus der Grundsubstanz von ozonisiertem Rhizinus- und Olivenöl plus Wermut-, Nelken-, Walnuss-, Schwarzkümmel-, Thymian- und Majoranöl[20]. Dasselbe Heilmittel erhielt er auch als Zäpfchen. Die Rizole geben den Sauerstoff langsam an die Mitochondrien ab und lösen die erwünschte Apoptose (den programmierten Zelltod) aus. Johannes erlernte zudem bestimmte rhythmische Atemübungen mit Musik.

Reaktion nach 6 Wochen: große Vitalität, erstmals ein Gefühl von Lebenskraft und Lebensfreude. Die Eltern sagten: »Wir konnten zuschauen, wie er von Tag zu Tag aufblühte!«

---

19 Dieses Mittel ist bei Boericke unter »Quebracho« genannt, im Handel aber unter Aspidosperma quebracho erhältlich

20 Näheres über Rizole bei Dr. Steidl (g.steidl@gmx.de)

Die nächtlichen Knochenschmerzen nahmen ab und die Körperhaltung richtete sich auf – dies natürlich auch dank der konsequent durchgeführten Atemübungen. Die Haut wurde weicher und bekam eine natürliche Farbe. Der Patient nahm 1 kg zu und erfreute sich eines guten Appetits.

Neu waren Gelenkschmerzen am Tag sowie Gasbildung im Magen und Darm, die trotz guten Kauens auftrat. Auf der rechten Lungenseite am Rücken tauchten sieben Warzen auf. Die Träume waren bisweilen alptraumartig mit dem Inhalt, getötet zu werden oder auch andere mit dem Messer zu töten.

Übergang Syphilinie-Sykose

Verordnung: Nitricum acidum C30 alle 10 Tage, Uranium nitricum D6 täglich. Weiterhin Aspidosperma Urtinktur und Rizol »Lambda«.

Reaktion nach 4 Wochen: Rhagaden an den Fersen und Fingerspitzen kamen für 4 Tage und gingen wieder. Aphten im Mund kamen und gingen, Fissur am After war eine Woche lang sehr schmerzhaft und heilte dann ohne weiteres Mittel von alleine ab. Es tauchten Hämorrhoiden auf, Verstopfung, einseitige Kopfschmerzen und erlösende Durchfälle (Reinigungszeichen des Rizols).

Der Patient nahm weitere 500 Gramm an Gewicht zu und fühlte sich gleichzeitig leicht und stark. Er schäumte über vor Glück, weil er spürte, dass Heilung möglich ist. Ich bat Johannes, ein neues Blutbild machen zu lassen.

Sykotische Ebene

Erste Verordnung: Thuja LM 6, 12, 24, 30, 60, 90.

Reaktion nach drei Wochen: heftige Fieberschübe, Schmerzen im ganzen Körper, große Schwäche. Meine spontane Eingebung war, die Mutter zu fragen, ob es noch eine andere Krankheit in der Familie gegeben habe als die genannten. Zwei Tage später erfuhr ich, dass ihr Vater Malaria gehabt hatte; er war als Legionär in Algerien gewesen. Ich deutete die Symptomatik des Patienten als hereditäre Malaria und somit als eine spiegelmiasmatische Erscheinung der Sykose = Parasitose.

Parasitose-Ebene

Verordnung: Anopheles gambiae D6 täglich 3mal in Wasser verdünnt. Diese Nosode der »Malariamücke« ist ein weiteres bewährtes Blutmittel bei Leukopenie, allgemeiner Blutschwäche und bei chronischer Malaria.

Reaktion nach einer Woche: die Fieberschübe verschwanden, die Lebenskraft kehrte zurück. Johannes sagte, das sei alles wie ein Spuk gekommen und gegangen. Der Blähbauch und die Verdauungsstörungen blieben. Johannes wurde etwas kleinmütiger: »Das fing so toll an, jetzt war ich doch wieder richtig krank. Ich kriege wieder wenig Luft. Ich habe Angst, dass die nächste Lungenentzündung anrückt.« Er war nicht zu beruhigen trotz besserer Atmung und überwundener Verschleimung. Die Sykose war aktiviert. Das Blutbild wies eine deutliche Verbesserung der Erythrozyten und Leukozyten auf. Der Hämoglobingehalt war von 9,5 auf 15 gestiegen.

Sykotische Ebene

Zweite Verordnung: Lycopodium C200, eine Gabe. Dazu Hippozaeninum D12 jeden 2. Tag. Dieses bewährte Blutmittel wirkt unter anderem auf das Atemsystem und hilft bei Störungen der Blutbildung.

Reaktionen während der folgenden 7 Wochen: Johannes sagte, nun sei er »endlich alle Krankheiten losgeworden«. Das erneut erstellte Blutbild war ausgezeichnet. Der Lungenfacharzt war mit den klinischen Untersuchungen sehr zufrieden. Es wurde auch die Knochendichte gemessen und auch hier waren die Ergebnisse im Normbereich. Die Knochenschmerzen waren noch einmal aufgetaucht. Die Atemnot war verschwunden und mit ihr alle Verdauungsbeschwerden. Die Hämorrhoiden waren noch vorhanden und neigten zur Entzündung. Johannes war in der Zwischenzeit noch um 2 cm gewachsen und hatte 5 kg zugenommen.

Dritte Verordnung: Ich riet dem Patienten, zuhause einen ganzheitlich arbeitenden Zahnarzt aufzusuchen, um die Kiefernknochen, das Zahnfleisch und die Zähne prüfen und mit naturheilkundlichen Mitteln behandeln zu lassen. Ich verordnete Calcium phosphoricum C30 im Wechsel mit Paeonia C30, weil die Hämorrhoiden erneut auftraten und sich leicht entzündeten.

Reaktion nach 5 Wochen: Starker Juckreiz am ganzen Körper, > kaltes

Wasser, < Bettwärme, Akne auf der Brust und auf dem Schultergürtel. Was ich bis dahin nicht wusste: Johannes hatte keine Akne als er mit 13 Jahren in die Pubertät kam. Die Hämorrhoiden heilten ab. Ansonsten gab es keine Beschwerden. Johannes sagte: »Ich habe jetzt keine Lust mehr auf Therapie und möchte mich auf mein Abi vorbereiten.«

Psorische Ebene

Verordnung: Sulphur C200, eine Gabe.

Gedanken zu diesem Heilungsprozess:

Zum Zeitpunkt der Drucklegung dieses Buches ist Johannes seit 3½ Jahren gesundheitlich stabil, hatte weder Lungenentzündung noch sonstige Schwächsymptome. Er studiert inzwischen Informatik. Er hat allerdings meinen Rat befolgt, weiterhin seine Atemübungen beizubehalten und einmal pro Jahr eine dreiwöchige Kur mit Pflanzenheilmitteln zur Leberstärkung (Chelidonium und Carduus marianus) und Blutstärkung (Breuss-Säfte) durchzuführen.

Anhang

Literatur

Ackerman, Diane: Die schöne Macht der Sinne, eine Kulturgeschichte. Knaur Verlag, München 1993

Aretino, Pietro: Kurtisanengespräche. Insel Verlag, Frankfurt 1986

Ars Erotica, Faksimile erotischer Buchillustration von 1776, 3 Bände, Exemplar Nr. 689, Privatsammlung Bodo Harenberg, Schwerte 1983

Ausstellungskatalog »Die Kreuzzüge«, Verlag Philipp von Zabern, Mainz 2004

Bäumler, Ernst: Amors vergifteter Pfeil. Edition Wützel, Frankfurt 1997

Barbier, Patrick: Über die Männlichkeit der Kastraten. In: Dinges, Martin (Hg.): Hausväter, Priester, Kastraten. Verlag Vandenhoeck & Ruprecht, Göttingen 1998

Beauvoir, Simone de: Das andere Geschlecht, Sitte und Sexus der Frau. Rowohlt Verlag, Hamburg 1956

Berktold, C.: Sphärenharmonien aus „Spektrum der Wissenschaft" 2/2002, S. 14ff

Blavatsky, Helena P.: Die Stimme der Stille. Verlag F. Hirthammer, München 1986

Blavatsky, Helena P.: Die Geheimlehre. Verlag J. J. Couvreur, Den Haag o. J.

Boehn, Max von: Die Mode, Bd.1 und 2. Verlag Bruckmann, München 1986

Borst, Arno: Lebensformen im Mittelalter. Nikol Verlag, Hamburg 2004

Bowles, Edmund A.: Musikleben im 15.Jahrhundert, Reihe »Musikgeschichte in Bildern«. Deutscher Verlag für Musik, Leipzig 1977

Brenner-Wonschick, Hannelore: Die Mädchen von Zimmer 28. Droemer Verlag, München 2004

Caccini, Giulio: Il nuove Musiche 1614; Faksimile. Firenze 1983

Capeller, Carl: Sanskrit-Wörterbuch. Walter de Gruyter Verlag, Berlin 1966

Corbin, Alain: Pesthauch und Blütenduft. Fischer Verlag, Frankfurt 1988

Davies, Nigel: Weltgarten der Lüste. Geschichte der Erotik. Econ Verlag, Düsseldorf 1986

De Goncourt, Edmond und Jules: Die Frau im 18. Jahrhundert. R. Piper Verlag, München, 1986

De Las Casas, Bartolomäus: Die Verheerung Westindiens. Christian Friedrich Himburg Verlag, Berlin, 1790

De Moor, Margriet: Der Virtuose. Hanser Verlag, München 1994

Dinges, Martin (Hg.): Hausväter, Priester, Kastraten. Verlag Vandenhoeck & Ruprecht, Göttingen 1998

Durant, Will: Kulturgeschichte der Menschheit, Bände 6-15. Ullstein Verlag, Berlin 1981-1989

Eberle, Hans; Ritzer, Friedrich: Arzneimittellehre. Neue homöopathische Arzneien 1. Verlag Müller&Steinicke, München 1999

Fénélon, Fania: Das Mädchenorchester von Auschwitz. Röderberg Verlag, Frankfurt 1980

Flury, Rudolf: Realitätserkenntnis und Homöopathie. M. Flury-Lemberg, Bern 1979

Forel, Auguste: Die Sexuelle Frage. Reinhardt Verlag, München 1920

Fortier-Bernoville, Maurice: Syphilis und Sykose. Verlag Peter Irl, München 2005

Fracastoro, Girolamo: Lehrgedicht der Syphilis. Harrassowitz Verlag, Wiesbaden 1993

Friedländer, Ludwig: Sittengeschichte Roms. Bertelsmann, Bielefeld 1952

Friedreich, J. B.: Symbolik und Mythologie. Verlag der Stahl`schen Buch- und Kunsthandlung, Würzburg 1854

Friedreich, J. B.: Symbolik und Mythologie. Verlag der Stahl´schen Buch- und Kunsthandlung, Würzburg 1859

Fruchtmann, Karl: Zeugenaussagen zum Mord an einem Volk. Kiepenheuer & Witsch, Köln 1982

Fuchs, Eduard: Illustrierte Sittengeschichte. Bd. 1 Renaissance, Bd. 2 Ergänzungsband Renaissance, Bd. 3 Die galante Zeit, Bd. 4 Ergänzungsband: Die galante Zeit, Bd. 5 Das bürgerliche Zeitalter, Bd. 6 Ergänzungsband: Das bürgerliche Zeitalter. Verlag Albert Langen, München 1904-1912

Fuchs, Eduard: Sozialgeschichte der Frau. Verlag Neue Kritik, Frankfurt 1973

Fürstauer, Johanna: Eros im alten Orient. Hans E. Günther Verlag, Stuttgart 1965

Galahad, Sir: Byzanz, von Kaisern, Engeln und Eunuchen. E. P. Tal Verlag, Leipzig 1937

Geier, Hannsludwig (Hg.): Eduard Mörike Werke. Emil Vollmer Verlag, München o. J.

Gienow, Peter: Homöopathische Miasmen: Die Sykose. Sonntag Verlag, Stuttgart 2003

Gienow, Peter: Homöopathische Miasmen: Die Psora. Sonntag Verlag, Stuttgart 2000

Gienow, Peter: Miasmatische Schriftenreihe, Nr. 1 Die hermetischen Gesetze als Grundlagen der Homöopathie. Verlag Peter Irl, München 2005

Gienow, Peter: Miasmatische Schriftenreihe, Nr. 2 Mysterien des Ursprungs als Grundlagen der Miasmatik. Verlag Peter Irl, München 2005

Gienow, Peter: Miasmatische Schriftenreihe, Nr. 3 Die Zeitenwende als Grundlage für Syphilinie und Karzinogenie. Verlag Peter Irl, München 2005

Gienow, Peter: Miasmatische Schriftenreihe, Nr. 4 Das miasmatische Taschenbuch. Verlag Peter Irl, München 2005

Gienow, Peter: Miasmatische Schriftenreihe, Nr. 5 Anwendungsbuch zum miasmatischen Taschenbuch. Verlag Peter Irl, München 2005

Gienow, Peter: Miasmatische Schriftenreihe, Nr. 6 Die miasmatischen Gesetze. Verlag Peter Irl, München 2006

Gienow, Peter: Miasmatische Schriftenreihe, Nr. 7 Die miasmatische Behandlung der Syphilinie. Verlag Peter Irl, München 2006

Gienow, Peter: Miasmatische Schriftenreihe, Nr. 8 Miasmatisches Taschenbuch (erweiterte Fassung). Verlag Peter Irl, München 2007

Göltl, Reinhard: Franz Schubert und Moritz von Schwind. Nymphenburger in der F. A. Herbig Verlangsbuchhandlung, München 1989

Haböck, Franz: Die Kastraten und ihre Gesangskunst. Deutsche Verlagsanstalt, Stuttgart 1927

Haffner, Sebastian: Anmerkungen zu Hitler. Kindler Verlag, München 1978

Halbritter, Kurt: Adolf Hitlers Mein Kampf. Heyne Verlag, München 1970

Heise, Ulla: Kaffee und Kaffeehaus. Olms Presse, Leipzig 1987

Henning, Uta und Rudolf: Zeugnisse Alter Musik, Musik-Graphik aus fünf Jahrhunderten. Verlag Manfred Pawlak, Herrsching 1975

Heriot, Angus: The Castrati in Opera. Dacapo Paperback, New York 1975

Hesemann, Michael: Hitlers Religion. Pattloch Verlag, München 2004

Julius, Frits: Alchemistische Pfade eines Forschers und Lehrers. Verlag am Goetheanum, Dornach 2005

Jahr, Gottlieb H. G.: Die venerischen Krankheiten. Arkana Verlag, Göttingen 1984

Jahr, Gottlieb H. G.: Therapeutischer Leitfaden. Nachdruck von 1868. Verlag für homöopathische Literatur, Hamburg 1998

Jones, Eli: Definite Medication. Nachdruck von New Jersey 1910. Ärztliches Zentrum für Klassische Homöopathie, Stuttgart oJ.

Julius, Frits H.: Alchemistische Pfade eines Forschers und Lehrers. Verlag am Goetheanum, Dornach 2005

Kapur, Promilla: Love, marriage & sex. Vikas Publishing House, Delhi 1970

Kapur, Promilla: The life and world of call-girls in India. Vikas Publishing House, Delhi 1973

Kent, James Tyler: Zur Theorie der Homöopathie. Haug Verlag, Stuttgart 1993

Knauss, Harald: Die Urkraft der Bäume. Ehlers Verlag, Wolfratshausen 2000

Knauss, Harald: Geistiges Heilen. Verlag Homöopathie + Symbol, Berlin 2004

Knauss, Harald: Klänge für die Seele. VAK Verlag, Freiburg 2000

Knauss, Harald; Sonnenschmidt, Rosina: Die zwölf Tore der Heilung. Verlag Homöopathie + Symbol, Berlin 2005

Krokowski, Heike: Die Last der Vergangenheit. Campus Verlag, Frankfurt 2001

Lange, Johannes: Die Folgen der Entmannung Erwachsener. Georg Thieme Verlag, Leipzig 1934

Lewandowsky, Herbert: Römische Sittengeschichte. Löwit Verlag, Wiesbaden 1964

Lewinsohn, Richard: Eine Weltgeschichte der Sexualität. Rowohlt Verlag, Hamburg 1956

Licht, Hans: Sittengeschichte Griechenlands. Löwit Verlag, Leipzig 1927

Lo Duca: Texte von Wu-shan Sheng. Die Erotik in China. Kurt Desch Verlag, Basel 1963

Lü Bu We: Frühling und Herbst. Diederichs Gelbe Reihe, Diederichs Verlag, Köln 1974.

Mangialavori, Massimo: Die Säuren in der Homöopathie. Narayana Verlag, Kandern 2007

Master, Farokh J.: Tumore und Homöopathie. Peter Irl , München 2006

Mexiko, Archäologischer Reiseführer. Verlag Karl Müller oJ.

Meyenberg, E.C.A.: Zeugung und Zeugungsregeln. Verlag Büchergilde Gutenberg, Berlin 1927

Morrison, Roger: Handbuch der Pathologie zur Homöopathischen Differentialdiagnose. Kai Kröger Verlag für homöopathische Literatur, Groß Wittensee 1999

Munro: Über einen Fall von Eunuchoidismus; Zeitschrift für Konstitutionslehre, 14. Band, 3. Heft, Springer, Berlin 1928

Nerdinger, Werner: Vom Manierismus zum Rokoko. Verlag Martin Lurz, München 1983

Nichols, Beverley: Down the Garden Path. Timber Press, New York 1956

Orzechowski, Peter: Schwarze Magie – Braune Macht. Verlag Peter Selinka, Ravensburg oJ.

Pahlen, Kurt: Illustrierte Musikgeschichte der Welt. Südwest Verlag, München oJ.

Pattison, Angela; Cawthorne, Nigel: Schuhe. Bassermann Verlag, Niedernhausen/Ts. 1998

Radhakrishnan, Shri: Die Bhagavadgita. Verlag R. Löwit, Wiesbaden o J.

Rohleder, Hermann: Zeugung beim Menschen, Band V: Die Zeugung bei Hermaphroditen, Kryptorchen, Mikrorchen und Kastraten. Georg Thieme Verlag, Leipzig 1921

Runciman, Steven: Der Erste Kreuzzug. Verlag C.H. Beck, München 1981

Sade, Marquis de: Gesamtwerk. Parkland Verlag, Köln 2004

Saint-Laurent, Cécil: Drunter, Eine Kultur- und Phantasie-Geschichte des weiblichen Dessous. Verlag Brandstätter, Wien 1988

Salmen, Walter: Musikleben im 16.Jahrhundert, Reihe »Musikgeschichte in Bildern«. Deutscher Verlag für Musik, Leipzig 1976

Salmen, Walter: Tanz im 19. Jahrhundert. Musikgeschichte in Bildern Bd. IV. VEB Verlag, Leipzig 1989

Sarya, G.W.: Hermetische Medizin, Bd.11 »Okkulte Medizin«. Linser Verlag, Berlin 1923

Schmaußer, Beatrix: Blaustrumpf und Kurtisane. Kreuz Verlag, Stuttgart 1991

Schmied, Wieland: Caspar David Friedrich. Prestel Verlag, München 1999

Schrade, Hubert: Deutsche Maler der Romantik. Deutscher Bücherbund, DuMont Verlag, Köln 1967

Schwarberg, Günther: Der Juwelier von Majdanek. Stern Verlag, Hamburg 1981

Sievers, Leo: Juden in Deutschland. Stern Verlag, Hamburg 1978
Somerset-Ward, Richard: Oper. Knesebeck Verlag, München 1999
Sprenger, Jakob; Institoris, Heinrich: Der Hexenhammer. Dtv Klassik Verlag, München 1985
Stadtarchiv Heilbronn: Geschichte der Juden in Heilbronn. Katalog zur Ausstellung 1987
Steele, Valerie: Schuhe. Dumont Verlag, Köln 1999
Steinlein, Stefan: Astrologie, Medizin, Aberglaube, 2 Bde. Bayrische Verlagsanstalt, München 1915
Tuchel, Susan: Kastration im Mittelalter. Droste Verlag, Düsseldorf 1997
Tuchman, Barbara: Der ferne Spiegel. Claassen Verlag, Düsseldorf 1980
Ulmer, Renate: Mucha. Taschen Verlag, Köln 2002
Van Wasberghe, Joseph Smits: Musikerziehung; Musikgeschichte in Bildern, Bd. III: Musik des Mittelalters und der Renaissance. VEB Verlag für Musik, Leipzig 1969
Vatsyayana: Das Kamasutram. Verlag Karl Schustek, Hanau 1966
Werner, B.: Indisches Liebesleben. Peter J. Oestergaard Verlag, Berlin 1928
Winkle, Stefan: Geißeln der Menschheit. Kulturgeschichte der Seuchen. Artemis & Winkler Verlag, Düsseldorf 1997
Winter, F.: Kryptorchiden und ihre Kastration. Verlagsbuchhandlung Richard Schoetz, Berlin 1923
Wuttke, Diether: Brants Syphilis-Flugblatt. Aus: „Philosophy and History“. Vol.II German Studies 1973, Nr. 1. Editorial Staff, Tübingen 1973
Yui, Torako: The Basic Guide to Immunization in Iatrogenic Diseases. Homeopathy Publishing, Tokyo 2007
Zee, Harry van der: Die Geburt – eine Reise durch die Miasmen. Sonntag Verlag, Stuttgart 2004
Zeitschrift »Die Welt der Frau«, Jahrgänge 1905 und 1907. Verlag Ernst Keil, Leipzig
Zweig, Connie; *Abrams, Jeremiah*: Die Schattenseite der Seele. Scherz Verlag, Bern 1993

Musiktitel

Die folgenden Musikstücke sind bei uns als kostenloser MP3-Download verfügbar:
http://www.homsym.de/miasmen_musik

Nr	Länge	Titel	Komponist, Jahr (Aufführung)
①	2:36	**Cantiga de Santa Maria** (Ausschnitt)	Anonymus, frühes 12.Jh. (Hohenheim 1984)
②	1:04	**Istanpitta**	Anonymus, frühes 12.Jh. (Hohenheim 1984)
③	2:59	**Gaetta** (Ausschnitt)	Anonymus, frühes 12.Jh. (Hohenheim 1984)
④	2:42	**Ophelias Tod**	William Shakespeare: Hamlet, ca. 1630 (Kloster Schöntal 1986)
⑤	2:51	**I Saw My Lady Weep**	John Dowland, ca. 1650 (Kloster Schöntal 1986)
⑥	1:32	**Triste Espana**	Juan Del Enzina, ca. 1540 (Kloster Schöntal 1992)
⑦	1:42	**Qu'es De Ti, Rey De Granada** (Ausschnitt)	Juan Del Enzina, ca.1540 (Kloster Schöntal 1992)
⑧	2:20	**Ensalada „La Mañana"** (Ausschnitt)	Anonymus, ca. 1550 (Kloster Schöntal 1992)
⑨	2:17	**Ensalada „La Guerra"**	Anonymus, 16. Jh. (Kloster Schöntal 1992)
⑩	3:12	**Amor, Io Parto**	Giulio Caccini, 1601 (Kloster Schöntal 1989)
⑪	3:47	**Tu M'Aspestasti** (Ausschnitt)	Pietro Cesti, ca. 1650 (Kloster Schöntal 1989)
⑫	1:51	**Voglio Si, Vo Cantare** (Ausschnitt)	Barbara Strozzi, ca. 1670 (Rastatt Januar 1990)
⑬	1:25	**Luci Belle** (Ausschnitt)	Barbara Strozzi, ca. 1680 (Rastatt Januar 1990)
⑭	3:41	**Lasciate Mi, O Pensieri** (Ausschnitt)	Marc Antonio Pasqualini, ca. 1650 (Schloss Bruchsal Januar 1990)
⑮	2:46	**La Comtesse De Saulx**	Ms. Albanese, ca.1740 (Schloss Bruchsal Januar 1990)
⑯	3:10	**Care Luci Del Mio Bene**	Tommaso Traetta, ca. 1760 (Kloster Schöntal, Juni 1989)*
⑰	2:32	**Abendglocken**	Johann Amon, ca. 1800 (Weingarten Mai 1987)
⑱	1:42	**Wo Kommst Du Her, So Bleich Und Blass**	Johann Zumsteeg, ca. 1780 (Weingarten Mai 1987)
⑲	3:56	**L' Hirondelle**	Eva dell' Acqua, ca. 1900 (Kloster Schöntal, August 1993)*
⑳	3:40	**Bacio-Walzer**	Luigi Arditi, ca. 1880 (Kloster Schöntal, August 1993)*

* Aufnahmen von Rolf Sauber, mit freundlicher Genehmigung

Abbildungen

108 Die Velozipedistinnen. Kühnheit, aber nicht genug Gleichgewicht. Farbige Lithographie von J. Linder

109 „Alles liest alles“ (Berliner Lesecafé). Gustav Taubert, 1832. Öl auf Leinwand. Stiftung Stadtmuseum Berlin, Inv. GEM 70/22

110 Die Vergnügungsreise. Farbige französische Lithographie von J. Linder. 1862

111 Beim Theateragenten. Titelseite des Gil Blas, Zeichnung von Steinlen

112 Titelvignette der Pariser Zeitschrift Cocorico. Von A. Willette

113 Der Flirt im Sanatorium. Unbekannter Künstler

114 Die Fetten und die Mageren im Bade. Französischer Kupferstich von Bosio

115 Frau am Fenster. Caspar David Friedrich, 1822, Öl auf Leinwand. Bildarchiv Preußischer Kulturbesitz, Berlin / Nationalgalerie, Staatliche Museen zu Berlin / A I 918. Foto: Jörg P. Anders

116 Der Friedhof. Caspar David Friedrich, 1825, Galerie Neue Meister, Dresden

117 Eichbaum im Schnee. Caspar David Friedrich, 1829, Öl auf Leinwand. Bildarchiv Preußischer Kulturbesitz, Berlin / Nationalgalerie, Staatliche Museen zu Berlin / A II 338. Foto: Jörg P. Anders

118 Die arbeitsame und die liederliche Magd. Englischer moralisierender Kupferstich von J. Northcote, aus dem Zyklus „Tugend und Laster“, 1796

119 Die arbeitsame und liederliche Tochter. Nr. 3, Moralisierender Kupferstich von J. Northcote, aus dem Zyklus „Tugend und Laster“, 1796

120 Moderne Ehe. Von Louis-Philibert Débucourt, 1805. Aus: Max von Boehn: Die Mode (Band 2, Bild 55), Verlag Bruckmann, München 1986

121 Die Familie des Notars J. A. Eltz. Ferdinand Georg Waldmüller, 1835, Wien. Österreichische Galerie Belvedere, Wien, Sammlung des 19. Jahrhunderts

122 Schubertabend bei Ritter von Spaun. Moritz von Schwind, 1868, Sepia-Zeichnung. Österreichische Nationalbibliothek, Wien, Sign. 448.847-B

123 Dampfwagenverkehr im Jahre 1828. Farblithographie. Aus: Max von Boehn: Die Mode (Band 2, S. 182), Verlag Bruckmann, München 1986

124 Reverie. Alfonse Marie Mucha (1860-1939). Farblithographie, 1897. © Mucha Trust / The Bridgeman Art Library, Berlin, 2006 / VG Bild-Kunst, Bonn, 2006

125 Ohne Titel. Aus: Zeitschrift “Die Welt der Frau” 1905, Heft 6

126 Ohne Titel. Aus: Zeitschrift “Die Welt der Frau” 1905, Heft 6

127 Billardregeln aus dem Café Eckl in Wien. Chromolithographie um 1880. © Wienmuseum, Wien

128 Ohne Titel. Aus: Zeitschrift “Die Welt der Frau” 1905, Heft 6

129 Le Frou-Frou. Reklameplakat der französischen Zeitung „Frou-Frou“, gezeichnet von Capiello

130 Ohne Titel. Aus: Zeitschrift “Die Welt der Frau” 1905, Heft 6

131 Ohne Titel. Aus: Zeitschrift “Die Welt der Frau” 1905, Heft 6

132 Buffet mit Seerosen. Hector Guimard, 1899/1900, Kirschholz mit Messingbeschlägen und Glas. Bröhan-Museum, Berlin. Foto: Martin Adam

133 Poster advertising "Job" cigarette papers. Alfonse Marie Mucha (1860-1939). Farblithographie, 1896. © Mucha Trust / The Bridgeman Art Library, Berlin, 2006 / VG Bild-Kunst, Bonn, 2006

134 Sarah Bernhardt (1844-1923) as Gismonda at the Theatre de la Renaissance, 1894/95 Alfonse Marie Mucha (1860-1939). Farblithographie, 1896. © Mucha Trust / The Bridgeman Art Library, Berlin, 2006 / VG Bild-Kunst, Bonn, 2006

135 The Times of the Day: Brightness of Day. Alfonse Marie Mucha (1860-1939). Farblithographie, 1899. © Mucha Trust / The Bridgeman Art Library, Berlin, 2006 / VG Bild-Kunst, Bonn, 2006

136 The Times of the Day: Night's Rest. Alfonse Marie Mucha (1860-1939). Farblithographie, 1899. © Mucha Trust / The Bridgeman Art Library, Berlin, 2006 / VG Bild-Kunst, Bonn, 2006

137 Poster advertising "Cycles Perfecta". Alfonse Marie Mucha (1860-1939). Farblithographie, 1902. © Mucha Trust / The Bridgeman Art Library, Berlin, 2006 / VG Bild-Kunst, Bonn, 2006

138 Aggression. Thomas Ring, 1928. Berlinische Galerie, Landesmuseum für Moderne Kunst, Fotografie und Architektur. Aus: Lebenszeugnisse, Thomas Ring Stiftung Zürich, 1982

139 Karzinogenie

140 Zur Kommunion. Unbekannter elsässischer Künstler, 1937. Öl auf Pappe. Privatbesitz

141 Buddhastatue im Garten der Autorin. Privatfoto

Bildvorlagen und Angaben zu folgenden Abbildungen aus Fuchs, Eduard: Illustrierte Sittengeschichte. 6 Bände. Verlag Albert Langen, München 1904-1912: 21-24, 26-29, 31, 32, 37-44, 49-52, 55, 59-65, 73-87, 89, 94-96, 99-108, 110-114, 118, 119, 129
Fotografien und Drucke im Privatbesitz der Autorin: 4, 18-20, 36, 47, 53, 66, 56, 69, 140-141
Grafiken des Verlags Homöopathie + Symbol: 1, 3, 5, 25, 139

Bei allen anderen Abbildungen sind die Quellen im Abbildungsverzeichnis angegeben.

Wir danken den betreffenden Institutionen (Bibliotheken, Museen, Verwertungsgesellschaften etc.) und Personen (Künstler, Erben, Fotografen, Sammler) sehr herzlich für die Genehmigungen zum Abdruck!

Vita der Autorin

- Geboren.1947 in Köln
- 1965 Musikstudium, Gesang, Lehramt für Höhere Schulen mit Staatsexamen (1971)
- 1972/73 Feldforschung in Nordindien (Oberschicht) für Promotion
- 1977 Promotion in Musikethnologie, Indologie, Ägyptologie
- 1978/79 Feldforschung in Nordindien (Unterschicht, Kastenlose) für Habilitation
- 1972-1984 regelmäßige Redaktionelle Hörfunkarbeit im WDR, SDR und SWF
- 1990-1992 Ausbildung in Kinesiologie (TFH Instructor, Three-In-One-Facilitator)
- Ab 1990 Einführung der ganzheitlichen Vogelheilkunde mit zahlreichen Fachpublikationen.
- Seit 1984 Medial- und Heilerschulung bei Margaret Pearson, Mary Duffy, Ray Williamson, Chris Batchelor, Tom Johanson in England und Deutschland
- 1986 – 1992 Erforschung der Sterbeenergetik
- Seit 1994 Entwicklung der Tierkinesiologie für Tierärzte
- Seit 1994 zusammen mit Harald Knauss Leitung der Medial- und Heilerschulung
- Seit 1996 Guest lecturer in den USA, in Kanada, England, Schweiz und Österreich für Tiermediziner (IVAS, AHVMA, BVMA)
- Seit 1998 Einführung der WINGS Tierkinesiologie für Tierärzte unter der Schirmherrschaft der GGTM (Gesellschaft für Ganzheitliche Tiermedizin)
- Seit 1998 zusammen mit Harald Knauss Leitung der Medial- und Heilerschulung
- Seit 1999 Naturheilpraxis für Homöopathie
- Seit 2000 Seminare für Heilpraktiker und Ärzte
- 2006 und 2009 Symposium bei der Kaiserlichen Homöopathiegesellschaft in Tokyo (Japan)
- Seit 2014 1. Vorsitzende von HumorCare e.V. Deutschland-Österreich. Gründung des Ensembles »Merlino, Pitt&Pott« (Der Magier und seine Clowns)

Weitere Publikationen der Autorin

Autopathie. Das Auto aus heiterer und homöopathischer Sicht. Unimedica Verlag, Kandern 2011

Burnout natürlich heilen. Narayana Verlag, Kandern 2012

Das Tier im Familiensystem – Psychologischer Ratgeber für Tierarzt und Tierhalter. Sonntag Verlag, Stuttgart 2003

Der Miasmen-Test. Verlag Homöopathie + Symbol. Berlin 2008

Der Mutteratem in der Familienaufstellung. Narayana Verlag, Kandern 2011

Die große Schüßler-Hausapotheke. Narayana Verlag, Kandern 2012

Die Grüntee-Therapie. Unimedica Verlag, Kandern 2014

Die Saft-Therapie. Narayana Verlag, Kandern 2012

Die Schüßler-Therapie mit 36 Mineralsalzen. Narayana Verlag, Kandern 2. Aufl. 2011

Exkarnation – Der große Wandel. Verlag Homöopathie + Symbol, Berlin, 3. Aufl. 2012

Fit und gesund mit dem E-Bike. E-Book bei www.epubli.de, Taschenbuch bei www.amazon.de

Gesund schlafen, erholt erwachen, ganzheitliche Behandlung von Schlafstörungen. Narayana Verlag, Kandern 2012

Haustiere und Ziervögel ganzheitlich behandeln. Narayana Verlag, Kandern 2014

Heilkunst und Humor. Verlag Homöopathie + Symbol, Berlin, 2. Aufl. 2012

Homöopathie fürs Rampenlicht. Narayana Verlag, Kandern 2013

Homöopathisches Krebsrepertorium. Verlag Homöopathie + Symbol, Berlin 2005

Humor-Therapie – Der sanfte Weg zur psychosozialen Kompetenz. Narayana Verlag, Kandern 2013

Ich reiche dir die Hand, geliebtes Tier. E-Book und Taschenbuch bei www.amazon.de

Mediale Mittel in der Homöopathie. Sonntag Verlag, Stuttgart, 2. Aufl. 2004

Miasmatische Heilkunst. Schriftenreihe. Bd. 1: Syphilinie, Bd. 2 Karzinogenie, Bd. 3 Sykose, Bd. 4 Tuberkulinie. Narayana Verlag, Kandern 2012-2014

Miasmatische Krebstherapie. Verlag Homöopathie + Symbol, Berlin 2008

Organ – Konflikt – Heilung. Schriftenreihe, 13 Bände: Blut, Leber-Galle, Verdauungssystem, Atemsystem, Nieren-Blase, Herz-Kreislauf, Endokrine Drüsen, Weibliche und männliche Sexualorgane, Gehirn und Nervensystem, Sinnesorgane, Gliedmaßensystem, Haut und Lymphsystem, Index. Narayana Verlag, Kandern 2009-2012

Pfauenlieder – Begegnung mit dem verborgenen Indien. E-Book und Taschenbuch bei www.amazon.de

Psittacus Erithacus – Der Graupapagei. Eine homöopathische Arzneierfahrung. Verlag Homöopathie + Symbol, Berlin 2003

Radioaktivität und Homöopathie. Narayana Verlag, Kandern 2011

Radionischer Energietest. Narayana Verlag, Kandern 2008

Rhythmische Hormontherapie für Mensch und Tier mit homöopathischen Komplexmitteln. Edition Elfenohr bei www.essenzia-eK.de

Ruhelos in Ruß und Nebel, eine Kindheit im Ruhrpott. E-Book und Taschenbuch bei www.amazon.de

Tierkinesiologie. Sonntag Verlag, Stuttgart 2000

Wege ganzheitlicher Heilkunst. Anamnese-Diagnose-Heilung. Sonntag Verlag, Stuttgart 2005

Gemeinsame Publikationen mit anderen Autoren

Mit Harald Knauss

Die moderne medial- und Heilerschulung. Edition Elfenohr 2010 bei www.essenzia-eK.de

Die Sinne verfeinern – Über den verantwortungsvollen Umgang mit erweiterten Wahrnehmungen. VAK Verlag, Freiburg 1996

Die zwölf Tore der Heilung. Heilwerden und gesund bleiben im Jahreslauf. Verlag Homöopathie + Symbol, Berlin 2005

Musik-Kinesiologie, Kreativität ohne Streß im Musikerberuf. VAK Verlag, Freiburg 1996

Mit Harald Knauss und Andreas Krüger

Die Kunst zu heilen. Verlag Homöopathie + Symbol, Berlin 2003

Diskografie

Sephira Ensemble
Leitung: Harald Knauss und Rosina Sonnenschmidt
Kurtisan und Nonne, Bayer Records 100078/79
Glanz des Rokoko, Bayer Records 100083
Die Kunst der Kastraten, Bayer Records 100062
Musik der Schwäbischen Romantik, Bayer Records 100155/56

Rosina Sonnenschmidt und das Solisten-Ensemble des Hohenloher Kultursommers, Konzertmeister und Leitung: Rainer Kussmaul
Mozart Konzertarien und Divertimenti, Bayer Records 500012

Seminare von Dr. Rosina Sonnenschmidt und Harald Knauss

Medial- und Heilerschulung - Mediale Heilkunst
Infos: www.mediale-welten.com

Miasmatische Homöopathie / Humor-Therapie
Organisation: Institut Dr. Rosina Sonnenschmidt
Infos: www.rosina-sonnenschmidt.de
Informationen über den Verein HumorCare e.V.: www.humorcare.com